VALUE BY DESIGN

VALUE BY DESIGN

Developing Clinical Microsystems to Achieve Organizational Excellence

価値改善に向けた医療システムをデザインする臨床マイクロシステムメソッド

監訳:湯浅 志郎

WILEY

VALUE BY DESIGN
Developing Clinical Microsystems to Achieve Organizational Excellence

Copyright © 2011 by The Center for Leadership and Improvement at The Dartmouth Institute for Health Policy and Clinical Practice. All rights reserved.

Published by Jossey-Bass
A Wiley Imprint
989 Market Street, San Francisco, CA 94103-1741—www.josseybass.com

Japanese translation copyright © 2014 by Wiley Publishing Japan K.K.
All Rights Reserved. This translation published under license.

The Center for Leadership and Improvement at The Dartmouth Institute for Health Policy and Clinical Practice takes no responsibility for the accuracy of the translation from the published English original and is not liable for any errors which may occur.

All Rights Reserved. Authorized translation from the English language edition published by John Wiley & Sons Limited. Responsibility for the accuracy of the translation rests solely with Wiley Publishing Japan K.K. and is not the responsibility of John Wiley & Sons Limited or the authors. No part of this book may be reproduced in any without the written permission of the original publisher, John Wiley & Sons Limited.

Published by Wiley Publishing Japan K.K.
Tokyo Office: Frontier Koishikawa Bldg. 4F, 1-28-1 Koishikawa, Bunkyo-ku, Tokyo 112-0002, Japan
Telephone: 81-3-3830-1221 Fax: 81-3-5689-7276
Internet site: http://www.wiley.com/wiley-blackwell/
e-mail: ProductionJapan@wiley.com
Corporate Sales Associate Director: Kimiyoshi Ishibashi
Production Manager: Shintaro Ashika
Project Manager: Reiko Yamaura

目 次

図表	11
発刊によせて	17
日本語版刊行に寄せて	21
序章：ケアの現場における改善	23
謝辞	31
編集者	35
貢献者	37

第1章　臨床マイクロシステムについて　39
学習の目的	39
医療におけるマイクロシステム	40
システムおよびマイクロシステムをより広い視野で捉える	43
医療におけるマイクロシステムの研究	50
価値改善の作業における3つの概念的必須事項	59
結論	63
まとめ	63
重要用語	64
復習問題	64
討論課題	64
参考文献	65

第1章アクションガイド　67
5P入門	67
臨床マイクロシステムプロセスと5Pのモデルの構造	67
外部マッピングツール	73
MAT	77

第2章　ケアのデザインと改善への患者の参加　85
学習の目的	85
医療の目的および患者と協力する必要性	86
患者との協力の概念的枠組み	88
患者と協力するための方策	98
情報提供者およびアドバイザーとしての患者	103

結論	105
まとめ	105
重要用語	105
復習問題	106
討論課題	106
参考文献	107

第2章アクションガイド　111

顧客についての知識を得る	111
患者と家族中心のケア研究所	122
バリューストリームマップ	123
バリューストリームマップの主要用語の定義	124

第3章　臨床マイクロシステムにおける安全性向上と危険予測　127

学習の目的	127
安全性の文化を推進するための組織要素に関する事例研究	128
検討	132
定義	132
医療ミスと有害事象の特定	134
有害事象と医療ミスの頻度	134
結論	147
まとめ	147
重要用語	148
復習問題	148
討論課題	148
参考文献	149

第3章アクションガイド　153

5S法	153
チェックリスト	156
FMEA	159
リハーサルまたはシミュレーション	160
マイクロシステムの中に患者安全をデザインとして組み込む	162
安全性，マイクロシステム，マインドフルネスの関連性	163
結論	170
参考文献	170

第4章　医療の価値を改善するために測定を利用する　171

学習の目的	171
システムのすべてのレベルで問題事項を測定する	172
豊かな情報環境を育成するためのヒントと原則	177

	価値の高いケアを支援する情報の流れをデザインする	179
	結論	190
	まとめ	191
	重要用語	192
	復習問題	192
	討論課題	192
	参考文献	193
	第4章アクションガイド	195
	PVC	195
	BSC	195
	MWM ワークシート	197
	データウォール（掲示板）の例	198
	参考文献	200
第5章	**臨床マイクロシステムで患者のケアを始める**	201
	学習の目的	201
	臨床マイクロシステムのエントリー機能	202
	結論	223
	まとめ	223
	重要用語	224
	復習問題	224
	討論課題	224
	参考文献	225
	第5章アクションガイド	227
	フローチャートを用いたプロセスマッピング	227
	アクセスの測定項目とツール	232
	CARE バイタルサイン	232
	参考文献	233
第6章	**健康改善のための予防ケアをデザインする**	237
	学習の目的	237
	予防医療の仕事	238
	行為に基づく予防医療の分類	242
	結論	253
	まとめ	253
	重要用語	254
	復習問題	254
	討論課題	254
	参考文献	254

第6章アクションガイド 257
放射線科マイクロシステムにおけるマンモグラフィーによる予防ケアと，
救命救急ケアにおけるVAPバンドル 257

第7章 対応の早い信頼できる急性期ケアを計画する 261
学習の目的 261
急性期患者のニーズを予測する 262
急性期ケアに対する患者と家族のニーズを定義する 262
急性期ケアのためのデザイン要件の概観 265
先進的アクセスと効果的なケアの移行 273
結論 275
まとめ 276
重要用語 276
復習問題 277
討論課題 277
参考文献 277

第7章アクションガイド 279

第8章 慢性疾患ケアの複合性に取り組む 281
学習の目的 281
複合性への誘い 282
慢性疾患の経験 284
慢性疾患の負担 285
慢性疾患ケアの目標 288
慢性期ケアにおける臨床的複合性 290
問題と実践的解決法を対応させて複合性に対処する 291
複合適応システムの性質 294
慢性期ケアモデル 294
ケアの調整と移行 300
患者の自己管理 302
結論 306
まとめ 306
重要用語 307
復習問題 307
討論課題 307
参考文献 307

第8章アクションガイド 311
STAR創造的関係性 311
参考文献 313

第9章	緩和ケアを通して患者と家族を支援する	317
	学習の目的	317
	現代の米国における緩和ケアに対するニーズ	318
	過去と現在の終末期の経験	319
	緩和ケアの原則	321
	終末期ケアにおける差異を減らす	323
	緩和ケアの中核プロセス	325
	終末期近くにおけるケアの調整	327
	正式な緩和療法とホスピスプログラム	328
	事前指示書で生と死を計画する	330
	結論	333
	まとめ	335
	重要用語	335
	復習問題	335
	討論課題	336
	参考文献	336
	第9章アクションガイド	337
	メンタルモデル	337
	メンタルモデルを調べるために推論の梯子を使う	337
	参考文献	341
第10章	価値改善に向けた医療システムのデザイン	343
	学習の目的	343
	部分から全体へ	344
	価値の高い統合システムを生み出すための新たな展望	345
	実行のトライアングル	353
	すべてのレベルで変化を導く	356
	ローカルの文化を変える	358
	価値の高い医療システム構築に向けた道筋	363
	まとめ	366
	重要用語	366
	復習問題	367
	討論課題	367
	参考文献	367
	第10章アクションガイド	371
	マイクロ，メソ，マクロシステムのマトリクス	371

索引	375

図　表

図

図 P.1	臨床マイクロシステムの生理学的モデル	26
図 P.2	臨床マイクロシステムの基盤および実験的領域	28
図 1.1	多数対一の図解	41
図 1.2	最も単純な臨床マイクロシステム	42
図 1.3	マイクロシステムの構造	44
図 1.4	医療システムが内包するケア提供単位	46
図 1.5	臨床マイクロシステムの支援マイクロシステム	47
図 1.6	医療システムの俯瞰図	48
図 1.7	英国のクリニックの外部背景マップ	50
図 1.8	優れた業績を上げている臨床マイクロシステムの成功要因	52
図 1.9	ヨンショーピング県の小児医療協力体制	56
図 1.10	ヨンショーピング県の産科・新生児メソシステムの全体図	56
図 1.11	連結役としてのメソシステム	58
図 1.12	注釈付の持続的改善の三角形	60
図 1.13	改善の式とそれに関する注釈：エビデンスを改善につなげる	60
図 1.14	単純，複雑，複合的な枠組み	62
図 AG1.1	マイクロシステム構造モデル	68
図 AG1.2	プライマリーケア診療プロファイル	70
図 AG1.3	特殊ケア診療プロファイル	71
図 AG1.4	入院病棟プロファイル	72
図 AG1.5	外部マッピングツール	78
図 AG1.6	MAT	79
図 AG1.7	MAT スコア	82
図 2.1	臨床マイクロシステムの生理学的モデル	90
図 2.2	顧客満足度を理解するための Kano のモデル	91
図 2.3	Deming のモデル：ケアシステムとしての組織化	93
図 2.4	慢性疾患ケアモデル	94

図 2.5	Amy の乳癌ケアの行程	97
図 AG2.1	顧客についての知識を得る方法の連続体	112
図 AG2.2	患者の目を通して	113
図 AG2.3	観察スキルワークシート	114
図 AG2.4	マイクロシステムレンズモデル	115
図 AG2.5	ヒントとレンズワークシート	116
図 AG2.6	飛行機の行程にたとえた面接プロセス	119
図 AG2.7	面接ワークシート 1	119
図 AG2.8	面接ワークシート 2	120
図 AG2.9	分析と解釈	121
図 AG2.10	品質改善における家族の関与の枠組み	122
図 AG2.11	バリューストリームマップワークシート	123
図 AG2.12	バリューストリームマップ	125
図 3.1	患者安全に関連する用語	133
図 3.2	事故の軌跡がどのように防御物，バリア，安全装置を通り抜けるかを示すスイスチーズのモデル	138
図 3.3	患者安全介入の作成および実施の原理	141
図 AG3.1	5S 法	154
図 AG3.2	5S 評価改善ワークシート	157
図 AG3.3	手順チェックリスト	158
図 AG3.4	患者安全シナリオ	166
図 AG3.5	Haddon のマトリックス	167
図 AG3.6	患者安全マトリックス	167
図 4.1	組み込まれた医療システムのレベル内における測定の様々な機能	173
図 4.2	典型的な脊椎疾患患者の PVC	175
図 4.3	情報の流れに関する脊椎センターのデザイン	181
図 4.4	バリューコンパスによる生涯にわたる測定	182
図 4.5	PVC：椎間板ヘルニアの患者	183
図 4.6	BSC：脊椎センタービジネスユニット	185
図 4.7	有害事象率を用いたカスケード測定基準の例	188
図 4.8	カスケード式測定基準	189
図 4.9	サンプルレイアウト：改善のための測定項目	190
図 AG4.1	臨床バリューコンパス　A 面	196
図 AG4.2	臨床バリューコンパス　B 面	197
図 AG4.3	戦略的パフォーマンスコンパス	198
図 AG4.4	MWM ワークシート　1 ページ	199

図 5.1	先進クリニックアクセスのための変更の概念	206
図 5.2	患者のケアへのアクセスを俯瞰する	209
図 5.3	術後回復室のケアを俯瞰する	210
図 5.4	外科のための引継ぎ連絡チェックリスト	214
図 5.5	看護師から看護師への引継ぎツール	215
図 5.6	周術期サービスのためのSBAR患者報告書ガイドライン	216
図 5.7	I PASS the BATONによる引継ぎと医療の移行	217
図 5.8	出産した子供が新生児集中治療室に移送された患者のオリエンテーションプロセス	219
図 AG5.1	ハイレベルフローチャート	228
図 AG5.2	掘り下げフローチャート	229
図 AG5.3	フローチャートの主な記号	230
図 AG5.4	展開フロー図	230
図 AG5.5	展開フロー例	231
図 AG5.6	CARE バイタルサイン　1ページ	234
図 AG5.7	CARE バイタルサイン　2ページ	235
図 6.1	臨床改善の式	245
図 6.2	臨床改善における知識要素	246
図 AG6.1	放射線科フローチャート	258
図 7.1	肺炎の展開フローチャート	265
図 7.2	肺炎治療のアルゴリズム	268
図 7.3	誰がどこでケアを求めるか。医療ケアの生態2001	270
図 7.4	変更の概念	271
図 7.5	喘息アクションプラン	272
図 AG7.1	マイクロシステムの移行と引継ぎ	280
図 8.1	問題と業務のレベルを一致させる	292
図 8.2	慢性期ケアモデル	296
図 8.3	臨床バリューコンパス	297
図 8.4	システムの内包構造	297
図 8.5	慢性疾患ケアにおける放射状の引継ぎと移行	301
図 8.6	自己管理支援における5Aのサイクル	303
図 8.7	私の行動計画	304
図 8.8	臨床マイクロシステムにおける5Aモデルの実施	304
図 AG8.1	創造的STAR 1.	313
図 AG8.2	創造的STAR ワークシートの第1ページ	314
図 AG8.3	創造的STAR ワークシート第2ページ	315

図 9.1	20世紀以前の死亡前健康状態の典型的軌跡	320
図 9.2	慢性疾患で緩やかな低下と断続的な危機がある，死亡前健康状態の典型的軌跡	321
図 9.3	慢性疾患が徐々に悪化し，終末期が短い死亡前健康状態の典型的軌跡	321
図 9.4	緩和ケアに関するケアモデル連続体	322
図 9.5	慢性疾患患者の死亡前2年間のメディケア総コスト 州別（2001年から2005年の死亡例に関して）	324
図 9.6	緩和ケアを調整する際の外部背景を探る	327
図 9.7	緩和ケアチーム	328
図 9.8	症状改善ケア，緩和ケア，ホスピスケア	329
図 9.9	緩和ケアとホスピスケアの重なり	330
図 AG9.1	推論の梯子	338
図 AG9.2	主張と質問に関する推論の梯子	339
図 AG9.3	推論の梯子ワークシート	340
図 10.1	新たな経皮冠動脈インターベンション	347
図 10.2	実行のための枠組み	355
図 10.3	CCHMCのマイクロシステム改善を組織戦略計画に連係させる	364
図 AG10.1	マイクロ—メソ—マクロの枠組み：M3マトリクス	372

表

表 1.1	ギャップを乗り越え：スウェーデン，ヨンショーピングにおける研究	57
表 AG1.1	診察の発見と取り組みを評価する：5P	74
表 AG1.2	支援マイクロシステムの5P	76
表 AG1.3	MATの定義	81
表 AG1.4	MATワークシート	82
表 2.1	21世紀の医療システムのための新たな10のルール	87
表 2.2	患者教育プログラム	95
表 AG2.1	意見調査	117
表 3.1	職場と人的要素（WHO）の例	130
表 3.2	医療ミスや有害事象を特定する方法	135
表 AG3.1	FMEA	160
表 AG3.2	安全性とのつながり	169
表 4.1	豊かな情報環境を育成するためのヒント	178
表 4.2	バリューコンパスとBSCを識別する特徴	186

表 5.1	医療行程における重要なステップ	202
表 5.2	臨床マイクロシステムにおけるアクセスとフローを改善する方法	207
表 5.3	オリエンテーションプロセスを分析して改善するステップと方法	220
表 6.1	予防ケア活動のリストの一例	239
表 6.2	患者および家族のケアに対する主なニーズ	240
表 6.3	行動に基づく予防医療の分類	243
表 6.4	予防ケアのデザインと改善を促進する質問	248
表 7.1	患者および家族のケアに対する主なニーズ	263
表 8.1	急性疾患と慢性疾患の比較	283
表 8.2	患者および家族のケアに対する主なニーズ	284
表 8.3	米国で一般的によくみられる慢性疾患表	286
表 8.4	メディケア受給者1人が患う慢性疾患の数	287
表 8.5	慢性疾患ケアの3つの本質的目標	289
表 8.6	3種類の活動：単純，複雑，複合的	291
表 8.7	単純，複雑，複合的な活動を適切な解決法に一致させる	293
表 8.8	複合適応システム特性，デザインにおける意味合い，およびその例	295
表 AG8.1	STAR の頭字語の定義	312
表 9.1	1900年と2000年の死の状況の比較	318
表 9.2	患者と家族のケアに対する主なニーズ	319
表 9.3	燃え尽きを防ぐのに役立つ活動	334
表 AG9.1	Carl の推論の梯子	340
表 10.1	患者および家族のケアに対する主なニーズ	344
表 10.2	密および緩いつながり：特性，特性の特徴，改善のための行動	358
表 10.3	高品質医療のための組織化を望む医療システムが直面する6つの普遍的課題	361

発刊によせて

Elliott S. Fisher

　米国の医療システムが直面している問題は広く認識されており，慢性疾患による負担増加[1]，安全で信頼性が高く効果的な医療を提供する能力の限界（特定の治療エビデンスが明らかな場合であっても）[2,3]，しばしば人間味に欠け，社会経済学的・文化的・あるいは民族的背景を顧みず，患者の好みに寄り沿うことがほぼない，分断され組織化されていない患者ケア[4]，各個人，企業，政府の予算を脅かすコスト上昇[5,6]などが挙げられる。

　問題の範囲に対する私たちの認識が深まるにつれ，これらの問題の根本原因に対する理解も深まっている。粗末なケアの責任の一部は相変わらず医療保険制度の不備にあるとはいえ，政策専門家らは医療保険制度が拡大しても，優れた保険をかけている人をさえ苦しませている，質の低さと増大するコストの根本原因に対処するにはほとんど効果はないだろうと認識している。最も重要な根本原因には次のようなものがある。

- 不明瞭な目的：医療の目的が明確にできていない（医療とは商品であり単なる金儲けの道具なのか，あるいはよりよいケアやよりよい健康のためのものなのか）。
- 限られた情報：情報システムが不十分であり，一般的な治療の危険性と有益性，また地域の医療システムと医療提供者のパフォーマンスに関する情報が不十分。
- 秩序のないケア：ケア提供システムは分断されて無秩序で，学習したり測定可能な形で改善する能力に限界がある。
- 不備のあるインセンティブ：分断化を強め，ケアの品質とコストに対する説明責任がほとんどあるいはまったくない支払いシステム。

　現在，米国はこれらの問題に取り組む初めての時期を迎えている。主な連邦医療関連局すべてと雇用者，医療提供者組織，消費者グループを含む広範かつ多様な利害関係者の連合である National Priorities Partnership が目的に関して合意に至り，ケアを改善し，健康を増進し，費用を削減する必要性を明示したのだ[7]。米国再生・再投資法（2009）は医療情報システム，成果評価尺度，相対性有効性研究を改善するための主要な政策的および資金的確約をした。そして先ごろ可決された医療費負担適正化法（Affordable Care Act）（2010）には，医療提供システムと支払い制度改革を促進することを目的とした数多くの条項が含まれている。その中には，保健福祉長官

に対する国家的品質戦略の策定の要求，新たなケアと支払いモデルを特定し，開発し，吟味するための新たなメディケア・メディケイド改革センター（Center for Medicare and Medicaid Innovation）の創設，多岐にわたる試験的プログラム［患者の情報に基づく決定を支援するための意思決定支援システムの使用から医療改革ゾーン（"Health Innovation Zones"）の創設に至るまで］を検証するための承認と資金援助，医師グループとその他のケア提供者が特定の集団に対して責任を持ち，品質改善とコスト削減に対して財政的報酬が与えられる，メディケアでの新たな支払いモデル［責任あるケア機関（Accountable Care Organizations；ACO)］の創設などが含まれる。これらの条項は，米国医療システムの組織構造，パフォーマンス測定，支払方法に顕著な変化をもたらすだろう。

　しかしながら改革の成功は，目的の明確さ，あるいは組織，政策，支払方法の変化を患者の健康と機能，ケアの経験，医療費の値ごろ感の実際の向上につなげられるかどうかにかかっている。政策だけでは診療の場を変えることはできない。医療専門家は患者のケア方法を変えなければならない。このため改革の成功は診療の最前線——患者が臨床医に直接触れられる場所——，そしてこれらの最前線の臨床医たちを支える組織とシステムにおける変化に依存する。

　本書は，押し寄せる患者に苛立つ救急看護師であれ，糖尿病患者のケアを向上させようとしている小さな診療所の開業医であれ，どのようにしてACOになろうかと考えている主要医療システムのリーダーであれ，提供している医療を改善したいと望むすべての人にとって必読の書である。著者らは改善のための科学的原則を医療に適用しながら何十年にもわたる研究を積み重ね，James Brian Quinnの研究から導き出された主要な洞察を加えている[8]。すなわち，医療の価値は小さな機能単位——臨床マイクロシステム——において生み出される。臨床マイクロシステムとは，1人あるいは複数の医療者が患者（およびその家族）と共に特定の健康上の結果を生み出すための場である。マイクロシステムには臨床上の目的（かかりつけの糖尿病患者の効果的な治療），ビジネス上の目的（支出を上回る収入の維持），そして共有のテクノロジーや情報が含まれる。最も重要なこととして，マイクロシステムにはインプット，プロセス，そしてアウトプット（臨床的結果を含む）があり，それらを利用することによりパフォーマンスの測定・改善が可能となる。

　こうした概念に基づき，著者らは医療専門家らがどのようにマイクロシステムの中で患者，家族，チームのメンバーと協力して働き，体系的にパフォーマンスを改善できるのかを述べる。本書前半では一般原則に焦点を当てる。臨床マイクロシステムの理論（第1章），患者と協力する（第2章），信頼性を向上させる（第3章），必要な情報環境の創出（第4章），そして患者がどのようにマイクロシステムを行き来するかについてのプランを立てる（第5章）。その後の4つの章ではケアプロセス全体を通して具体例を挙げる。そして最後に第10章で，医療リーダーらがいかにして効果的で高い業績を上げる医療提供システムを，高機能臨床マイクロシステムの基礎の上に築くことができるのかについて，見事な考察を展開する。

　よりよい価値こそ，われわれが医療にぜひとも必要としているものである。私たちがそこに至るのに『Value by Design』が助けとなるであろう。

参考文献

1. Thorpe, K. Factors accounting for the rise in health care spending in the United States: The role of rising disease prevalence and treatment intensity. *Public Health*, 2006, *120*(11), 1002-1007.
2. Institute of Medicine, Committee on Quality Health Care in Aerica. *To err is human : Building a safer health system*. Washington, DC : Natio nal Academy Press, 2000.
3. McGlynn et al. The quality of health care delivered to adults in the United States. *New England Journal of Medicine*, 2003, *348*(26), 2635-2645.
4. Institute of Medicine Committee on Quality Health Care in America. *Crossing the quality chasm : A new health system for the 21st century*. Washington, DC : National Academy Press, 2001.
5. Orszag, P., & Ellis, P. The challenge of rising health care costs — a view from the Congressional Budget Offi ce. *New England Journal of Medicine*, 2007, *357*(18), 1793-1795.
6. Orszag, P., & Ellis, P. Addressing rising health care costs — a view from the Congressional Budget Office. *New England Journal of Medicine*, 2007, *357*(18), 1885-1887.
7. National Priorities Partnership. *National priorities and goals: Aligning our efforts to transform America's healthcare*. Washington, DC : National Quality Forum ; 2008.
8. Quinn, J. *Intelligent enterprise: a knowledge and service based paradigm for industry*. New York : Free Press ; 1992.
9. Schaeffer, L. The new architects of health care reform. *Health Affairs (Millwood)*, 2007, *26*(6), 1557-1559.

日本語版刊行に寄せて

湯浅　志郎

　病院の使命は，言うまでもなく，患者さんに最善の医療を提供することです。そのために，私たち医療者と，患者さん，そして彼らの家族が一丸となって診療とケアを進めていく現場――それがクリニカルマイクロシステムです。

　私は 2008 年に姫路赤十字病院院長を拝命し，第一に取り組んだことは，当病院を地域の患者さんに最高の医療サービスを提供する医療機関にすることでした。暗中模索の中で辿り着いたのがクリニカルマイクロシステムメソッドです。クリニカルマイクロシステムメソッドは，患者さんと現場の医療者双方にとって，利益をもたらすだけでなく，病院の質をも改善する素晴らしいシステムであると確信しています。そしてこれは当院だけでなく，日本のあらゆる医療機関で実践できると思いました。

　病院はたくさんの現場，すなわちクリニカルマイクロシステムで構成されています。クリニカルマイクロシステムで大切なことは，現場を「知る」ことです。現場の目的，患者さん，一緒に働いている仲間，行われている業務プロセス，そして毎日生み出されている成果をもっと知りましょう，ということです。それらを知ることによって，私たちは医療現場を自己評価し，その過程でさまざまな問題点とそれらの改善策を明確にします。そして，私たちが医療現場を改善することによって，病院全体の質と効率性が高まり，最終的に患者さんに最高の価値ある医療を提供することができるのです。

　本書『Value by Design――価値改善に向けた医療システムをデザインする，臨床マイクロシステムメソッド』はそのための教科書です。米国ダートマス大学医科大学院のクリニカルマイクロシステムの授業に沿って，10 章から成り立っています。著者らは，医療者が患者さんや家族とどのように連携し協力しながら，最高の医療サービスの提供と医療現場の改善を実現していくのかを説明しています。Batalden 教授らは，医療現場には 5 つの P が不可欠であると考えました。それらは，目的（Purpose），患者さん（Patients）と彼らの家族，医療スタッフ（Professionals），医療現場におけるプロセス（Process），そして最後に日常の業務内容から生み出された結果およびパターン（Patterns）です。これら 5 つの P を含むクリニカルマイクロシステムの原則を，第 1 章から第 5 章で説明しています。第 6 章から第 9 章では，ケアの具体例を挙げています。最後の第 10 章で，医療者が，いかにしてクリニカルマイクロシステム（現場）の基礎の上に，最善かつ高い価値を生み出す医療提供システムを構築していくのかを述べています。本書では，狩野

紀昭氏の顧客満足度モデル（第 2 章），5S メソッド（第 3 章）およびトヨタ生産システム（第 10 章）など日本の品質管理の考え方も紹介されています。

　クリニカルマイクロシステムメソッドを実践することは，患者さんが治療を受けたい病院を患者さんと私たち医療者が共同で作り出すことです。そしてもうひとつ重要な点は，質の高い医療現場を提供することによって，私たち医療者が各々の職務に誇りを持てることです。本書には，医療現場が最高の医療提供システムに変わるさまざまな具体例が挙げられています。

　この本を全国の病院長，事務部長，看護部長など病院のトップマネジメントの皆さんやクリニカルマイクロシステム活動の中核となる医療現場で働くすべての人々，そしてチーム医療に参加する研修医をはじめとする様々な職種の皆さんにぜひ読んでいただきたいと思います。なぜなら，クリニカルマイクロシステムメソッドを実践することは，私たち医療者が患者さんと対話しお互いが多くを学び，それらが医療現場の日々の改善につながり，最終的に病院の質の改善とそこに働く医療者の士気の向上につながるからです。

　最後に，マイクロシステムメソッドの導入に賛同してくださった鍋山晃名誉院長，高橋信子前看護部長をはじめ，この活動を推進していただいた佐藤四三院長，向原直木第一循環器内科部長兼臨床研修部長，三木幸代看護部長，安川尚子・駒田早苗両看護副部長，藤井育枝・村岡けい子両看護師長および温かいご支援をいただいたすべての病院職員の皆さんに心よりの感謝を捧げたいと思います。そして 2013 年 4 月に全国赤十字医療施設長会議において「業務改善の取り組みについて，クリニカルマイクロシステム」と題した講演の機会を与えてくださった日本赤十字社事業局長富田博樹先生にこの場をかりて厚く御礼申し上げます。

　本書の出版に際して，ワイリー・パブリッシング・ジャパン株式会社コーポレートセールス部佐藤陽介氏と編集の山浦礼子氏のご尽力にも深く御礼申し上げます。

序　章

ケアの現場における改善

- 医療制度改革の議論は，米国の首都，州都，新聞，テレビ，インターネット，オフィスでの雑談，そしてもちろん家庭内でも，至るところで耳にするようになった。そのような議論やそれを促す深い懸念にはもっともな理由がある。私たちが雇用者，政治家，支払者，患者，家族，あるいは医療専門家のいずれであろうと，私たちは医療システムへの参加者でもあり，そしてその医療システムが私たち個人としてあるいは全体として必要とする品質，安全性，そして価値を兼ね備えたケアを提供できないことがあまりに頻繁に起きているからである。政府の政策，地域社会のリソース，支払者のプレッシャーが，品質改善と価値創造によりつながりやすい医療環境を次第に形成していくと思われるが，この改善作業の多くの部分は医療が行われる現場，いわゆる臨床マイクロシステムと呼ばれる，患者，家族，ケア提供者が実際に出会う場所で行われなければならない。これらのマイクロシステム内では，臨床ニーズが臨床的リソースに最もダイレクトにつなげられる。また，品質，効率性，タイムリーさ，サービスの卓越性，革新は，現場の作業プロセス自体に組み込むことが可能であり，またそうしなければならない。臨床マイクロシステムにおける品質改善の原則は，品質，安全性，価値に対する積極的配慮はもはや医療における選択肢ではなく必須事項であるという認識である。
- 品質は常に適切な人により適切な場所で適切な時に適切な人へと提供されなければならない。
- 安全性は単に医療デザインにおいて最優先事項としてだけでなく，前提条件あるいは必須事項として考えなければならない。
- 価値は品質と安全性と成果対経時的コストの関係として表すことができるが，不必要なコストを常に排除し，（必然的に経済的リソースが限られるこの時代においては）効果的であるばかりでなく最も効率的な作業プロセスを用いることに注意を向けることが必要となる。

さらに，私たちは臨床的品質のみ，安全性のみ，患者の満足のみ，あるいはコスト削減のみを保証する近代的医療に満足してはならない。むしろ私たちはこれらの目的をすべて同時に達成することのできる医療システムをデザインし管理しなければならない。最終的にはこれを，医師，看護師，そして人々を助け状況を改善するためにこの道に入った医療に携わるすべての専門家の仕事に対するプライドと喜びを高める形で実現する必要がある。

私たちは臨床マイクロシステムを構築し改善する上での具体的アドバイスを提供するために，

本書『Value by Design』を著した．私たちは特に医療現場に目を向けた．これこそ臨床サービスが実際に提供され，成果が測定され，医療チームが経験から学び作業を適切に修正し，患者と家族に医療システムに対する忠誠心を芽生えさせ，望ましくは患者が回復し健康状態を維持しさらには健康を増進させる場である．臨床マイクロシステムは，医療における価値創造の中心である．

　本書は偶然ではあるが絶妙のタイミングで刊行された．医療の質と安全性に対する動向に**文化的シフト**が起きていると考えているからである．最近までこの分野はお互いをよく知った少人数の固く結束した著者らやリーダーらに導かれており，限られた数の高品質の出版物だけが流通し，新たな事象や進歩はこの分野の思想的リーダー，同僚，仲間，知人などの間で迅速かつ容易に伝わった．この小さなコミュニティーは，共通の関心や共同プロジェクトや友人ネットワークにより緊密につながっており，そこから生成的で実現的な環境と，共通の原則，概念，方法への忠誠心が生まれた．彼らが研究の対象としたのは患者，各集団，医療専門家であった

　しかし最近になってこうした品質活動の流れは変化した．医療改善のための明確な試みが，ケア提供，研究実施，次世代の医療専門家の教育など複数の場にわたって広がっている．複数の専門誌，数多くのウェブサイトやブログで品質と安全性に関する問題が取り扱われている．こうした無数のポータルから，国内でも国際的にも，多くのトピック，テーマ，プログラムが取り上げられるようになった．第一の焦点は現在も患者，住民，医療専門家であるが，医療提供と公共およびコミュニティーの健康増進活動との足並みを揃える取り組みが積極的に行われている．この急成長しつつある分野で常に最新の情報を得るには多大の注意が必要で，質の高い善意の医療関係者間であっても難しいことであろう．

　このため，医療における価値向上のために**効果**があることについて私たちが習得したことの一部を今この1冊の本にまとめたのは，絶好のタイミングであったと思う．多様な現実世界において意味のある変化をもたらそうと努める臨床マイクロシステムに対して有効であることが判明した，持続可能な概念や方法を探索していく．また，臨床マイクロシステム参加者や，品質担当リーダーや医師の成長しつつあるコミュニティーへの参入を希望する学生の学習と改善の促進に成功している実践的枠組みについても紹介したい．

ダートマス研究所の臨床マイクロシステムのコース

　ある意味で私たち Batalden と Nelson は，本書のために15年以上の研究を行ってきた．Paul Batalden は，1992年に Hospital Corporation of America（HCA）からダートマスに移った Eugene Nelson と再び協力するために，1994年に HCA を去った．ダートマス大学医科大学院（Dartmouth Medical School）の臨床評価科学センター（Center for the Clinical Evaluative Sciences，現，ダートマス医療政策および臨床診療研究所〈Dartmouth Institute for Health Policy and Clinical Practice〉）は，Jack Wennberg と Gerry O'Connor の指導のもと，保健政策，疫学，生物統計学，品質改善における医療専門家を育てるための新たな修士課程プログラムを始めていた．ダートマスは Batalden を採用し，修士課程プログラムの新たな品質改善コースを指導させ，現代の医療改善の基礎についての必修科目を作らせた．本書の内容と構成の双方を含む，品質におけるクラス最高峰のコースは正式には「Continually Improving the Health and Value of Health Care for a Population of Patients: The Design and Improvement of Clinical Microsystems（ある患者集団のための健康および医療価値のたゆまざる改善：臨床マイクロシステムのデザインと改善）」と名付けられた。1995年に初めて教えて以来，毎年春学期にこの臨床マイクロシステムのコース（Microsystems Course）（正式名称ではあまり知られていない）は，修士課程の学生，医療管理者，および経験を積んだ医療専門家の間で人気のコースとなっている。

この臨床マイクロシステムのコースは新たな洞察が得られ，医療における改善が実験的に適用・検証される（そしてそれが機能することが明らかになる）につれて発展し続けている。1999年にMarjorie Godfreyが教授陣に加わり，自己評価と変化を練習する実践的作業に臨床マイクロシステムを導くため，有用なツールを多数開発した（本書のアクションガイドにて紹介）。さらに最近ではTina FosterとJoel Lazarも中核グループに参加し，コースの原則を患者，家族，最前線のケア提供者の実験的現実にすり合わせる手助けをしてくれている。このコースの理論的および実践的見解は多くの原典に基づいているが，その中でも特にW. Edwards Deming，James Brian Quinn，Kerr White，Karl Weick，Edgar Schein，Donald Berwick，Tom Nolanには感謝を捧げたい。ダートマスのグループは，時の経過と知見の蓄積に伴い，臨床マイクロシステムに関する数多くの学術論文を発表し，著作『Quality by Design：A Clinical Microsystems Approach（デザインによる品質：臨床マイクロシステムのアプローチ）』を出版している。

本書はこの最高峰のコースの教材を，教育と価値改善の双方の目的のために初めて1冊の本にまとめるという努力の賜物である。『Value by Design ——価値改善に向けた医療システムをデザインする，臨床マイクロシステムメソッド』はダートマスのコースのような医療課程のテキストとしても，あるいは実際に医療の改善のための実践的ガイドとしても使用できる。（第1章で詳細について検討するが）患者転帰の向上，専門能力開発の向上，システム改善の各効果はお互いに密接に関連していることから，私たちは本書が双方の目的に役立つことを期待する。

臨床マイクロシステムのコース構成

臨床マイクロシステムのコースは実習を通して学ぶ方式を取っており，教室から実際の臨床プログラムや臨床ユニットへ飛び出して行っては戻ってくる，とてつもなく面白い授業である。毎年春学期に30名から40名の学生が集まる。その内訳は医師，看護師，中堅の医療専門家，卒業したばかりの大学生などがほぼ同じくらいの割合で混ざっている。学生は自分たちで3〜4つのチームを作り，それぞれのチームが特定の臨床マイクロシステムに取り組む。これが学期全体を通して，実習を通した学びの場所となる。周辺地域から10個ほどの臨床マイクロシステムを選び，一連の医療のつながりの中から異なる領域を代表するものを選択する。一番新しい年度（2009年）の領域としては，地域医療，一般内科診療所，小児外科プログラム，電気ショック療法（ECT）精神科治療センター，耳鼻咽喉科プログラム，在宅保健局，血液バンク，入院腫瘍病棟，感染症グループ，超音波検査サービスなどがあった。

10週間の実習期間中，学生のチームは毎週半日を教室，半日から1日を現場で，それぞれの臨床マイクロシステムについて学ぶことに費やす。各チームによるそれぞれ特定の臨床マイクロシステムの研究は，教室で学んだ考え，概念，方法により導かれ，特に**臨床マイクロシステムモデル**に基づいて行われる。学生チームは毎週の課題を完成させ，これが2つの最終的学習成果に

つながる。すなわち (1) その臨床マイクロシステムの評価と改善のための提案を含む 20 ページを超える事例報告，(2) 自分たちの臨床マイクロシステムの評価と改善のための提案をまとめたポスターである。臨床マイクロシステムのコースの詳細情報については，コースのシラバス，行動指針，学生チームが作成した臨床マイクロシステムに関する 3 つの最終事例報告を参照することができる。この他のリソースもウェブサイト（www.clinicalmicrosystem.org）でみることができる。

臨床マイクロシステムモデル

　もちろん個別のケアプロセスは，臨床マイクロシステムごとに大きく異なるだろう。しかし私たちは，中心となるモデルは，ほぼすべての臨床マイクロシステムの活動の流れに共通していることを見い出した。患者と家族は具体的な健康上のニーズを抱えてケアシステムに入り，オリエンテーション（説明），評価（診察），介入（治療），再検査といった臨床プロセスに参加。そして，できれば多少健康を回復させて，ケアシステムから出る。その間，彼らのニーズは十分に満たされている。学生やケア提供者がこのモデルを十分理解すれば，ケアプロセスと転帰を詳細に探求できる。この探究が今度は患者の健康転帰や経験を改善する可能性のある具体的なワークフローの開発・改善を促し，システムの安全性を高め，付随するコストを削減する。これこそが Value by Design（デザインによる価値）である。一般的な臨床マイクロシステムモデルを図 P.1 に示す。臨床マイクロシステムモデルは，時に生理学的モデルと言われる（第 1 章，第 2 章の考察を参照）。このモデルは本書とともに，春学期の臨床マイクロシステムコースの全体をカバーする枠組みとなる。このモデルの強みは，ケアプロセス全体を通してどの部分のどの臨床マイクロシステムにも当てはめることができる点である。私たちは，救急診療部，集中治療室，内科・外科の入院病棟，在宅治療プログラム，理学リハビリテーションプログラム，介護施設，外来外

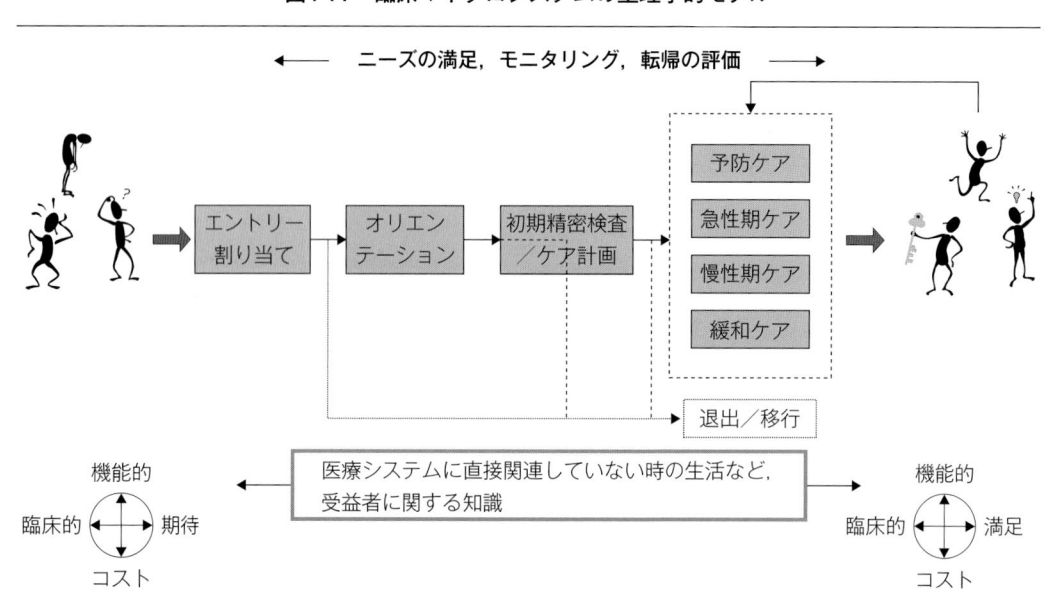

図 P.1　臨床マイクロシステムの生理学的モデル

科の場，そして専門分野やプライマリーケアの診療などに，このモデルがうまく当てはまることをこれまでにみてきた。このモデルがほとんどすべてのケア提供の場で機能するのは，ケア自体が同じ**種類**のコアプロセスで構成されているからである。

- 図 P.1 と臨床マイクロシステムモデルを詳しく調べながら，私たちは次のことを観察した。臨床マイクロシステムの作業は，特定の健康上のニーズを抱えた個人が日常の環境を離れ（たいていは物理的に，場合によってはバーチャルに），ある臨床マイクロシステムに**入る**時に始まる。個人は，臨床マイクロシステムによりケア提供対象である患者集団の1人として認識される。ベースライン時の健康状態は**バリューコンパス**（第 4 章の考察を参照）で表現される。このバリューコンパスは患者の臨床的および機能的状態，質の高いケアに対する期待，診療および病気・傷害に起因するコストを明らかにする。
- 患者は次に**初回検査**と**治療計画**だけでなく，特定の臨床マイクロシステムについていくらかの**説明**を受ける。これが順に，その患者の健康状態，好み，利用できるリソースに基づいたサービスの組合せ（予防，急性期，慢性期，緩和期）の提供へとつながる。
- 時間が経つと患者はその臨床マイクロシステムを退出し（臨床マイクロシステムの観点からみると**退出／移行**として捉えられる），日常の社会環境に戻るか，次のステップのケアを求めて別の**隣接する**臨床マイクロシステムに入る。
- その臨床マイクロシステムで（あるいはその臨床マイクロシステムに関連して）過ごした結果の良し悪しは，この新たな時点で（測定され，あるいは測定されずに）患者のバリューコンパスに登録することができる。ここで再び患者はその臨床マイクロシステムによりサービスの提供対象である母集団の1人のメンバーとして認識される。
- 2 つの重要なプロセスが，このモデルの水平の流れおよび臨床マイクロシステムのパフォーマンス改善に貢献する。1 つ目のプロセスは，**測定とモニタリング**である。それにより主要な臨床的およびパフォーマンスの測定基準である主要アウトプットと転帰の評価が可能になり，提供したサービスがニーズを満たした度合を明らかにする。2 つ目のプロセスは，マイクロシステム内の患者，家族，他の受益者に関する**知識の獲得**である。この**受益者知識**は，緊急のニーズとマイクロシステムに接触する外部経験だけに限定される。

本書の構成

本書は臨床マイクロシステムの授業と同様の構成となっている。10 の章はそれぞれ 10 週のコースの 1 週間分にあたり，臨床マイクロシステムモデルの構成要素の 1 つを詳細に探究する。臨床マイクロシステムのコースを教える際には各授業の始めにあるモデルを提示し，学生を各自の探究における新たな各ステップ，また患者，家族，臨床マイクロシステム自体の臨床医療行程における新たな各ステップへと方向付けていく。各章の始めにはそのユニットの学習目的を提示し，続いて学習内容の詳細を示す。各章は，簡単なまとめ，重要用語のリスト，復習問題，その章（週）の探究の幅と深さをさらに増すための討論課題で締めくくる。

第 1 章から第 5 章までは臨床マイクロシステムの基盤要素について探究し，どのようにこの要素が概念化され，分析され，デザインされ，改善されることによって患者や家族へのサービスが

図P.2 臨床マイクロシステムの基盤および実験的領域

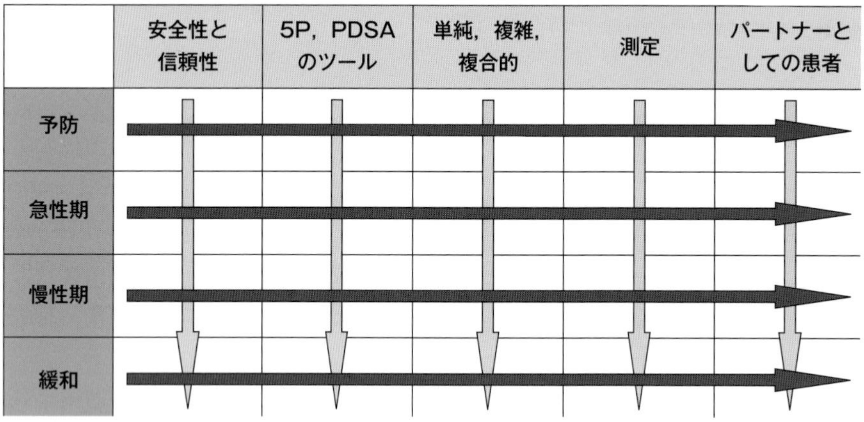

	安全性と信頼性	5P, PDSAのツール	単純, 複雑, 複合的	測定	パートナーとしての患者
予防					
急性期					
慢性期					
緩和					

最適化されるのかを示す。第1章では，基礎的用語を定義し臨床マイクロシステムのデザインと改善の根幹をなす主要概念を全般的に探究する。第2章では，ケア提供者が知識だけでなく臨床的価値の創出においても，患者をパートナーとして捉えることの重要性にハイライトを当てる。第3章では，安全性と信頼性という対のテーマを紹介する。これらは臨床マイクロシステムケアの有効性と完全性に不可欠な要素である。第4章では，臨床マイクロシステムの測定とモニタリング機能について調べる。これらの活動は単なる数値的な記録以上のものであることをみていく。実際これらはケア提供活動の改善をサポートし導いてくれる。第5章では，臨床マイクロシステムに患者が入ることの役割に目を向ける。ここでの重要な中核的プロセスとしては，オリエンテーション，データ取得，アクセスのよさ，効果的なケアの移行などが含まれる。

臨床マイクロシステムのコースの第6週から第9週，そして本書のこれに対応する章では，品質改善と価値創造を同様に重視しながら観点を変える。これまでは患者のケアを支える臨床マイクロシステムのプロセスと基盤を注視していたが，ここからは患者と家族の臨床経験をより深く探究する。第6章から第9章では，予防，急性期，慢性期，緩和ケアに独特な臨床ニーズ，課題，改善の機会について考える。

ケアを中心とした後半の内容を，前半の基盤探究と分けて考えているわけではない。その逆で，第1章から第5章のディスカッションは，それぞれの臨床およびケア提供を背景にその意味合いと応用について考察することでより意味を理解できる。図P.2では，縦の列に基盤の領域（安全性，信頼性，測定，モニタリングなど），横の行に臨床経験の領域（予防，急性期，慢性期，緩和ケアのニーズ）を配置して，マイクロシステムモデル全体を格子状に概念化している。本書を通して読者は，それぞれの領域の軸の交差するところにある四角それぞれに，特に着目することになる。この序章に既に書いたように，患者の臨床ニーズ，リソース，ケアプロセスがこのように交差するところで，マイクロシステムは価値に貢献する品質，安全性，結果，費用を生み出すからである。

第10章ではさらにもう1つの観点から価値創造のテーマを考える。それまでの章で基礎的な原則や個別の実践について見直した後，私たちは臨床マイクロシステムを越え，品質，安全性，価値がより大きなスケールで達成されるメソシステムやマクロシステムに視野を広げる。ローカ

ルな状況における改善の構成要素がお互いに支持し合って強化され，医療システム全体にわたる改善，革新，改革を刺激できるように，私たちは現場と経営主体をどのように結び付けたらよいのだろうか。

その他の特徴とオンラインリソース

　私たちは多機能的な教科書を作成することを目的として本書を作成した。本書はその内容と構成がダートマス研究所の臨床マイクロシステムのコースに準拠していることから，授業の教科書としても使えるだろう。あるいは，（さらに）実際の臨床マイクロシステムにおける現場改善のための実践的ガイドとしても機能するだろうし，読者が既に慣れ親しんでいる医療現場での価値を高めるためにも機能するだろう。私たちは，事例研究，コラム，（インターネット上の**臨床マイクロシステムアクションガイド**から抜粋した）章ごとのアクションガイドを自由に活用し，感覚的な理解を助けたり，ツールとして使わせたり，より深く広く理解を促進してきた（www.clinicalmicrosystem.org を参照し，Material を選択し Workbook を開いて Clinical Microsystem Action Guide を選択のこと）。

　本書を教科書として使う際には，教育者と学習者は全体の計画と管理のためにモデルコースシラバスを活用し，そこから引き続き各章の学習目的，本文，復習問題，討論課題に進んでもよい。さらに，各章にはパワーポイントのスライドを紹介しているが，いずれも www.clinicalmicrosystem.org からダウンロードすることができる。このウェブサイトは本書の編者の 1 人（Godfrey）が制作・管理しており，ダートマス研究所の臨床マイクロシステムの授業シラバス，パワーポイントのスライド，ダートマス研究所の臨床マイクロシステムの授業を受けた学生が行った事例研究など多くの有益な教材やリソースがある。詳細はウェブサイトの Resources と Materials のセクションに掲載している。また教育者には本書を教える際の支援となる，有用な Instructor Guide（指導手引書）を参照してほしい。

　本書を価値改善のためのガイドとして使用する際は，読者の方には第 1 章から第 5 章の内容を十分に理解していただき，それから興味や改善のための課題に応じて第 6 章から第 10 章，そして関連するアクションガイドをご覧いただくことをお勧めする。この場合も，世界中からの同部門の研究者が集まりリソースや知見を提供する無料の教育用サイトである www.clinicalmicrosystem.org を十分に活用してほしい。

　本書および臨床マイクロシステムのコースの機能として最後に紹介したいのは，これを呼び掛けとして使用することである。医療の改善という現在進行中であり極めて重要な作業に教育者と学生，医師，看護師，その他の医療専門家，リーダーと管理者，そして当然ながら患者と家族を参加させることができなければ，私たちの取組みが成功することはありえない。私たちの医療システムは本当に改善を必要としており，臨床マイクロシステムを知った上で働く私たちは，まさに改善を推進する立場にある。医療における価値の創造という共通の目的を達成するには協力が不可欠とわかっているからこそ，私たちは読者にも参加をお勧めする。

　そしてもう 1 つ，最後にお願いをさせていただきたい。医療システム自体と同じく臨床マイクロシステムのコースも，常に改善を目指している。15 年間のデザインと修正の結果，コースは現在のような形になっているが，もちろんまだ必要な作業がある。読者の皆さんにはコース教材

を試して，教育的あるいは臨床的にふさわしい内容に改変し，私たちが予想していなかった方法で新たな学習者（品質改善と価値創造のコミュニティーへの新たな参加者）を巻き込んでもらうことを期待する。このため，本書のすべての読者に，自分の発見を私たちと共有してくださるようお願いしたい。モデルや教材は読者の教育的・臨床的業務にどのように役立ったか，どのようなものであったらもっと役立ったか。価値の高い医療，患者と家族にとって最善の成果，医療専門家，サポートスタッフ，システムのリーダーにとって仕事への純粋な誇りがどのようにしたら得られるかを学べるよう，読者ご自身の経験と洞察を www.clinicalmicrosystem.org にお寄せいただきたい。

謝　辞

　本書で探究する原則と実践は，文字通り数百人もの個人の方々や組織との20年近くにわたる豊かな会話や交流の中から生まれたものである。現在も世界中の学生やシステムのリーダー，医療専門家や管理者，現場の臨床マイクロシステムや高い業績を上げているマクロシステムとの関わりが続いていることに感謝している。特に，自身が経験した医療行程を共有し，私たちの医療システムへの省察と洞察に多くの情報を与えてくれた患者と家族の皆様に感謝している。物質的にあるいは目に見えない形で，この包括的な仕事に貢献し見返りもほとんど求めなかった多くの同僚にお礼を申し上げたい。また同時に重要な寄与をしてくれたにも関わらず，見落とされてしまった多くの方々には謝罪したい。教師としては，まず学生との生産的な関係に感謝したい。ダートマス医療政策および臨床診療研究所の正規の教育プログラムを受けた学生にも，この15年間にわたり世界のいくつかの国で私たちが行ったショートコースの学生にも同様である。これらの学生の好奇心，質問，批判的感想が，私たちの臨床マイクロシステムに関する思考や理解に計り知れない貢献をしてくれた。私たちの医療システムの拠点であるダートマス-ヒッチコックの過去および現在の責任者ら（Stephan Plume, James Varnum, Nancy Formella, Thomas Colacchio, Jim Weinsteinなど）の変わらぬ支援と励ましにも感謝したい。彼らの協力によりダートマス-ヒッチコックは1つの行動学習研究所として，多くの臨床プログラムで様々な概念と方法を試験し，改良することができた。脊椎センター（Bill Abdu, Jim Weinstein），新生児集中治療室（Bill Edwards, Caryn McCoy），ダートマス小児病院（Paul Merguerian, Sam Casella），形成外科（Carolyn Kerrigan, Barbara Reisberg），乳癌プログラム（Dale Collins Vidal），無痛プログラム（George Blike, Joe Cravero），地域プライマリーケアセンター（Cathy Pipas, Diane Andrews, Linda Patchett）など多数の協力をいただいた。

　また，学術的な拠点であるダートマス大学医科大学院の健康政策と臨床診療に関するダートマス研究所の指導者ら（Jack Wennberg, Elliott Fisher, Gerry O'Connorら）に，マイクロシステムと高い業績を上げている医療システムについての講義と研究のための堅固な基盤をご提供いただいたことにも感謝したい。

　私たちの研究は，物理的拠点のみならず知的拠点からも発展する。本書の直接的な概念基盤は，著名な思想的指導者らの洞察であり，世界的に進展しつつある品質と効率への動きを対象とすると考えられる。私たちが高く評価し，私たちの思想，教育，著作に影響を与えた著者および指導

者として，W. Edwards Deming，James Brian Quinn，Karl Weick，Kerr White，Michael Porter，Paul Bate，Edgar Schein，Donald Berwick，Brent James，Thomas Nolan 他数多くの名を挙げることができる。Brenda Zimmerman と Paul Plsek の複雑系科学領域における貢献も，私たちの研究には不可欠なものであった。

　本研究の初期には，現場の高性能マイクロシステムから貴重な支援を受けた。まず，画期的なレポート『医療の質――谷間を越えて，21 世紀のシステムへ（Crossing the Quality Chasm）』（日本評論社）を発表した米国医学研究所（Institute of Medicine：IOM）には，Julie Johnson と Molla Donaldson による臨床マイクロシステムのフィールドリサーチに対する支援をいただいた。さらにロバート・ウッド・ジョンソン財団には，臨床マイクロシステム研究プログラムの発足に際し寛大な資金提供をいただいた。このプログラムにより重要なデータが得られ，私たちはそれをマイクロシステム研究および臨床マイクロシステムのパフォーマンス向上についての教育に使用した。

　臨床マイクロシステムという考え方の元となる原則，概念，方法の適用，進展，革新は，米国に多くある高度に先進的な医療システム（および医療システムの責任者ら）が担ってきた。私たちは持続的なパフォーマンス向上を追及するこうした施設の努力から多くを学んだ。このような模範的医療システム（およびその責任者ら）には，シンシナティ小児病院医療センター（Jim Anderson，Uma Kotagal，Stephen Muething），クーリー・ディッキンソン病院（Craig Melin，Carol Smith），米国国防総省（Diana Luan），スペクトラム・ヘルスのヘレン・デヴォス小児病院（Joan Rikli，Amy Atwater），ガイシンガー保健システム（Glenn Steele，Bruce Hamory，Al Bothe，Karen McKinley，Scott Berry），アクロン小児病院（John McBride，Elizabeth Bryson，Christine Singh），メイン・メディカル・センター（Rich Peterson，Marjorie Wiggins，Peter Bates，Doug Salvador），ノースショア・ロングアイランド・ジューイッシュ病院（Fatima Jaffrey，Harry Steinberg），ニューヨーク訪問看護サービス（Joan Marren），テキサス・ヘルス・リソース（Michael Deegan，Linda Gerbig），退役軍人統合サービスネットワーク１（Michael Mayo‐Smith，Jim Schlosser，Allan Shirks）などがある。

　マイクロシステムは，他の多くの国でも戦略的に開発されつつある。私たちはスウェーデンの医療と福祉向上のためのヨンショーピングアカデミー（Johan Thor，Boel Andersson‐Gäre）およびヨンショーピング県評議会病院と非常に生産的な関係を持てたことを感謝する。これはさらに，年次国際臨床マイクロシステムネットワークフェスティバル（Göran Henriks，Matts Bojestig，Sven‐Olof Karlsson，Agneta Jansmyr，Gerd Ahlström）の企画および開催につながった。また，アルメニア（Marine Grigoryan，Lusine Hovhannisyan，Karmela Poghosyan），フランス（Gilles Rault，Karim Laaribi），北アイルランド（Pedro Delgado），日本（Shiro Yuasa），ノルウェー（Alf Andreason，Aleidis Skard Brandrud，Hans Asbjørn，Holm，Christian von Plessen），スウェーデン（Michael Bergstrom，Staffan Lindblad，Helena Hvitfeldt），英国（Helen Bevan，Laura Hibbs），シンガポール（Peter Chow，Phui Ching Lai）のパフォーマンス向上の先駆者たちからも多くを学ばせていただいた。

　マイクロシステムに基づく改善を現場で実践する新しい方法を開発し，大進歩を遂げつつある医療組織が国レベルでも地域レベルでもいくつかある。こうした輝かしい組織には，米国内科試験委員会（Eric Holmboe，Dan Duffy），嚢胞性線維症財団（Bruce Marshall，Leslie Hazle，Robert

Beale, Preston Campbell), バーモント・オックスフォード・ネットワーク (Jeffrey Horbar, Kathy Leahy), 医療品質のためのバーモントプログラム (Cy Jordan), フレッチャーアレン・ヘルスケア・ジェファーズ研究所 (Randall Messier), 卒後医学教育認可評議会 (David Leach, Ingrid Philibert), 米国看護大学協会 (Joan Stanley), および米国医療の質改善研究所 (Institute for Healthcare Improvement) の仲介によるインディアン・ヘルス・サービス (Cindy Hupke) などがある。また, 極めて有能な教師, アドバイザー, コーチ (AnnMarie Hess, Kathleen Iannacchino, Lisa Johnson, Neil Korsen, Karen McKinley, Richard Brandenburg, Linda Patchett, Victoria Patric ら) には, 様々な組織にマイクロシステムという考えを知的かつ精力的にお伝えいただいた。

臨床マイクロシステムの Web サイト www.clinicalmicrosystem.org をダートマス大学医科大学院ベースに構築した Paul Gennaro と, サイトを維持していただいている Timothy Good にも心より感謝する。マイクロシステムの各種図表をはじめ多くのグラフィックを作成していただいた Coua Early にも感謝する。また, Carol Johansen と Joy McAvoy には優れた管理チームとして, 完璧なスキルで本拠地の寛大な管理を続けていただいている。

また, 周辺世界への優れたコミュニケーションチャネルを開発していただいた次の3人には特に感謝したい。Andy Pasternack (出版社 Jossy-Bass, Wiley の編集主任) には私たちの最初のマイクロシステムの本でご協力いただき, 今回の新刊の制作にも助力をいただいた。Steve Berman (*Joint Commission Journal on Quality and Patient Safety* の編集長) には, 臨床マイクロシステムに関する2つのマルチパートシリーズの出版に際して多大な尽力をいただいた。Linda Billings には, 丁寧に根気強くグラフィックデザイナーと執筆チームの原稿チェッカーを務めていただき, 本書全体を非常に高い品質で仕上げていただいた。本書の完成は彼女の才能と労力なしにはありえなかったであろう。

最後に, 私たちの時間と労力を本書に捧げることに協力してくれた家族— Sandy, Alexis, Lucas, Zachary Nelson に, LaVonne, Maren, Sonja Batalden に, Tim, Elizabeth, Jenna Godfrey に, そして Barbara, Daniel, Ben Lazar に深く感謝する。彼らの愛と支援は常に私たちの研究を導き, 激励してくれている。

編集者

Paul B. Batalden, MD：ダートマス大学医科大学院の小児科教授および地域家庭医学教授。合同研修医プログラムであるダートマス−ヒッチコック・リーダーシップ予防医学研修制度の副部長。健康政策と臨床診療に関するダートマス研究所，米国医療の質改善研究所（IHI），およびスウェーデンの医療と福祉向上のためのヨンショーピングアカデミーにおいて，医療の質，安全性，価値の向上を目指すためのリーダーシップについて教えている。その他にも IHI 医療従事者教育連携など，多くの教育プログラムの開発，作成，展開に協力している。現在は健康と医療の改善について情報を提供する複数のナレッジシステムの研究に従事している。

Marjorie M. Godfrey, MS, RN：ダートマス研究所マイクロシステムアカデミー共同所長兼，健康政策と臨床診療に関するダートマス研究所講師。臨床マイクロシステム理論の応用に基づく臨床業務改善戦略のデザインおよび実行に関し，米国内外で指導的立場にある。米国およびヨーロッパ，アジア各地の医療施設に対し，教育，相談，支援を提供している。IHI，米国嚢胞性線維症財団，退役軍人管理医療システムなど主要な職業的組織の多くで，プログラムアドバイザーおよび教職員として貢献している。また，米国看護大学協会とも協力し，特に品質，安全性，改善に関して看護学部の知識とスキルを向上するカリキュラムを作成している。現在は戦略的な医療向上における学際的な医療従事者の指導効果について研究を行っている。

Joel S. Lazar, MD, MPH：ダートマス大学医科大学院の地域・家庭医学の助教授兼，ダートマス−ヒッチコック医療センター家庭医学科長。ダートマス−ヒッチコック家庭医学科長として様々な臨床現場で貢献するとともに，品質向上責任者として実践に基づいたイノベーションの開発を牽引し，ダートマス−ヒッチコック地域プライマリケアセンター運営委員会メンバーでもある。インディアンヘルスサービスの家庭医を務めた経験があり，1995～1996年にはニューメキシコ州シップロックの北ナバホ医療センターの従業員チーフに任命された。

Eugene C. Nelson, DSc, MPH：ダートマス−ヒッチコック医療センターの公共衛生・評価部長兼，ダートマス大学医科大学院の地域および家庭医学教授。健康政策と臨床診療に関するダートマス研究所で，価値向上と公衆衛生についての教鞭を取っている。医療改善およびシステムパフォー

マンス，健康転帰，公衆衛生の測定法の開発と応用について全米を指導する立場にある．健康転帰の測定についての研究により，医療組織認定合同委員会のアーネスト A. コッドマン賞を受賞した．医療改善研究所の立ち上げを支援し，1992～1998 年まで創設者として役員会メンバーを務めた．

貢献者

Paul Barach, MD, MPH：オランダ，ユトレヒト大学医療センター患者安全性センターの麻酔および救急医療の教授

Frances C. Brokaw, MD, MS：ダートマス大学医科大学院の内科および麻酔科の助教授，ダートマス–ヒッチコック医療センターの一般内科緩和医療セクション担当

Tina Foster, MD, MPH, MS：産科婦人科および地域・家庭医学の准教授，ダートマス–ヒッチコック主導予防医療研修プログラムのプログラムディレクター，ニューハンプシャー州レバノンのダートマス–ヒッチコック医療センター，大学院医学教育副部長

Julie K. Johnson, PhD, MSPH：オーストラリア，シドニーのニューサウスウェールズ大学医学部，臨床管理研究センター准教授兼副所長

Eliza Philippa Shulman, DO, MPH：ハーバード大学医科大学院公衆衛生学部の臨床講師，ハーバード先駆医学連盟の医師

Gautham K. Suresh, MBBS, MD, DM, MS：ダートマス大学医科大学院の小児科および地域・家庭医学の准教授，健康政策と臨床診療に関するダートマス研究所の非常勤講師，ダートマス–ヒッチコック医療センター新生児–周産期医学特別研究員プログラムのプログラム責任者

第 1 章

INTRODUCING CLINICAL MICROSYSTEMS

臨床マイクロシステムについて

Paul B. Batalden
Eugene C. Nelson
Marjorie M. Godfrey
Joel S. Lazar

学習の目的

- 医療におけるマイクロシステムに関する理論と背景について知る。
- 医療システムの中でマイクロシステムが機能する方法について検討する。
- 医療におけるマイクロシステムに関する重要な研究をまとめる。
- 臨床業務において品質と価値を改善するための概念とメカニズムを説明する。

この章ではまず医療における**臨床マイクロシステム**そのものに的を絞って説明し，次にその範囲を広げ医療システム全体におけるマイクロシステムの背景を探っていく。そして，マイクロシステムに関するいくつかの重要な研究についてまとめた後，医療の質と価値を持続的に改善していくために不可欠な要素について検討することでこの章を締めくくる。

医療におけるマイクロシステム

医療がもっと単純な事柄であった時代があった。ドクター・ウェルビーあるいはコスビー・ショーのような古典的なテレビ番組の主人公である医者は私たちのかかりつけ医にみられるような診療スタイルをモデルとしていた。博識な臨床医たちが患者の家あるいは個人クリニックでケアを提供する。そこでは，看護師が病院ですべての必要業務を悠長に行っている。患者，医師，看護師がそれぞれ親密な一対一関係を持ち，その上で医療が成り立っていた。医療科学が演じる役割は比較的少なかった。私たちは医療とは英雄的なソリストのためのプロフェッショナルな活動だというロマンティックな見方を作り出し維持した[1,2]。

しかし今日医療に関わる活動，参加者，その関係性，そして実際，医療の目標そのものははるかに複合的になっている。複数分野にまたがる臨床医のチームとスタッフが付随的サービスと情報技術の支援を受けつつ患者や家族と共にパートナーとして，健康を促進し健康上の問題に対処するために働いている。参加者は驚くほどの（時には圧倒されるような）速度で発展する医療科学や生物医学技術に頼っている。専門化したリソースと独特の安全上の問題を伴う多様な臨床の場が，ケアを提供しうる多数の場を提供する。規制者，支払い者，そして消費者は，だんだんと公に検証されるようになっている品質性能データに強い関心を持っている。今日の医療はたいていの部分で**図1.1**に示すように多数対一の関連性になってきている。ここでは「多数」が医療専門スタッフ側で，「一」が患者側を示している。医療は現在急速に広まっている生物医学の知見，高価な技術，そして行政インフラに支えられている。

それにも関わらず，各患者が医療専門スタッフと直接接触する場所，医療システムの最前線を再度みてみると，すべての医療システムの基盤は以前と何ら変わらない基本的要素で構成されていることに気付く。私たちはこの構成要素を臨床マイクロシステムと呼ぶ。**臨床**という言葉は健康とケアの提供において不可欠な最重要事項を意味し，**マイクロ**は医療提供における**最小複製可能単位**（smallest replicable units：SRU），**システム**はこの最前線のユニットが目的を持ち，人々，プロセス，技術，情報パターンから成り立っていることをそれぞれ示している。そして全体が相互に影響し合って互いに動的に形を変化させる。臨床マイクロシステムは患者，家族，ケア提供者が出会う場所である。医療における価値創造の場である。

臨床マイクロシステムの概念はW. Edwards Deming[3]，Kerr White[4]，Avedis Donabedian[5]などの著者らによる何十年にもわたる先駆的な研究にその理論的かつ経験的基盤を置く。しかし，とりわけある1人の人物，James Brian Quinnが臨床マイクロシステムという考え方の「父」とみなされる。Quinnは現在ダートマス大学タックビジネススクールの名誉教授であるが，1990年代初期には当時経済の中でも急成長を遂げていたサービス部門についての研究を行っていた。なぜ一部のサービス組織が財政面で爆発的成長を享受し，また消費者からの称賛を得ているかについて理解したいと思った。彼は世界に名だたる最優秀サービス組織の研究を行い，その成果を独

図 1.1　多数対一の図解

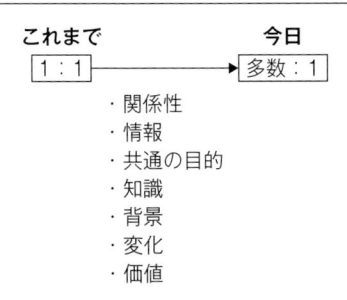

```
これまで        今日
 1：1    →    多数：1
```
・関係性
・情報
・共通の目的
・知識
・背景
・変化
・価値

創的な著作『Intelligent Enterprise』[6] として発表した。Quinn は世界で最も成功しているサービス組織には企業内で重視しているものがあることを見出し，それを「SRU」あるいは「極小複製可能単位（minimum replicable units）」と呼んだ。これは真の価値移転が行われる場所であり，サプライヤーが顧客と直接交流する場所であり，またサービスが提供される場所であった。

Quinn は最高レベルの成長を遂げているサービス組織には次のようないくつかの共通する特徴があることを見出した。

- フロント部門は SRU の最前線のサービスが常に完璧であることにこだわっていた。価値と忠誠心は顧客−サービス提供者の交流から生み出されるからである。
- 品質，効率性，タイムリーさ，高いレベルのサービス，革新が SRU の最前線業務プロセスの中に盛り込まれていた。
- 情報の流れの中に SRU の最前線業務が含まれていた。迅速で的確なサービス提供を推進し支援する，リアルタイムの情報環境を作り出すためである。
- 最前線 SRU 内の活動の最小単位が，成果の検証，管理，改善のために継時的に測定・追跡されていた。
- 最前線 SRU のための情報環境が，より充実していた。正しい情報が正しい場所と時間に正しくまとめられて存在するように，情報をやり取りするためのデータシステムがデザインされていた。
- 系統的学習，継続的改善，最も効果的な業務の標準化をもとに，これら**世界一**のサービス部門のリーダーは，様々な時に様々な場所で最前線 SRU を複製し，確実に価値の高いサービスの提供を拡大していくことにより急速に成長することができた。

本書の著者は Quinn の重要な著書を読んだ後，医療システムに対する SRU の概念の関連性と洞察を認識した。これらの SRU，サプライヤーと顧客を結び付ける個別のサービス提供場所はまさに医療専門スタッフと患者を結び付ける場所でもある。臨床マイクロシステムは医療の SRU である。サービスが提供され受け取られ，また品質，安全性，価値がマイクロシステムの中で生み出される。本章で私たちは臨床マイクロシステムの一般的特徴について掘り下げる。その中には特性，背景事情，経験的裏付けなどが含まれる。その後の章では自己完結型の臨床単位として，そしてより大きな（マクロシステム）医療組織のための構成要素として，マイクロシステムの最適な機能を支えるその具体的構成要素について調べる。

医療における機能単位

　実際的な意味合いとしては広範囲ではあるが，医療における**機能単位**という考えは新しくも急進的でもない概念である．1935 年というかなり昔に，化学者，物理学者，医学生が教わる Henderson-Hasselbalch の酸塩基平衡式を書いたことで有名な Dr. Lawrence J. Henderson は，『The New England Journal of Medicine』誌に「医師と患者は同じシステムの一部である」[7] と述べた．さらに最近ではスウェーデン，ストックホルムのカロリンスカ研究所の Dr. Staffan Lindblad が，臨床マイクロシステムはすべての医療システムの**原子単位**であり，3 つの粒子（P_2I），すなわちケア提供者（Provider），患者（Patient），情報（Information）から構成され，そのいずれもが短時間あるいは長時間，動的に相互作用すると主張した[8]．これらの構成要素は，その相互依存を妥当なものとする目的が存在する時に 1 つのシステムを形作る．**図 1.2** は医療提供の原子単位としてマイクロシステムを描いている．

　私たちは既に臨床マイクロシステムを，患者，家族，ケア提供者が出会う場所として表現してきた．正式に定義すると次のようになる．

- **臨床マイクロシステム**とは，それぞれの患者集団に対するケアを創造することを目的として定期的に（あるいは必要に応じて）定められた状況でともに作業する少数の人の集まり（医療専門スタッフとケアを受ける患者そしてその家族）である．機能単位として，臨床上およびビジネス上の目的，連携した業務，共有情報，技術環境を持ち，成果として測定可能なケアとサービスを生み出す．臨床マイクロシステムは時とともに発展し，しばしば大きいシステムや組織に埋め込まれる．複合的で適応可能な生きたシステムとして，マイクロシステムは次のような多くの機能を持つ．(1) 主要目的に関連した作業を行う，(2) メンバーのニーズに応える，(3) 機能する臨床ユニットとして長期間存続する[9]．

　Zimmerman らは，複合的で適応力を持つシステムには必ず構造，プロセス，パターン，そして結果があると述べている[10]．臨床マイクロシステムをこのような動的に活動するものとして認識すれば，その構造および機能の両面から説明し評価することができる．臨床マイクロシステムの構造としては，次のような主要な構造要素が強調される．**目的（Purpose），患者（Patient），専門スタッフ（Professional），プロセス（Process），パターン（Pattern）**，いわゆるまとめて **5P** として知られるものである．現場の臨床サービスをデザイン，実施，改善するためには，

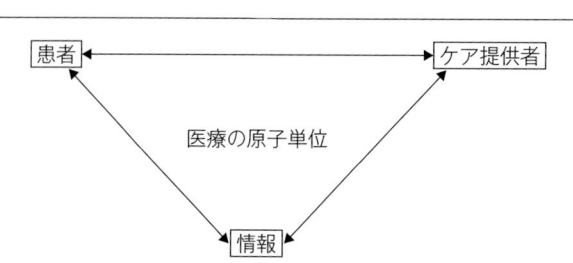

図 1.2　最も単純な臨床マイクロシステム

出典：Staffan Lindblad, MD, September 2007 より改変

臨床マイクロシステムのメンバーはまず自らのシステムの5Pについて自己認識しなければならない。次ページの**図1.3**は構造的関連性を示したものである。

同様に，マイクロシステムの機能面に対するケア提供者の豊富な知識により，ケアプロセスの機能的インプットとアウトプットについて詳細に調べることができる。患者と家族は特定の医療上のニーズを持ってケアシステムに入る。彼らはオリエンテーション（説明），評価（診察），介入（治療），再検査という臨床プロセスに参加する。そして，彼らは，医療ニーズを満たされそのシステムから満足して退出することを望む。この機能的モデルは序章にて臨床マイクロシステムのモデルとして図P.1で紹介している。

構造的および機能的モデルの構成要素は臨床マイクロシステムのパフォーマンスの体系的評価に力強い洞察を与え，改善と改革のための適切な提案を形成することを可能にする。第1章のアクションガイドには5Pの自己評価のための便利なツールと詳細な説明を付加した構造的モデルの図表を掲載している。読者はマイクロシステムのデザインと改善に関与する際にはこのリソースをぜひ頻繁に使っていただきたい。さらにウェブサイト www.clinicalmicrosystem.org には5Pの構造的モデルに基づくダウンロード可能なツールがあり，プライマリーケア業務，メディカルホーム，特殊な医療業務，入院病棟，新生児集中治療室，長期的ケア，支援的マイクロシステム（薬局，検査室，環境サービスなど）など様々な種類の臨床マイクロシステムのパフォーマンスを評価・理解するためのオプションが追加されている。評価，診断，治療ワークブックのプロファイルは第1章アクションガイドで紹介しており，プライマリーケアや特別ケアなどの独特な臨床マイクロシステムの2つの例の概要を示している。臨床マイクロシステムの構造を評価するための詳細と変数が，今後の診断と治療計画につながっていく。アクションガイドでは，5Pを掘り下げる中で見つけられた発見をいくつか挙げ，支援マイクロシステムの評価によりどの5Pが明らかになる可能性があるのかの例を示す。

機能的モデルと構造的モデルはいずれも臨床マイクロシステムのパフォーマンスの体系的な評価を行ううえで，また改善や改革のための情報に基づく提案を形成するうえでの方法を提供する。構造的機能的モデルを使うことについてのさらに詳細な情報は www.clinicalmicrosystem.org で学ぶことができる。

システムおよびマイクロシステムをより広い視野で捉える

ここまで臨床マイクロシステムの概念を紹介し，まずは局所的構造と機能に着目し，詳しく臨床マイクロシステムをみてきた。今度はシステム自体の考え方を広く捉え，もっと大きな範囲の医療環境の中で臨床マイクロシステムを概念化してみよう。

システムのダイナミクスと複数の内包システム

20世紀の後半，様々な学術分野の研究者たちが数多くの複合的なシステムの特性を探究し特徴付けてきた。そしてこの研究は学術，商業，社会政策，医学における思想家と実務家に影響を与えてきた。生物学者のKarl Ludwig von Bertalanffyはこのような初期のシステム研究者の一人であり，一般的なシステムのダイナミクスの全体像と原理を展開した[11]。これはその後，社会

44 VALUE BY DESIGN

図 1.3 マイクロシステムの構造

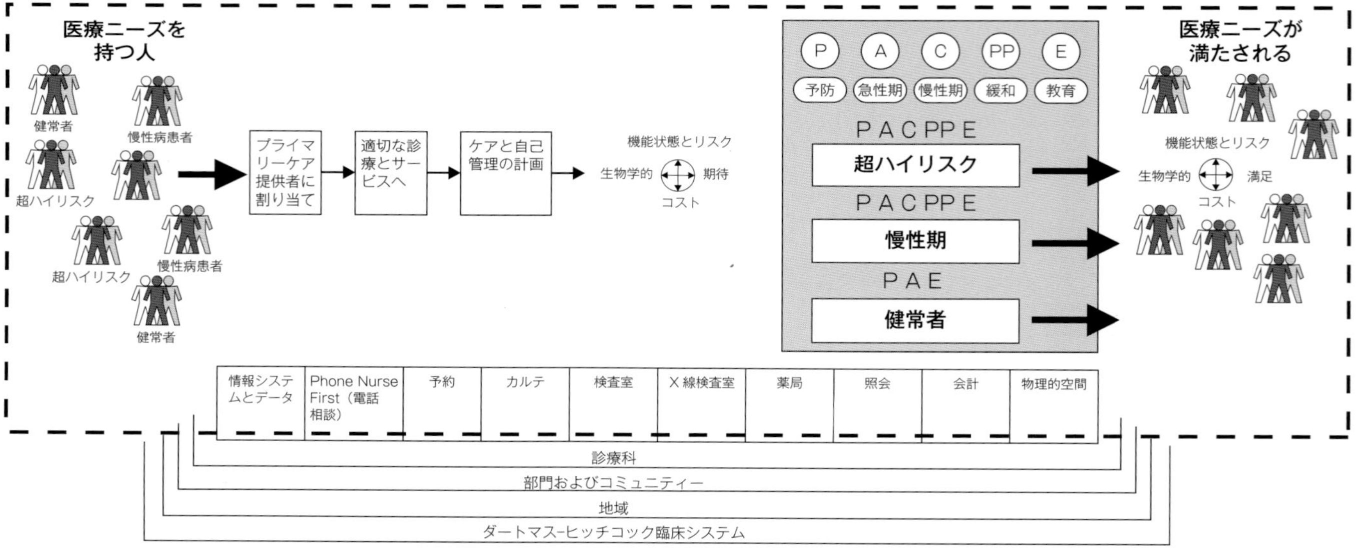

学[12]，社会心理学[13]，品質および生産性改善[14]，リーダーシップおよびプログラム開発[15]，高信頼性産業におけるヒューマンファクター[16]，複合科学[10,17]などの様々な分野に採用され適合された。

　Plsek と Greenhalgh は数多くの学術分野に共通するテーマを統一し，複合的な適応システムを，独立した主体の集まりであり，「必ずしも予想できるとは限らない方法で行動する自由」を持ち「そしてその行動はある1つの主体の行動が他の主体の状況を変化させるように相互に連係している」と定義した[18]。こうしたシステムは，そのコントロールが中央に集中せず分散していること，因果関係が非直線的（非単一性）であること，自発的自己組織化および再組織化の方法で（継続的なフィードバックに基づいて）学習し適合する能力を持つという点が目を引く[10]。重要なのは，詳細なレベルでは予測不可能であるにも関わらず，複合的なシステムは通常，統合された目的のある行動を示すという点だ。このため W. Edwards Deming は「システムとは共通の目的を達成するために協調して働く，互いに関連した部分の集合である」と簡潔に述べることができた[14]。本章および後続の章でもみていくように，この自発性，相互連係，そして共通目的の組み合わせが臨床マイクロシステムの作業を成功に導く重要な要素である。第8章では慢性疾患を抱えた人たちのケアにおけるシステムの考え方についてさらに広範な検討を行う。

　構成要素のこの基本的な相互連係に加え，多くのシステムは複数のレベルの組織を持ち，システムの中にサブシステムが順次組み込まれるようになっているというさらなる特性を示す。それは段々とより大きなサイズの人形の中に入れ子にされるロシアのマトリョーシカ人形のようなものだとシステムの性質を考えることができる。たとえば細胞はまとまって組織を作り，そしてさらに人間を作り，家族，コミュニティー，国，そして最終的に人類全体を作る。各細胞はそれ自体がシステムであり，それぞれがより高いまたは低いレベルの何らかのシステムの一部となるという本質を持っている。もちろんこの入れ子構造はさらに複合性の度合いを増し，単一のレベル内にも異なるレベルの間にも，構成要素間に多面的な関係と影響が存在する。

　医療においてこのようなシステムの組込みの特性は特に明白でかつ重要である。**図1.4**は臨床における関連性の入れ子状態を簡略に示すものである。同心円の中心で個人は医療特有の情報とつながり，セルフケアを行う**システム**を形成する。

　同心円の中心から外に移動していくと，患者がある1人のケア提供者との関連の中にあることがわかる。さらに外側には臨床マイクロシステムがあり，それからメソシステム（複数の臨床および支援マイクロシステムがリンクしたもの），そして病院や統合的医療システムなどより大きな組織を形成するマクロシステム（相互依存的なマイクロシステムとメソシステムから成る），最終的には地理，市場，行政区，規制や法的要件，生物医学的知識やテクノロジーなどによって表すことのできる広い環境がみられる。

　臨床および支援マイクロシステムがリンクして成り立つメソシステムは，より大きな組織が内包するシステムの一部である。**図1.5**は病理学，栄養，情報学，輸送など，臨床マイクロシステムのケアプロセスに寄与する，考え得る支援マイクロシステムと臨床マイクロシステムとの間の関連性を示したものである。それぞれの組織にはそれぞれ異なる支援マイクロシステムがある。図1.5は組織内に存在する可能性のある支援マイクロシステムの例を挙げることを意図した図である。

図 1.4　医療システムが内包するケア提供単位

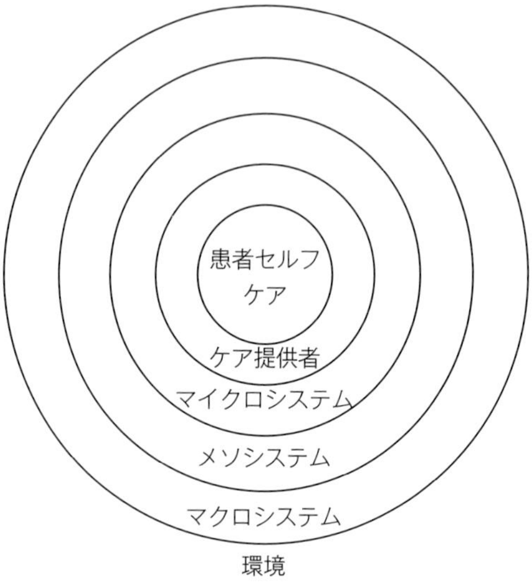

（同心円図：中心から外へ）患者セルフケア／ケア提供者 マイクロシステム／メソシステム／マクロシステム／環境

米国医学研究所（IOM）の考える医療改善における連鎖作用

　システムのダイナミクスに関するこのような考え方は，医療における変化や改善のための主要な力になってきた。IOM は強い影響力を持つ Chasm Report の作成にあたり，医療をシステムと仮定して分析を行いそして勧告を行った。この報告書を担当した IOM の委員会は，機能不全で危険なのは個人ではなく医療システム全体であり，基本的な部分が壊れているとした。報告書は「現行のケアシステムでは機能が果たせない。個人の努力で解決できる問題ではない。ケアシステムの変革が必要である[19]」と述べている。委員会は，システムを変えるには医療システムのすべてのレベルでの行動が必要だろうと断言し，特に注力すべき 4 つのレベルを特定した。

1.　患者とコミュニティー
2.　ケア提供のマイクロシステム
3.　マクロシステム
4.　環境的背景

　IOM の委員会は医療改善における連鎖作用としてこのシステムレベルの階層構造に言及した[20]。システムの質は広く定義され，6 つの関連する要素が盛り込まれた。医療は安全（Safe），タイムリー（Timely），効果的（Effective），効率的（Efficient），公正（Equitable），そして患者中心（Patient-centered）でなければならない。頭文字を取って「STEEEP」と覚えると覚えやすい。それぞれ相互連係しており，医療の改善やデザイン変更のための全体的および具体的な目標や介入を示している。

第 1 章 臨床マイクロシステムについて

図 1.5 臨床マイクロシステムの支援マイクロシステム

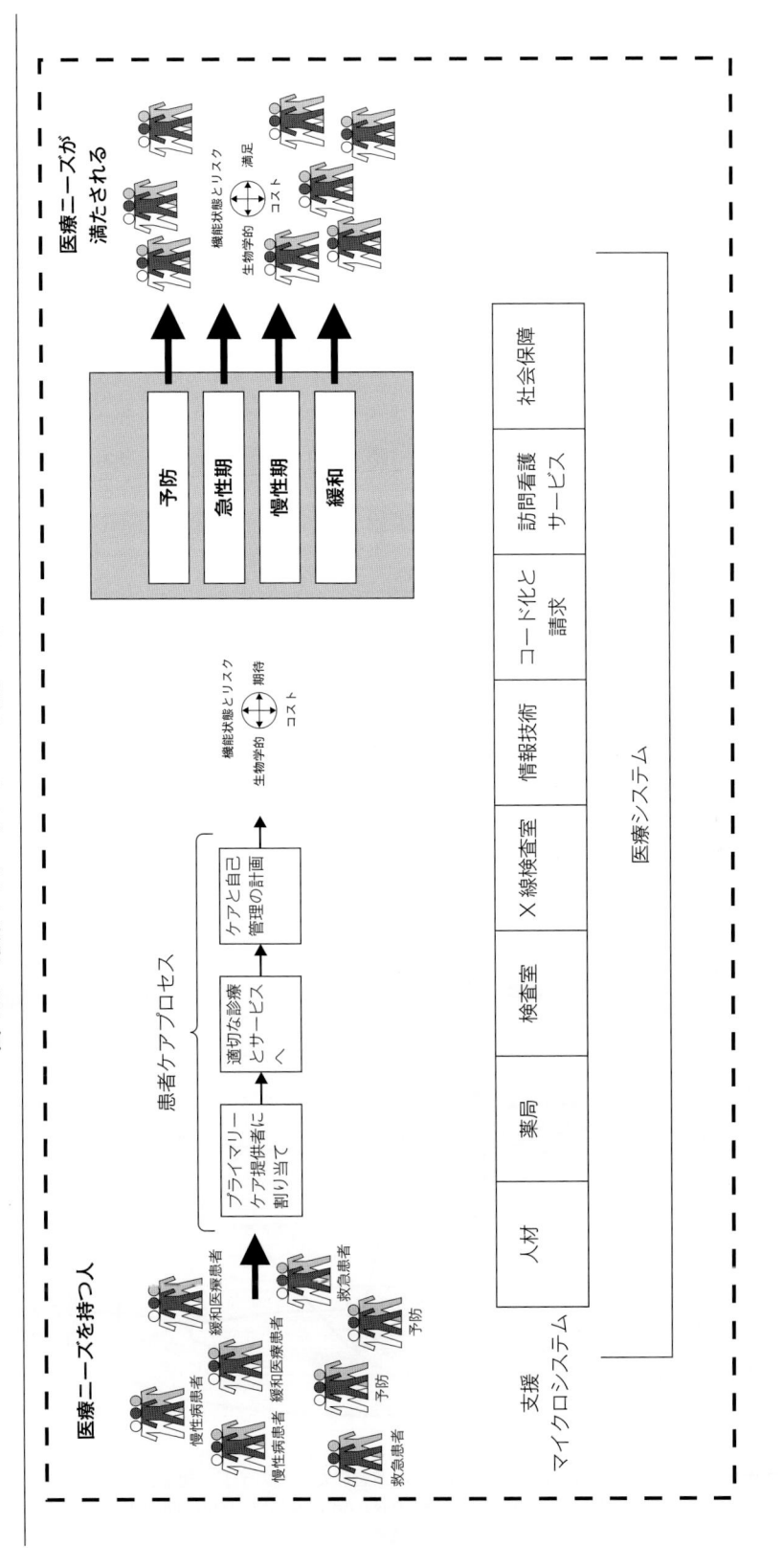

医療システムの水平レベルと垂直レベル

　医療のデザインの変更，改善，改革という緊急の課題に，一般的なシステムの考え方はどのように適用できるだろうか．特に臨床マイクロシステムのアプローチに限定する前に，メソおよびマクロシステムという上位のレベルの中に，最前線の臨床マイクロシステムがどのように組み込まれているのかをみてみよう．たとえば，医療システム（たとえば病院，複数診療科設置のグループ診療所，統合ケア提供施設など）のすべてのレベルのリーダーが，どのレベルでも誰もが担当する仕事が大きな組織の中のどこに位置するかを示す全体像を得られるように，システム全体を描きたいとすると，**図1.6**のような俯瞰図になるだろう．

　これは，スウェーデンのヨンショーピング県議会医療システム自体の組織構造の水平および垂直構造を理解するために作成した図である．

　まずはこの図の横の流れを分析する．この図の**最上部**には臨床マイクロシステム（医療の構成要素）と関わる患者と家族が描かれている．左から右へと水平に異なるマイクロシステムを通って医療行程を進んでいく．行程を辿るのは，初めての妊娠で出産前，周産期，産後ケアそしてその後のコミュニティーのプライマリーケア医へのスムーズな移行を求める若いカップル，あるいは転んで股関節を骨折し，入院からリハビリ，退院，その後の外来サービスに移る80歳代の人など様々である．

　各マイクロシステムに入る人にはそれぞれのニーズがあり，可能な限り最善の転帰を得て，次

図1.6　医療システムの俯瞰図

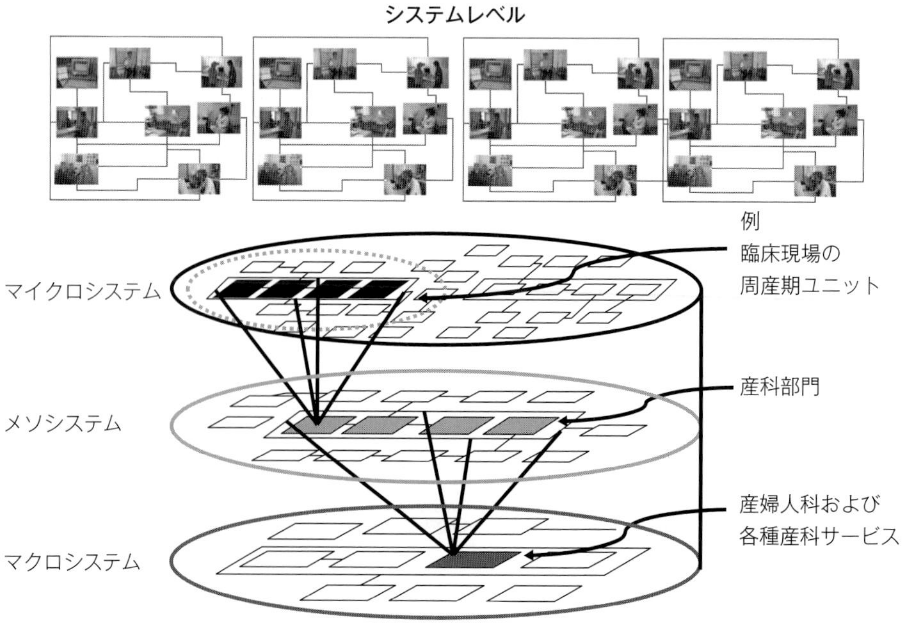

出典：Langley, G., Moen, R., Nolan, K., Nolan, T., Norman, C., および Provost, L. 『The improvement guide: A practical approach to enhancing organizational performance（改善のためのガイド：組織のパフォーマンスを上げるための実践的アプローチ）第二版』. San Francisco: Jossey - Bass, An Imprint of John Wiley & Sons, Inc., 2009. より G. Henriks がマクロ，メソ，マイクロのレベルを含むよう改変．

の場に移行することを希望している。

　次に同じ図の縦の流れをみてみよう。たとえば地域の入院出産施設のような最前線の臨床マイクロシステムが，いくつかの入院・外来の臨床ユニットや支援ユニットと関連しているのがわかる。これらのユニットがまとまって，ヨンショーピング県の妊婦（母集団）のケアをする周産期および産科施設になるように，類似する目的を持つ集団別の医療プログラムと関わっている。これらのプログラムはさらに，主に外傷，心循環器系疾患，癌，精神疾患など健康障害や疾患のケアのための，国が組織する基本構造に結び付けられる。

　このように多層構造を俯瞰すると，すべての関係者は自分がこの大きなシステムのどこに位置し，自分の仕事がどのようにローカル（マイクロおよびメソ）およびグローバル（マクロ）なシステムの目的に貢献しているかを理解することができる。この分析からはっきりとわかることは，葛藤が生じる可能性があり，その解決にはケアの水平的流れと垂直的流れを調整する必要があるということだ。私たちの観察では，患者と家族は医療を**水平の流れ**として経験し，現場のマイクロシステム内あるいはマイクロシステム間での提携はスムーズであったり，協調的であったり，バラバラであったり，欠陥があったりする。ところが医療システム自体は，構造，指示系統，縦割り**組織**という点で伝統的に**垂直的**であり，業務が診療科ごとに区分化され，システム全体的を現実的に考える，すなわちケアの流れの「上流」や「下流」ですべきことを実際的に考えることがないのである。医療システムのすべてのレベルのリーダーたちは，伝統的に重んじられてきた縦型の構造が，水平の流れと機能を最適化しようとする努力をムダにすることのないように十分配慮しなければならない。

　もちろん水平と垂直のどちらを優先するかについての**葛藤**は，リーダーたちがダイナミクスを意識し，品質を犠牲にしない配慮を行う限り，肯定的なものになりうる。図1.6に示した**構造**（そして既に述べたマイクロシステムの構造面と機能面）を認識して，機能的評価を行い，デザイン変更が必要な具体的領域を特定できると，システムのパフォーマンスの質はSTEEEPのすべての面において向上する。常に注目すべき領域としては，リーダーの育成，効果的な意思伝達，まとまりのあるメソシステムのデザイン，患者や家族の関与，使命・ビジョン・価値・目的の明確さ，システムの各レベル内および全レベル共通の適切な測定などが挙げられる。

マイクロシステムとその外部背景

　臨床マイクロシステムの改善のためのもう1つの批判的観点として，各マイクロシステムの全体像を示す外部背景マップがある。各マイクロシステムの成功は他の臨床および支援マイクロシステムとの効果的な相互作用にかかっている。実際マイクロシステムは次のように相互依存している。

- 各マイクロシステムにケアすべき患者を提供する
- ケアが完了し，退院する患者を受け入れる
- ニーズに基づく専門サービスおよび社会的サービスの提供を支援する
- 診断検査や評価など付随的なサービスを提供する
- 情報技術，交通手段，食事などの支援的サービスを管理する

図 1.7　英国のクリニックの外部背景マップ

一般診療マイクロシステムで利用できるリソースの例

診療の際に利用するかもしれないリソースのいくつかの例を示す。診療の中で手配されるものも，primary care trust（PCT）サービスとして提供されるものもある。

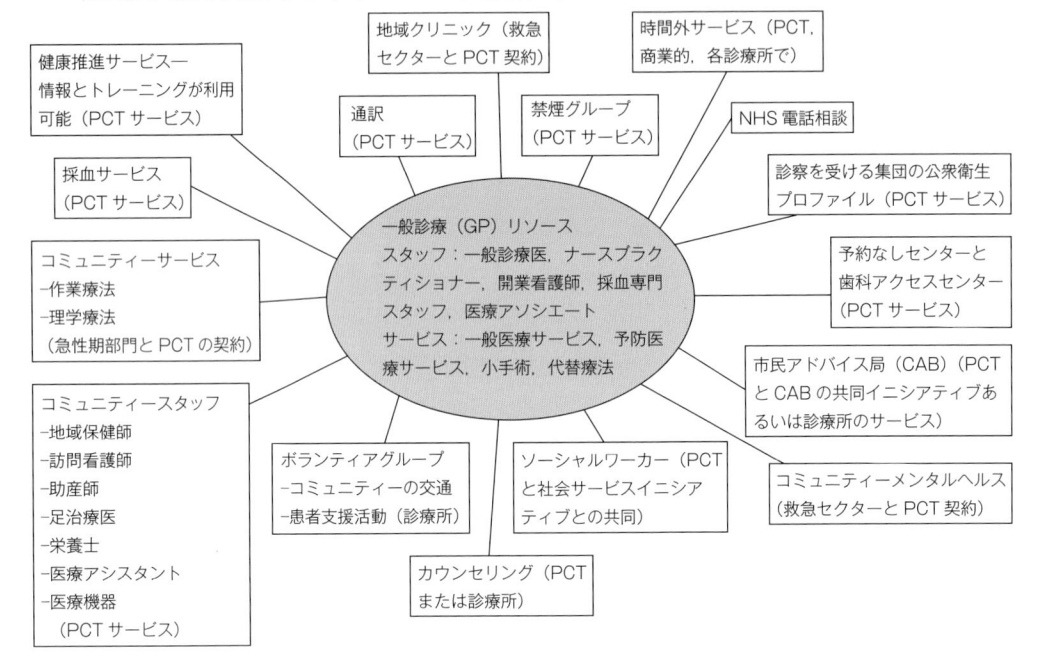

- 健康推進サービス—情報とトレーニングが利用可能（PCT サービス）
- 採血サービス（PCT サービス）
- コミュニティーサービス
  - 作業療法
  - 理学療法
  （急性期部門と PCT の契約）
- コミュニティースタッフ
  - 地域保健師
  - 訪問看護師
  - 助産師
  - 足治療医
  - 栄養士
  - 医療アシスタント
  - 医療機器
  （PCT サービス）
- 地域クリニック（救急セクターと PCT 契約）
- 通訳（PCT サービス）
- 禁煙グループ（PCT サービス）
- ボランティアグループ
  - コミュニティーの交通
  - 患者支援活動（診療所）
- カウンセリング（PCT または診療所）
- ソーシャルワーカー（PCT と社会サービスイニシアティブとの共同）
- 時間外サービス（PCT，商業的，各診療所で）
- NHS 電話相談
- 診察を受ける集団の公衆衛生プロファイル（PCT サービス）
- 予約なしセンターと歯科アクセスセンター（PCT サービス）
- 市民アドバイス局（CAB）（PCT と CAB の共同イニシアティブあるいは診療所のサービス）
- コミュニティーメンタルヘルス（救急セクターと PCT 契約）

一般診療（GP）リソース
スタッフ：一般診療医，ナースプラクティショナー，開業看護師，採血専門スタッフ，医療アソシエート
サービス：一般医療サービス，予防医療サービス，小手術，代替療法

- マイクロシステムの行程内でステップごとに重要情報（フィードフォワード，フィードバック）を交換する

図 1.7 は Godfrey（本章の著者の 1 人）が作成した英国の 1 コミュニティーにおける一般診療の外部背景マップである。このマップはこの一般診療が，多様な医療および社会的リソースの一部となって，患者に包括的ケアを提供できることを示している。

外的マップを使えば，マイクロシステムのメンバーは患者や医師が利用できるリソースが乏しいという従来の固定概念を覆すことができる。実際に外部関連をこのようにきちんとマップに描くと，豊かなリソースがあることが示されることが多く，そこから通常の相互作用，優先すべき改善あるいは再デザイン，患者のケアの機能的な協力の必要性などに関する様々な洞察が得られる。第 1 章のアクションガイドでは，マイクロシステムの外部背景についてさらに詳しい情報を提供する。

医療におけるマイクロシステムの研究

ここまで，一般的なシステム分析と，マイクロシステムに特化した評価とそれに対する介入の有用性について考察してきた。ここからは，現実での組織化の枠組みの有用性を探究する研究についてみてみよう。臨床マイクロシステムに関する研究は比較的新しいが，この 10 年の間に発

表された研究や要約の中で重要性の高いものは多い。一般的にマイクロシステムに関する研究および評価の論文は大きく2つのカテゴリーに分けられる。特定の臨床的背景における個別のマイクロシステムのパフォーマンスに注目する研究と，より大きなケアシステム（メソおよびマクロ）のデザイン，改善，パフォーマンスにおける要素としてマイクロシステムを考える研究である。

マイクロシステムに関する研究

　マイクロシステムを組織化するための枠組みとして使用することを述べた初の研究論文の1つはIOMに委託されたもので，2000年に「米国医療の質委員会（Committee on Quality of Healthcare in America）」[21]の技術報告書として発表された。これは質的な研究であり，実績を上げている臨床マイクロシステムを43個選定し，リーダーにインタビューを行い，優れた業績を上げるのに関連した8つの核となる要素を特定した。この要素とは，目的の不変性，改善のための投資，役割に応じたトレーニングによる効率とスタッフ満足度向上，患者ニーズを満たすためのケアチームの協力，情報と技術を統合によるワークフローの効率化，継続的な結果測定，より大きな組織による支援，コミュニティーとのつながりであった。

　マイクロシステムについてのこの初の研究チームはダートマスを拠点とし，Robert Wood Johnson財団の支援のもと，北米で最も実績のある臨床マイクロシステムのうち20個について評価を行った[22]。ケアの連続体（外来，入院，在宅，老人ホーム，ホスピスケア）からマイクロシステムを抽出する際には混合研究法が用いられた。150を超える候補施設をスクリーニングし，50以上の施設で事前インタビューを行い，最終的に最高の20医療施設を選定した。選択に際しては，文献のレビュー，品質に関連する賞の受賞歴，全国の専門家へのインタビュー，事前研究，IOMや医療の質改善研究所がそれぞれ実施したデモンストレーションプロジェクト，米国およびカナダの主要医療システムの何人かのリーダーたちへのインタビュー（大規模医療システムの中で最高のマイクロシステムを選択するよう依頼）などを適宜組み合わせて検討した。最高実績の20施設に滞在して現場視察を行い，マイクロシステムのメンバーだけでなく，上位組織のスタッフやリーダーとも個人あるいはグループでの半構造化インタビューを行い，品質に関する広範な情報を収集した。詳細なインタビューに加え，ケア提供場面の直接観察，質的観点でのカルテの定量的レビュー，効率性とコストに関する財務データのレビューも行った。

　研究チームはこうした情報をすべて分析し，これら最高実績の20マイクロシステムが，いくつかの要因を共有しており，それらを組み合わせることにより持続的に優れた業績を実現しているという結論に達した。図1.8は，この成功のための10要因をマイクロシステムのパフォーマンスの円の各象限に書き込んだものである。成功の円には次の5つの構成要素があり，中心に情報のハブがある。

1. マイクロシステム・リーダーシップ・アクション（通常医師・看護師や経営側がリーダーシップを共有）。これがスタッフの士気を高揚させて導き，上位組織からの支援を獲得させる。
2. スタッフのニーズへの注目。スタッフは学習し成長し，リーダーに評価され，相互依存性を認識している。
3. 患者と家族のニーズ，そして地域コミュニティーと市場のプライオリティーを最重視している。

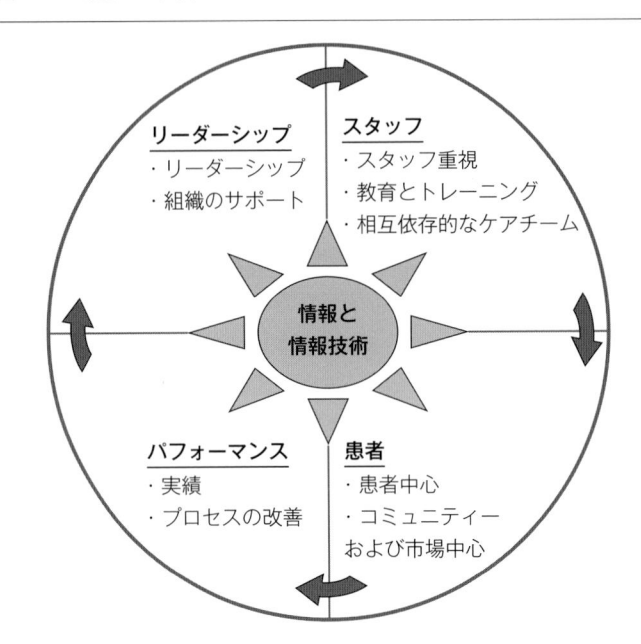

図 1.8　優れた業績を上げている臨床マイクロシステムの成功要因

```
          リーダーシップ    スタッフ
          ・リーダーシップ  ・スタッフ重視
          ・組織のサポート  ・教育とトレーニング
                            ・相互依存的なケアチーム

                   情報と
                   情報技術

          パフォーマンス    患者
          ・実績            ・患者中心
          ・プロセスの改善  ・コミュニティー
                              および市場中心
```

4. 患者と家族が望む**成果およびパフォーマンスの実績**，効果的な**ケアプロセスの分析，改善，標準化**に対し十分に留意している。
5. マイクロシステムの全メンバーと活動を結び付けるというコミュニケーションの本質的役割を認識したうえ，豊かな**情報環境**と情報技術を賢く利用している。

　マイクロシステム評価ツール（Microsystems Assessment Tool；MAT）は研究に基づいてマイクロシステムパフォーマンスの円から開発された質的ツールである。この評価ツールでは，マイクロシステムのメンバーは，開発を始める前にマイクロシステムに対する理解を深め，その評価を行う。メンバーは，6～12ヵ月後に進捗状況を確認するために再評価してもよい。第1章のアクションプランではMATのモデル，MATの定義，そしてMATのスコアリングのためのツールを紹介する。ダートマスの研究では最高実績の臨床システムに注目し，優れたケアに寄与している要因を特定したが，2003年にWeickとSutcliffeが発表した事例研究では，Bristol Royal Infirmary（BRI）の悲惨な状況を取り上げ，業績の低い臨床システムを分析した。論文は『Hospitals as Cultures Entrapment : A Re-analysis of the Bristol Royal Infirmary（行動様式の罠にはまった病院—Bristol Royal Infirmaryの再分析）』という絶妙なタイトルで発表され，臨床ユニットが長期間一貫して劣悪な結果を出す一因となった条件について論じた[23]。英国の小児心臓外科プログラムであるBRIは現在ではよく知られているように，他の同等のプログラムと比較して常に死亡率が高く，また同等のプログラムで得られたような長期的な死亡率の減少も達成することができなかった。「こんなに業績が悪いのに，Bristol Royal Infirmaryはなぜ約14年も（1981～1995年）小児心臓外科を続けたのだろう」とWeickとSutcliffeは問いかけ，驚くべき結論に達した[23]。その結論を右コラムに示す。

　WeickとSutcliffeは，臨床マイクロシステム内には変化に抵抗する文化を生み出し，変化を推

進する情報も忌避する場合もあることを見出したが，Luan[24] は一部の臨床マイクロシステム内で自己閉鎖的な罠につながる，あるいは逆にそのような自己閉鎖的サイクルを断ち切る，共通のメンタルモデルについて研究した。Luan は Vermont Oxford Network（VON）のメンバーである新生児集中治療室（neonatal intensive care unit；NICU）を対象として，共通のメンタルモデルを調査した。Luan は NICU スタッフが院内感染は予防可能であると考えているか不可避と考えているかによって，実際の感染率が予測できるという仮説を立てた。この研究は優れた新生児学専門医である William H. Edwards の観察を基礎としたものだが，その観察とは，院内感染率の最も低いNICUのスタッフが感染は優れたケアプロセスにより100％予防可能だと信じていた一方，感染率の高い NICU のスタッフは感染を避けられないものだと信じていたというものであり，実際，乳児は感染するのが常であり，迅速な診断と治療により治癒し救われるものだと感じているスタッフもいたとしている[25]。

Luan は感染率の高い NICU と低い NICU をいくつか特定し，スタッフに徹底的なインタビューを行い，毎日のケア手順と臨床プロセスを観察し，感染の予防可能性と不可避性に関するメンタルモデルを分析した。結果は仮説と一致した。スタッフが不可避と考えている場合は，その通りになっていた。感染はケア手順で避けられるミスによると捉える NICU マイクロシステムでは，感染は時間とともにほぼなくなった。感染は不可避的だと考えるマイクロシステムでは，感染を防ぐためにプロセスを特定して改善することは行われず，院内感染率は新生児の 32〜54％であった。

> 文化というものは，人々に似通ったアプローチ，展望，優先順位をもたらすことにより持続的な集団行動を可能にする。しかし，これらの共有された同じ価値観，規範，仮定は，組織の認識の境界線の外側にある，パフォーマンスに必要な非常に大切な事柄や要素について，集団の目を閉ざすことになってしまった時，危険の源ともなりうる。文化による盲目点はその組織を間違った道へと導き，時に悲惨な結果をもたらす。それが Bristol Royal Infirmary の事例である[23]。

4番目の研究プロジェクトで，Homa は臨床マイクロシステムの長期間の改善の持続性について分析した[26]。地域の脊椎センターの臨床実績を入念に再調査する中で Homa は，臨床スタッフがマイクロシステムの評価と介入により（感情障害を持つ脊椎疾患患者に対して），精神保健相談への照会を 29〜59％へと妥当な範囲で増やすことができたことを述べている。ただし，その後の2年間に優先事項が変わってしまい，照会率は再び下がって実に介入前より低いレベルにまで落ち込み，そのままになった。

スタッフへの広範なインタビューやケアパターンを直接観察した結果，Homa は過去に成功したマイクロシステムのプロセス（実績のモニタリング，結果の悪化に対する是正処置，地域の精神保健的結果の改善をもたらす標準化プロトコルなど）に対する注目が不十分であったため，**持続的改善努力がおろそかになった**と結論付けた。この研究は，長期的な臨床マイクロシステムの改善には，品質の**改革**（脊椎センターが最初の時期に達成したような）ばかりでなく品質の**維持**にも注意を払う必要があることを明らかにしている。

こうした興味深い研究結果を総合すると，次のようになる。

- マイクロシステムは，実績の向上または低下に対して開放的な文化を作り出すことも自己閉鎖的な文化を作り出すこともある。

- 共有メンタルモデルは影響力が強く，望ましい結果だけでなく望ましくない結果の隠れた原因となることが多い。
- 品質が改善されても，継続的なモニタリング，反省，学習，対応がローカルのマイクロシステムの日常業務に組み込まれていない限り，品質改善が維持されるとは限らない。

マクロシステム研究の中のマイクロシステム

本章の前半で示したように，システムは一般的にマイクロからマクロまでの複数のレベルの組織の中に埋め込まれ，互いに影響力を持つ。これらのレベルの関係は，経験的に研究することもでき，それにより臨床マイクロシステムの機能と価値に対する洞察がさらに与えられる。その例として，GoltonとWilcockは英国国民保健サービス（National Health Service：NHS）が大規模医療システムにおいてマイクロシステムのアプローチを早期に採用したことを調査し詳しく述べた。2003年，「改善に対するマイクロシステムの枠組みの有用性と応用法の調査をするため」NHSの臨床マイクロシステム（CMS）の認知・開発プログラムが始動した[27]。イギリス中の急性期入院ケア病院とプライマリーケアの場の双方で，試験的プログラムが始まった。プログラムのリーダーたちはマイクロシステムを扱うコーチを派遣し，実績の評価・改善を行い，英国の医療提供近代化大キャンペーンの一環であった既存の品質イニシアティブを強化した。（5Pのアプローチを含む[9]）行動を通して学ぶ方法を用いて最前線のマイクロシステムで働くメンバーに自己評価を行ってもらい，Dartmouth Microsystem Improvement Curriculum（DMIC）をNHSの文化や状況に合わせて適合させた。2005年に発表されたこの評価研究の結果は右のコラムに示す通りである。

2007年に米国を代表する2つの地域保健システムである，ユタ州のIntermountain Healthcareとペンシルバニア州のGeisinger Health Systemが発表した研究は，マイクロシステムの原則，概念，行動の方法に関して互いに異なる例を示して

> CMS（臨床マイクロシステム）の枠組みはサービス改善を推進するには効果的な方法であり，試験施設の調査群はそれを用いて良好な効果を得たことが，イニシアティブで示された。（中略）既に実施中の地域の改善イニシアティブを補完するためにマイクロシステムの作業を適合させるのは比較的容易である。（中略）最後に，職場での学習によってサービス利用者にはどのように本当の便益が生じるのかを理解するうえで，このイニシアティブがどう役立ったかを強調することは重要である。（中略）それにより，私たちがサービスを提供する人たちにより近い学習や，学習者のニーズやケアの場で彼らに依存する人たちのニーズを満たすようにうまく調整された学習に対するアプローチに関する洞察がいくらか得られる[27]。

いる。これらのプログラムは，別々の患者集団のための革新的なメソシステムを生み出すことにより，マイクロシステムとマクロシステムの間のギャップを埋めている。

JamesとLazarは，評価の高いユタ州のIntermountain Healthcareの患者集団向け医療提供プログラムの戦略的開発について述べている[9]。このプログラムでは**臨床プロセスモデル（Clinical process model：CPM）**を用いているが，これは特定の患者集団に対するケアの流れの中に技術的品質とエビデンスに基づくケアを盛り込んで設計する。CPMはDeming[28]，Juran[29]，およびマイクロシステム[9]の考えに基づき，最前線の一般医，第三次医療や第四次医療に関わる専門スタッフたちを束ね，現場エビデンスに基づく最新のケアを継続的に定義し，プライマリーケア医療，

専門医療，入院ケアの場における医療専門スタッフの日常の通常業務の中にこのケアの規定を盛り込む。臨床，コスト，満足度の領域でのパフォーマンスなど，ケアのプロセスや結果の継続的モニタリングや能動的意思決定支援ツールの利用を通し，強力な情報システムがエビデンスに基づくケアの提供を支援する。パフォーマンスに関するフィードバックが最前線にいる関係臨床医すべてとその他の臨床マイクロシステムのメンバーに配布され，パフォーマンスを改善する方法を見つける必要性を常に強調する。

CPM には医療専門スタッフのためのモジュールと患者や家族のための自己管理プログラムが含まれており，これにより患者や家族は賢いセルフケアができ，また世話をしてくれるケアチームと効果的にパートナーシップを築くことができるようになる。CPM 全体の基礎構造は上層部リーダーたちにより作られているが，その目的は次の通りである。(1) 最前線のマイクロシステムをうまくデザインされたメソシステム（システムのすべてのレベルで有能なリーダーにより，また充実した情報環境により支援される）とつなぎ合わせ，マイクロシステム内やマイクロシステム間のケアを最適化する。(2) 一連のケアプロセスの全体および広範な地理的領域にわたり，品質計画，品質管理，品質改善を実行する現在進行中の手段を提供する。(3) できる限りコストの低い方法でケアの品質を向上し，注力することでインターマウンテンヘルスケアに競争優位性を与える。

ユタ州で用いられたものと同様の概念と方法を用いて，Geisinger Health System（ペンシルバニア州の約半分の地域でその人口の 3 分の 1 にケアを提供）の上層部リーダーたちは，多様な患者集団に優れたケアを提供するため新たなシステムとして ProvenCare（SM）を改良した。ProvenCare（SM）では，開心術，陣痛と出産，背部手術，関節全置換術などのケアを受けている特定の患者集団に注目する[30]。マイクロシステムに貢献する臨床リーダーやスタッフ達は，実施可能な最善の診療を特定しそれらを組織だったケアの流れに埋め込む機能的メソシステムのために寄せ集められる。このモデルは最先端の病院情報システム（electric health record）や特別にデザインされたパフォーマンスフィードバック報告書などシステムのすべてのレベルにつながっていくアクティブな情報環境によって支えられている。特筆すべきはリスクベースの価格設定とサービス保証を使っていることである。それにより Geisinger Health System のシステムは品質と価格面において市場で明確な競争が可能となる。ProvenCare（SM）プログラムの上層部リーダーたちはマイクロシステムのリーダーやスタッフを参加させ，システムのすべてのレベルにおけるパフォーマンスの品質とコストを測定し，また品質と生産性に対して見返りが得られるインセンティブを作り出すことにより，戦略を実行し，その説明責任を果たす。

スウェーデンにおいて新たに現れつつあるマイクロシステムに関する研究とその将来

「ギャップを乗り越え」はスウェーデンのヨンショーピング県議会（CCJ）と 4 つの教育機関（ヨンショーピング大学，リンネ大学，ウプサラ臨床研究センター，Helix Vinn Excellence センター）とのユニークな共同研究だ。この国家的イニシアティブはスウェーデンの Vinnvård 研究プログラムによる支援を受けている。乗り越えるべきギャップは，知識と実践，専門領域を越えた組織内における専門スタッフ同士，大規模医療システムでの異なるレベルやグループの間に存在する。この構想は次のように多面的である。

図 1.9　ヨンショーピング県の小児医療協力体制

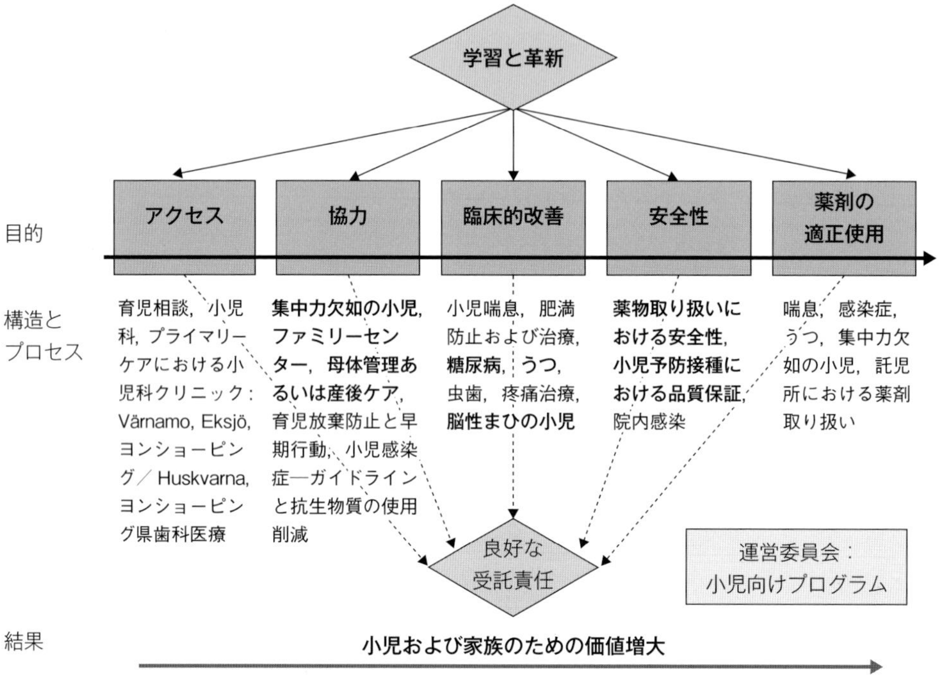

目的：アクセス／協力／臨床的改善／安全性／薬剤の適正使用

学習と革新

構造とプロセス：

- アクセス：育児相談，小児科，プライマリーケアにおける小児科クリニック：Värnamo, Eksjö, ヨンショーピング／Huskvarna, ヨンショーピング県歯科医療
- 協力：**集中力欠如の小児，ファミリーセンター，母体管理あるいは産後ケア，**育児放棄防止と早期行動，小児感染症─ガイドラインと抗生物質の使用削減
- 臨床的改善：小児喘息，肥満防止および治療，**糖尿病，**虫歯，疼痛治療，**脳性まひの小児**
- 安全性：**薬物取り扱いにおける安全性，小児予防接種における品質保証，**院内感染
- 薬剤の適正使用：喘息，感染症，うつ，集中力欠如の小児，託児所における薬剤取り扱い

良好な受託責任

運営委員会：小児向けプログラム

結果：小児および家族のための価値増大

出典：Henriks および Bardon から，Andersson-Gäre が改変

図 1.10　ヨンショーピング県の産科・新生児メソシステムの全体図

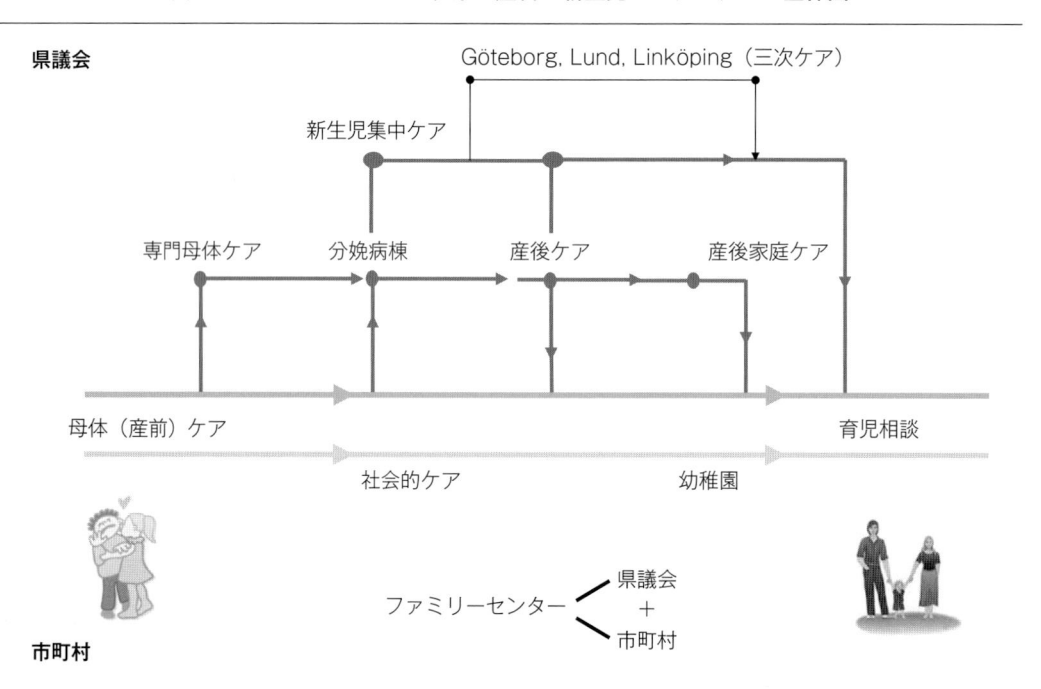

県議会

Göteborg, Lund, Linköping（三次ケア）

新生児集中ケア

専門母体ケア → 分娩病棟 → 産後ケア → 産後家庭ケア

母体（産前）ケア　　　　　　　　　　　　　育児相談

社会的ケア　　幼稚園

ファミリーセンター ＝ 県議会 ＋ 市町村

市町村

第1章 臨床マイクロシステムについて

- 双方向的な研究は知識の交流のための新たな活動領域の発展をもたらし，継続的学習，改革，改善の新たなデザイン方法を掘り起こす刺激となる。
- 共同研究では最前線マイクロシステム間での相互作用があり，診療と研究における傑出した例を生み出す。
- 研究の結果（新たな洞察，方法，アプローチ，よい例，説明に役立つ知識）は学部生および大学院での教育に，医療専門スタッフの継続的な育成活動に，医療経営リーダーたちのための管理トレーニングに取りまとめられる。

図1.9と1.10はヨンショーピング県議会の支援で行われた共同の取り組みの1つに関する目的，組織構造，プロセスを示したものであり，この取り組みは子供とその家族にとっての価値の増大につながった。

スウェーデンのヨンショーピングでは至るところで医療システムのリーダーや教授陣との協力のもと博士課程の学生が多くの研究を行っている。表1.1に現在行われている有望なプロジェクトのいくつかを挙げる。

表1.1　ギャップを乗り越え：スウェーデン，ヨンショーピングにおける研究

研究タイトル	研究者／大学
患者を中心にしたE-医療：臨床マイクロシステムにおける情報システムに関する大きな展望	Eva Lindholm ヨンショーピング県議会ヨンショーピング-Qulturum 国際ビジネススクール ヨンショーピング大学
マイクロシステムの理論——医療におけるパラダイムの変化	Joel Hedegaard ヨンショーピング大学教育コミュニケーション学部
医師，学習，専門スタッフ間の協力——患者にとってよりよい結果を生むための本質的条件	Karin Thörne ヨンショーピング県議会—ヨンショーピング-未来医療大学
戦略的医療改善を達成するための集学的医療チームのコーチングの人文科学	Marjorie M. Godfrey ヨンショーピング大学保健科学学部
レンズが1つ足りない——教育的理論の枠組みにおける臨床マイクロシステム	Ann-Charlott Norman Växjð大学およびヨンショーピング大学保健科学学部
品質改善作業に関する専門スタッフ間の経験	Annette Nygardh ヨンショーピング大学保健科学学部
誰そして何が中心に——電子カルテの文書化と品質登録に関する研究	Eva Gustaffson ヨンショーピング大学保健科学学部
テクノ組織化——効率的な情報設備でマイクロシステムを機能させる	Klas Gäre ヨンショーピング国際ビジネススクール Linda Askenäs リンネ大学数学およびシステム工学部
複合的な適応システムはマイクロシステムの考え方の理解に貢献するか	Annika Nordin Martin Reiler ヨンショーピング大学ヨンショーピング国際ビジネススクール
保健と福祉におけるコラボレーション——サービスのユーザー参加と専門スタッフ間マイクロシステムにおけるチームワーク	Susanne Kvarnström ヨンショーピング大学保健科学学部

品質のための組織化

Bate, Mandel, および Robert はオランダ, 英国, 米国の 7 つの主要病院および医療システムにおける彼らの興味を引く研究においていくつかの経験に基づく最終洞察を出した。Bate らは, 品質と安全性をめぐる組織化に着手し, その終わりなき行程の途上で良好な進捗を遂げた医療システムについて研究を行った。この研究はこれらの医療システムのマクロとマイクロの両レベルに着目しているところがユニークである。

この研究の最終報告書である『品質のための組織化：欧州および米国の主要病院における改善の行程[31]』はうまくいっている医療組織の構造と機能について数多くの洞察を提供する。著者らはまず, 品質と安全性の改善には, 上層部, 下層部, 中層部といった組織のすべてのレベルにおける足並みの揃った行動が必要であると結論付ける。次に, 品質に関する行動を効果的に展開すると組織の様々なレベルにわたり統合と協調が生じる。第三に, 患者や家族に評価され従業員の人生を豊かにする安全で質の高いケアという同じ目標を達成するために取るルートは, 組織によってそれぞれ異なるかもしれない。第四に, ローカルな（マイクロシステムに基づく）診療コミュニティーは, 患者へのケアの質とケア提供者自身の作業経験の質の双方に重要かつ強力な影響を及ぼす。まさに本当の意味で, 小規模な臨床マイクロシステム内で成功しているローカルの業務コミュニティーは, 大規模で官僚的な組織の一部であることから感じられる疎外感を解消する。第五に組織のメソシステムは, ある状況下では臨床部門と管理サービス部門の双方の人々の目標, 願望, 洞察を積極的に事前に調整することができる。

図 1.11 は, 医療組織でマイクロシステムとマクロシステムのレベル間の内腔的スペースでメソシステムが果たすことのできる非常に重要な統合的および緩衝的役割を示したものである。Bate は高い実績を上げている組織にはメソシステムがあることを発見した。それはつながり合ったマイクロシステム（患者は水平的に移動する）内やその間での調整を行い, 積極的相互作用を推進し, 最前線（マイクロシステム）での直接的なケア提供作業を経営主体（マクロシステム）の戦略的管理運営業務につなげる。最後に著者らは 6 つの普遍的な課題に対する組織の対応を促進する, 非常に有用な評価ツールを提供する。このツールによる評価は, ローカルでの品質改善の取り組みに現在あるギャップ, またその将来の方向性を探る議論の機会を与える。

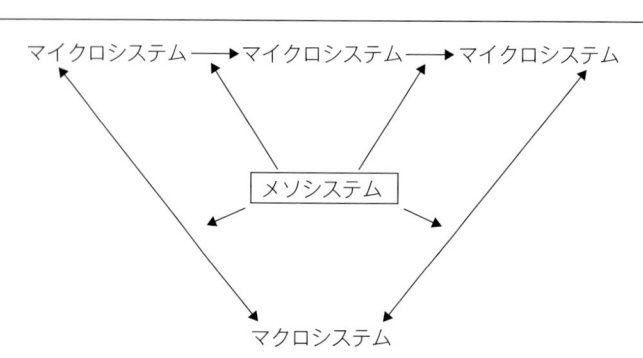

図 1.11　連結役としてのメソシステム

出典：Bate, P., Mendel, P, および Robert, G. 品質のための組織化：欧州および米国の主要病院における改善の行程。Abingdon, UK: Radcliffe 出版, 2008 より改変。

価値改善の作業における 3 つの概念的必須事項

　私たちは臨床マイクロシステムを構造的かつ機能的主体と考え，現実世界でのそのきわめて重要な役割を探索する少ないながら増加しつつある記述的研究をみてきた。もっと豊かにより実践的な詳細まで臨床マイクロシステムの具体的な構成要素を分析する前に，マイクロシステムのメンバーの仕事の継続的改善に役立つかもしれない 3 つの概念的必須事項を紹介する。これらの必須事項は，次章でさらに詳細な価値の説明を繰り広げるための足場となる。

必須事項 1：価値改善にすべての人を巻き込む

　医療専門スタッフ，看護およびサポートスタッフ，そして品質管理者までも，既存の研修の中では，臨床ケアの活動と継続的な価値改善活動の間には人為的な差があることに気付いている。改善は（本質的というよりもむしろ）余分な作業だと考えられている。特別品質改善チームという言葉でもそれがわかる。何か見慣れぬあるいは臨床医たちを脅かしさえする状況下で監視される。

　しかし効果的な臨床マイクロシステムを構成しているメンバーは，医療に関連するすべての人には 2 つの任務があることを徐々に認識するようになっている。仕事をすることとその仕事の価値を改善することである。これらの 2 つの任務は専門的活動の中では表裏一体であり，第三の本質的責務に実際つながっている。マイクロシステムのメンバーは全員「臨床的ケアとそのシステムベースの改善が右肩上がりの有効性と創造性で行われるよう，絶えず学ぶように努力しなければならない[32]」。図 1.12 の持続的改善の三角形で示すように，患者ケア，システムパフォーマンス，専門能力の開発といった活動は相互依存的でありまた互いに支えあう。

　この意味で，Batalden と Davidoff は品質改善に関して特に包括的な説明をした。彼らが明確にしたものを右コラムに示す。

　図 1.12 で持続的改善の三角形の真ん中にすべての人がいることに注目してほしい。価値改善の作業は追加的なものあるいは区分けされたものとしてではなく，システムのすべての場所で，毎日の，皆の仕事の本質的部分として理解すべきである。この図でもう 1 つみてほしいのは中央から出ている矢印が双方向であることだ。すなわち，皆が参加するだけではなく皆が利益を得るということである。医療専門スタッフ，患者と家族，研究者，支払い者，計画者，教育者など，全員がお互いに成し遂げたこの作業の結果によって報われる。その見返りには次のようなものがある。

> 　医療専門スタッフ，患者，その家族，研究者，支払い者，計画者，教育者など全員が，患者転帰（肉体的，心理的，社会的領域における健康）の改善，システムパフォーマンス（ケアの安全性，適時性，効率性，公正性など）の向上，専門的能力の開発推進（新たな知識，技術，価値の習得）をもたらす変化を成し遂げるよう協力して行う不断の努力。[33]

- システムの品質，安全，および価値（コスト）の改善として測定されるよりよいパフォーマンス
- 健康状態，患者の経験，および病気の負担の実際の軽減として測定されるより良好な患者転帰
- 仕事への満足，能力，プライド，喜び，仕事への精通として測定されるより専門スタッフやスタッフのためのより優れた専門能力開発

図 1.12　注釈付の持続的改善の三角形

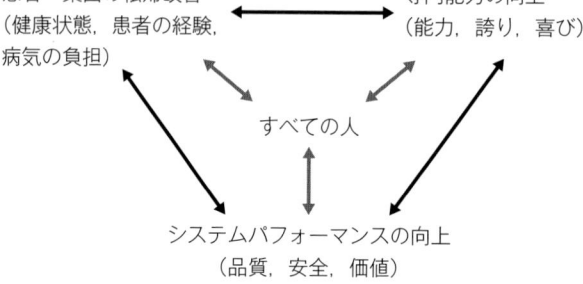

実際の場における持続的な努力には密接な関連が必要である

- 患者・集団の転帰改善（健康状態，患者の経験，病気の負担）
- 専門能力の向上（能力，誇り，喜び）
- すべての人
- システムパフォーマンスの向上（品質，安全，価値）

図 1.13　改善の式とそれに関する注釈：エビデンスを改善につなげる

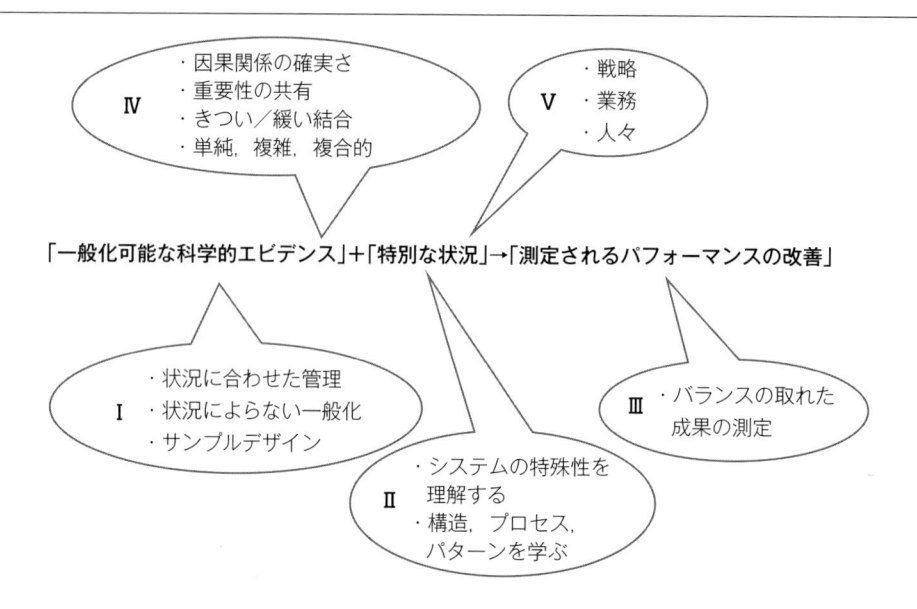

IV
- 因果関係の確実さ
- 重要性の共有
- きつい／緩い結合
- 単純，複雑，複合的

V
- 戦略
- 業務
- 人々

「一般化可能な科学的エビデンス」＋「特別な状況」→「測定されるパフォーマンスの改善」

I
- 状況に合わせた管理
- 状況によらない一般化
- サンプルデザイン

II
- システムの特殊性を理解する
- 構造，プロセス，パターンを学ぶ

III
- バランスの取れた成果の測定

　持続可能な改善を達成するには，どのシステムも得るべき結果を得られるように完全にデザインされていることを認識することが必要である。また（生や死，利益や損失，あるいはやる気があるスタッフとないスタッフのように）医療システムは1つあるいは単独の結果よりも複数の相互依存的な結果が混在している。これらのことから，臨床マイクロシステムのメンバーは自分たちの仕事をサポートするための知識とスキルの新たな形を共同で作り出さなければならない。たくさんの注釈の付いた図 1.12 の改善の三角形，および改善の式（**図 1.13**）も，マイクロシステムに精通して得られる知識とスキルのいくつかの領域を示している。これらの領域には，エビデンスに基づく診療の知識，管理や複合性の変化に対する評価，場面に応じた深い理解，変革や改善を実施する能力，結果およびコストのバランスの取れた方策を生み出し分析する能力などがある。

必須事項2：改善の式を成り立たせる

過去20年間に私たちは，エビデンスに基づくガイドラインを作成しても必ずしも現実世界の臨床の場で確実に実施されてきたわけではないことを学んだ。たとえばMcGlynnは広範な文献レビューの結果，米国人は本来，受けられるはずの，ガイドラインで定められたエビデンスに基づくケアの半分しか受けられていないと報告した[34]。無作為化比較試験などの科学的形式の知識から得られるデータは，現実世界の臨床の品質には必要な要素であるが，それらだけではまだまだ不十分である。改善を実現させるにはより広い形の知識が必要である。

PawsonとTilleyは簡単な式に基づくプログラム評価の枠組みを開発した[35]。

メカニズム＋現状＝結果

BataldenとDavidoffはこの式を医療向けにカスタマイズし詳細を説明した[33]。

一般化可能な科学的エビデンス＋特別な状況→測定されるパフォーマンスの改善

この一見単純に見える式において，テキストとしての各要素と統語的連結記号（すなわち＋や→の記号）には特定の職務上のタスクが当てはめられるが，これは特定の認知スキルによって変わってくる。これらのタスクとスキルを図1.13で詳細に説明した。

それぞれの**改善の式の領域**にとって独特な方法論と特別な形の知識について簡単に考えてみよう。一般化可能な科学的エビデンスは状況によらない研究に由来し，経時的に蓄積される。研究のデザインでは，特別な状況の影響を可能な限り管理することを重視する。すなわち，一般化が重要視され，適用の特殊性は注目されない。しかし特別な状況では，この注目されなくなった特殊性に再び注目し，個々の臨床背景のローカルな文化と固有の患者，専門スタッフ，プロセス，パターン（5Pを再度参照）の評価が中心となる。無作為化比較試験では統計モデルを利用しローカルな状況を考慮する必要をなくすが，この特別な状況の知識という第2項では，特殊な状況およびその状況に寄与するすべてのものにこそ注目する。

これら両方の項を効果的に統合するのは，この改善の式の「＋」の記号であり，適応とデザイン変更の方法論を示す。この**つなぎの部分**は特定のケアのアルゴリズムをローカルで利用可能なリソースとマッチさせる思慮深いプランニングを重視する。そこにはそれぞれ独自の診療歴を背景とする問題や交渉の管理も含まれる。

つなぎの機能と同様に重要なのが改善の式の「→」の記号によって表されている行動で，実際に変化を起こす時に必要な知識を示す。ビジョンをどのように伝えるか，ストレスの多い移行をどのように管理するか，素晴らしい成果をどのように称え維持するか。**パフォーマンスの改善を測定すること**により，これらの成果の認知と分析が可能になり，持続的な価値の創造のために必要な最終的知識となる。統計的プロセス管理のカルテ記入，グラフィックデータ，その他の技術により品質パフォーマンスのモニタリングが可能になり，長期間にわたる改善努力の微調整が促進される。

改善の式の実際の妥当性は，具体的な臨床的状況の中で明らかになる。第6章ではこの式の有用性を詳細にわたり述べ，予防ケアサービスのデザインと実施におけるこの式の価値を（実例として）掘り下げる。読者は他の応用例についても考えてみてほしい。

図1.14 単純，複雑，複合的な枠組み

単純「Yes/No」	複雑「もし…ならば」	複合的「おそらく…?」
既知の要素	要素を知ることはできる	要素は部分的に知られているが変化するかもしれない
予測可能な結果	だいたい予測可能な結果	本質的に予測不可能
チェックリスト（あるいはその他の強制機能）	アルゴリズムに従う順序立った指令，意思決定	目的，関連性の共有
酸素化状態，禁煙，抗生物質処方前の培養，4時間以内の抗生物質	抗生物質耐性／非耐性	併存疾患，社会的状況
ケア提供者の主体性が低い	ケア提供者の主体性は様々	ケア提供者の主体性が高い
目的：信頼性	目的：信頼性	目的：復元力

望ましい順序 →

必須事項3：問題と慣例的解決法を，単純，複雑，複合のいずれかの枠組みにまとめる

GloubermanとZimmerman[36]は，医療の直面しているほとんどの課題をはじめとするすべての種類の組織の**問題**は一般的に，単純なもの，複雑なもの，複合的なものとしてカテゴリー分けできると述べた。これらのカテゴリーは臨床マイクロシステム内で実際的な成果を上げる。この概念的な枠組みについては，第8章で慢性疾患のケアのデザインと改善という具体的な例に当てはめて詳細に検討する。そのうえで，読者にはこれらの3つの活動領域の象徴的な例を考えていただきたい。

GloubermanとZimmerman[36]，そしてその後Zimmerman, LindbergおよびPlsek[10]は，**クッキーを焼くことは古典的に単純な問題であり，レシピに従うことがそれに応じた単純な解決法である**と述べた。すべての材料は既知であり揺るがない。特別な専門知識は必要でないが経験により成功率が高まる。レシピの目的は標準的な製品を作ることであり，最高のレシピは毎回よい結果を生み出す。複雑な問題と解決法は同等の確かさを生み出すが，望む結果を得るには技術的知識がより多く必要である。たとえば，**月にロケットを送り込む**のには多大な専門知識が必要であるが，システムの個々の要素は詳細に知ることができる。ロケットの打ち上げに一度成功すると次回も成功する可能性は大きく高まる。

しかしこれらの例は**子供を育てる**という本当に複合的な課題とは対照的かもしれない。本章で既述した複合的な適応システムの議論を思い出してほしい。このようなシステムの構成要素は同時に相互依存的であり自律的でもある。これらの構成要素はそれら自身でも，また他との関係の中でも変化するので，結果は本質的にほとんど予測不可能である。専門知識はよりよい結果に寄与はするかもしれないが，成功を保証するためには必要不可欠でも十分でもない。

GloubermanとZimmermanの研究を踏まえてLiu, Homa, Butterly, Kirkland, Batalden[37]は医療システムの品質，安全性そして信頼性を改善したいと望む人のための実践的ガイダンスを提供する。これは，すべての臨床マイクロシステムとすべての医療メソシステムとマクロシステムは複合的であるが，そのような複合的システム内の活動すべてが複合的であるわけではないという見解に基づいている。このため，臨床システムを分析して，単純，複雑，あるいは複合的な具体

的課題を特定し，特定された臨床問題に対して単純または複合的な介入をマッチングさせることで，システムパフォーマンスを改善することが可能である。**図 1.14** はこの単純，複雑，あるいは複合的な枠組みの論理的な見分け方を表したものである。この点のさらに詳しい議論については，第8章を参照。

結 論

　小規模の臨床マイクロシステムおよび大規模な医療マクロシステムに関する研究により，よりよい価値の医療への道筋が部分的に描かれた。私たちは特にマイクロシステムの最前線に注目した。というのもそれが患者，家族，ケア提供者が出会い，サービスの提供が行われ，安全性が実現される場所だからだ。このような医療システムのSRUにおいて，品質とコスト（それゆえ価値）の双方が生み出される。次の章以降ではこれらのマイクロシステムユニットの活動と相互作用を分析し，そこから持続可能な価値の高いケアについての実用的なビジョンを立てる。どの医療システムもその究極的な目的は，個人あるいは集団に品質と価値の高いケアを提供することである。医療の現場を変化させる強い推進力として，価値に基づく競争が生まれている。この競争はより高い品質，よりよい転帰，より低いコストに報いる透明なパフォーマンス尺度と価値に基づく支払いスキームに支えられている。これは知識を築きケアのデザインをやり直す新たなエネルギーを生み出す。医療システムがこの新たな力にポジティブに反応するためには，改善の方程式を作用させ，ケアの信頼性と復元力を高めるための効果的な行動を取ることにより，すべての従業員とスタッフをケアの提供とケアの改善に関わらせるメカニズムを導入する必要があるだろう。

まとめ

- 大規模な医療システム（マクロシステム）には基本的な構成要素（臨床マイクロシステム）があり，そこで患者や家族は医療ケア提供者と出会う。
- ほとんどの医療システムは縦に組織されているが，患者は家や自分のコミュニティーから特定の臨床マイクロシステムへ，あるいはその外へと移動しながら，またそれぞれの臨床医や専門領域を越えた医療チームとの間にケアや治癒の関係性を築き，維持し，終了する過程において，ケアを水平に経験する。
- 病気の際に患者が医療の行程の中で通る複数の臨床マイクロシステムは，その過程で患者ケアに寄与する付随的および支援マイクロシステムとともに事実上のメソシステムを構成する。このメソシステムは分析して改善することができる。すなわち測定を行い，パフォーマンス向上のため，設計を変更することが可能である。
- 特定の臨床マイクロシステムや，マイクロシステムを意識した事業規模の変化の戦略を採用する医療システムに関する研究は，リーダーシップから最前線で患者に提供されるケア（臨床マイクロシステム）に至るまでの全レベルの医療事業が，調整と改善を必要としていることを示している。
- 継続的な改善のためには，患者あるいは集団の転帰の改善，システムパフォーマンスの向上，専門能力の開発に全員が集中する必要がある。

- 一般化可能な科学的エビデンスを特別なローカルの状況でうまく採用することによって，本当に改善が測定できるパフォーマンスが生み出されることが多い．
- 臨床システムは本質的に複合的であるが，その中には単純な部分，複雑な部分，複合的な部分があるのが普通である．システム内の多くの問題は，単純，複雑，複合的という枠組みに当てはめることができる．

重要用語

マイクロシステムの構造モデル	最小複製可能単位（SRU）あるいは極小複製可能単位
臨床マイクロシステム	P_2I
臨床プロセスモデル	ProvenCare（SM）
診療コミュニティー	自己密閉的風土
病院情報システム	共通のメンタルモデル
5P	最前線
改善の方程式	単純な，複雑な，複合的な枠組み
マクロシステム	品質の属性 STEEEP
メソシステム	持続可能な改善の三角形
マイクロシステム	システムの考え方

復習問題

1. 医療システムの様々なレベルとは何か．実際の医療システムを説明し，マイクロ，メソ，マクロのレベルを挙げなさい．
2. 重篤な障害あるいは疾患を負った人を考え，その人の医療の行程を説明しなさい．どのような臨床マイクロシステムに患者として入るか．行程が進むにつれ，患者の医療にどのような付随的・支援システムが関係してくるか．
3. STEEEPは，品質に関わるどのような単語の頭文字を取ったものか．
4. パフォーマンスの輪を調べなさい．高い実績を上げている臨床マイクロシステムにおいて重要な次元とは何か．またこれらはどのように他と相互作用するか．
5. 医療の改善に関する研究の知見，またその意味合いはどのようなものか．
6. 医療の価値という言葉は何を意味するか．ケアの価値を改善するには何ができるか．

討論課題

1. どのように臨床マイクロシステムは「罠」の文化となりうるか．罠の文化のリスクにはどのようなものがあるか．どのようにしたらこれらのリスクを緩和できるか．
2. 共通の目的を持たないシステムはあり得るか．医療システムの目的は何か．患者と臨床医と医療管理者は共通の目的を持っているか．
3. ほとんどの医療システムは縦に組織されているが，患者はケアを水平的に経験するとはどう

いう意味か。転帰を改善しコストを低下させつつ，患者が滑らかに水平に流れるように医療システムを組織するためにはどうしたらよいか。
4. 持続可能な改善の三角形の3つの頂点になっている項目は何か。これらはどのようにつながり，互いに相互作用するか。

参考文献

1. Morse, G. Health care needs a new kind of hero : An interview with Atul Gawande. Harvard Business Review, April 2010, pp.1-2.
2. Batalden, P., Ogrinc, G., & Batalden, M.（2006）. From one to many. Journal of Interprofessional Care, 20, 549-551.
3. Deming, W. E. Out of crisis. Cambridge : Massachusetts Institute of Technology, Center for Advanced Engineering Study, 1989.
4. White, K. L. Healing the schism: Epidemiology, medicine, and the public's health. New York : Springer-Verlag, 1991.
5. Donabedian, A. The definition of quality and approaches to its assessment. Ann Arbor, MI : Health Administration Press, 1980.
6. Quinn, J. Intelligent enterprise : A knowledge and service based paradigm for enterprise. New York : Free Press, 1992.
7. Henderson, L. Physician and patient as a social system. The New England Journal of Medicine, 1935, 212(18), 819-823.
8. Lindblad, S., personal communication. Stockholm, Sweden, 2007.
9. Nelson, E., Batalden, P., & Godfrey, M. Quality by design. San Francisco : Jossey-Bass, 2007.
10. Zimmerman, B., Lindberg, C., & Plsek, P. Edgeware: Insights from complexity science for health care leaders. Irving, TX : VHA, 1998.
11. von Bertalanffy, K. L. General system theory : Foundations, development, applications. New York : George Braziller, 1968.
12. Homans, G. The human group. Harcourt, Brace, 1950.
13. Lewin, K. Frontiers in group dynamics. Human Relations, 1947, 1, 5-41.
14. Deming, W. The new economics for industry, government, education.（2nd ed.）Cambridge : Massachusetts Institute of Technology, Center for Advanced Engineering Study, 2000, p.50.
15. Senge, P. The fifth discipline : The art and practice of the learning organization. New York : Doubleday/Currency, 1990.
16. Wiener, E., & Nagel, D. C.（Eds.）Human factors in aviation. San Diego, CA : Academic Press, 1998.
17. Stacey, R. Complexity and creativity in organizations. San Francisco : Berrett-Koehler, 1996.
18. Plsek, P., & Greenhalgh, T. Complexity science : The challenge of complexity in health care. British Medical Journal, 2001, 323(7313), 625-628.
19. Institute of Medicine. Crossing the quality chasm : A new health system for the 21st century. Washington, DC : Committee on Quality of Health Care, 2001, p.4.
20. Berwick, D.（2001）. What hat is on? Plenary address at the Institute for Health Care Improvement's 12th Annual National Forum, Orlando, FL, December 4, 2001.
21. Donaldson, M., & Mohr, J. Exploring innovation and quality improvement in health care microsytems:

A cross - case analysis. Washington, DC : Institute of Medicine, 2000.
22. Nelson et al. Microsystems in health care : Part 1. Learning from high-performing front-line clinical units. Joint Commission Journal on Quality and Patient Safety, 2002, 28(9), 472–493.
23. Weick, K. E., & Sutcliffe, K. M. Hospitals as cultures of entrapment: A re - analysis of the Bristol Royal Infirmary. California Management Review, 2003, 45(2), 73–84.
24. Luan, D. M. The influence of shared mental models of nosocomial bloodstream infections on neonatal intensive care unit infection rates. Hanover, NH : The Dartmouth Institute of Health Policy and Clinical Practice, Dartmouth Medical School, Dartmouth College, 2009.
25. Edwards, W. H. Preventing nosocomial bloodstream infection in very low birth weight infants. Seminars in Neonatology, 2002, 7(4), 325–333.
26. Homa, K. Evaluating the sustainability of a quality improvement initiative. Unpublished PhD dissertation, The Dartmouth Institute of Health Policy and Clinical Practice, Dartmouth Medical School, Dartmouth College, 2006.
27. Golton, I., & Wilcock, P. Clinical microsystems awareness and development programme. Final report. London : NHS Modernisation Agency, 2005, p.3.
28. Deming, W. E. Quality, Productivity and Competitive Position. MIT Center for Advanced Engineering Studies. Cambridge, MA. 1982.
29. Juran, J., Godfrey, A. B., Hoogstoel, R. E., & Schilling, E. G. Juran's quality handbook. (5th ed.) New York : McGraw Hill, 1999.
30. Casale et al. "ProvenCare" : A provider-driven pay-for-performance program for acute episodic cardiac surgical care. Annals of Surgery, 2007, 246(4), 613–623.
31. Bate, P., Mendel, P., & Robert, G. Organizing for quality : The improvement journeys of major hospitals in Europe and the United States. Abingdon, United Kingdom : Radcliffe Publishing, 2008.
32. Nelson, G., Batalden, P., & Lazar, J. Practice-based learning and improvement : A clinical improvement action guide. (2nd ed.) Oak Brook, IL : Joint Commission Resources, 2007, p.3.
33. Batalden, P., & Davidoff, F. What is "quality improvement" and how can it transform healthcare? Quality and Safety in Health Care, 2007, 16(2–3).
34. McGlynn et al. The quality of health care delivered to adults in the United States. The New England Journal of Medicine, 2003, 348(26), 2635–2645.
35. Pawson, R., & Tilley, N. Realistic evaluation. London : Sage, 1997.
36. Glouberman, S., & Zimmerman, B. J. Complicated and complex systems: What would successful reform of medicare look like? Ottawa : Commission on the Future of Health Care in Canada, 2002.
37. Liu, S., Homa, K., Butterly, J., Kirkland, K., & Batalden, P. Improving the simple, complicated and complex realities of community-acquired pneumonia. Quality and Safety in Health Care, 2009, 18, 93–98.

第1章 アクションガイド

　各章に続くアクションガイドでは，臨床マイクロシステムの学習を支援する追加的リソース，洞察，ツールを提供する。その章の内容を補足し，ケアのすべての面で価値を発揮するようデザインするスキルと能力をさらに進歩させるよう構成されている。

5P 入門

　患者集団別に効率的なケアとサービスをデザインするには，（小規模の機能的現場ユニットで，大部分の人に大部分の医療を提供する）マイクロシステムに注目することが戦略として不可欠である。各マイクロシステムの自覚を高めるきっかけとして，その特有な性質を評価するために，5P の枠組みを使ってみよう。5P の枠組みは，臨床マイクロシステムの構造を調査する系統化され組織化された方法と考えることができる。複合的な適応システムには必ず構造，プロセス，パターン，結果がある。自分の臨床マイクロシステムの 5P の枠組みを使えば，これらの特徴を明確にして分析することができる。5P の枠組みは，ケアとサービスの改善を行う際に直観的見方に頼って判断を下すのではなく，具体的な改善活動に有用な深い知識を得るのに役立つ。

臨床マイクロシステムプロセスと 5P のモデルの構造

　5P の枠組みは図 **AG1.1** に示したように，臨床マイクロシステムの構造の中にみることができる。それぞれの臨床マイクロシステムの目的，患者，専門スタッフ，プロセス，パターンを調べることにより，忙しい医療専門スタッフのほとんどが普段目を向けたり日常の作業の中で理解したりしない深い洞察と全体像が得られる。この知識と情報を得るには，臨床マイクロシステムの構造，患者，プロセス，そして日々の作業と交流のパターンを体系的に分析し，暗黙のうちに了解していることが必要である。

　5P の枠組みは（1）臨床マイクロシステムのサービスを受ける主な患者集団のニーズ，（2）そのマイクロシステム内の専門スタッフが互いに交流する方法，（3）そのマイクロシステム内の専門スタッフが，重要な結果をもたらすプロセスと関わる方法を理解するのに有用である。

　5P の枠組みを深く理解するには，様々な臨床マイクロシステムの役割を代表する集学的グループが，次の質問に答えることによってそれぞれの「P」を探ることから始める。

自分たちの目的を知る：自分たちの目的は何なのか。何を実際にしようとしているのか。この答えの空欄を埋めなさい：私たちのシステムは＿＿＿＿＿＿のために存在する。その臨床マイクロシステムがサービスを提供しようとする人々の集団の背景に，この目的が存在していることを忘

図 AG1.1 マイクロシステム構造モデル

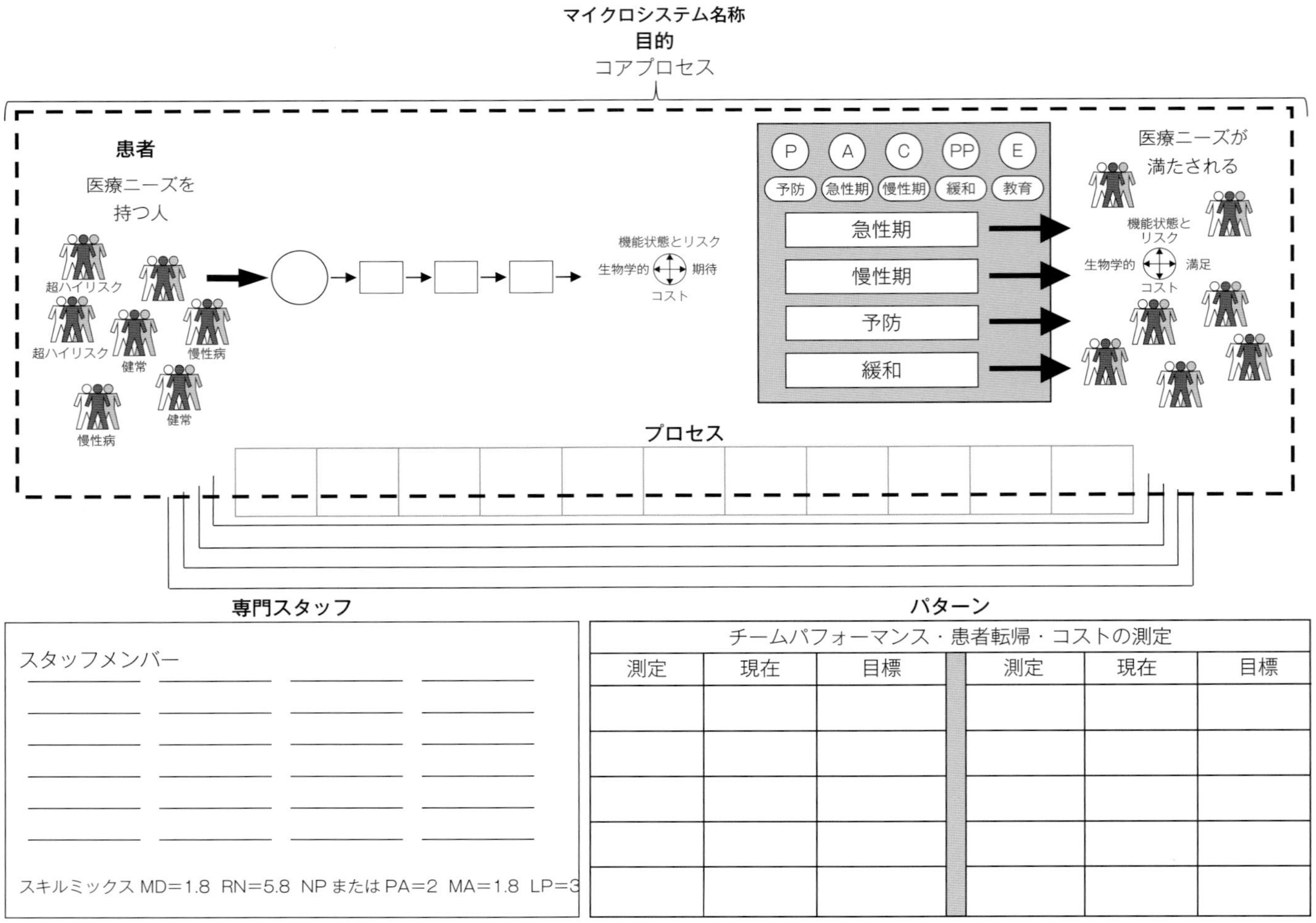

れてはならない。

自分たちの患者を知る：誰のケアをしているのか。違う方法でサービスを計画できるような集団はあるか。自分たちのケアの場で最も多い診断や病気は何か。自分たちが患者のニーズを満たすために行うことを，他のどんなマイクロシステムが支援してくれるか。自分たちの臨床マイクロシステムに，患者はどの程度満足してくれているか。

自分たちの専門スタッフを知る：誰が患者にケアを提供するのか。臨床ケアチームを支援する人たちは誰か。スタッフが正しいタイミングで正しいサービスとケアを提供するために，スタッフメンバーにはどのようなスキルや才能が必要か。スタッフのやる気はどうか。チームメンバーとしての情報技術の役割は何か。

自分たちのプロセスを知る：患者のニーズを満たすため，自分たちはどのようにケアとサービスを提供するのか。自分たちの臨床マイクロシステムでは誰が何をするのか。診療時間は患者のニーズに合っているか。自分たちのコアプロセスと支援的プロセスは何か。技術はどのように自分たちのプロセスを支援するか。失敗とニアミスから何を学ぶか。

自分たちのパターンを知る：自分たちの患者の転帰はどうか。ケアのコストはどうだったか。自分たちの臨床マイクロシステム内でどのように互いに交流するか。定期的に発生する関連したあるいは順次行う作業には何があるか。ここで働くことをどう感じるか。臨床マイクロシステム内の品質と安全性について話し合いをするために，どのくらいの頻度で会議を開くか。リーダーシップとはどのようなものか。自分たちにはどのような伝統と決まった方法があるか。

　臨床マイクロシステムのメンバーは，自分たちの5Pについて情報を得るための共同作業をする際に，知識や洞察を得，それをもとに臨床マイクロシステムを長期的に改善する。

　一連の**評価・診断・治療**のワークブック，別名 Greenbook は，臨床マイクロシステムの構造を調べる際の手引きとなる。これは www.clinicalmicrosystem.org で入手可能である。どのGreenbook にも5Pのそれぞれを考えるための事実，図，ツール，疑問が載っている。このワークブックのシリーズは入門教材を提供することを意図しており，測定値や情報の網羅的なリストを提供することを目指してはいない。むしろデータと調査は臨床マイクロシステム内の人たちに新たな議題を提供することがしばしばある。新たな観点や新たな洞察が新たな疑問や新たな考えを導き，複数分野にまたがる豊かな討論につながることがある。

　たとえ私たちが「そのデータはここでは得られない」と感じたとしても，方法を探そうとする探究は非常に重要である。患者，専門スタッフ，プロセス，あるいはパターンに関する測定と情報は，普通に集めたりモニターしたりできるものではないかもしれない。Greenbook の中にある多くのツールや記入用紙を使えば，自分たちの臨床マイクロシステムに対するより深い洞察を得るために，サンプリングを通して測定値やデータを文書化することができる。医療組織と臨床マイクロシステムは，歴史的に財務データと情報を収集し文書化しているが，臨床マイクロシステムのレベルでのプロセス情報を文書化する習慣やシステムを持っていない。5Pに関する測定値や情報を求めることにより，ケアのシステムについての全体的知識が増すだろう。その測定値により患者集団や専門スタッフの行動パターンが明らかになったり，ケアのプロセスをもっと深く記載するのに役立ったりすれば，それは実行する価値があるというものだ。

　Greenbook の様々なツールや記入用紙を使うことを決める前に，あなたの組織でどのような測定値が容易に得られるのかを判断するため Greenbook やプロファイルをよく調べることが重

図 AG1.2 プライマリーケア診療プロファイル

プライマリーケア診療プロファイル

A. この臨床マイクロシステムの目的：なぜこの診察を行うか。

施設名：	施設担当者：	日付：
診察管理者：	主任医師：	主任看護師：

B. 患者を知る：自分の診療をよく観察して，ケアを提供する「患者集団」の「高いレベル」の実態を記述すること。患者集団はどのような人たちか。
どのようなリソースを使うか。彼らは受けているケアについてどのように考えているか。

患者のおおよその年齢分布	%	診断／健康状態のトップ10を挙げよ		照会トップ（消化器科，循環器科など）	患者満足度		最高評価 %
出生～10歳		1.	6.		電話対応		
11～18歳		2.	7.		予約までの時間		
19～45歳		3.	8.		患者が希望する担当の診察を受けた		
46～64歳		4.	9.		担当者の対応に満足		
65～79歳		5.	10.		診察時間		
80歳以上		しばしば診察を受ける患者と受診頻度が高い理由	患者へのケア提供において通常関連のある他の臨床マイクロシステム（手術室，VNAなど）		患者集団統計：この数は季節により変動するか（はい/いいえ）	数	はい／いいえ
女性の割合					1日の患者数		
推定診療患者数					先週の患者数		
疾患ごとの転帰					先月の新患数		
糖尿病 HgA1c =					先月治療が終了した患者数		
高血圧 血圧 =					ケア提供者別年間診察数		
LDL < 100 =					時間外診療		
					処置に注意を要する患者の受診率		
					緊急診療部受診率		

*「患者の目から見たこと」を記入すること

C. 専門スタッフを知る：次のテンプレートを使い，診療を包括的に描写すること。誰がいつ何をしているか。適切な人が適切な行動をしているか。役割は最適化されているか。患者経験に寄与するすべての役割が挙げられているか。診療時間はどうか。予約の種類による数と時間はどうか。現在検査室はいくつあるか。スタッフの士気はどうか。

現在のスタッフ	常勤換算	備考／機能	第3希望		患者1人当たりの時間	業務日		時間
合計数の下に氏名を記入必要に応じて別紙を使用			検査	フォローアップ	範囲	月		
医師総数						火		
						水		
						木		
						金		
						土		
上級看護師／診察助手総数						日		

次に挙げたものを提供しているか。該当するものにチェック。
- □グループ診察
- □電子メール
- □ウェブサイト
- □看護師クリニック
- □電話でのフォローアップ
- □電話でのケア管理
- □疾患登録
- □プロトコル／ガイドライン

正看護師総数								
准看護師総数								
有資格看護助手／医療助手総数								

予約の種類	時間	備考

| 事務員総数 | | | | | | | | |

その他			スタッフ満足度		%
			診療はどの程度ストレスになるか。	不満%	
必要な日にのみ依頼するスタッフはいるか。 はい いいえ			よい職場として人に勧められるか。	強く同意%	
必要な時にのみ呼び出すスタッフはいるか。 はい いいえ					

*各スタッフが個人的スキル評価と「活動調査」を記入すること

D. 自分のプロセスを知る：マイクロシステムではどのように業務を行うか。誰が何をするか。段階ごとに行うプロセスは何か。ケアのプロセスにはどのくらいの時間がかかるか。どこに遅れが生じるか。マイクロシステムの間の引き継ぎはどう行うか。
1. 患者が来院してから帰るまでの時間を，患者サイクルタイムツールを使って追跡する。ケア提供者ごとの時間の幅をこの表に列挙する。
2. コア・補助的プロセス評価ツールを記入する。

E. 自分のパターンを知る：自分のマイクロシステムにありながら認識されていないパターンにどのようなものがあるか。リーダーシップや交流のパターンはどうか。
マイクロシステムの中で患者ケアについての話し合いはどのくらいの頻度で行われるか。患者と家族は参加するか。結果および転帰はどうか。

・診察に関与する全員がチームとして定期的に顔を合わせるか。	・診察に関与するメンバーは，安全性と信頼性について定期的に見直しを行うか。	・何を変えるのに成功したか
・頻度は		・一番誇りに思うのは何か
・最も大きなばらつきのパターンは		・財務状況はどうか

*問題となる指標を記入する。

図 AG1.3 特殊ケア診療プロファイル

特殊ケア診療プロファイル

A. 目的：なぜこの診察を行うか。

施設名：	施設担当者：	日付：
診察管理者：	主任医師：	主任看護師：

B. 患者を知る：自分の診療をよく観察して，ケアを提供する「患者集団」の「高いレベル」の実態を記述すること。患者集団はどのような人たちか。
どのようなリソースを使うか。彼らは受けているケアについてどのように考えているか。

患者のおおよその年齢分布	%	診断のトップ5	処置のトップ5	患者満足度		最高評価 %
出生～10歳		1.	1.	電話対応		
11～18歳		2.	2.	予約までの時間		
19～45歳		3.	3.	患者が希望する担当の診察を受けた		
46～64歳		4.	4.	担当者の対応に満足		
65～79歳		5.	5.	診察時間		
80歳以上		照会トップ5		患者集団統計：この数は季節により変動するか（はい／いいえ）	数	はい／いいえ
女性の割合		照会部門	照会内容			
転帰				1日の患者数		
				先週の患者数		
				先月の新患数		
				ケア提供者別年間診察数	（外来／入院）	
				日帰り処置		
			緊急診療部受診率	入院処置		
				外来処置		
				専門の割合		

*「患者の目から見たこと」を記入すること

C. 専門スタッフを知る：診療を包括的に描写すること。誰がいつ何をしているか。適切な人が適切な行動をしているか。役割は最適化されているか。
患者経験に寄与する全ての役割が挙げられているか。診療時間はどうか。予約の種類による数と時間はどうか。現在検査室はいくつあるか。スタッフの士気はどうか。

現在のスタッフ	常勤換算	診療時間							第3希望				患者一人当たりの時間	次に挙げたサービスは？提供しているものにチェック。
		月	火	水	木	金	土		新患	F/U	手術	マイナー	範囲	
医師総数														グループ診察
														電子メール
														ウェブサイト
														看護師クリニック
														電話でのフォローアップ
														電話でのケア管理
														登録
上級看護師／診察助手総数														プロトコル／ガイドライン
														検査室数
														処置室数
正看護師総数														補助的診断部（例，呼吸器科，検査室，循環器検査室）
														予約の種類 / 時間 / 備考
准看護師総数														新患
														フォローアップ
有資格看護助手／医療助手総数														マイナー
その他総数														
事務員総数									スタッフ満足度					%
								診療はどの程度ストレスになるか。				不満%	
必要な日にのみ依頼するスタッフはいるか。 はい いいえ									よい職場として人に勧められるか。				強く同意%	
必要な時にのみ呼び出すスタッフはいるか。 はい いいえ														

*各スタッフが個人的スキル評価と「活動調査」を記入すること

D. 自分のプロセスを知る；マイクロシステムではどのように業務を行うか。誰が何をするか。段階ごとに行うプロセスは何か。
ケアのプロセスにはどのくらいの時間がかかるか。どこに遅れが生じるか。マイクロシステムの間の引き継ぎはどう行うか。
1. 患者が来院してから帰るまでの時間を，患者サイクルタイムツールを使って追跡する。ケア提供者ごとの時間の幅をこの表に列挙する。
2. コア・補助的プロセス評価ツールを記入する。

E. 自分のパターンを知る：自分のマイクロシステムにありながら認識されていないパターンにどのようなものがあるか。リーダーシップや交流のパターンはどうか。
マイクロシステムの中で患者ケアについての話し合いはどのくらいの頻度で行われるか。患者と家族は参加するか。結果および転帰はどうか。

・診察に関与する全員がチームとして定期的に顔を合わせるか。	・診療に関するメンバーは，安全性と信頼性について定期的に見直しを行うか。	・何を変えるのに成功したか
・頻度は		・一番誇りに思うのは何か
・最も大きなばらつきのパターンは		・財務状況はどうか
		*問題となる指標を記入する。

図 AG1.4　入院病棟プロファイル

入院病棟プロファイル		
A. 目的：なぜこの診察を行うか。		
施設名：	施設担当者：	日付：
診察管理者：	主任医師：	主任看護師：

B. 患者を知る：自分の診療をよく観察して，ケアを提供する「患者集団」の「高いレベル」の実態を記述すること。患者集団はどのような人たちか。
　どのようなリソースを使うか。彼らは受けているケアについてどのように考えているか。

患者のおおよその年齢分布	%	診断／状態のトップ10		患者満足度	「常に満足」の%
19〜50歳		1.	6.	看護師に対して	
51〜65歳		2.	7.	医師に対して	
66〜75歳		3.	8.	環境に対して	
76歳以上		4.	9.	痛みに関して	
		5.	10.	退院に関して	「はい」の%
女性の割合	%			全体	「非常に満足」の%

生活状況	%	受け入れ	%	患者集団統計：この数は季節により変動するか（はい／いいえ）	はい／いいえ
既婚		入院受付を通して		1時間の患者数	
内縁関係		クリニックから		1日の患者数	
単身		緊急診療部より		1週間の患者数	
他者と同居		転院		1年の患者数	
高度看護施設		退院後		30日以内の再入院率	
介護施設		自宅		他の病棟にいる当病棟の患者数	
ホームレス		自宅で訪問看護		当病棟にいるがサービスを受けていない患者数	

患者種類	在院日数平均	範囲	高度看護施設		入院患者を受け入れられない頻度	
内科			他病院			
外科			リハビリ施設			
死亡率			ICUへ移送			

*「患者の目から見たこと」を記入すること

C. 専門スタッフを知る：次のテンプレートを使い，病棟を包括的に描写すること。誰がいつ何をしているか。適切な人が適切な行動をしているか。役割は最適化されているか。患者経験に寄与するすべての役割が挙げられているか。

現在のスタッフ	日中常勤換算	夕方常勤換算	夜間常勤換算	週末常勤換算	役割別残業時間	入院対象の医療サービス	%
医師総数						内科	
病棟総合医総数						血液学／癌	
病棟リーダー総数						肺	
臨床専門看護師						家族医療	
正看護師総数						ICU	
准看護師総数						その他	
有資格看護助手総数						補助的診断部	
レジデント総数						(例，呼吸器科，検査室，循環器，肺，放射線)	
検査助手総数							
事務員総数							
臨床リソースコーディネーター総数							
ソーシャルワーカー							
医療サービスアシスタント							
補助職員							

日払いは利用しているか	はい　いいえ	スタッフ満足度			%
派遣スタッフは利用しているか	はい　いいえ	病棟はどの程度ストレスになるか		不満%	
必要な時にのみ呼び出すスタッフはいるか	はい　いいえ	よい職場として人に勧められるか		強く同意%	
必要な日にのみ依頼するスタッフはいるか	はい　いいえ				

*各スタッフが個人的スキル評価と「活動調査」を記入すること

D. 自分のプロセスを知る：マイクロシステムではどのように業務を行うか。誰が何をするか。段階ごとに行うプロセスは何か。
　ケアのプロセスにはどのくらいの時間がかかるか。どこに遅れが生じるか。マイクロシステムの間の引き継ぎはどう行うか。

1. ルーチンのプロセスのフローチャートを作る	次のものを使っている，または始めているか。	収容能力	部屋数	ベッド数
a) 全体的入院と治療プロセス b) 入院病棟へ入る c) 入院病棟での通常のケア d) シフト交替のプロセス e) 退院プロセス f) 他施設への転院プロセス g) 薬剤投与 h) 有害事象	当てはまるもの全てにチェック。 □ 標準作業規定／クリティカルパス □ 即応チーム □ ベッド管理のための巡視 □ 診療科を超えた／家族との巡回 □ 深夜巡回 □ 指導者／指示役 □ 退院目標	患者数／ベッド／年		
		関連するマイクロシステム (例，緊急診療部，ICU，高度看護施設)		

2. コア・補助的プロセス評価ツールを記入する。

E. 自分のパターンを知る：自分のマイクロシステムにありながら認識されていないパターンにどのようなものがあるか。リーダーシップや交流のパターンは。マイクロシステムの中で患者ケアについての話し合いはどのくらいの頻度で行われるか。患者と家族は参加するか。結果および転帰はどうか。

・診察に関与する全員がチームとして定期的に顔を合わせるか。 ・頻度は ・最も大きなばらつきのパターンは	・診療に関与するメンバーは，安全性と信頼性について定期的に見直しを行うか。	・何を変えるのに成功したか ・一番誇りに思うのは何か ・財務状況はどうか

*問題となる指標を記入する。

要である。各 Greenbook のプロファイルには，臨床マイクロシステムの 5P の高レベルな概論と要旨が載っている。プロファイルの一部は**図 AG1.2**，**AG1.3** および **AG1.4** で見ることができる。組織は以前なら文書化されなかったこのような値をますます多く測定するようになっており，マイクロシステムがアクションプランや改善についての情報を提供する際にそうした数値が利用されるかもしれない。その例としては，臨床マイクロシステムのレベルでの患者満足度や来院周期などがある。

データや情報の調査で常にカギとなるのは，最近のものを入手するということだ。マイクロシステムや組織は多くの面が時間とともに変化するからである。

自分の臨床マイクロシステムの全体像が把握できるように，www.clinicalmicrosystem.org にあるポスターサイズの 5P のマップを印刷して，壁に 5P のデータを掲示すれば役立つことが多い。ポスターを掲示すれば，マイクロシステムの他の集学的メンバーに，ケアのシステムをより深く学んでもらうための補助教材になる。5P がどのようにしてマイクロシステムの改善の取り組みに情報を与えたかの例を**表 AG1.1** に掲載する。

組織はその目的，患者や顧客，専門スタッフ，プロセス，パターンについての自覚を高めるために，支援マイクロシステムを導入することが増えている。支援マイクロシステムのいくつかの例としては，食事療法，呼吸器科，検査室，放射線科，超音波，カルテ，環境サービス，入院課などが挙げられる。評価の方法は臨床マイクロシステムの評価に用いたプロセスに似ているが，支援マイクロシステムに照準を合わせたものとなっている。目標は 5P の枠組みの中で患者にサービスを提供することであり，顧客も支援マイクロシステムからの恩恵を受けているものとして加えられる。**表 AG1.2** は支援マイクロシステムの一例で，検査室，環境サービス，入院などがある。また，考慮すべき「P」の例も挙げている。

外部マッピングツール

外部マッピングツール（**図 AG1.5**）では臨床マイクロシステムの外のリソースを特定する。このツールはマイクロシステムが調査することのできるリソースの豊かさを示し，患者と家族に最善の結果をもたらすために，どのようなリソースの組み合わせが有用か，（あるいは新たなリソースとして注目すべきか）を識別するのに有用である。

白紙の外部マッピングツールを用いて，患者や患者集団が最善の転帰を得られるよう，自分たちのシステムを構築するための潜在的関係性や現状に対する認識を深めてほしい。このマッピングツールの使い方は以下の通りである。

1. 調査中の臨床マイクロシステムの名前を挙げる。
2. 患者の中で対象とする集団を特定し，リソースを特定する。
3. 特定された患者集団の具体的な医療ニーズを列挙する。
4. その患者集団へのケアを最適化するのに最善のポジションにいる寄与者を特定する。マイクロシステムの周りのそれぞれのボックスに情報を記入する。さらにリソースを特定したらボックスを追加する。
5. 患者の視点で最も評価される寄与者の名前に丸を付ける。

表 AG1.1 　診察の発見と取り組みを評価する：5P

患者について	発見	取り組み
1. 年齢分布	約30%の患者が66歳超である。	チームは特別集団視察を策定し，身体的制限や食事に対する配慮など，この年代特有のニーズを見直した。
2. 疾患の特定	糖尿病の患者の割合がわからない。	チームはコーディングと会計データを見直し，糖尿病患者の概数を求めた。
3. 転帰	糖尿病患者のHbA1cレベル，あるいは彼らが米国糖尿病協会の推奨する適切なケアをタイムリーに受けているかどうかわからない。	チームは昼食時間に50冊のカルテの監査を行った。転帰の追跡用に設計したツールを用いて，チームの各メンバーが5冊のカルテを見直し，監査ツールに所見を記入した。
4. 最も多い診断	大勢の安定高血圧と糖尿病の患者がよく医師の診察を受けていた。またある季節には非常に多くの咽頭炎とウルシ過敏症がある。	安定高血圧と糖尿病に対するケア提供の新たなモデルを設計し試行。同意済みのガイドライン，プロトコル，ツールを用いて，診察における正看護師の役割を最適化した。
5. 患者満足度	クレームがない限り，患者がどう考えているかはわからない。	サービスの現場で患者に，帰りがけに記入して箱に入れてもらうタイプの調査を実施した。
専門スタッフについて	発見	取り組み
1. 正規職員のケア提供者	病院内や介護施設の回診など，ケア提供者がどのくらいの時間診察室の外にいるのかを実際に把握せずに，ケア提供者が診察室内にいる時間を想定していた。	スケジュールのプロセスを変更し，一部の集団に対するケア提供に正看護師を利用した。
2. スケジュール	数名のケア提供者が毎週同時に出かけてしまい，1名のケア提供者しか残らず，その日はスタッフ全員が残業になる。	診療所内で一貫したレベルのケア提供ができるよう，ケア提供者の所内勤務時間について，スケジューリングテンプレート上で検証した。
3. 定期会議	医師は1週間おきに会議を行う。事務職員は1ヵ月に1回。	業務をチームとして行えるように，2週間に1度水曜日に全体会議を開き始めた。
4. 診察時間	診察開始間際と終業間際は常に混雑する。病院は患者の通勤経路にあり，彼らは時間外診察を希望していることがわかった。	診察開始時間を1時間早く，終了を1時間遅くした。大量の需要にうまく対応することができ，残業が激減した。
5. 活動調査	すべての役割が最大限に利用されているわけではない。正看護師は患者を部屋に案内し，バイタルサインを取るだけだが，医療助手は非常に多くの事務作業をして，メディカルセクレタリーが医療的アドバイスをしている。	役割内容を変更し，各個人の教育，訓練，資格に合うようにした。

表 AG1.1 診察の発見と取り組みを評価する：5P（続き）

プロセスを知る	発見	取り組み
1. サイクルタイム（患者一人当たりの診察時間）	診察時間の長さが大幅に違う。遅れも多い。	チームは差をなくす措置と手段を特定した。患者が到着する前にその患者のカルテを用意しておくことにした。現在チームはその日の計画について全員に伝え，関係する事柄を確認するため毎日打ち合わせをしている。
2. 主要な支援的プロセス	自分たちの診療でどう物事が行われるのかについて合意がない。	一貫した合理化を実現するために，診療に関しての詳細なフローチャートを作成した。
3. 間接的な患者引き寄せ	患者ケアプロセスの途中でケア提供者の作業は頻繁に妨げられる。その第一の理由は検査室に忘れ物を取りに行くことだ。	ケアとサービスの提供に対する需要の変動に基づき，スタッフのスケジューリングの厳密な見直しを行い，1日のうちでも時間によりあるいは1週間のうちでも日により変動する需要に充てられるスタッフがいないかどうかを判断した。困難な議論と業務目的の見直しを通じて，患者の需要をよりよく満たすための新たなスケジュールが話し合われ，試行された。すべての専門スタッフの新たなスケジュールは患者の需要により均等にマッチしており，以前にこのグループが経験していたよりもストレスや負担が減る結果となった。患者の満足度も高まった。

パターンを知る	発見	取り組み
1. 業務に対する需要	週のうちでも日により，1日のうちでも時間により，1年のうちでも季節により業務のピークと少ない時がある。	チームはこの差をなくす措置と手段を決めた。患者が到着する前にその患者のカルテを用意しておくことにした。現在チームはその日の計画について全員に伝え関係する事柄を確認するため毎日打ち合わせをしている。
2. コミュニケーション	タイムリーなコミュニケーションをしていないうえ，コミュニケーションの場が設定されていない。	1週間おきにコミュニケーションを推進するために業務会議を行っている。全スタッフによる電子メールの使用でタイムリーなコミュニケーションが推進されている。
3. 風土	医師は医師以外とほとんど時間を過ごさない。	チーム会議と行動に対する認識の高まりでこれが改善された。
4. 結果	業務の結果にはあまり注意を払ってこなかった。	追跡調査を始め，結果を掲示板に掲示し，絶えず結果に注意を払うようにした。
5. 財務	医師と業務管理者だけが財務について知っている。	財務はチーム会議で話し合われ，どうすれば財務業績が改善できるかを全員が学んでいる。

注：HbA1c＝グリコシル化ヘモグロビン

表 AG1.2 支援マイクロシステムの5P

支援マイクロシステム	目的	患者あるいは顧客	専門スタッフ	プロセス	パターン
検査室	患者へのケア提供を支援するために、必要な診断検査の試験と報告のすべてを行うこと。	外来患者、入院患者、ケア提供者、診断検査を外注するすべての外部組織	検査技師、事務員、採血担当者	サンプル採取、サンプル受入れ、試験実施、結果の報告	受け入れのエラー、報告の遅れ、安全性とプロセスに関して検討する検査室全体会議の頻度、検査室と各診療科のコミュニケーション
環境サービス	組織のすべての場において患者のケアをサポートする、施設も最も清潔な環境を創り出すこと。	患者、スタッフ、販売員、患者ユニット、家族、施設訪問者全員	環境技術者、ハウスキーパー	組織とマイクロシステムの衛生と外観を維持する。入院や転院のプロセスを支援するためのベッド掃除やシーツ交換などマイクロシステム特有の活動を維持	ベッド回転率の高い領域、患者の退院からベッド掃除までの時間、公共区域の標準的清掃の頻度、全スタッフごとのコミュニケーションプロセス、濡れた床での転倒件数、安全性と改善に関して検討する会議の頻度
入院部	入院、転院、退院を通して施設と患者や家族との交流を支援すること。	患者、家族、ケア提供者、患者ユニット、緊急診療部(ED)、すべての入院および外来診断部、照会された組織、保険会社	入院担当事務員、登録担当事務員	患者が処置や入院をする前の前登録、EDや予定外入院の患者のリアルタイム登録、入院および転院のための患者配置調整、事前指示による登録	ユニットごとの1日あたり入院数、入院書類の不備の割合、事前指示のある患者の割合、入院と転院を担当する院内主要連絡先とのコミュニケーションプロセス、改善について話し合うための入院訪問スタッフ全員による会議の頻度

6. 最も重要な寄与者の長方形に丸を付ける。
7. 臨床マイクロシステムと寄与者の間の関係性あるいは**つながり**を特定する。
    a. 関係性を青線で記入する。
    b. マイクロシステムと寄与者との間に主流となる情報がある場所には，流れの方向に従って矢印を付ける。
    c. そのつながりを改善する機会がある場合には，つながりを示す線を赤色にする。
8. この評価に基づき，患者あるいは患者集団に対するケアや転帰の改善の機会を特定する。

MAT

　臨床マイクロシステムは，組織の進展，リーダーシップ，改善からの理論に基づいて臨床ケアを提供するシステムアプローチに依存している。MAT は，品質と価値の高いケアを提供する業務における 10 個の成功要因を特定したダートマス独自の質的研究に基づいて作られたものである（**図 AG1.6** 参照）。この**成功要因**は，高い実績を上げている場所で働く人々が彼らの仕事や働き方について述べたことを反映している。

　MAT は，改善活動を開始する前に臨床マイクロシステムの実績の基準値を評価するのに利用可能である。1 年後に，成功の特徴に向けての進歩を判断するために MAT を再度実行できる。この質的ツールは成功要因に基づいて会話や質問を引き出すことを意図している。たとえば，このツールを使った人からこんな質問が出るかもしれない。「これは自分のマイクロシステムにとって何を意味するのだろう。」「高実績のシナリオに向けて，私たちはどう進んでいけばいいのだろう。」

　多くの場合改善は短期的にはうまくいっても，持続しなかったり，他の領域に広げられなかったりする。また，システムの制約とも呼ぶべき障壁により，実行が難しくなることもある。マイクロシステムの成功要因を個別に改善していくと，マイクロシステム内の臨床業務を支援するシステムが改善する場合がある。

MAT の定義と利用

　MAT は 10 個の成功要因に基づいて開発されたもので，各マイクロシステムの機能の評価に用いることができ，パフォーマンスの改善方法をスタッフが理解するのを助けてくれる。MAT は，臨床マイクロシステムのメンバーが自分の現場ユニットを迅速かつ簡便に評価できるようにデザインされている。**表 AG1.3** に MAT の定義を示す。

　その組織のローカルな環境によるが，多くの場合 MAT は Survey Monkey や Zoomerang のような電子調査ツールを介して配布されることになる。特定のソフトウェアで作表したハードコピーの調査票を使う場合もあるだろう。調査が完了し，結果が報告されたら，複数分野にわたるチームメンバーが得られた知見や次に有効となる手順について討論すべきである。この討論にはマイクロシステムのメンバーすべてが参加し，得られた知見や結果のばらつきについて話し合う。

　成功要因の 1 つを改善することが究極の目標ではないということを忘れてはならない。これら

図 AG1.5 外部マッピングツール

特定の患者集団の健康改善のための臨床マイクロシステムを取り巻く外部の状況を調べる。

1. 臨床マイクロシステム名：_____　　2. 患者集団：_____

3. 具体的な医療ニーズ

a.
b.
c.
d.
e.
f.
g.
h.

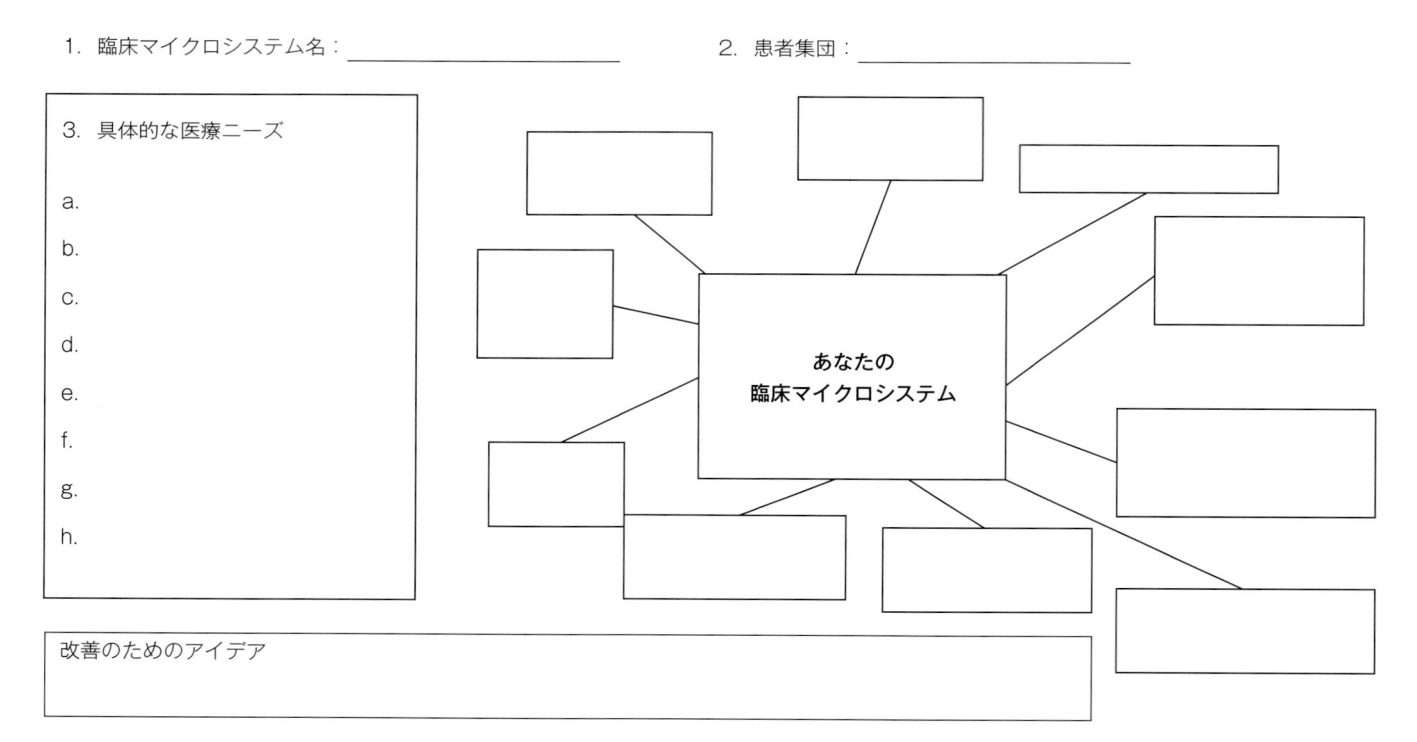

改善のためのアイデア

あなたの臨床マイクロシステム

最も重要な寄与をする長方形を丸で囲む。関係は青線で記入する。関係の方向性が明確な場合には矢印にする。関係を大幅に改善できる場合は、その線を赤くする。

出典：©February 10, 2003 Ruth Meddedy, NHS, UK/MM Godfrey, Trustees of Dartmouth College, 2004 年 3 月 23 日改訂

図AG1.6 MAT

MAT

インストラクション：それぞれの成功要因（リーダーシップなど）について3つの説明がある。各要因に関して、現在の担当の、または最もよく知っているマイクロシステムおよびそれが提供するケアの説明に**最も当てはまる説明にチェックを付けること**。

	要因と定義	説明		
リーダーシップ	1. リーダーシップ：リーダーの役割は共同目標の設定と到達のバランスを取り、知識形成、礼儀正しい行動、見直しと熟考を育成し個人の自主性と説明責任意識を育成することである。	□リーダーは私に仕事の進め方を指示することが多く、革新や自主性を発揮する余地はほとんどない。全体的に彼らは前向きな文化を生み出していない。	□リーダーはパフォーマンスを目標の達成とスタッフの支援とカづけの間で適正なバランスを取ろうと努力している。	□リーダーは目的の不変性を維持し、明確な目標と期待値を設定し、礼儀正しいポジティブな文化を涵養している。リーダーは知識の形成、熟考、見直し、マイクロシステムやより大規模な組織に関する対応策を講じるのに時間を取っている。	□該当するものがない
	2. 組織による支援：より大きな組織はマイクロシステムの作業を支援してマイクロシステム間の連携を調整する方法を求めている。	□より大きな組織は私の仕事を強化するためのリソース、情報、承認などを与えるという面では支援的ではない。	□より大きな組織は私の仕事を強化するためのリソース、情報、承認などを与えるという面では行動で一貫してはおらず予測できない。	□より大きな組織は私の仕事を強化するためのリソース、情報、承認などを与えてくれ、患者のニーズを満たしやすくしてくれる。	□該当するものがない
	3. スタッフ中心：正しく人選して職務上の役割に完全に溶け込ませるために新たなスタッフを雇用する。新たなスタッフを職務上の役割にオリエンテーションで溶け込ませるために完全に組み込む。パフォーマンスを設計する。継続教育、専門スタッフの成長、ネットワーキングに関心を向けている。	□自分がこのマイクロシステムのメンバーとして評価されていると感じることができない。オリエンテーションは不十分だった。継続教育、専門スタッフの成長に関心は向けられていない。	□自分がこのマイクロシステムのメンバーとして評価されていると感じるが、マイクロシステムがスタッフの教育と訓練、専門スタッフとしての成長を支援するためにやれることをすべてやっているとは思わない。	□私はこのマイクロシステムのメンバーとして評価されており、私の言うことは重視されている。スタッフ配置、教育と訓練、仕事量、専門スタッフとしての成長を見ればこのことは明らかだ。	□該当するものがない
スタッフ	4. 教育とトレーニング：すべての臨床マイクロシステムはスタッフに対して継続的教育と訓練を提供し、日々の職務上の役割と資格に合わせる責任がある。学術的臨床マイクロシステムにはさらに学生の訓練の責任もある。	□看護師はレジデント、医師はレジデント、看護師などという形で、同じ領域ごとに独立して訓練が行われている。教育は患者ケアの流れに沿っておらず、追加業務のようになっている。	□このマイクロシステムのニーズを反映して、私たちの訓練が変化しうることは認識しているが、まだ多くの変更は利用できない。誰でもいくらかの継続学習を利用可能である。	□スタッフ、看護師、学生の誰を教えるにしても、訓練にはチームアプローチが採られている。教育と患者ケアは、利用できるリソースを使って両方に恩恵があるよう、作業の流れに溶け込んでいる。すべてのスタッフに対する継続学習は、継続的成功のためには不可欠のものと認識されている。	□該当するものがない
	5. 相互依存：スタッフの交流は、信頼、協力、助け合いの気持ち、相補的役割への感謝、尊敬、承認で特徴付けられる。これらはすべてが共通の目的のために寄与する。	□私は独立して作業をしており、仕事の中の自分の担当部分だけに責任を持つ。協力はなく、相補的な役割の重要性に対する評価もない。	□領域を超えたアプローチでケアが行われているが、必ずしも常に有能なチームとして一緒に作業できるわけではない。	□信頼、協力。相補的にそれぞれ共通の目的のために全員が有能なチームとして寄与する評価。領域を超えたチームがケアを提供する。	□該当するものがない

図AG1.6 MAT（続き）

	要因と定義		説明	
患者	6. 患者中心：第一の優先事項は、ケア提供。話を聞く、教える。特別な要求に応じる。対応できる要求に改革をする。患者も私たちの大半も同意するだろう。患者が何を望み必要としているかをすべての患者のニーズを満たすことである。	☐患者中心のケアを必ずしも提供しているわけではないことに、患者も私たちも同意するだろう。スムーズなサービスの流れに同意するだろう。患者が何を望み必要としているかをすべて明確にしていない。	☐患者中心のケアを提供するために積極的に行動をしており、より効果的なニーズに応えるサービスを提供することにより、患者のニーズの流れに実際に進歩を遂げつつある。	☐ケア提供、話を聞く、教える、特別な要求に応じる。スムーズなサービスの流れを提供することにより患者のニーズに実際に把握し、満たしている。	☐該当するものがない
患者	7. コミュニティーと市場中心：マイクロシステムはコミュニティーのためのリソースである。コミュニティーはマイクロシステムのためのリソースである。マイクロシステムはコミュニティーとの間に優れた革新的な関係性を築く。	☐当該の患者のみに集中。自分のコミュニティーへのアウトリーチ（地域率仕）プログラムは実施していない。患者と家族は彼らのリソースを築かなければならない。	☐いくつかのアウトリーチ・プログラムを試し、うまくいったものもある。コミュニティーに出ていくことでも患者を該当するコミュニティーのリソースに積極的につなげることも自分たちのルスではない。	☐コミュニティーを理解することはすべてをやっている。コミュニティーと作業を行うに役立つリソースを積極的に採用している。患者のニーズに対してカを貢し、患者のニーズに応えるためのコミュニティーからのリソースを利用する。	☐該当するものがない
パフォーマンス	8. パフォーマンス結果：パフォーマンスは、患者転帰、回避可能コスト、ケア提供の合理化、データフィードバックの利用、前向きな競争の推進、パフォーマンスについての率直な話し合いを評価する。	☐提供したケアの結果およびケアプロセスについてのデータを日常的に収集していない。	☐提供したケアの結果およびデータを日常的に収集しばしば収集している。	☐結果（臨床、満足度、財務、技術的、安全）を日常的に測定し、そのデータをスタッフにフィードバックしており、データに基づいて変更を行っている。	☐該当するものがない
パフォーマンス	9. プロセス改善：学習と改善志向の風潮を、ケアの継続的なモニタリング、ベンチマークの使用、変更の頻繁なテスト、革新を実行する権限を持つスタッフサポートする。	☐改善作業を支援するのに必要なリソース（訓練、経済的支援、時間など）はほとんどない。改善作業はすべて日々の作業への追加となる。	☐改善作業を支援するリソースの一部が利用可能であるが、十分頻繁に活用していない。変更のアイデアはしばしば規律なく実施される。	☐継続的改善作業を支援するリソースが豊かにある。科学的な方法での学習、測定、ケアの改善は私たちの日常業務の非常に重要な部分である。	☐該当するものがない
情報と情報技術	10. 情報と情報技術：情報はスタッフと患者をスタッフ同士とニーズを満たす行動にニーズをつなぐコミュニケーションを推進する。技術は効果的なコミュニケーションを推進する。	A. 情報と患者の統合	☐すべての患者の情報を利用できるような標準的な情報を、患者は利用することができる。	☐患者は必要な情報を入手する様々な方法を持っており、個人の学習スタイルに合うようにカスタマイズできる。患者に提供する情報をどう改善するかについて、常に患者にフィードバックを求めている。	☐該当するものがない
		B. 情報とケア提供者およびスタッフの統合	☐自分の作業を行うのに必要な情報を、常に追いかけている。	☐必要な情報を非常に重要な情報が欠けていて探さなければならないことがある。	☐技術は、豊かな情報環境へのタイムリーで効果的なアクセスを提供することにより、情報交換と患者ケアの間のスムーズなつながりを促進する。情報環境は臨床ユニットの作業を支援するためにデザインされた	☐該当するものがない
		C. 情報と技術の統合	☐自分の作業を楽にし、強化するのに必要な技術を私は入手できない。あるいは入手はできるが効果的ではない。現在持っている技術は私の仕事を楽にしてくれない。	☐自分の作業を楽にする技術を利用できるが、利用するのは簡単ではなく、面倒な時間の浪費のように思える。		☐該当するものがない

出典：Julie K. Johnson, MSPH, PhD.

表 AG1.3　MAT の定義

要因	定義
リーダーシップ	リーダーの役割は共同目標の設定と到達のバランスを取り，知識形成，礼儀正しい行動，臨床マイクロシステムのパフォーマンスの見直しと熟考を通して個人の自主性と説明責任意識を育成することである。
組織による支援	マイクロシステムがより大きな医療組織の一部である場合，より大きな組織はマイクロシステムの作業を支援し，マイクロシステム間の連携を調整する方法を探す。
スタッフ中心	正しく人選して雇用する。新たなスタッフを風土と職務上の役割に完全に溶け込ませるためにオリエンテーションプロセスを設計する。パフォーマンス，継続教育，専門スタッフとしての成長，ネットワーキングに関してスタッフの期待は高い。
教育とトレーニング	すべての臨床マイクロシステムはスタッフに対して継続的教育と訓練を提供し，日々の職務上の役割を訓練資格に合わせる責任がある。学術的臨床マイクロシステムにはさらに学生の訓練の責任もある。
相互依存	スタッフの交流は，信頼，協力，助け合いの気持ち，相補的役割への感謝，尊敬，認証に特徴付けられる。これらはすべてが共通の目的に寄与する。
患者中心	第一の優先事項は，ケア提供，話を聞く，教える，特別な要求に応じる，患者のニーズに応える改革をする，スムーズなサービスの流れを提供することにより，すべての患者のニーズを満たすことである。
コミュニティーと市場中心	診療業務はコミュニティーのためのリソースである。コミュニティーは診療業務のためのリソースである。診療業務はコミュニティーとの間に優れた革新的な関係性を築く。
パフォーマンス結果	パフォーマンスは，患者転帰，回避可能コスト，ケア提供の合理化，データフィードバックの利用，前向きな競争の推進，パフォーマンスについての率直な話し合いを評価する。
プロセス改善	学習と改変志向の風潮を，ケアの継続的モニタリング，ベンチマークの使用，変更の頻繁なテスト，革新を実行する権限を持つスタッフがサポートする。
情報と情報技術	情報はスタッフと患者を，スタッフ同士を，ニーズを満たす行動とニーズとをつなぐ。技術は効果的なコミュニケーションを推進する。常に全員に情報提供するため，全員のアイデアに耳を傾けるため，重要な話題を全員でシェアするため，複数の公式あるいは非公式のチャネルを使用する。

の要因はお互いにつながりあっている。要因を組み合わせることにより生まれる特別な相乗効果で，複数の分野における改善が結果としてもたらされることも多い。

MAT を用いた点数付けの指針

　12 のカテゴリー（うち 3 つは情報および情報技術のセクション）それぞれについて，0 を最低として，1 は中程度，2 は最善のスコアとして点数を付ける。全体の MAT スコアは最低が 0，最高が 24 となる。
　表 AG1.4 は MAT への反応を合計するワークシートの例である。

スコアの解釈

　成功要因のいずれについても，2 よりも低いスコアは改善の余地を示す。**図 AG1.7** のレーダー

表 AG1.4　MAT ワークシート

要因	0（最低）	1（普通）	2（最善）	合計
リーダーシップ				
組織による支援				
スタッフ中心				
教育とトレーニング				
相互依存				
患者中心				
コミュニティーと市場中心				
パフォーマンス結果				
プロセス改善				
情報と患者の統合				
情報とケア提供者およびスタッフの統合				
情報と技術の統合				
合計				

図 AG1.7　MAT スコア

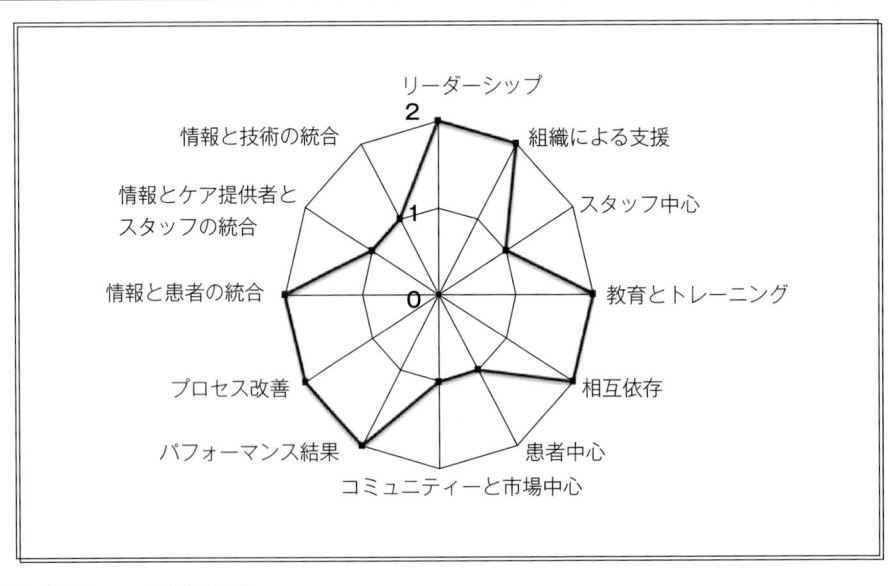

出典：Julie K. Johnson, MSPH, PhD.

チャートは，MATスコアを表示する1つの手段である。

　スコアが10未満の場合，おそらく日常ケアプロセスの不備についての作業に多くの時間を費やしていることを示す（ワークフローのプロセス不全により臨床医の時間とエネルギーの3分の1もが浪費されていると見積もる人もいる）。点数が18点以上なら，全体的に業務がうまく機能していることになる。MATは業務のどこが改善可能かを特定するのに役立つ診断ツールであるだけでなく，追跡調査に使えば長期的な進歩を辿ることもできる。

第 2 章

PARTNERING WITH PATIENTS TO DESIGN AND IMPROVE CARE

ケアのデザインと改善への患者の参加

Eugene C. Nelson
Joel S. Lazar
Marjorie M. Godfrey
Paul B. Batalden

学習の目的

- 医療の基本的目的を探る。
- 患者と協力する際に有用な基礎的概念とモデルを説明する。
- 具体的なプロセスにおいて患者にとって何が大切なのかについての洞察を得る方法，患者中心のケアをデザインする方法を見つける。
- 健康状態の評価，健康目標の設定，治療計画の決定，ケア計画の実行に患者が参加できるよう患者の協力を得る方策を特定する。
- 患者中心のケアをデザインし患者とのパートナーシップを推進するための方法を挙げる。

第1章では最前線の臨床マイクロシステム（患者と集学的なケア提供者が出会い，交流する場所）を中心に，医療およびケアシステムを概観した。本章では，医療専門スタッフとの一対一の交流を通してケアとサービスを受ける患者についてみていく。本章ではいくつかの重要なテーマを網羅する。医療の目的および患者と協力する必要性，医療において患者をパートナーとして評価するための概念的モデル，患者中心のケアをデザインし，望ましい結果を達成するために患者と協力するための方法などである。

医療の目的および患者と協力する必要性

第1章では，医療の価値は複合的な適応システムにおいて創造され，そのようなシステム（マイクロ，メソ，マクロ）は独立した主体から構成されており，その個々の主体は「必ずしも予想できない方法で行動する自由」を持ち「そして，1人の主体の行動が他の主体の状況を変化させるように，行動は相互に連係している[1]」と述べた。もしこの前提を受け入れるのであれば，次に，価値創造において訓練を受けた専門スタッフ，患者，そして患者の家族が果たさなければならない積極的役割を認識することが求められる。Dr. Henderson は20世紀初期に「医師と患者が社会システムを作る[2]」と述べた。今日でも私たちはこの見解に内在する意味深い状況に取り組んでいる。（私たちがしているように）臨床ケアは患者中心でなければならないと主張することは，患者が外部からデザインされ提供されるケアの単なる受動的な受け手であることを意味しているのではない。むしろ患者とその家族は積極的な要素であり，実際彼ら自身の健康の創造，維持，回復におけるパートナーなのだ。臨床マイクロシステムは，この積極的な要素を常に認識し，それに関わらなければならない。

ケアのパートナーとして患者や家族に関わるということの，概念的および実践的意味合いはどういうことだろうか。初期の社会から現在に至るまで，すべての文化およびすべての時代において，癒し手，シャーマン，あるいは臨床医の本質的役割はコミュニティーの中の個人の健康と機能を維持することであった[3]。世界保健機構（WHO）と米国医学研究所（IOM）のいずれもその広く受け入れられている健康の定義において，医療の基本的な目的は，達成可能な最大限の生活の質（QOL）を享受できるよう，個人の生物学的，肉体的，精神的，社会的機能を向上，維持，回復させることであると強調している[4,5]。しかしこの目標を達成するための責任も能力も，訓練を受けた医療専門家だけにあるのでもなく，現代医学の業務を支えるようになってきた洗練された技術にだけあるのでもない。最近では，人々が経験する疾患がより複合的になるにつれ（第8章，第9章の議論を参照），また西洋の社会的価値が父権主義から個人の自主性へとシフトしてくるにつれ，臨床チームと患者や家族との緊密な協力が，効果的な医療を提供し最高の効果を達成するうえで望ましく，かつ必須なものであることが証明されてきた。

表2.1にIOMの21世紀における医療提供のための新たな10のルールをまとめた。これらのルールをみて，それが最近あるいは現在でもみられる暗黙の了解といかに対照的かに注目してほしい。もちろんこれらのルールは規範的なものではなく，これらを強要する規制当局も職能団体もない。むしろ実際の医療活動における暗黙の信条を記述している。効果的な臨床マイクロ，メソ，およびマクロシステムは，自らの作業プロセスのデザインと実施に対するこれらの暗黙の信条の影響を認識し，より近代的で協調的なアプローチを示す行動に向けてますますシフトしている。

表2.1　21世紀の医療システムのための新たな10のルール

現在のアプローチ	新たなルール
1. ケアは基本的に受診により行われる。	ケアは継続的治療関係に基づく。
2. 専門スタッフの裁量でばらつきが生じる。	ケアは患者のニーズと価値観に合わせてカスタマイズされる。
3. 専門スタッフがケアを管理する。	**患者が管理の元である。**
4. 情報は記録（カルテ）である。	知識は共有され，情報は自由に流れる。
5. 意思決定は訓練と経験に基づく。	意思決定は共同で行われ，エビデンスに基づく。
6. 害を与えないことは個人の責任である。	安全性はシステムの特性である。
7. 秘密保持が必要である。	透明性が必要である。
8. システムはニーズに反応する	**ニーズを予測する。**
9. コスト削減を目指す。	ムダを常に削減する。
10. チームワークや患者のためにうまく機能するシステムよりも，専門スタッフの役割や権限が優先される。	臨床医間の協力が最優先事項である。

出典：米国IOM。*Crossing the quality chasm : A new health system for the 21st century.* Washington, DC : Committee on Quality of Health Care, 2001, p. 67.
・患者との連携を重視したルールは強調するため太字表示している。イタリック体の言葉やフレーズは著者らが追加したものである。

　IOMの単純な10のルール（特に太字部分）を注意深く考えてみると，患者中心という新たな構想と臨床でのパートナーシップは医療業務を大幅に円滑化し，個人および患者集団の健康目標の達成を促すであろうことがわかる。まずはこれらの目標が，患者と家族だけが決めることのできる行動にどの程度依存するのかを考えよう。私たちの社会における医療費の大半と疾患や障害は，個人の予防不足と予防可能な傷害や慢性疾患の発生に関連している[6]。こうした背景をもとに，臨床マイクロシステムの役割は，患者や家族に予防のための知識を授けることではなく，情報に基づくセルフケアに向けて協力的な問題解決を通じ彼らを活発化させることである（さらなる議論は第6章および第8章を参照）。
　また，患者と家族の関わりの必要性を強調する簡単な計算式を考えてみよう。

$(3 \times 20) + (1 \times 60) = 120$　平均的な患者が1年間で臨床医と過ごす時間（単位：分）
$(60 \times 24 \times 365) - 120 = 525,480$　平均的な患者が1年間で臨床医と過ごさない時間（単位：分）

　患者が医療という特別な場で過ごす短い時間を自分の人生の中心と考えると仮定することは，現実的でもなければ臨床的に賢明でもない。私たちは自分をまずは（患者としてではなく）人として考え，より大きな人生という文脈の中で自らの個人的な医療上の意思決定を行う。臨床マイクロシステムはこうした背景を積極的に理解するよう努め，専門家の生物医学的知識を患者だけが持つ経験的な（個人的，家族的，文化的，経済的）知識とつなぎ合わせなければならない。繰り返すが，患者との連携はすべての参加者の視野をお互いに広げることになる。連携は，適正な情報の共有，臨床的優先順位の話し合い，合意済みの医療計画の実施に不可欠である。
　さらに，急性および慢性疾患の効果的な予防はいずれも，習慣的セルフケアに関わろうという

個人の能力と意欲に依存する。下の囲み記事に示すように，セルフケアは臨床的価値の最適化，健康の向上，および患者と支払い者双方のコスト削減に欠かせない。

患者の参加はいくつかの面で，IOM の 21 世紀の医療のための新たなルールを尊重することにつながる。まず私たちは，マイクロシステムのデザインと臨床介入における患者中心の考え方のいろいろな側面を理解しやすくする概念的モデルを検証する。次に最前線のケアで患者に関する知識を得る具体的な方法を考え，患者を自らのケアおよび医療システムの改善にも関わらせる様々な方法を見直す。第 6 章から第 9 章では，予防，急性期，慢性期，および緩和ケアの具体的な状況において患者との協力がどのように行われるかに戻って検討を行う。

価値の高いケアとセルフケアの統計

多くの米国人は，病気の重圧に苦しんでいる。全米国人人口のほぼ半数にあたる 1.3 億を超える人々が何らかの慢性疾患を抱えており，全死亡の 70％が慢性疾患によるものである[1]。1 年あたりに米国人が気分の不良を報告する日数は多く，さらに増え続けている。米国人は 1 年間に 40 日以上肉体的あるいは精神的に健康不良に悩まされていると報告し，この率は増えている。自分を不健康と評すのは成人ではよくあることで，5％（25 歳から 34 歳までの人）から 30％（75 歳以上）にわたる[2]。今日では慢性疾患や不健康が一般的であるばかりでなく，疾患を生み出す生活習慣による危険因子も同様に増えている。米国人の 20％が喫煙し[1,3]，定期的に運動をするのは 50％以下[1,3]，15％以上が大量飲酒を報告し[3]，74％は食習慣の改善が必要であり[3]，成人の 30％以上が肥満である[3,4]。

患者と協力する意義

最善の医療価値へつながる道は，本人とその家族が自分のケアをする能力と意欲を増すことにつながることは明らかである。患者と協力して彼らが健康的な生活習慣を送る手助けをすれば，健康上のリスクを減らし，良好な健康と機能の経験を増し，病気と傷害を予防することができる。臨床的に有効でエビデンスに基づく方法を用いて患者の自己管理を手伝えば，彼らは急性期および慢性期の問題に直面しても，診療所，救急診療部，病院に行かなくて済むようになる。目標が，患者と社会にとって最低限の実質費用で望む転帰を得ることであるのならば，最も価値の高い医療はセルフケアを最大限活用しなければならない。

参考文献

1. Center for Disease Control and Prevention. *Chronic diseases and health promotion*. Retrieved August, 4, 2010, from www.cdc.gov/nccdphp/overview.htm
2. National Center for Chronic Disease Prevention and Health Promotion. *Health-related quality of life*. Retrieved August, 4, 2010, from http://apps.nccd.cdc.gov/HRQOL
3. Institute of Medicine. *State of the USA health indicators : Letter report*. Washington, DC : National Academy of Sciences, December, 9, 2008.
4. Ogden, C., Carroll, M. D., McDowell , M. A., Flegal , K. M. *Obesity among adults in the United States - no change since 2003 - 2004*. Hyattsville, MD : National Center for Health Statistics, 2007. NCHS Data Brief No.1. Retrieved August, 4, 2010, from www.Cdc.Gov/nchs/data/databriefs/db01.Pdf

---

患者との協力の概念的枠組み

中心概念

患者と家族中心のケア研究所（The Institute for Patient and Family-Centered Care，以前は The institute for Family-Centered Care として知られていた）は，医療サービスの計画，提供，評価に

患者が参加することの本質的な価値を認識している。この組織は，患者および家族中心のケアの4つの要点を次のように特定している[7]。

尊厳と尊敬：患者と家族のものの見方を尊重し，彼らの信条，優先順位，文化的背景を常に引き出し，ケアの計画と実施の中に取り入れる。
情報の共有：患者と家族は，包括的かつ理解可能な方法で偏りのない情報を受け取る。情報交換は，すべての参加者の互いに有益な知識を反映し，双方向に交換されている。
参加：患者と家族は自らの選ぶレベルで意思決定に参加するよう，また可能な範囲でセルフケアに積極的に参加するよう，支援され，促される。
協力：患者と家族は，施設の計画，プログラムや方針の策定，専門教育，サービスの評価に参加するよう促される。

　これらの中心概念のそれぞれが，患者と家族の参加のための具体的な方策を示唆していることがわかる。これらの方策は，多様な文化への対処能力に関するスタッフの訓練から，慢性疾患自己管理支援グループの実現や，病院計画委員会の患者代表を正式指名することに至るまで多岐に及ぶ。

同心円の図と臨床マイクロシステムモデル

　臨床マイクロシステムモデルの利点は，患者を中心に据えその経験に特に重点を置いていることである。相互に依存するシステムが次々と内包されていることを示した第1章の同心円の図（図1.4）を思い出してほしい。中心（一番内側の円）は患者が自分あるいは家族と一緒に行う患者自身のセルフケアのシステムである。この一番内側のセルフケアのシステムは患者−医師のシステム（内側から2番目の輪）や臨床マイクロシステム（3番目の輪）と相互作用しこれらの影響を受ける。（どんなに科学的根拠や発達した技術があっても）専門的医療システムの影響は，この図の中心にある患者と家族のセルフケアのシステムを必ず介していることがわかる。このためこれら様々なシステムは調和している必要がある。不調和の徴候は，勧められているケアに従わない（従えない）患者だけでなく，患者の好みや優先順位をケア勧告に取り込めないマイクロシステムなども含まれる。

　図2.1に示した臨床マイクロシステムの生理学モデルについても考えてほしい。個人は特定の臨床マイクロシステムに入り，そこで**患者**として認識される。ケアのプロセスが展開すると，ある特定の時点におけるこの特定の人の独特のニーズ，価値観，要望，能力に合わせて，診断と治療の計画が決まる。ケアの当初の効果に基づいて，この計画はダイナミックに変更され，ケアの目的が展開され続けるにつれ，患者のニーズと能力に適合するように再調整される。繰り返すが，本質的な原動力はパートナーシップそれ自体である。臨床ニーズを特定し，これらのニーズに対処するケアについて話し合い，環境の変化に応じたケアとしての**妥当性**を評価するためには，絶えず患者のインプットが求められる。

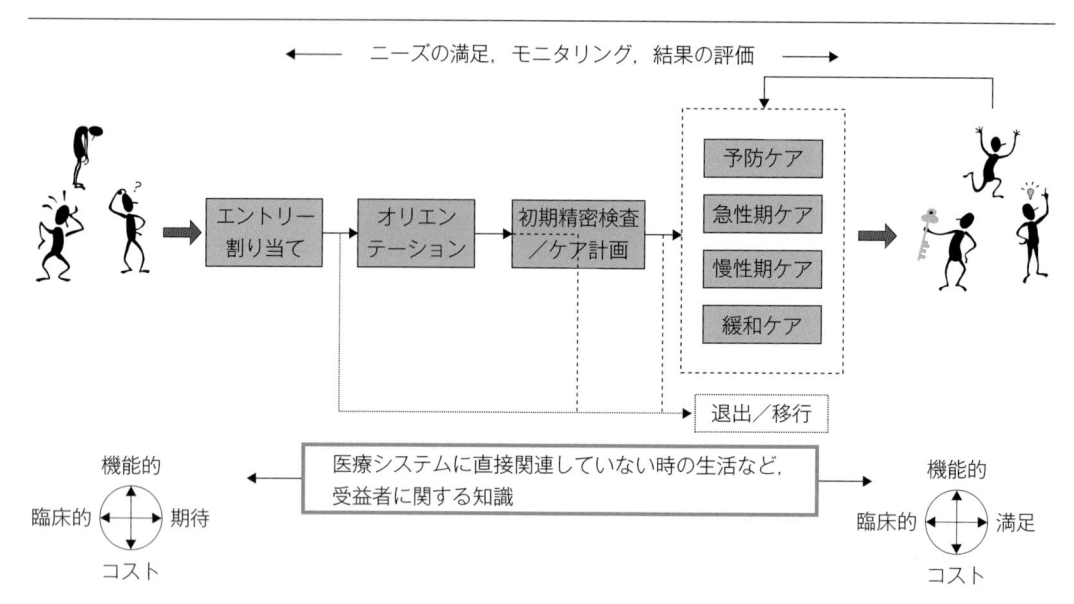

図 2.1　臨床マイクロシステムの生理学的モデル

顧客満足度に関する Kano モデル

　マイクロシステムが患者の期待を予測し，満たし，それ以上のものを提供する能力は，患者満足により獲得されることから，患者満足度は，患者中心の考え方および臨床的価値の重要なマーカーとなる。狩野紀昭（Noriaki Kano）の顧客満足度モデルは，患者と効果的に協力する必要性について別の重要な視点を与えてくれる[8]。臨床マイクロシステムは，患者の欲求，ニーズ，価値観そして優先順位といった変数すべてを尊重したケアをデザインし提供するために，これらを深く知らなければならない。繰り返すが，利用可能な治療オプションを考慮した後，ケア提供者はどのアプローチが生物医学的エビデンスを患者のこの時点の期待と好みに最もよく結び付けられるかを判断しなければならない。もし患者の全体的満足度を上げる方法でケアを組み立て提供するのであれば，マイクロシステムは，患者がどのようによいサービスとよい結果を定義するのかを理解しなければならない。最終的に満足，感謝，尊敬，忠誠心（そのいずれもが医療システムを高める）を生み出すのは，患者の感じ方と判断の総和である。

　Kano は顧客の感じ方と全体的満足度や忠誠心を関連付ける洗練されたモデルを提供する[8]。彼のモデルを**図 2.2** に示す。このモデルから患者に関する次の必須情報を引き出すことができる。

- 患者の期待
- 患者のニーズ
- 患者を感激させたり，喜ばせたりすること
- 患者を怒らせたり，失望させたりすること

　Kano の枠組みは，患者の期待は実際には 3 つのカテゴリーにはっきりと分かれており，それぞれがそれぞれの満足を満たすことを示唆する。これらが相互作用し，図 2.2 の縦軸に示す全体的満足度レベルを生み出す。

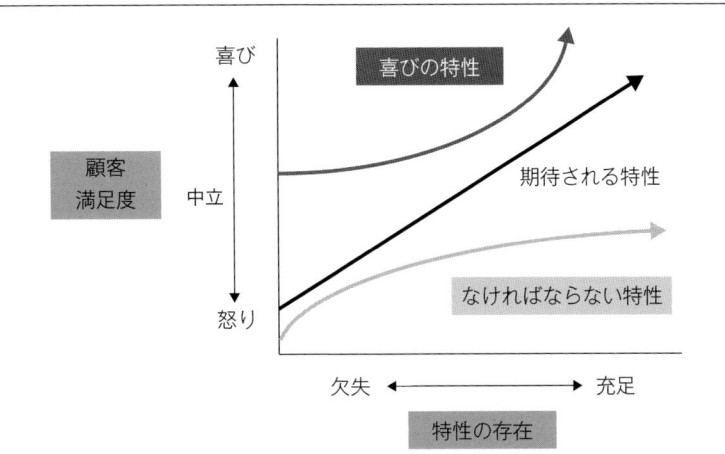

図 2.2　顧客満足度を理解するための Kano モデル

出典：Kano, N., Seraku, N., Takahashi, F., & Tsuji, S. Attractive quality and must - be quality. *The Journal of the Japanese Society for Quality Control*, 1984, 14(2), 39-48.

- 最初のカテゴリーは「なければならない」特性である。あると期待する，あまりに本質的なサービスの特性である。当然のものだと考えていて，主にない時に気付く。「なければならない」特性がないと患者には欠陥として認識され，全体的満足度レベルが低くなる。たとえば，胸部痛のため地域の救急診療部に来院した中年男性は，能力（資格を持つ臨床医），技術的リソース（適切な装置が利用可能であること），清潔さ（「無菌」で手入れの行き届いた検査室）のような「なければならない」特性があることは前提としているだろう。
- 第 2 のカテゴリーは「期待される」特性だ。一般的に予想され望まれるサービスの特性である。これらの特性がより多く存在すればするほど，満足度レベルは高くなる。上記の緊急診療部の例を続けると，「期待される」特性は，タイムリーさ（早いほどよい），痛みの緩和（快適であるほどよい）などである。
- 第 3 のカテゴリーは「喜び」の特性である。それを経験した患者が，革新的で積極的だと認識する，期待も予想もされないサービスである。このような特性は患者の特殊で言葉にされないニーズを見越したものであり，患者や家族からの感謝や忠誠心を生み出す。期待していない「喜び」を 1 つ経験することで全体的満足度は最高レベルまで上昇しうる（「なければならない」および「期待される」は十分に満たされていると仮定して）。ここで例に挙げている胸部痛のある患者にとっての「喜び」の特性は，個人的フォローアップ（緊急診療部スタッフからの翌日の電話），強化（コミュニティーの心臓健康プログラムへの参加の提案），あるいは単なる思いやりの行為（夫を救急診療部に連れてきて心配している妻へのお茶）などであろう。

Kano はさらに，これら 3 つの満足のカテゴリーは動的であると述べた。個人や集団の経験は，今日は「感動」や「喜び」を引き出したと考えられるものが，将来には「期待される」さらには「なければならない」になるかもしれない。競争の激しい環境では，「なければならない」ものが欠けていないことと，「期待される」と「喜び」の経験を患者や家族に確実にもたらすサービスをデザイン（創出）することにより市場優位性を持続させる。

Kanoは私たちに，思いつきの親切な行為としてではなく，計画されたケアの要素として，これらの「期待される」および「喜び」の特性を考えるように誘う。このような計画は，振り返って，個々の患者について，また臨床マイクロシステムが医療を提供する個別の患者集団についての豊かな理解を必要とする。この理解は具体的には患者との協力を通して，率直な質問と暗黙の観察を通して，そしてケアの中心にいる患者への明確な焦点を維持する協同学習を通して，具体的に得られる。

生産システムとしてサービスを組織化するDemingのモデル

　Kanoはケアの質の全体的判断に寄与する個別の患者経験の把握について詳述している。それに対してW. Edwards Demingはシステムの考え方を踏まえ，患者（あるいは顧客やサービス受益者）の基本的知識を，サービスの計画，実施，改善に対する包括的アプローチに盛り込んでいる[9]。

　図2.3に示す，医療用に改変されたDemingのシステムモデルは，人々のニーズを満たすことを目的としてサービスを生産し継続的に改善することに，システムの考え方を当てはめ見事に適合させたものである。Demingのモデルは顧客を生産システムに統合し，3つの活動のクラスターを強調する。

1. 図2.3の下部左から右へと，サービス提供のためのバリューチェーンとして知られる，価値を生むために必要な連続ステップが描かれている。この連続体はサプライヤーとインプットから始まり，患者やその他の受益者が受け取るアウトプットで終わる。たとえば，腕を折った男の子が救急診療部に入り（インプットは骨折のケアを必要としている患者）そして彼は骨折の整復を受け腕にギプスを巻いて（アウトプット）救急診療部から出てくる。別の例としては健康で妊娠している28歳の女性が初診で産科医の診察を受け（インプットは妊婦）8ヵ月後にこの産科医はこの母親が健康な男の子を出産するのを支援する（アウトプットは健康な赤ん坊と同様に健康な女性）。
2. このモデルの上部中央と右側の部分には，特定の患者ニーズに関する知識や理想的サービスのための患者と専門スタッフの共有ビジョンなど，患者に関する基礎的知識を一体となって集める3つの塊になった活動がある。
3. 上部左側には計画とデザインがある。いずれも，サービス改善の総合計画の作成と，その改善を実現する具体的活動のデザイン（あるいはデザイン変更）に重点を置いた活動である。

　もちろん，Demingは医療が生産システムであることを理解しており，また（第1章で検討したように）複合的な適応システムのすべての構成要素は共通の目的を達成するために相互作用することから，Demingのモデルのすべての部分は互いに関連し，互いに相関する。しかし患者やサービス受益者の非常に重要な位置づけに留意しなくてはならない。生産に関するDemingの見方は，彼が顧客，受益者，あるいはエンドユーザーを生産システムの不可欠な部分として含めたという点で独特である。患者と受益者は2回描写されている。1回目は，患者が実際のシステムで創造される価値の究極的受け手であることから，バリューチェーンの最後に。そして2回目は

図2.3　Demingのモデル：ケアシステムとしての組織化

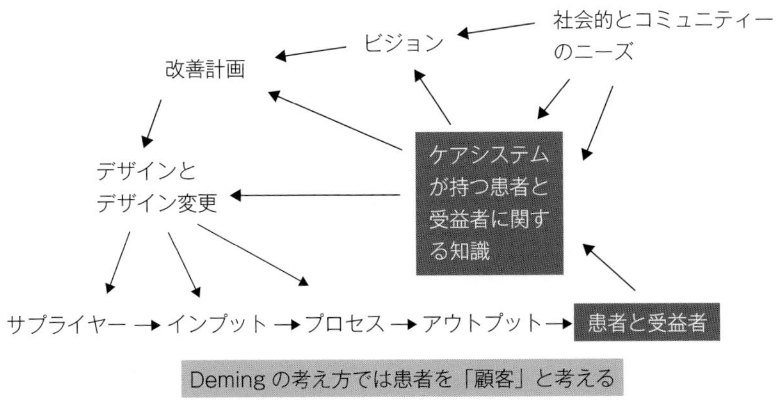

```
改善計画 ← ビジョン ← 社会的とコミュニティー
                              のニーズ
    ↓         ↑          ↓
デザインと          ケアシステム
デザイン変更  ←    が持つ患者と
    ↓              受益者に関す
                   る知識
                              ↑
サプライヤー → インプット → プロセス → アウトプット → 患者と受益者

Demingの考え方では患者を「顧客」と考える
```

出 典：Deming, W. E. *Out of crisis*. Cambridge : Massachusetts Institute of Technology, Center for Advanced Engineering Study, 1989. より改変。

表の中央で，そこでは患者がニーズを明確にし，ビジョンを形成し，サービスのデザインと改善に貢献する重要な機能を果たす。この価値生産のシステムで，患者にはまだ別の役割があることが示唆される。それはサプライヤーの役割である。上記で示唆され，この後で詳しく述べるように，患者のセルフケア活動（それはマイクロシステムのリソースを通して支援されうる）は，機能改善への手段であり，また医療プロセスにおける望ましい結果でもある。

Wagnerの慢性疾患ケアモデルとLorigの自己管理モデル

　KanoとDemingはどのサービス産業でも顧客対応に応用できる一般サービス業モデルを提案するが，Edward WagnerとKate Lorigは直接，患者パートナーシップを調査し，糖尿病，関節炎，高血圧，心不全，持続性の腰痛など慢性の健康問題を抱えた人に対する医療での具体的応用を明らかにする。

　1973年5月，Don Etzwiler[10]は『Journal of the American Medical Association』誌で，糖尿病管理において患者と専門スタッフはパートナーであること，彼らの間の契約は臨床的恩恵を生むであろうことを指摘した。この論文およびその他いくつかの論文は，Wagnerらを慢性疾患ケアの一般モデルの提唱へと導いた。**慢性疾患ケアモデル**（予防，急性期，緩和ケアなどの追加的サービスも含んで**計画ケアモデルとも呼ばれる**）を**図2.4**に示す[11,12,13]。その基本理念は国中の患者と臨床チームに急速に広く受け入れられてきた[14]。第1章で紹介したように，また第8章でさらに掘り下げるように，慢性疾患ケアモデルの最重要点は，情報を得て活性化した患者や家族と準備が整い積極的な診療チームとの間の効果的なパートナーシップ（Wagnerが**生産的相互作用**と呼ぶもの）である。この相互作用は品質の主要な特性（患者中心，タイムリーであること，調整，効率性，安全性，エビデンスに基づく）を踏まえ，これらを強固にし，望ましい患者転帰を生むのに役立つ。

　Wagnerが患者，家族，臨床医，診療チームの中心的パートナーシップを強調するのに補足して，Kate Lorigらは最善の転帰を達成するうえでセルフケアが果たす非常に重要な役割を強調す

図2.4　慢性疾患ケアモデル

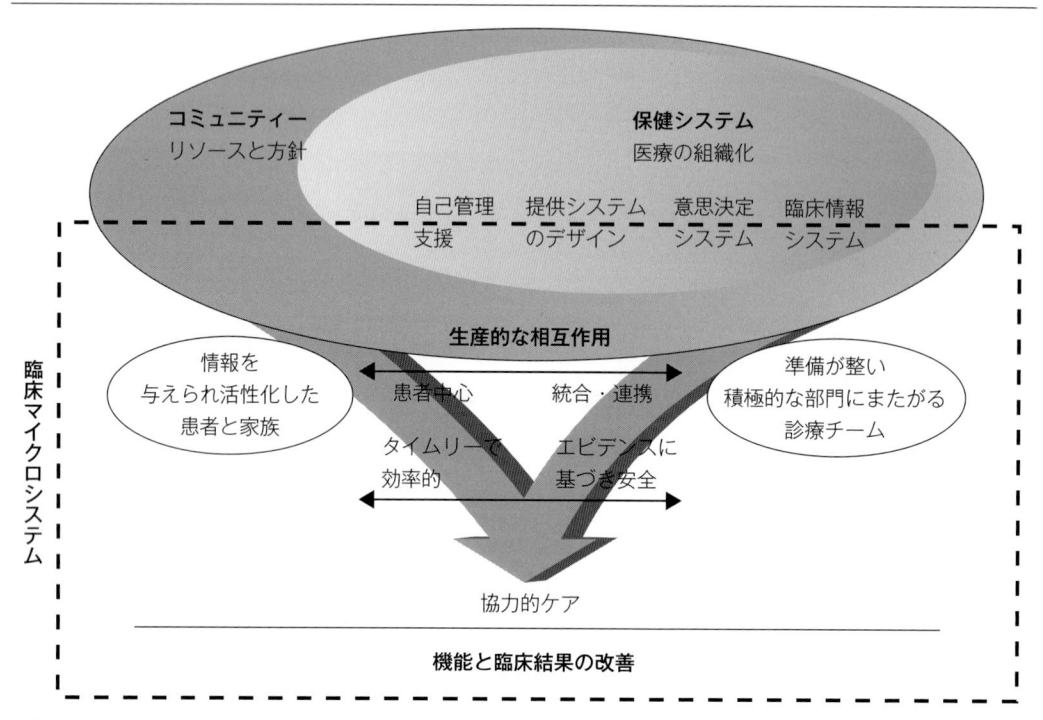

出典：Wagner, E. H. Chronic disease management : What will it take to improve care for chronic illness?（慢性疾患のためのケアを改善するには何が必要か。）*Effective Clinical Practice*, August 1998, 1(1), 22-24.

る[15,16]。Lorigの**自己管理モデル**は臨床的に見識あるセルフケアと家族によるケアを推進する手段として，患者と専門スタッフ間の協力を促すものだ。このモデルにおける専門スタッフの役割は，患者や家族が自ら医学的に適切なケアの第一の提供者となれるよう，患者や家族が知識，スキル，自信を得るのを支援しようというものだ。双方向的な医療教育法を，より一般的な問題解決技術と組み合わせて，患者の日常生活におけるセルフケアの信頼性と適応能力をも保証しつつ，患者と家族の自己効力感を養うのに用いる。

　臨床マイクロシステムがこのようにして患者の自己効力感をうまく推進するためにあるとすれば，彼らは，能力と自信という具体的目標を心に留めつつ，患者や家族の教育プログラムをデザインし実施しなければならない。Lorigと同僚らは，比較臨床試験において喘息やリウマチ性関節炎のような慢性の健康状態のためのプログラムの有効性を示した。これらの試験では，特別な形の患者自己管理教育が健康状態を改善しケアのコストを削減することが確認されている[15,17]。厳格な患者自己管理教育プログラムのデザインの特徴を**表2.2**に挙げる。

　しかし，自己管理教育プログラムは患者の健康を改善し高額な医療の必要性を低下させることはできるが，多くの個人は患者中心の訓練を受けることができない。多くのコミュニティーにはプログラムは存在せず，患者のケアの主な提供元が一貫して提供するわけでもない。しかし幸いなことに，プライマリーケアにおける**メディカルホーム**の動きが高まっており，これがWagnerとLorigの2人が支持する特徴を取り込んでいる。メディカルホームは，患者中心のケアを，改善された臨床マイクロシステムのデザインと組み合わせて調整したものであり，全国で急速に賛

表 2.2　患者教育プログラム

教育項目	自己管理教育の内容
何を教えるか。	問題に対してどう行動するかのスキル。
問題はどう考案するか。	疾患との関連性を問わず，患者が自分の経験した問題を特定する。
教育と疾患との関連性はどうか。	教育は慢性的健康状態に関連した問題に対処するスキルを与える。
教育を裏付ける理論は何か。	自分には人生を向上させる変化を起こす能力があるという自信を患者が強めること（自己効力感）が臨床的に良好な結果を生む。
目的は何か。	臨床転帰を改善するための自己効力感の向上。
教育者は誰か。	医療専門家，同僚のリーダー，あるいは他の患者，グループの場合も。

出　典：Lorig, K., Bodenheimer, T., Holman, H., & Grumbach, K. Patient self-management of chronic disease in primary care. *Journal of the American Medical Association*, 2002, 288(19), 2469–2475. の第 2 表に基づく。）

同を得ている。そのような状況で，計画されたケアと自己管理支援はますます主流のサービスになってきた[18,19]。

Amy の臨床マイクロシステムにおける体験

　ここまで医療サービスのデザインと実施における患者との協力の理論的根拠を掘り下げ，そのようなパートナーシップをケアの中心に据えた概念的モデルをいくつか考えてきた。臨床マイクロシステムの最前線の業務で患者を関わらせるための実践的な方法を具体的に調べる前に，この特別な形のパートナーシップに潜む課題と状況を顕わにするある事例を考えてみよう。

　34 歳の誕生日のすぐ後，Amy Dressler はある町の小さな小学校で特別教育を教えるために，バーモント州の田舎に引っ越した。彼女はニューヨーク市郊外で育ち，このコミュニティーでは新参者だったため，プライマリーケア医をまだ見つけていなかった。引っ越してすぐ，Amy は日常的な自己検査で胸にしこりを発見した。彼女は家族に相談して，オンラインと地域の新聞でリソースを探し，ダートマス–ヒッチコック医療センター（DHMC）の乳房ケアプログラムに電話で予約を入れた。

　図 2.5 はその後 7ヵ月間にわたるケアと治療の間に Amy がたどった医療行程の全体像だ。それぞれの長方形は，この 7ヵ月の間に彼女が出入りした臨床マイクロシステムを表す。それぞれの長方形の間にはそのサービスを受けた日付が記載されている。この非常に密度の濃い期間の間に次の領域における新たな理解とスキルなど，Amy の知識は増大した。

- 彼女の診断（乳癌）
- 彼女の予後（彼女の認識では不明瞭）
- 彼女の治療選択肢
- 医学的エビデンスで何がわかっていて何がわかっていないのか
- 複雑な DHMC 医療システムをどのように舵取りするか
- 乳癌と共に生活することの感情的・肉体的負担にどのように対処するか
- 乳房ケアプログラムのコーディネーターや DHMC の専門スタッフチームからどのようにアドバイスや情報を得るか

- DHMC で不必要な待ち時間や遅れを経験した場合どのようにそれを声に出すか
- ケアの経験の中の成功と失望について乳房ケアチームのスタッフとどのように話すか
- 生命を脅かす状態に直面しながらどのようにして小さな子供を教え続けるか

　彼女の医学的問題は深刻かつ複合的であったため，Amy のケアの経験は多様で密度が濃いものだった。最初の 7 ヵ月にわたるケアにおいて彼女は DHMC に 21 回の訪問あるいは入院をし，14 種類の異なる臨床マイクロシステムと接触した。DHMC で彼女が自分のケアの経験について話をした際，彼女は素晴らしい喜び（たとえば乳房ケアプログラムのコーディネーター，最初の癌専門医，初回治療の後に並はずれた支援をしてくれたかつら相談の女性との関係など）をいくつか報告した。一方 Amy は「なければならない」ものの欠失についてもいくつか語った。外科医の最初の診察には特に失望していた。そして連続 3 回，化学療法の特定のために必要とされる緊急の検査結果を受け取るのに 3 時間近く待たされた。化学療法の待ち時間については，図の下 2 段に具体的な時間を記載している。
　Amy は行程を進むにつれ，しばしば（必ずではないが），次の例にみるように，自分のケアにおいて一人前のパートナーとして扱われていると感じるようになった。

- 健康状態を評価したり，異なる治療選択肢を考慮したり，そして自分の好みに合う（情報に基づく意思決定）ケア計画を作成し再調整するために，定期的に担当の癌専門医やプログラムコーディネーターと緊密に作業した。
- 思慮に富む治療選択肢を調査し，彼女の価値観，好み，治療効果に対する理解などに最もよく合うものを選択するなど，DHMC で正式な共有された意思決定プログラム[20]に参加した。
- 乳癌患者として経験したいくつかの問題やストレスについて率直な話し合いをするために医療スタッフ全員と会った。
- 患者のケアに対する認識を共有するため，集学的スタッフとの症例検討会に参加しプレゼンテーションを行った。彼女は失望を包み隠すことも，また喜びを大げさに表すこともなかった。
- 同様にケアを受けている患者仲間，乳癌サバイバーと交流し，自分の気持ち，体験，将来に対するビジョンをじっくりと考えた。

　現在のところ Amy の乳癌は寛解している。彼女は DHMC の臨床医やスタッフとの関係により大きな恩恵を受け，また彼女も有意義な方法でシステムに還元した。乳房ケアプログラムの受容的で革新的なリーダーたちは Amy の洞察や他の患者アドバイザーからの勧告を歓迎し，これらをマイクロおよびメソシステムレベルのケアにおけるいくつかの変更を実施する際に利用した。これにより Amy は将来の患者のためのケア改善における積極的参加者となった。

Amy の体験を振り返る
　この医療行程は，すべての行程がそうであるように，必然的に固有のものである。それぞれの患者は自分の期待，信条，リソース，臨床的に遭遇する事態に対処する能力を持っており，この個性はケアの開始時から容認しなければならない。いくつかの一般化できる所見として，ここでは患者との協力に関するここでの議論に特に関連のある 2 点を取り上げる。

第2章 ケアのデザインと改善への患者の参加　97

図2.5　Amyの乳癌ケアの行程

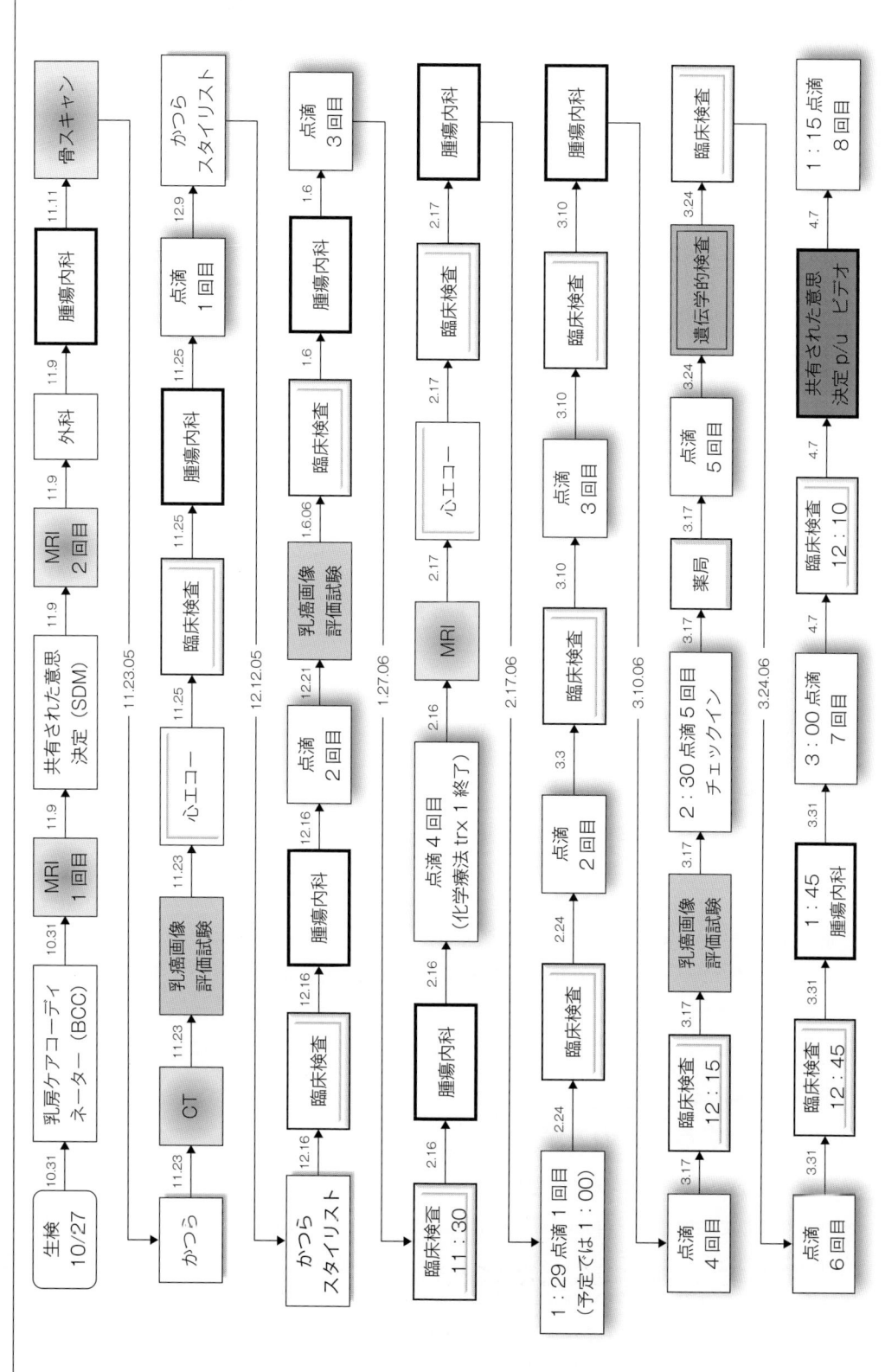

まず，深刻な健康上の問題を経験した場合，個人は多くの異なる臨床マイクロシステムを通過しながら彼らの行程を歩むと思われる。彼らは，自分にすぐに最善のケアを提供するため相互によく調整された（あるいはされていないかもしれない）無数の状況やシステムに入ったり出たり再び入ったりする。（Amyのような）患者が安全に首尾よくこの行程を進むためには，臨床マイクロシステムは効果的なケア調整および患者と家族に対する有意義な教育と活性化にも対応しなければならない。これらの要件にはいずれも具体的な計画とデザインが必要であり，いずれも患者の経験，視点，能力を積極的に考慮することが要求される。

　第二に，活動の途中で患者がはっきりとパートナーとして認められると，彼らは発言権，洞察，影響力，権限を持てるようになる。第1章で紹介した（図1.12）持続可能な改善の三角形を思い出し，患者と家族があの三角形の中心で，どれほど**全員**にとって必要な部分であったかを認識してほしい。よく考えられた計画とデザインを通して，臨床マイクロシステムは患者が改善の三角形の3つの頂点すべてに影響を与えることを促す。具体的には患者と家族は次の貢献をする。

- 転帰の向上——自らのセルフケアに積極的かつ知的に関わる。ケアプラン作成に定期的に参加する。望む目標に向かって治療法をさらに微調整することができるようなフィードバックを提供する。
- システムパフォーマンスの向上——品質改善チームで患者あるいは家族アドバイザーとしての役割を果たす。同様の健康状態の他の患者たちの経験を改善するための患者仲間教育者として作業する。
- 専門スタッフ育成の向上——訓練を受けている医学生に対する患者教授陣や家族教授陣として役割を果たす。診療を行う臨床医に対して対人的スタイルと効果的な診療業務パターンに関するフィードバックを与え，それにより臨床医の専門業務の達成感に貢献する。

　これまでに全国の先進的な保健システムや健康関連組織はこうした考えを活用してきた。医療基金（患者と家族中心のケア研究所[7]や情報に基づく医学的意思決定基金〈Foundation for Informed Medical Decision Making〉[21]など）や保健システム（シンシナティ小児病院医療センター〈Cincinnati Children's Hospital Medical Center〉, ガイシンガー保健システム〈Geisinger Health System〉やダナファーバー癌研究所〈Dana Farber Cancer Institute〉など）は，臨床ケアのデザインと改善の両方において患者や家族と協力する新たな方法を切り開いてきた。次にこれらおよびその他の組織によって開発され広まった具体的な協力の方策のいくつかについてみていく。

患者と協力するための方策

　それでは臨床マイクロシステムはどのようにして患者や家族と効果的に協業するのだろうか。どのようにして参加者は，自らのケアの計画，提供，評価，改善における完全なパートナーとなる力を得るのだろうか。これらのパートナーシップの機会を，医療ケア提供プロセスの骨格をなすいくつかの影響力の大きい段階に分類して説明することができる。

1. 患者の健康状態の評価

2. 患者と健康目標を設定する
3. 治療計画について意思決定をする
4. 効果的な自己管理に基づいてケア計画を実行する

これら影響力の大きい領域のそれぞれにおける具体的な方策を考えてみよう[22]。

健康状態評価のフィードフォワード（前送り）

　個人のケアの計画は，常に患者の**現在の健康状態**に関する信頼できる評価から始まらなければならない。この状態は必然的に動的なものであり，時間とともに変化する。評価はこの個人における変動を考慮に入れなければならない。患者の現在の健康状態には，急速に発症するが治癒しやすい**急性**の状態（最近の傷害や新たに罹患した病気など）と，治癒はしないが継続的なケアにより管理または制御される基礎疾患の慢性的な状態（糖尿病や喘息など）がある。さらに，個人の行動，環境，生理学により私たちそれぞれは健康リスクに曝されるが，これは**予防**と健康増進活動により軽減されるかもしれない。健康状態の評価はこれらの複数の（急性期，慢性期，予防）領域では複合的であることがある。しかし（患者とパートナーを組む）力強い手法によりこの作業は大幅に促進できる。患者データの**フィードフォワード**[23]が臨床医が行う既往歴聴取と身体検査を補足し，現在の健康状態をより正確で包括的に評価できるようになる。フィードフォワードされるデータと報告は，患者があるケアの場から次のケアの場へ動く時に患者とともに動く主要情報となる。データのフィードフォワードシステムにより，患者に関する重要データが時間と空間を越えて患者に追随する。

　先進的な臨床センターでは，従来の情報源の補完，より包括的で患者中心の健康評価，経時的な転帰追跡を目的に，医師の訪問に先立って患者に記入してもらう**健康評価調査**を行っている。患者データのフィードフォワードシステムは，プライマリーケアと専門ケアの業務の双方のために作られており，次のように様々な状況で展開されている。

- How's Your Health[24]──当初 John Wasson によりプライマリーケア用に開発されたが，最近では様々なコミュニティーや職場で採用されている。
- Group Health Profile[25]──ピュージェット湾医療協同組合（Group Health of Puget Sound）の David Grossman と Robert Reid により，同じく当初はプライマリーケア用に開発され現在では従業員集団にも拡大利用されている。
- Spine Condition Survey[26]──ダートマス脊椎センター（Dartmouth Spine Center）の James Weinstein が開発し，Dynamic Clinical Systems（DCS）社[27]が様々な患者集団向けに展開した。
- Rheumatoid arthritis（RA）patient survey[28]──カロリンスカ研究所（Karolinska Institute）の Staffan Lindblad が開発し，現在スウェーデン全体で国民リウマチ性関節炎登録用に展開され，将来的には小児および慢性疾患登録にも開発の計画がある。
- Autism survey[29]──ガイシンガー保健システムが自閉症の子供を持つ親を対象にケアの改善と合理化のために開発した。

これらの健康評価調査はいずれも患者や家族が使いやすい，コンピューターベースのインターフェースで完成させた．現在の状況，健康に関連する行動，機能状態に関する適切なデータを分析して要約し，ケア提供の場で次のステップに進む前に担当の臨床医と患者に届けられる．複数の情報源からの情報が取りまとめられ，臨床医と患者パートナーが，明確な健康目標を設定し明確なケアプランを作成するためにそれを使う．その後，進捗の測定，治療計画の調整，継時的な転帰の追跡のために調査は定期的に行われる[30]．カロリンスカ研究所の RA 臨床プロセスは www.clinicalmicrosystem.org でもみることができる．

動機付け面接，患者契約と目標設定

完全な健康評価が完了したら，臨床医と患者は妥当かつ有意義な健康目標を取り決めなければならない．動機付け面接と患者契約という2つのよく研究された手法が，この目標設定プロセスを促す．

動機付け面接は，より効果的なセルフケアを促進する手段として患者の内にある動機と価値観を探り，それらを活性化する強力な双方向アプローチである[31]．患者と臨床医はともに，健康不良の一因となる行動や将来の健康リスクとなる行動に注意しながら，健康面における資産と負債を特定する．リスクとなる行動と患者が自分で明言した健康目標との間の矛盾を特定することによって，患者の意識を本当の個人的目標に向ける．動機付け面接の目的は何らかの行動変化が必要だと患者を説得することではなく，健康改善に寄与する行動を患者が自分で優先できるようにする患者の内なる動機を発見することである．

患者契約はケア計画に対する患者の深い関与を促すために，何年も前から使われてきた[10,32,33]．このアプローチは患者と臨床医の間で具体的な健康目標を明らかにし，必要なリソースと目標達成に向けた互いの責任を明確にするためにデザインされている．望ましい行動と転帰を取り決めた後，ケア計画を文書化して印刷する．患者と臨床医は計画に対する共通の責務を強調する署名をして契約書を正式なものとする．一般的に患者契約は，健康に関する取り決めの目的，とるべき行動，企図した行動を追跡し続ける方法，患者と臨床医のパフォーマンスを見直すための計画を示す．この方法は成功を評価するためのフィードバック方法について，誰が，何を，なぜ，どのような方法を用いて行うかについての認識をすべての関係者にとって，確固たるものとする．

共有された意思決定と共有された診療予約

複数の治療選択肢がある場合には，患者の価値観，好み，期待を引き出すことが特に重要である．共有された意思決定と共有された診療予約は，患者が情報に基づく選択を行う能力と自信を大きく助長することができる．

共有された意思決定は，単なる強力な臨床的支援としてではなく，集中的に学術的研究が行われている分野として浮かび上がってきた．Jack Wennberg と Al Mulley が創設した情報に基づく医学的意思決定基金は，この分野における臨床理解を大幅に前進させてきた[21,34]．この研究は，今度はオタワ病院研究所（Ottawa Hospital Research Institute）のオタワ健康決定センター（Ottawa Health Decision Center）の Annette O'Connor の研究により豊富な情報が蓄積された[35]．多様な（そ

してしばしば難しい）治療選択肢に直面した時，患者と家族は共有された意思決定のリソースを利用して，個人の嗜好を踏え，リスクと便益を調べることができる[36,37,38]。このプロセスは個人が医科学，転帰研究，個人的価値観に導かれ情報に基づく選択をすることを可能にする。（乳癌，腰痛，不妊など）臨床的に重大な利害関係がある場合や，他よりも強い医学的エビデンスを持つ選択肢がない（前立腺癌のスクリーニングなど）場合にこれは特に役立つ。

共有された診察予約（Shared Medical Appointments）は当初 Ed Noffsinger[39] により広められ，現在では革新的な臨床マイクロシステムにおいて広く注目を集めている。これらの予約は，同時に複数の患者が診察を受けられる一種の計画ケアである。共有された診察予約は，昔ながらの開業医への受診を効率性や集団受診の支援構造と組み合わせたものである。このような場では，患者は具体的な治療計画やセルフケア戦略についての広範なグループ討論とともに，個人的で集中的な診察を受けられる。患者たちは自分たちの治療計画について議論する時間もあり，また他の患者の経験や治療についての議論に耳を傾けることも勧められる。その結果，個人の学習の幅が広がり，また個人と集団の支援も深まる。共有された診察予約は多様な患者，多様な臨床ニーズで採用されてきた[40]。新しく重要な1つの応用例は，情報に基づく患者の選択を集団で促進するというものだ。たとえば，DHMC の形成外科医，Carolyn Kerrigan は手根管症候群やその他の手の疾患の患者において情報に基づく意思決定を支援するために，数年間共有された診察予約を用いてきた[41]。これらの集団予約は医師としての自分の生産性を上げるのに加え，患者の決定の質も向上させると彼女はみている。共有された診察予約は，説明を受け，書面で患者の守秘義務に合意した後で参加可能である。

健康コーチングと情報処方箋

ここまでは，評価，目標設定，意思決定のプロセスへの患者の関わりについて考えてきた。しかしこれらのプロセスの究極的な価値は，患者が取り決めた計画を実行して初めて実現する。健康コーチングと情報処方箋は，自己管理活動の実際の実施を促すためにデザインされている。

健康コーチングはスポーツ分野から医療分野に移行してきた，人間的な触れ合いを大切にするアプローチである[42,43,44]。健康コーチは，実際のケア計画実施サービスにおいて知識，スキル，態度，習慣の推進に個別の患者とともに取り組む。これらのコーチ（医療専門スタッフや特別な訓練を受けた看護師であることがほとんど）は，知識やスキルの熟達を助長し，効果的な自己管理を可能とする態度や習慣を作るために患者とともに長期間取り組む。健康コーチングのより一般的な結果は，予見可能な具体的事象の単なる管理ではなく，新たな状況で患者に自信を持たせる，より広義の自己効力感（能力と自信の融合）である。自己効力感は，慢性疾患の管理においては特別な価値があり，この概念については第8章でさらに詳細に検討する。

情報処方箋は，従来からの書面による薬の処方箋にヒントを得た患者教育のための新たなアプローチである[45,46,47]。その考え方は拍子抜けするほど単純だ。地域の薬局で薬を出してもらえるように医師が薬の処方箋を書くのとまったく同じように，電子的あるいは個人健康管理帳に記入する（少なくとも保管する）よう健康コーチや臨床医が情報処方箋を書く。健全な患者教育の原則とこのマスカスタマイゼーション手法とを組み合わせることで，情報処方箋は教育のプロセスを自動化し，必要不可欠な知識，心構え，スキル，習慣を患者が得られるように後押しする。処

形成外科，アクセス，共有された診察予約

DHMC の形成外科部長の Carolyn Kerrigan 医師は，形成外科の患者の質と価値の改善のために集学的な改善チームを組織した。彼らの 5P（目的，患者，専門スタッフ，プロセス，パターン）と入手できるデータを見直した後，チームはケアのアクセスに改善が必要だという結論に至った。形成外科マイクロシステムの目的は「よりよい生活のため形状と機能を改善する」であった。

彼らの使命には次の内容が含まれる。

- タイムリーで丁寧で思いやりのある，最高品質のケアを提供する。
- 患者満足度を最大化する。
- 患者のケアには最新の医学的エビデンスを使用する。
- 改善に向けて変化を開始し受け入れる。
- 調和がとれ充実した労働環境を創造する。

5P の見直しで，新患は初回予約あるいは簡単な処置を受けるまで 3～6 ヵ月，大がかりな処置の場合には 2～5 ヵ月待たなければならないことが明らかになった。これらの知見はケアへのアクセスを向上させるという目的を後押しした。議論の中で，再診予約は患者が必要とするというより習慣的に入れられることが多いことが明らかになった。フォローアップの予約数を減らすと，新患により多くの予約枠を当てることができるだろう。

共有された診察予約は，患者が受けたい時に診察を受けられるよう改善するために，そして情報に基づく意志決定やインフォームドコンセントのためにケアプロセスを標準化するために開発された。共有された診察予約開発の目標には次の内容が含まれる。

- 疾患や状態についての患者の理解を促す。
- 治療法に対して，よりよい情報に基づく医学的決断やインフォームドコンセントを行う。
- 推奨される処置や治療法の順守を促進する。
- 医療経験に経験者の支持を取り入れる。
- 心理学的ニーズによりうまく対処する。
- ケアの品質と転帰を向上する。

共有された診察予約の成功を判断するために追跡した基準は，患者，従業員，医師の満足度，財務生産性，3 回目の予約までの時間，診察する患者数である。

ある患者が SMA の実施後，下記のような典型的なポジティブなフィードバックを寄せた。

> こんにちは。先生やスタッフの皆さんの診察は，最近とても親切で情報量が多く，本当に価値のあるものと感じられ，感謝しています。グループの場がたいへん心地よく感じられ，ニーズはそれぞれ異なっていても共通の心配事がある女性たちに情報の提供や配慮をしていただける素晴らしい形式だと思いました。

共有された診察予約の実施後には次のような改善も報告されている。

- 「自分のすべての疑問」を話し合ってもらえるという面が改善されたと報告してくる患者の割合が，62% から 82% に増えた。
- 情報に関する患者の全体的評価が 82% から 92% へ上昇した。
- 生産性が向上し，これまでのモデルでは 135 分に 3 人だった診察患者数が共有された診察予約モデルでは 120 分に 12 名になった。
- 全体的なスタッフ満足度が 1～5 点の尺度で 2.6 点から 3.9 点へと増加した。

方箋は右のコラムに示したようなものである。

患者は実際の処方箋の形でこの指示のコピーを書面で受け取る。そして，自分の医療チームと取り決めた治療計画をうまく実行するよう後押しされる。

週3回20分，元気に犬の散歩をしましょう。週4回30分に増やしてもよいでしょう。目標は運動耐容能の向上，5ポンド（約2キロ）の減量，心臓機能の改善です。つらい場合は当院までお電話ください。

情報提供者およびアドバイザーとしての患者

この章では，患者と家族中心のケア研究所の中心概念としてのコラボレーションについて認識を深め，コラボレーションという言葉が患者が自分のケアに参加するということだけでなく，フィードバック，制度計画，プログラムや方針の作成を通して他者のケアに貢献することをも意味することを理解してきた。症例検討会や集学的なスタッフミーティングへのAmyの参加は，このようなコラボレーションの一例である。実際多くの強力な方法により，臨床マイクロシステムは患者と家族の知識と経験を深く知ることができ，これらをさらに全般的なケアプロセスの改善に活用することができる[48]。このセクションではこのようなアプローチのいくつかを簡単にみてみよう（詳細な情報については第2章アクションガイドを参照）。

ケア改善のために直接観察を用いる

改善は観察と熟考から始まる[49]。ケアを改善する前に，物事の現況を理解しなければならない。誰が何を，どのような方法で，どのような条件で行っているのか。どのような結果が得られるのか，また結果の差異は予測可能か不可能か。直接観察は臨床マイクロシステムの日常業務の中に（参加者の観察を通して）取り込むことができる。あるいは選択された患者とのコラボレーションにより，訓練を受けた専門スタッフにより特別な方法で行うことができる。このためたとえばリアルタイムでの臨床の改善を推進するために，Amyの乳癌ケアの行程を品質担当フェロー（特別研究員）が追跡した。このフェローは観察を行い，記録し，所見を医長や集学的チームに報告した。現場メモに関するグループコミュニケーションを通して，プロセスフロー図におけるこれらの洞察の描写を通して，あるいは職場の物理的マップを使い，現状の特別な観察から多くの実り多い改善プロジェクトが始まる。直接観察活動を導くワークシートについては，第2章アクションガイドを参照のこと。

面接と意見調査

直接の観察を通して得られたプロセスに関する知識を補完するのが，患者，家族，臨床医，技術者，補助スタッフなど，ケアシステム自体の参加者から得られる調査情報だ。これらのすべてのマイクロシステムメンバーは，広範な作業に対する様々な経験や認識を持ち寄る。何がうまく行ったか，何がうまく行かなかったか，何が価値を増して何がそうでなかったか，どのような喜びがあり失望があったかについて全員が異なる理解を持っている。参加者の知識は面接，意見調査，時にはフォーカスグループを通して効果的に集めることができる[50,51,52]。一般的には，自由

回答形式の面接が最初の手法としては適切であり，その後順に固定回答式の追跡調査を通してより具体的な質問をすることができる。面接と意見調査の詳細については，第2章アクションガイドを参照のこと。

バリューストリーム（価値の流れ）のマッピング

バリューストリームマッピング[53]は，特に強力で多様なマイクロシステム自問法の1つで，より理想的な将来の状態をデザインするのに役立つ。この確固たるアプローチは，入手可能な様々な種類のプロセス情報を統合し，エンドユーザーに対する直接的価値を高める個々のプロセス要素を特定し，このような価値を高めることができない（あるいは減少しさえする）その他の要素を明らかにする。バリューストリームマップは，ワークフロー，決定点，情報の流れ，タイミング（待ち時間，遅れ，サイクルタイム），相互作用，具体的な品質特徴などの様々なプロセスの特徴を示す機能的な図である。全体的な活動の流れの中の個々のステップが，全体のマッピングプロセスの中のデータポイントに割り当てられる。

医療では，患者と家族がバリューチェーンの最後に位置する顧客としてみられることがよくある。こうした背景のもと，臨床的バリューストリームマッピングの第一の用途は，患者と家族が終点にいる連続的ケアプロセスのステップを深く調べることである。その目的は，各ステップが全体的価値にどのように寄与するのか（最善の結果，最低のコスト，最小限の時間）を患者と家族の視点から理解することである。このプロセス知識により，臨床マイクロシステムは，顧客としての患者ニーズをはっきりと見据えたうえでケアのデザイン変更ができるようになる。第2章のアクションガイドに，バリューストリームマッピングの手法についてより具体的な情報を挙げる。

委員会メンバーおよびアドバイザーとしての患者と家族

どのような医療システムでも，そのユーザーはシステムに利益をもたらす深い知識と広い経験を持っている。最前線のマイクロシステムと施設のマクロシステムはこの重要なリソースを活用し，患者と家族メンバーを，作業委員会や施設諮問委員会の公式あるいは非公式メンバーにしたいという思いを強めている。臨床医やスタッフは，この役割に効果的な機能を果たしそうだと彼らが考える患者を推薦するかもしれない。あるいは，満足度調査を見直すことにより，常に建設的な考えを提案する人が明らかになるかもしれない[7]。

では，どのような人が**理想的な**患者代表あるいはアドバイザーとなるのだろうか。患者と家族中心のケア研究所[7]は，マイクロシステムやマイクロシステムが次のような特徴を示す患者や家族を探すことを勧めている。

- その保健システムのサービスを受けるコミュニティーを代表する
- 他人が学べるように，自分の経験についての洞察や情報を共有する
- 関心を示している事柄や課題が複数ある
- 他人の意見をよく聞き尊重する

- 集団の中でリラックスして率直に話す
- 様々な種類の人たちとよく交流する
- 人と協力して作業できる
- 自分の個人的経験を越えた視野を持つ

　臨床マイクロシステムや大規模医療機関には，ローカルの改善プロジェクト，プログラムや方針の作成，システム全体の戦略的計画イニシアティブに患者と家族が寄せる独自のスキルや視点を役立ててきたものが多い。

結　論

　臨床マイクロシステムモデルは患者と家族を，順次入れ子になったケアのシステムの中心にしっかりと据えている。この中心的位置から到達できる範囲は広範である。患者と家族は（Demingが鋭く言い表したように）この価値創造システムの最終顧客やエンドユーザーであるばかりでなく，（Wagner の慢性疾患ケアモデル，Lorig の自己管理パラダイム，施設の正式コラボレーションプログラムにおけるように）価値創造それ自体の積極的貢献者である。患者として，家族として，医療改善を学ぶ学生として，あるいは医療を提供する（提供支援をする）集学的な専門スタッフとして，私たちはみな，できるだけ長い期間にわたり患者の健康な機能と活力を維持するために力を合わせて働いている。私たちのパートナーシップと私たちの相互支援的役割を尊重することこそが，成功を確実にするための最善かつ実際のところ唯一の方法である。

まとめ

- 患者との協力は，患者の健康と幸せを維持するという医療の目的を達成するうえで非常に重要な戦略である。
- Deming（生産のシステム），Kano（満足の類型学）が開発した力強い一般モデルや，Wagner（慢性疾患ケア）や Lorig（自己管理）が開発した医療モデルは，パートナーとしての患者の議論を構成し，より強くより有意義なパートナーシップを築くための道を開く。
- 患者と協力するための手法は次のようにケアのフローの中にうまく埋め込むことができる，(1) 健康状態，リスク，認識に関する患者からの情報を使って患者の評価を行う，(2) 患者契約と動機付け面接を用いて健康目標を設定する，(3) 共有された意思決定と共有された診察予約を用いて治療計画についての意思決定を行う，(4) 健康コーチングと教育的情報処方箋に基づいてケアの計画を実施する。

重要用語

慢性疾患ケアモデル	情報に基づく意思決定
患者中心ケアの中心概念	情報処方箋
コラボレーション	動機付け面接

尊厳と尊重　　　　　　　患者と協力する（患者とパートナーシップを組む）
　　情報の共有　　　　　　　患者契約
　　参加　　　　　　　　　　患者の現在の健康状態
　Deming のモデル　　　　　　自己管理教育
　フィードフォワード　　　　自己管理モデル
　Kano の満足度モデル　　　　共有された意思決定
　医療の基本的な目的　　　　共有された診察予約
　健康評価調査　　　　　　　バリューストリームマッピング
　健康コーチング

復習問題

1. IOM の 10 個の目的は何か。それぞれの目的を達成するために辿るプロセス（活動や例を含む）を定義しなさい。
2. Kano の満足度の枠組みは医療システムのデザイン変更にどのように情報提供できるか。この枠組みに基づいてどのように患者と家族の洞察を得るか。
3. どのように Deming のシステムモデルを医療に適応するか。このモデルに基づいて医療を計画し，実施し，改善するための洞察力を得るためにどのような行動を取るか。
4. Wagner の慢性疾患ケアモデルのどこにツール，プロセス，マイクロシステム理論が当てはまるか。
5. 健康目標達成のための患者と臨床医のパートナーシップを強めるためにどのように自己管理プロセスをデザインするか。
6. 共有された意思決定を増やすためにどのようなツールと方法を用いることができるか。
7. バリューストリームマッピングは，どのように現在のケアプロセスについての知識を増強させるのか。

討論課題

1. 患者と家族が自身のケアや医療チームとの関係の中で果たす様々な役割について考えよ。特定の地理的場所（マイクロシステム）の特定のタイプの医療チームと関係を持つ特定の種類の患者を選択せよ。次にこのマイクロシステムで患者と家族が果たす様々な役割について説明し掘り下げよ。患者が果たす役割の例としては，受領者，提供者，受益者，デザイナー，メンバー，共同デザイナー，顧客，アドバイザーなどがあろう。家族が果たす役割の例としては，安全管理主任，情報提供者，提唱者，ケア提供者などがあろう。
2. 次，患者や家族が果たす役割のどれがこのマイクロシステムに適応されるかを考えよ。専門スタッフとパートナーシップを組んでいる患者のための最もよくデザインされたケアを実現するため，その役割はどのように活用されるか。

参考文献

1. Plsek, P., & Greenhalgh, T. The challenge of complexity in health care. British Medical Journal, 2001, 323, 625-628.
2. Henderson, L. Physician and patient as a social system. The New England Journal of Medicine, 1935, 212(18), 820.
3. Dubos, R. Mirage of health : Utopias, progress and biological change. Garden City, NY : Anchor Books. Doubleday and Company, 1959.
4. World Health Organization. Preamble to the Constitution of the World Health Organization as adopted by the International Health Conference. Official Records of the World Health Organization, signed on 22 July 1946 by the representatives of 61 States and entered into force on 7 April 1948, Vol.2, p.100. New York, 1946.
5. Institute of Medicine Committee on Assuring the Health of the Public in the 21st Century. The future of the public's health in the 21st century. Washington, DC : National Academy Press, 1988.
6. U.S. Department of Health and Human Services. The power of prevention : Steps to a healthier US. Report issued 2003. Retrieved January 31, 2010, from www.healthierus.gov/STEPS/summit/prevportfolio/power/index.html
7. Institute for Family-Centered Care. Advancing the practice of patient-and family-centered care in primary care and other ambulatory settings : How to get started. Retrieved June 10, 2009, from www.FamilycenteredCare.Org/Tools/Downloads.HTML
8. Kano, N., Seraku, N., Takahashi, F., & Tsuji, S. Attractive quality and must-be quality. The Journal of the Japanese Society for Quality Control, 1984, 14(2), 39-48.
9. Deming, W. The new economics : For industry, government, education. (2nd ed.) Cambridge, MA : MIT Press, 1994.
10. Etzwiler, D. D. The contract for health care. Journal of the American Medical Association, 1973, 224(7).
11. Wagner, E., Austin, B. T., & Von Korf, F. M. Organizing care for patients with chronic illness. Milbank Quarterly, 1996, 74, 511-544.
12. Bodenheimer, T., Wagner, E. H., & Grumbach, K. Improving primary care for patients with chronic illness. Journal of the American Medical Association, 2002, 288(14).
13. Bodenheimer, T., Wagner, E. H., & Grumbach, K. Improving primary care for patients with chronic illness-part two. Journal of the American Medical Association, 2002, 288(15), 1909-1914.
14. Wagner, E. Improving chronic care. Retrieved June 6, 2009, from www.improvingchroniccare.org/index.php?p=The_Chronic_Care_Model & s=2
15. Lorig, K., Ritter, P. L., Laurent, D. D., & Plant, K. Internet-based chronic disease self-management : A randomized trial. Medical Care, 2006, 44(11), 964-971.
16. Lorig, K., Bodenheimer, T., Holman, H., & Grumbach, K. Patient self-management of chronic disease in primary care. Journal of the American Medical Association, 2002, 288(19), 2469-2475.
17. Lorig, K., Ritter, P. L., Laurent, D. D., & Plant, K. The Internet-based arthritis self-management program : A one-year randomized trial for patients with arthritis or fibromyalgia. Arthritis Care and Research, 2008, 59(7), 1009-1017.
18. Rosenthal, T. The medical home : Growing evidence to support a new approach to primary care. Journal of the American Board of Family Medicine, 2008, 21, 427-440.

19. Iglehart, J. No place like home - testing a new model of care delivery. The New England Journal of Medicine, 2008, 359(12), 1200–1202.
20. Center for Shared Decision Marking. Breast cancer decision aids. Center for Shared Decision Making. Dartmouth - Hitchcock Medical Center. Retrieved June 10, 2009, from www.dhmc.org/webpage.cfm?site_id=2 & org_id=108 & morg_id=0 & sec_id=0 & gsec_id=39685 & item_id=39687
21. Foundation for Informed Medical Decision Making. Retrieved June 10, 2009, from www.fi mdm.org/about.php
22. Nelson et al. Data and measurement in clinical microsystems : Part 2. Creating a rich information environment. Joint Commission Journal on Quality and Safety, 2003, 29(1), 5–15.
23. Hvitfeldt et al. Feed forward systems for patient participation and provider support : Adoption results from the original US context to Sweden and beyond. Quality Management in Health Care, 2009, 18(4), 247–256.
24. Wasson, J. How's your health. Retrieved November 16, 2009, from www.howsyourhealth.org/idbox.html
25. Grossman, D., & Reid, R. Group health profi le. Retrieved November 17, 2009, from www.ghc.org/about_gh/2007AnnualReport/PDF/2007AnnualReport.pdf
26. Weinstein, J., Brown, P. W., Hanscom, B., Walsh, T., & Nelson, E. C. Designing an ambulatory clinical practice for outcomes improvement : From vision to reality - the Spine Center at Dartmouth - Hitchcock, year one. Quality Management in Health Care, 2000, 8(2), 1–20.
27. Dynamic Clinical Systems. Retrieved November 17, 2009, from www.dynamicclinical.com
28. Lindblad, S., personal communication delivered to E. Nelson in April 2007.
29. McKinley, K., Delivered to M. Godfrey and students in PowerPoint presentation given to Dartmouth master's degree class on the design of clinical microsystems, April 2005.
30. Nelson, E., Fisher, E. S., & Weinstein, J. N. Information knowledge and development : A perspective on patient - centric, feed forward "collaboratories." Paper prepared for Engineering a learning healthcare system : A look at the future, Institute of Medicine, Washington, DC, April 29, 2008.
31. Miller, W., & Rollnick, S. Motivational interviewing : Preparing people for change. New York : Guilford Press, 2002.
32. Becker, M., & Maiman, L. A. Strategies for enhancing patient compliance. Journal of Community Health, 1980, 6(2), 113–135.
33. Herje, P. Hows and whys of patient contracting. Nurse Educator, 1980, 5(1).
34. Kasper, J., Mulley, A., & Wennberg, J. Developing shared decision - making programs to improve the quality of health care. Quality Review Bulletin, 1992, 18(6), 183–190.
35. O'Connor, A. The Ottawa Health Decision Centre. Retrieved November 17, 2009, from www.ohri.ca/programs/clinical_epidemiology/OHDEC/default.asp
36. Charles, C., Gafni, A., & Whelan, T. Shared decision - making in the medical encounter : What does it mean? (Or it takes at least two to tango). Social Science and Medicine, 1997, 44(5), 681–692.
37. Charles, C., & DeMaio, S. Lay participation in health care decision - making : A conceptual framework. Journal of Health Politics, Policy and Law, 1993, 18, 881.
38. Frosch, D., & Kaplan, R. Shared decision making in clinical medicine : Past research and future directions. American Journal of Preventive Medicine, 1999, 17(4), 285–294.
39. Noffsigner, E. Use of group visits in the treatment of the chronically ill. In J. Nuovo (Ed.), Chronic dis-

ease management. Secaucus, NJ : Springer, 2007, pp.32-86.
40. Kirsh et al. Shared medical appointments based on the chronic care model : A quality improvement project to address the challenges of patients with diabetes with high cardiovascular risk. Quality and Safety in Health Care, 2007, 16, 349-353.
41. Kuiken, S., & Seiffert, D. Thinking outside the box!! Enhance patient education by using shared medical appointments. Plastic Surgical Nursing, 2005, 25(4), 191-195.
42. Vale et al. Coaching patients on achieving cardiovascular health. A multicenter randomized trial in patients with coronary heart disease. Archives of Internal Medicine, 2003, 163(22), 2775-2783.
43. Palmer, S., Tubbs, I., & Whybrow, A. Health coaching to facilitate the promotion of healthy behaviour and achievement of health - related goals. International Journal of Health Promotion & Education, 2003, 41(3), 91-93.
44. Robert, H. Masterful coaching fi eldbook. San Francisco : Jossey - Bass/Pfeiffer, 2000.
45. D'Alessandro, D. M., Kreiter, C. D., Kinzer, S. L., & Peterson, M. W. A randomized controlled trial of an information prescription for pediatric patient education on the Internet. Archives of Pediatrics & Adolescent Medicine, 2004, 158(9), 857-862.
46. Leisey, M. R., & Shipman, J. P. Information prescriptions : A barrier to fulfi llment. Journal of the Medical Library Association, 2007, 95(4), 435-438.
47. Siegel et al. Information RX : Evaluation of a new informatics tool for physicians, patients, and libraries. Information Services & Use, 2006, 26(1), 1-10.
48. Nelson, E., Batalden, P. B., & Lazar, J. S. Practice - based learning and improvement : A clinical improvement action guide. (2nd ed.) Oak Brook, IL : Joint Commission Resources, 2007.
49. Simmons, S. F. Continuous quality improvement for nutritional care services in nursing homes : The importance of direct observation. Journal of the American Medical Association, 2006, 7(1), 61-62.
50. Coulter, A., & Cleary, P. D. Patients' experiences with hospital care in fi ve countries. Health Affairs (Millwood), 2001, 20(3), 244-252.
51. Fitzpatrick, R. Surveys of patients' satisfaction : Important general considerations. British Medical Journal, 1991, 302(6781), 887-889.
52. Laine et al. Important elements of outpatient care : A comparison of patients' and physicians' opinions. Annals of Internal Medicine, 1996, 125(8), 640-645.
53. Rother, M., & Shook, J. Learning to see : Value stream mapping to add value and eliminate MUDA. Version 1.1. Brookline, MA : The Lean Enterprise Institute, 1998.

第2章 アクションガイド

　第2章のアクションガイドでは，患者，そして臨床マイクロシステムにおける彼らの視点，研究の価値，ケアプロセスにおける非付加価値活動に関して読者の研究を後押しするツールと方法を提供する。そしてケアとサービスの提供を改善するためのユニークな洞察を提供してもらうため，どう患者や家族を関与させるかについて考える。

顧客についての知識を得る

　顧客についての知識を得るには，自然なアプローチあるいは体系的アプローチを用いることができる。そして，患者にとってケアとサービスの提供には何が重要なのか，また，どんな行動，プロセス，構造が患者の視点からみて患者のケアの経験の価値を高めるのかを学ぶ。

　医療専門スタッフたちは患者や家族と協力して，ケア提供に関するより深い洞察を得ることのメリットをますます認識するようになってきている。次に挙げる資料は，ケアとサービスの提供において患者（顧客）には何が問題なのかを学ぶ行程を始める助けとなり，このケア提供において集学的な医療専門スタッフを導く一助となるだろう。

　図 AG2.1 に描いたように，顧客についての知識を得るには自然な方法とプロセスから体系的な方法とプロセスまで幅がある。

　自然なアプローチではスタッフの目（見る），耳（聞く），質問（尋ねる）を用いて顧客や患者の知識に関する洞察を得るが，体系的アプローチはもっと整然としている。自然なアプローチで用いられる方法は次の通りである。

1. スタッフは患者と家族の話を聞き観察しながら「今日は何かお困りですか？」と尋ねるよう指導される。
2. スタッフは10分以上待つ患者や外来診療でもっと早く診察を受けたいという患者の数を追跡する。
3. マイクロシステムは，ポジティブなフィードバックや改善のための提案に耳を傾けるために，回収ボックスとともにコメントや提案用のカードを提供することができる。

　さらに，マイクロシステムは洞察を集め記録するために，フィードバックのための問合せ先やオンブズマンあるいは患者提言者を設置することができる。患者や家族から送り届けられる手紙も，患者や家族がケアやサービスの提供に何を求めているのか，彼らが何を期待しているのかを知るためのカギとして精査すべきである。

図 AG2.1　顧客についての知識を得る方法の連続体

顧客についての知識を得る方法
（自然な方法から体系的な方法までの連続体）

自然な　　　　　　　　　　　　　　　体系的な
←──────────────────────→

・見る　　　　　　　　　　　　・追跡する
・聞く　　　　　　　　　　　　・観察する
・尋ねる　　　　　　　　　　　・調査票で調査する

　体系的なアプローチでは顧客の洞察をより体系的に収集する。体系的方法の例は次の通りである。

1. 患者と家族の視点からケアのプロセスをより深く理解するために，方向性を持った観察を行い，医療プロセスにおける患者の行程を記録する追跡者を使う。（第2章の Amy の話は体系的アプローチの好例である。）Amy は，胸のしこりのケアのための最初の予約の際に，彼女が医療システムと接触するたびに指定された品質改善スタッフメンバーが同行し，ケアシステムにおける改善行動に役立つ情報を得るために Amy の行程を観察，観察事項を文書化してもよいかどうか尋ねられた。Amy は寛大に同意した。観察の経験は文書化され，改善の機会を精査し特定するために集学的なケアチームがこれを共有した。
2. 医療システムに潜入し，患者として何が嬉しいのか，何に改善が必要なのかを調べる，覆面調査員（患者に扮した秘密諜報員）を利用することができる。
3. スタッフがロールプレイで患者や家族の役割を担うことができる。ロールプレイはスタッフが顧客や現在の医療提供システムについての知識を増やし，ケアのプロセスに関わる他のスタッフと直接つながりを持つのに役立つ。

　顧客についての知識を得る際に観察のプロセスやロールプレイを支援する基本的ツールは，患者の医療行程を患者がそれを経験するように経験し，観察することである。「患者の目を通して」というのが患者の経験について学ぶための有用なツールである（図 AG2.2 参照）。www.clinical-microsystem.org にある『Greenbook』としても知られる評価，診断，治療ワークブック（Assess, Diagnose and Treat Workbooks）の中に記入用紙が掲載されている。これまでに多くのマイクロシステムメンバーが，患者の経験を通して患者を観察し，このワークシートを使って観察事項を文書化する方法を選んだ。また，患者役を演じることを通して，患者が歩むであろうケアの道筋を歩んだ者もいる。ビデオやデジタル写真を撮って患者の経験を記録するのも，マイクロシステムの他のメンバーと情報を共有するのに役立っている（ただし観察記録前に，医療改善を目的とするビデオやデジタル写真の使用に関する組織の方針を確認すること）。

観察スキルとエスノグラフィ（民族誌）

　ギリシャ語の ethos（民族あるいは人々）と graphein（書物）に由来する，エスノグラフィという科学は，ケアやサービスが提供される場の状況や人々について深い理解を得ることを目的と

図 AG2.2　患者の目を通して

患者の目を通して

実地検証を最大限に効率化するヒント：

1. 予約，実際の外来診療プロセス，フォローアップ，その他のプロセスを考慮に入れ，どこを始点としてどこを終点とするか，スタッフとともに決定する。
2. スタッフのうち2人は，一人が患者，一人がパートナー／家族の役でロールプレイをすべきである。
3. 患者の行程を経験するために十分な時間をとっておく。患者の行程に沿った経験を別の時に繰り返して行うことも考慮する。
4. 実際の通りに行う。登録，臨床検査，新患受付，フォローアップ，身体検査などを含める。患者が座る場所に座る。患者が着るものを着る。カルテ，検査報告，フォローアップなど紙の記録を作る。
5. 経験の間，ポジティブな経験もネガティブな経験も，驚いたことも書き留める。何にイライラしたか。何が嬉しかったか。何に混乱したか。ここでも録音・録画を行ってもよい。
6. 何をして何を学習したかスタッフに結果報告をする。

日付：＿＿＿＿＿＿＿＿＿＿＿＿　　　スタッフメンバー：＿＿＿＿＿＿＿＿＿＿＿＿＿＿
実地検証開始：＿＿＿＿＿＿＿＿＿＿　　　終了：＿＿＿＿＿＿＿＿＿＿＿＿＿＿＿＿＿

ポジティブ	ネガティブ	驚き	イライラ／混乱	満足

している。マイクロシステムのメンバーは，ケアの場における状況，人々，物理的レイアウト，社会構造，決まったやり方，伝統などを理解するために，日々の生活行動について自分の目を通した直接観察を行うことができる。直接観察の結果，複数分野にまたがるグループはマイクロシステムの状況や文化をより明確に理解し，改善の機会と戦略をよりうまく計画できるようになる。観察，注意深い聞き取り，ビデオやデジタル写真，ペンとノート，観察ワークシートなどを用いた記録が役に立つ。ノートを取るばかりでなく，ケアやサービスの前後関係についてフローチャートや図を描くのも患者の経験に関する知識を具体的に理解するのに役立つ。

　この体系的な作業を始める前に，ケアの場へのアクセス許可を得，スタッフと患者に観察許可を求めることが必要不可欠である。観察者は誠実であり，害を与えないこと，またケア提供者や受け手たちの生活の一時的参入者（ゲスト）であることを忘れないことを約束する。観察のプロセスの最後のステップは，観察するという特別許可を与えてくれた人たちに対して感謝をすることである。

　「顧客に関する知識を得る（Gaining Customer Knowledge）」ワークシートは www.clinicalmi-

図 AG2.3 観察スキルワークシート

状況
目的：観察を通して顧客についての知識を築く
1. 結果 → 患者集団を選択する
   _____
   （患者集団を特定）
2. 目的 → 一般目標は何か。この種類の患者で病気の負担を抑える あるいは減らすことが私たちの望みだとしたら，何が望ましい 結果なのか。
   目的に関する体系だった声明 → 私たちは下記Bのための A の 改善を目的としている。
   A.＿＿＿＿＿＿＿＿＿ B.＿＿＿＿＿＿＿＿＿
   　（プロセス名を記入）　　　（患者集団を記入）
   _____
   （そのプロセスの始まりの境界）
   _____
   （そのプロセスの終わりの境界）
   このプロセスに関する作業により，成し遂げたいこと
   _____
   （メリットを記入）
   今この作業を行うことが必要な理由は
   _____
   （説得力のある理由を記入）
3. マイクロシステム → プロセスの境界を考えると，このプロセスに関してこの患者集団に役立つ臨床マイクロシステムは：
   _____
   （患者たちに役立つマイクロシステムを挙げる）

観察番号＿＿＿＿＿：基本情報
本日の日付＿＿＿＿＿
患者名／イニシャル＿＿＿＿＿
家族名／イニシャル＿＿＿＿＿
マイクロシステム名＿＿＿＿＿
ケア提供者名／イニシャル＿＿＿＿＿
取得した許可＿＿＿＿＿
観察開始時間＿＿＿＿＿
観察終了時間＿＿＿＿＿
観察したプロセス名＿＿＿＿＿

ヒント：プロセス観察での観察・聴取内容
誰がいつ何をしたか。　　何か患者を失望させるか怒らせたものはあったか。
患者は何を欲していたか。　患者には何らかの問題があったか。
患者は何を必要としていたか。　患者は何を言っていたか。どう考えていたか。
患者を喜ばせるものはあったか。　身振りではどうだったか

観察者：＿＿＿＿＿　日付：＿＿＿＿＿
被観察者：＿＿＿＿＿
観察開始：＿＿＿＿＿

観察した活動
いつ	どこで	何を	誰が	発言内容

観察終了：＿＿＿＿＿

---

crosystem.org で入手できる。このワークシートでは，観察を通して最初の知識と洞察を得て，その後その知識を追加的面接や調査で深めるための順を追ったプロセスが用いられている。

臨床マイクロシステムに異なる「レンズ」や見方を取り入れることで，マイクロシステムの認知度を評価し高めることを考える人もいるかもしれない。**図 AG2.4** と **AG2.5** は，私たちに見ること，より多くの質問を問いかけること，マイクロシステムの異なる要素を理解し始めることを可能とさせる様々なレンズの例である。

オプションの観察ワークシートには図やフローチャートを作成するスペースがある（AG2.5 参照）。ここでは，マイクロシステムを観察する際，**臨床マイクロシステムレンズモデル**を用いて，エスノグラフィに基づく新たな視点を得る。マイクロシステムレンズは医療の観察と研究のための様々な見晴らしのよい地点を提供し，この観察ツールに含まれている。図と注釈がついた説明は，自らのマイクロシステムの構成員，プロセス，パターンを新たな角度から見せてくれる。

観察の経験は面接や調査票による調査にさらに情報を与え，顧客知識を深めるものであるべきだ。現在，新規，長期，そして以前の患者に関する調査を作成するために，患者やスタッフの個別面接，集団面接，フォーカスグループを行うことができる。

その後，観察データベースの洞察とまとめを用いて患者視点の調査を作成することができる。患者視点調査は，直接観察の経験に基づいて主要な調査質問を作成することを通し，患者の態度，習慣，認識に関する知識を深める。

図 AG2.4　マイクロシステムレンズモデル

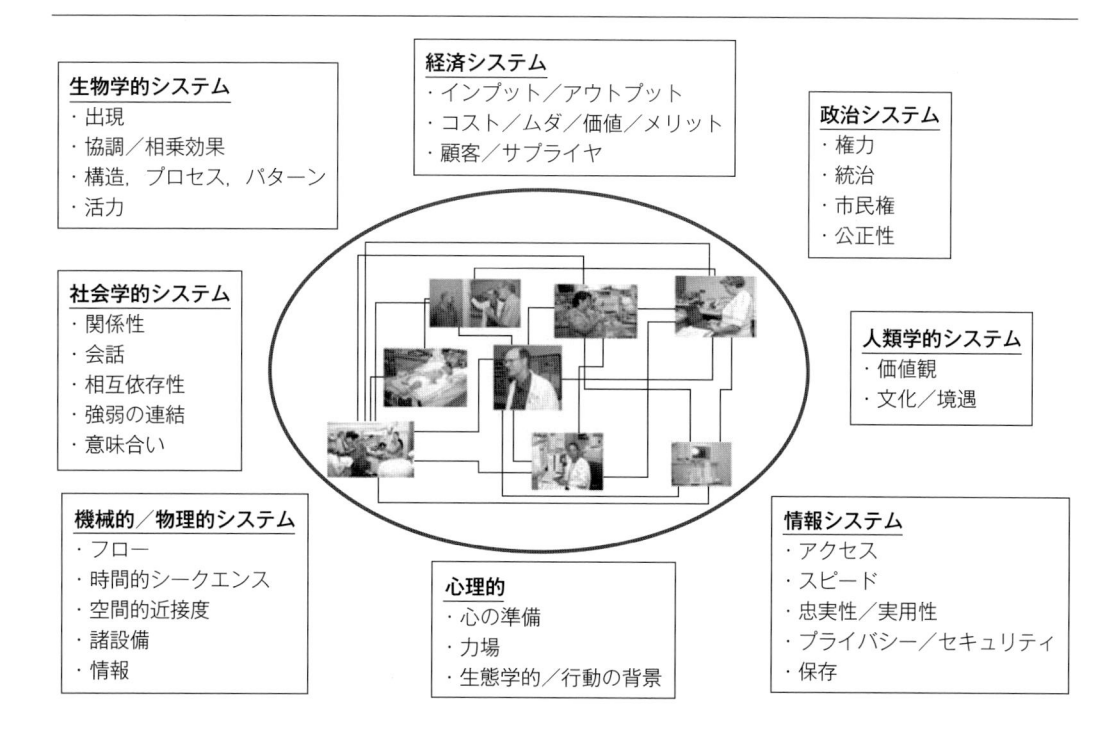

生物学的システム
・出現
・協調／相乗効果
・構造, プロセス, パターン
・活力

経済システム
・インプット／アウトプット
・コスト／ムダ／価値／メリット
・顧客／サプライヤ

政治システム
・権力
・統治
・市民権
・公正性

社会学的システム
・関係性
・会話
・相互依存性
・強弱の連結
・意味合い

人類学的システム
・価値観
・文化／境遇

機械的／物理的システム
・フロー
・時間的シークエンス
・空間的近接度
・諸設備
・情報

心理的
・心の準備
・力場
・生態学的／行動の背景

情報システム
・アクセス
・スピード
・忠実性／実用性
・プライバシー／セキュリティ
・保存

　患者の行程の質を測定するには，マイクロサーベイを用いることができる。このような調査は，特定のケアプロセスの中における患者の行程の特定のステップに関して行う。マイクロサーベイは患者の視点から主要な品質と価値の特質を特定し，患者の視点からみて問題となる部分を踏まえてケアのプロセスのデザイン変更や改善につなげることができる。

調査項目を書くためのヒント

　調査票を書いた経験のある専門スタッフが組織にいるかどうかを確かめること。特定できたならその人たちに連絡を取り，調査票がよく書けているかどうか確かめ，組織内に同様の調査票が既に存在していないかどうか調べる。優れた調査質問を書くためのヒントは次の通りである。

1. 短い文，短文構造，短い単語を用いる。
2. 複数の質問を問いかけるような二重式の質問は避ける。
3. 誘導的な質問は避ける。
4. 視覚的にもすっきりしたレイアウトの調査票を作成する。
5. 質問にあった論理的な回答選択肢を用いる。
6. その質問に実際にうまく答えられるか確認するため予備調査を行う。

116　VALUE BY DESIGN

図 AG2.5　ヒントとレンズワークシート

観察ワークシート

日付／時間
場所：

主要プロセス：
(開始)

観察・聴取内容：

▶ 目標は？

(終了)

プロセスのフローチャート：

▶ 誰がいつ何を？
▶ 患者，家族，スタッフの役割は？
▶ 資料，資材，書類は？
▶ 自分の立場への適応方法は？
▶ 感謝を示す

ヒント：
許可を求めること。

レンズ：
▶ 生物学的
（構造，プロセス，パターン，出現，活力，協調／相乗効果）
▶ 社会学的
（関係性，会話，相互依存性，意味合い）
▶ 機械学的，物理学的
（フロー，時間的シークエンス，空間的近接度，諸設備，情報）
▶ 心理学的
（心の準備，フォースフィールド（力場），プライバシー，セキュリティ，保存）
▶ 情報
（アクセス，スピード，忠実性，実用性，プライバシー，セキュリティ，保存）
▶ 人類学的
（価値観，文化，境遇）
▶ 政治学的
（権力，統治，市民権，公正性）
▶ 経済学的
（インプット／アウトプット，コスト，ムダ，価値，メリット，顧客，サプライヤー）

疑問／驚き

表 AG2.1　意見調査

手術中あるいは術後 24 時間以内	強く同意	同意	中立あるいは意見なし	反対	強く反対	該当せず
1. ICU スタッフは私のニーズや気持ちに敏感だった。	1	2	3	4	5	NA
2. ICU にいる間，十分な疼痛緩和が受けられた。	1	2	3	4	5	NA
3. 術後混乱していた時に ICU スタッフから十分な配慮と癒しを受けた。	1	2	3	4	5	NA
4. 手術直後に ICU スタッフとのコミュニケーションに問題はなかった。	1	2	3	4	5	NA

調査の質問形式

調査項目は，評価，意見，報告として書くことができる。患者のコメントを逐語的に記録してもよい。

評価

患者に点数で評価するよう依頼する。方法の例を右コラムに示す。

自分の医療に関して考えてみた時に，次の項目についてどう評価しますか。
・診断を受けるために診療所で待つ時間の長さ（悪い，普通，よい，非常によい，素晴らしい）
・治療の完全さ（悪い，普通，よい，非常によい，素晴らしい）
・全体的なケアとサービスの品質（悪い，普通，よい，非常によい，素晴らしい）

意見

意見に対し回答者に賛成か反対かを尋ねる。4択あるいは5択のリッカートタイプの項目として書かれることが多い（**表 AG2.1** 参照）。

報告

起きたことに対する理解を表す説明の例を右コラムに示す。

ケアの予約から実際の診察日までどのくらい長く待たなければなりませんでしたか。
当日，2～3日，4～7日，1～2週，3～4週，5～6週，7週間以上

逐語

患者が自分の言葉で答える自由形式の質問。一例を右コラムに示す。

ケアとサービスを改善するためできることがあるとしたらそれは何ですか。
入院中起きた，嬉しかったこと，驚いたことを何でも挙げてください。

記入式調査の手順

調査を計画し実施するためのいくつかのステップを次に記す。

目的を明確にする。 何が目的で，答えるべき主要問題は何か。
調査の戦略と回答者を明確にする。 誰に調査を行うか，どのようにして参加を募るかを決める。

施設内倫理委員会（IRB）の承認は必要か。調査は無記名式か，機密は保持されるか。組織の誰がスポンサーでこの調査を推進するのか。

データ収集方法を明確にする。どのように調査票を配布し回収するのか。直接手渡しして直接回収するのか，郵送し回収するのか，オンラインで記入してもらうのか。

レイアウトをデザインする。調査票が簡潔で魅力的で分析が容易になるようにどのようにデザインするのか。

結果を分析する。主要問題に対する答えを与える結果をどのように分析するのか。計画のプロセスの一環として常にダミーデータ表示をすること。（ダミーデータ表示とは，得られるかもしれない結果の見せかけの図や表）。ダミーデータ表示は，データ間の関係性を発見し，質問に答えるのに必要な変数が何かを発見し，どのようにデータを分析し結果を表示するのかを決定するのに役立つ。

結果をまとめる。分析について熟考し結果をまとめる。グラフとしてのデータ表示，あるいはデータの表に結び付けたヘッドラインとして主な結果を表示することを検討すること。

記入式調査票の構成

調査票は通常，次の構成に従う。

1. **導入部**――調査の目的，用途，スポンサー，タイプ（機密式あるいは無記名式），そして明確な指示。
2. **最初の質問**――最初の部分の質問は短く，単純で，調査の目的に関連するものとすべきである。最初の質問により回答者がこの調査の目的を明確に理解したなら，彼らは調査票の後半の，より詳細な質問に対しても有益な反応を提供してくれる可能性が高くなる。たとえば，「病院での体験全般について思い出してください。その体験にどの程度満足していますか。」
3. **質問の中心部分**――中心部分の質問は，具体的で，論理の流れに沿っており，互いに積み重ねられるものであるべきである。たとえば，
「内科／外科病棟への入院のプロセスを思い出してください。その経験にはどのくらい満足していますか。」
「内科／外科病棟から家への退院プロセスを思い出してください。その経験にはどのくらい満足していますか。」
「退院して家へ帰ることに関してどの程度準備していましたか。」
4. **最後の質問**――一般的まとめの質問および回答者が共有したいと思うような追加的情報
5. お礼およびこの調査票の回収法についての情報

観察の後に，患者や家族の経験について次のレベルの深い知識を得るために，個人的または半構造的な面接，あるいはフォーカスグループ面接を実施することができる。観察を通して得た情報および洞察が面接のために役立つはずである。

図 **AG2.6** に面接プロセスの段階を飛行にたとえて示す。

図 **AG2.7** および **AG2.8** の各ワークシートは，面接プロセスを支援するもので，希望する結果を得るための体系的ツールとして使用できる。

観察，面接，調査は患者とその家族の経験について新たな視点を与えてくれるだろう。分析解

図 AG2.6　飛行機の行程にたとえた面接プロセス

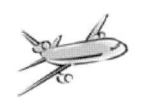

飛行前
目的と面接ガイドを再確認する。

離陸
目的および回答者との良好な関係を確立し、参加に対する感謝を表明する。必要に応じて録音・録画の許可を求める。

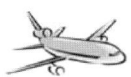

飛行
主なトピックをカバーし、明快な質問で有力な情報を掘り下げながら面接ガイドの順番に沿って事を進める。

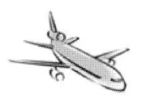

着陸
最後の質問をして、結果がどのように使われるのかを回答者に再認識させる。参加に対して感謝を述べる。

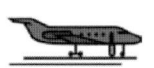

報告
面接がどのように行われたか、また次の面接までにプロセスや方法の何を改善できるかを反省する。メモや録音・録画を見直し、面接の文書化を仕上げる。

図 AG2.7　面接ワークシート 1

目的：医療の改善につなげるため、顧客についての知識を継続的に積み上げること。

面接番号＿＿＿＿＿：基本情報

- 本日の日付：＿＿＿＿＿
- 患者名／イニシャル：＿＿＿＿＿
- 家族名／イニシャル：＿＿＿＿＿
- マイクロシステム名：＿＿＿＿＿
- ケア提供者名／イニシャル：＿＿＿＿＿
- 取得した許可：＿＿＿＿＿
- 面接開始時間：＿＿＿＿＿
- 面接終了時間：＿＿＿＿＿
- 面接の目的：＿＿＿＿＿

ヒント
1. 目を合わせる。
2. 快適な環境で行う。
3. 録音・録画を検討する。
4. 手がかりを追跡する：たとえば、「高品質」——どのようにみえるものか。品質とはどんなものか説明させる。
5. ボディーランゲージや顔の表情を観察する。

メモを取る際のヒント
1. 面接を受ける人と、メモ取りについて話し合う。
2. 一定の間隔で素早くメモを取る。
3. できるだけ逐語的なメモ取りをする。
4. メモ取りによって聞き取りや問いかけが妨げられないようにする。

面接の実行ステップ
1. 目的：目的を設定し主要問題の枠組みを決める。
2. 誰：誰に面接をするか、どのようにして参加を募るかを決める。
3. 計画：誰が、どのような状況で、どのようなツールや訓練で面接を行うのか。結果はどのように記録・分析するのか。
4. 面接：面接ガイドを用いて面接を実施する。
5. 分析：主要問題に対する回答を提供できる反応パターンを特定するため、結果の内容を分析する。
6. まとめ：分析をよく考察し、結果をまとめる。主要結果を面接メモに残した実際の発言に関連付けてまとめる。

個人面接のためのステップ
- 飛行前
  - 目的と面接ガイドを再確認する。
- 離陸
  - 目的および回答者との良好な関係を確立し、参加に対する感謝を表明する。
- 飛行
  - 主なトピックをカバーし、有力な手がかりを掘り下げ、明確化と探索のための質問を問いかけながら、面接ガイドの順番に沿って事を進める。
- 着陸
  - 最後の質問をして、結果がどのように使われるのかを回答者に再認識させる。参加に対して感謝を述べる。
- 報告
  - 面接の進行方法を反省する。
  - 次の面接を実施するまでにプロセスや方法を改善するために何ができるか。

図 AG2.8　面接ワークシート2

```
面接ガイドテンプレート

飛行前
 ・誰に，どこで，どんな前兆で，どのガイドに従い，どのような目的で，面接をするのか．
離陸
 ・自己紹介をし，面接の目的，情報がどのように使われるか，機密保持の確保について説明し，最初に何か質問をし，面接を進めることに対する許可を求める．
 ・最初の質問：興味のあるトピックについて，など，回答者が自分の話を語りやすいようなオープンエンドの質問を書く．
   私の質問は：_____
飛行
 ・目的を達成し主要問題への回答を得るための，中心的質問をいくつか組み立てる．
   1._____
   2._____
   3._____
   4._____
   5._____
着陸
 ・最後の質問：まとめとしての最後の質問を書く．
   私の最後の質問は：_____
 ・回答者に対して感謝し，挨拶をする．
報告
 ・メモを取っている場合：メモを見直し，できるだけ完全な記録となるよう手を加える．
 ・面接によりどのような新しいことを学び取れたかを考察する．
 ・学び取ったことを踏まえて面接ガイドの改良を考察する．
```

釈ワークシートはすべての情報をまとめて結論を導き出し改善の手引きとするのに役立つ（**図AG2.9 参照**）。

　患者と顧客に関する新たな知識をどのように臨床マイクロシステムに取り込み，ケア提供の普段のプロセスで強調したらよいだろうか．顧客知識の取得を通して発見した，ケアにおける望ましいプロセスをモニターするためには，患者の視点およびプロセスの視点からどのような評価基準を追跡したらよいだろうか．分析と解釈を完了したら，患者および家族を中心とした環境を創造するために次のような領域を重点的に考慮すること．

- ガイダンス：患者を中心とした使命，展望，原則を作り出す．すなわち，口に出し，実行し，日常生活で実践する．
- ストーリー：上記を含み，それを越える並外れた患者ケアとサービスについて話をせよ．
- ガバナンス：患者諮問委員会を作る．
- 教育：患者の気持ち（自然と患者の視点で物事を考える傾向），教育，訓練を，スタッフ育成および評価プロセスに組み込む．
- フィードバック：データウォール（掲示板）を作成し，直接のフィードバックをスタッフに提供する．
- 報告：患者からのフィードバックデータおよびコメントをスタッフに提供し，そのようなインプットを公共の場に掲示する．
- 理想的：理想的診察を明らかに表すためにスタッフとともに作業する．プロセスフローのステップに，患者の重視する品質特質を記入する．

図 AG2.9 分析と解釈

目的：実行した観察と面接（およびその他の情報）を踏まえ、バリューコンパスの考え方を使って、よい（あるいは悪い）結果やプロセスの原因となるケアやサービスの特質に関する患者やその家族の考え方をまとめる。

ヒント：バリューコンパス
目的：患者が総体的「よさ」を感じるのに最も貢献するケアの特質を特定する。
1. 臨床的に意味のある集団の観察を行う。
2. ケアを受ける患者の観察を行う。
3. コンパスの東側（満足）からスタートし、反時計回りにコンパスを回る。
4. よさの認識に貢献すると考えして特質を挙げる。

ヒント：プロセスマップ
目的：プロセスの中のステップに対する患者の意見をはっきりと描く。
1. 患者の行程における基本的なステップを挙げる。
2. よいという認識をもたらす、各ステップにおけるケアの特質を挙げる。各ステップに関して主要な品質特性を挙げる。

結果 ──→ 患者の希望やニーズにおける「よさ」に貢献すると患者が認識するケアの特質を特定する。

臨床的
- 罹患率
- 合併症
- 徴候
- 症状
- 副作用

機能的
- 身体機能
- メンタルヘルス
- 社会的/役割
- その他（健康リスク）
- 幸福感

希望/ニーズに対する満足度
- 医療提供
- 健康上効果の認識
- 喜び
- 失望
- 問題

コスト
- 直接医療費
- 間接費用

プロセスマップ

ニーズを持った患者 → □ → □ → □ → □ → □ → ニーズを満たした患者

- ジャストインタイムレビュー：患者を中心としたパフォーマンスを評価し，必要な改善を特定するために，通常の業務時間内で集学的チームで定期的な打ち合わせを行う。
- 巡回：患者のニーズについて巡回を行い，その後，ニーズが満たされたか，またはシステムが理想的ならばどのように満たすことができるかを評価する。
- ランチ：患者や顧客についての知識と教育に関してランチタイムの学習推進会を行う。
- 参加：患者と家族を改善チームの中に参加させる。

患者と家族中心のケア研究所

　患者と家族中心のケア研究所は品質改善における患者と家族の関与のための枠組みを提供しており，これはマイクロシステムでの患者と家族の関与レベルを分析し強化するのに用いることができる。多くの組織が，患者と家族を正式に諮問委員会のメンバーにすること，患者や家族を新たな医療専門スタッフ向けオリエンテーションの教授陣とすること，体系的改善グループに患者や家族を組み入れること，そして，医療改善に患者と家族の視点を維持しておくために**ケア導入者**あるいは**患者と家族アドバイザー**などのように，組織の中で何らかの正式な任務を与えることによって恩恵を受けてきた。

　図AG2.10は臨床マイクロシステム評価の開始点とみることができ，ケア提供のプロセスにおいてより十分に患者や家族を含める方法を示す。

　患者と家族中心のケア研究所は現在も進化を続けており，Webサイト（www.ipfcc.org）を通じて，役に立つ出版物，ツール，プロセスを数多く提供している。

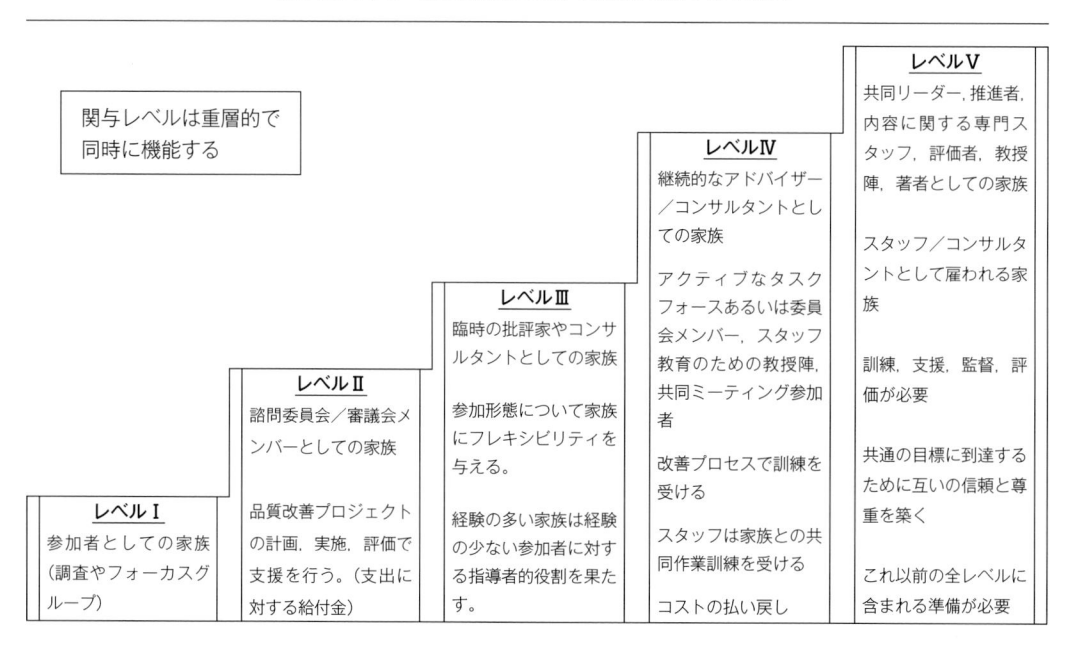

図 AG2.10　品質改善における家族の関与の枠組み

関与レベルは重層的で同時に機能する

レベルⅠ
参加者としての家族（調査やフォーカスグループ）

レベルⅡ
諮問委員会／審議会メンバーとしての家族

品質改善プロジェクトの計画，実施，評価で支援を行う。（支出に対する給付金）

レベルⅢ
臨時の批評家やコンサルタントとしての家族

参加形態について家族にフレキシビリティを与える。

経験の多い家族は経験の少ない参加者に対する指導者的役割を果たす。

レベルⅣ
継続的なアドバイザー／コンサルタントとしての家族

アクティブなタスクフォースあるいは委員会メンバー，スタッフ教育のための教授陣，共同ミーティング参加者

改善プロセスで訓練を受ける

スタッフは家族との共同作業訓練を受ける

コストの払い戻し

レベルⅤ
共同リーダー，推進者，内容に関する専門スタッフ，評価者，教授陣，著者としての家族

スタッフ／コンサルタントとして雇われる家族

訓練，支援，監督，評価が必要

共通の目標に到達するために互いの信頼と尊重を築く

これ以前の全レベルに含まれる準備が必要

バリューストリームマップ

　顧客についての知識は，バリューストリームマップを使うことによりさらにうまく獲得することができる。バリューストリームマップは，プロセスを患者や顧客の要求に応え，効率的，効果的かつタイムリーなものとするためのデザイン変更には不可欠の手法である。バリューストリームマップは，患者や家族の視点から，情報，データ，コミュニケーション，引き継ぎ，付加価値対非付加価値活動などといったワークフローを表す視覚的ツールである。バリューストリームマップに関連する測定基準には，プロセス時間，待ち時間，リードタイム，初回品質，100％精度，100％完成，初回完成などが含まれる。バリューストリームマップは患者や顧客の要求に焦点を合わせ，作業活動を情報やデータの流れとリンクさせる。そうすることにより，複合的なプロセスを表現し，どの活動が患者や顧客に価値を付加しどの活動が付加しないかを示すことができる。

　バリューストリームマップを作成する目標は次の通りである。
1. 患者や顧客にとっての価値に焦点を合わせる。
2. ムダを削減する。
3. 単純で明快なコミュニケーション形式をデザインする。
4. プロセスの各ステップに品質を実装する。
5. 需要を満たすためのリソースを整理する。
6. 患者，情報，データの流れを改善する。
7. ケア提供者がサービスを提供する際に必要な時に必要なものが確実にあるようにする。
8. ケア提供のプロセスと役割について，複数分野にまたがり理解を高める。

　バリューストリームマップを作成する際の6つの基本的ステップを次に示す。www.clinicalmicrosystem.org のバリューストリームマップ（Value Stream Map）ワークシート（**図 AG2.11** 参照）を用いてこれらの基本ステップそれぞれの詳細な評価基準を埋める。

図 AG2.11　バリューストリームマップワークシート

在庫	ステップ名	
本ステップ直前の進行中の作業	人数	特記事項
	周期	
現在進行中の作業	付加価値	
実作業時間	切り替え時間	
	可動時間	
	直行率	
	備考	

1. プロセスの始まりと終わりを明確にする。
2. 情報，文書，サプライ，コミュニケーションの流れを説明する，現状に関するフローチャートを作成する。
3. プロセスの各ステップに関して顧客を特定する。
4. プロセスの各ステップの詳細を観察，文書化，検証し，顧客やサプライヤーの関係や引き継ぎを理解するために観察ウォークを行う（最初に一旦プロセスをマッピングする）。
5. 各ステップの時間を測定し，遅延やプロセス全体にかかる総時間，あるいはサイクルタイム（サイクルタイムとはプロセスの中の1ステップを完了するのにかかる，前ステップの終わりから現ステップの終わりまでの時間）を書き留める。
6. バリューストリームマップを見直し，プロセス中の付加価値ステップと非付加価値ステップを特定する（より詳細な情報については，www.clinicalmicrosystem.org のバリューストリームマップワークシートを参照のこと）。

バリューストリームマップの主要用語の定義

図 AG2.12 は主要価値評価基準などを含む，選択されたプロセスの現在の各ステップをマッピングするために用いられる。ワークシートが完成するごとに，起きる順に壁に掲示し，全プロセスを示す。

付加価値：患者転帰やプロセスの結果を改善する活動，製品やサービスの形状や機能を増やしたり変更したりする活動。患者はこれらに対してはお金を払ってもよいと思う。

非付加価値：患者転帰やプロセスの結果を改善せず，不必要な活動。これらの活動は排除，単純化，削減，あるいは他の付加価値活動に統合するなどすべきである。

切り替え：部屋，患者，事務作業，機械，プログラムを，前の設定の最後の操作（もしくは患者）から現在の設定の最初の操作（もしくは患者）へ切り替えるあるいは設定するのにかかる時間。その例としては新しい患者のためのベッドの掃除とシーツ交換，次の手術のための手術室準備などがある。

実行率：品質基準を満たし，作業が正確かつ完全になされた割合。

実作業時間：移動時間，検索作業，設定など非付加価値的なことを除く，患者，文書化，作業が実際に行われていた時間。たとえば，必要なものはすべて準備されており，作業を中断することがなかった場合に，どのくらいの時間がかかるか。

可動時間：機械，人，プログラムを利用できることを期待している時間の長さに対して，機械，人，プログラムが実際に使える時間。たとえば，エコー（超音波診断装置）を10回使いたいと思ったのに対して，4回は使えなかった場合，可動時間は60％ということになる。

進行中の作業：プロセスの次のステップの前にある在庫の量。たとえばプロセスに入ることを待っている患者，構成要素，ファイル，あるいは記入用紙など。

現在のプロセスのマッピングができ，バリューストリームマップを用いた測定ができたら，次のステップは，ステップと結果を確実に最も価値の高いものとするために，プロセス中のムダの

図AG2.12 バリューストリームマップ

目的

各ステップを見直し、つながり、活動、情報、フローを特定することにより、「付加価値」プロセスを改善するため、初めから終わりまでプロセスの体系の全体像を描く。

バリューストリームマップ

プロセスのサイクルタイムや初回品質などを用いてワークフロー、情報の流れ、価値の流れ、実践的な視覚ツール。システムのムダを特定し、複数分野にまたがるチームの共通の認識を構築することを支援する。

ステップ名		
同時にこのステップを行う人数		特別な要件、訓練、制限などについての注記
周期	このステップを完了するのにかかる時間。ステップの終了までを測定した時間で、待ち時間、歩行時間、検索時間、切り替え時間を含む。	前回ステップの終了から今回の
付加価値	総サイクルタイムのうち付加価値時間の推定割合（パーセント）。	
切り替え時間	前回設定で最後の成功回（操作）から現在の最初の成功回（操作）に切り替える、あるいは設定するのに必要な時間。	プログラムを、
可動時間	機械、人、プログラムなどの利用期待時間に対する実際の利用可能時間、パーセントで表示。	
直行率	品質基準が満たされている（成功する）率	
在庫	次のステップに進む前の在庫（患者）の量	在庫に関連する時間の量
実作業時間	その作業自体にかかる時間	
注記	プロセスに関して、他の記載されていない重要情報を記す。	

このプロセスに最も近い集学的チームによって、プロセスを完成させること

集学的チームのメンバー

1.　　　　　　　　　7.
2.　　　　　　　　　8.
3.　　　　　　　　　9.
4.　　　　　　　　　10.
5.　　　　　　　　　11.
6.　　　　　　　　　12.

改善するプロセスを明確化する。

私たちは＿＿＿＿＿＿＿＿のプロセスを改善することを目的とする。

プロセスの始まり
プロセスの終わり

チェックリスト：

A. 目的を明確化する。
B. プロセスの高いレベルのフローチャートを作成する。
C. 情報とデータのフローを書き加える。
D. 顧客とサプライヤーの引き継ぎを特定する。
E. 観察ウォークを実施する。

1. 顧客/サプライヤーを書き留める。
2. 各ステップの時間と、プロセスの総サイクルタイムを測定する。

F. 提供と品質要件を判断する。
G. 合理化/改善されたプロセスをデザインする。

削除，フローのデザイン変更，役割の最適化，プロセスの継続的測定とモニタリングなどを通してプロセスの理想あるいは将来の状態を構築することである。

第3章

IMPROVING SAFETY AND ANTICIPATING HAZARDS IN CLINICAL MICROSYSTEMS
臨床マイクロシステムにおける安全性向上と危険予測

Gautham K. Suresh
Marjorie M. Godfrey
Eugene C. Nelson
Paul B. Batalden

学習の目的

- 医療システムにおける医療ミスの頻度と範囲を説明する。
- 医療ミスと有害事象の違いを知る。
- マイクロシステムにおける患者安全に対する人間アプローチとシステムアプローチを比較対照する。
- 医療ミスと有害事象を特定するための4つの方法を挙げる。
- 患者安全に影響を与える作業環境，人間の状態，組織因子について検討する。
- マイクロシステムの中でマイクロシステムメンバーがどのように医療ミスや有害事象に対応すべきかを説明する。
- 臨床マイクロシステムにおけるマインドフルネスを構成する5つの顕著な特徴を説明する。

患者安全は米国医学研究所（IOM）の報告，『医療の質[1]（Crossing the Quality Chasm）』（日本評論社）に説明されている保健システム改善のための6つの目的の1つである。残りの5つは，有効性，患者中心性，タイムリーさ，効率性，公正さである。患者安全の問題（医療ミスと回避可能な有害事象）は医療系専門誌や一般誌に散見されるが，医療ミスの頻度の高さとそれを減らすことの重要性に広く注目が集まったのはIOMから1999年に画期的報告『**To Err Is Human**（過ちは人の常）[2]』が発表されて以降のことに過ぎない。IOMの報告では医療ミスは米国における主要死因の1つであり，これらのミスのために米国の病院では1年間に44,000人から98,000人が死亡していることが強調された。しかし当時はまだどう対処すべきかについて社会的合意がほとんどなかった。その現状は容認せざるものであることを強調しつつ，報告書は患者安全向上のための緊急かつ包括的アプローチを求めた。現在では，医療改善の範疇にある明確かつ重要なトピックとして，患者安全に対しては，規制当局，行政，研究，メディア，一般の多くの注目が寄せられている[3]。

理想としては，医療の構成要素である臨床マイクロシステムの中で，安全性は前提条件であり，患者や家族がマイクロシステムに入る前に既に存在しているべきである。医療を受けるために臨床マイクロシステムに入る患者は，これから受けるケアやサービスの種類やそれらの望ましい結果について何らかの期待を抱いている。第2章はパートナーである患者についてまとめた。患者は，医療システムは自分を助けてくれ，危害を加えることはないという暗黙の信頼を持って臨床マイクロシステムに入る。しかし，残念ながら数多くの研究で，患者がしばしば臨床マイクロシステム内で起きる医療ミスにより危害を与えられていることが示されている。安全性の前提を作るには，組織のマイクロシステム，メソシステム，マクロシステムのレベルで，安全対策を確保し，ニアミスや医療ミスを追跡調査し，ミスに対し早急なその後の対応を確実に行うために，プロセスの評価と改善を行うことが必要である。

安全に関する本章の中心部，すなわちマイクロシステムにおける安全性の推進に役立つ定義，原則，概念，方法に移る前に，まずはある事例をみてみよう。この事例では，ある臨床プログラム，新生児集中治療室が，安全性の文化を築き，医療ミスを減らすために具体的な行動を取り，世話をする乳児への危害を避けるために10年以上にわたりどのような取り組みを行ってきたかを検討する。

安全性の文化を推進するための組織要素に関する事例研究

ダートマスの新生児集中治療室（Intensive Care Nursery；ICN）における患者安全改善プロセスの初期に，このマイクロシステムのリーダーたちは，スタッフがミスの報告をし，懲罰を恐れずに患者の安全対策を話し合うことを奨励するような寛容な組織文化を作り出すことの重要性を認識していた。これを達成するため，看護師と医療システムのリーダーたちはICNスタッフに，もしICN内の他の医療提供者が奨励される安全性手順に従っていないことに気付いた場合には，会議の場や掲示板の通知を通じて声を上げるように奨励した。

たとえば，標準化されている感染予防安全手順として，ICNに入るすべての医療提供者は，白衣を脱ぎ，手首のアクセサリーや時計を外し，袖を肘までめくり上げることを求められている。業務のためにICNに入るケア提供者の多くは，ICN以外の病棟（マイクロシステム）から来て

事例研究の背景：ダートマス小児病院の ICN

ダートマス小児病院の ICN は，年間約 400 名の新生児のケアを行う臨床マイクロシステムである。ここに入る非常に弱く重症の新生児（そのほとんどは未熟児）とその家族は，激務とストレスを抱えながらも協力して働く，複数分野にまたがる医療スタッフたちによるケアを受ける。ケア提供者は，心肺モニタリング，薬物治療，侵襲的機器，コンピュータ情報システム，その他の技術など，多様な介入方法を用いる。その状況の複雑さゆえ，ミスが起きる機会は多く，そして患者の脆弱さゆえ，そのミスに耐えられる許容幅はわずかしかない。新生児の大半はダートマス-ヒッチコック医療センターで生まれ，出生直後から専門分野にまたがる ICN チームによるケアを受けている。これには，新生児のケアを行うマイクロシステム（新生児集中治療室）とその新生児の母親のケアを行うマイクロシステム（産科）との間に緊密な協力体制と良好なコミュニケーションがなければならない。

患者安全は 2002 年以来 ICN の重要な焦点となってきた。新生児集中治療品質（NICQ）と呼ばれる，バーモント・オックスフォード・ネットワークが組織した全国協力品質改善プロジェクトに ICN が参加したのがその大きな理由である。マイクロシステムの医師と看護師のリーダーは，1 週間に 1 回顔を合わせ ICN の全体的パフォーマンスと問題点について見直す。患者安全のトピックは，この会議の議題や検討課題中でも目を引く。さらに，投薬ミス削減改善チーム（MERIT）委員会が患者安全を議題に，複数分野にまたがる院内敗血症タスクフォースも定期的に会議を開く。

ニアミス，ミス，有害事象の特定とそれらからの学び

ニアミス，ミス，有害事象は，コンピュータ化された病院報告システムを用いて ICN の医療スタッフたちからの自発的報告により ICN 内で特定される。このシステムは重大な事象が起きるとすぐに電子的にマイクロシステムリーダーたちに通知をし，リーダーたちが報告された事象について傾向やパターンを特定することができるようになっている。この報告システムのデータは毎月 MERIT の会議で見直され，複数分野にまたがるチームが，これらの報告に対してどのような行動が必要かを決定する。このグループはまた，Joint Commission や米国薬物安全使用協会のような組織からの安全警告を定期的に見直す。この見直し作業は，警告に記載されている安全上の問題が ICN にも存在するかどうかを特定するのに役立つ。さらに，実際のミスおよび潜在的ミスについても，看護中や安全巡回中にリアルタイムで特定する。

ICN は院内血流感染率をきめ細かく追跡するために時間傾向チャートを用いており，出生時体重が 401 g から 1,500 g の乳児の割合（経時チャート）と感染の間の日数の割合（g チャート）として表している（経時的データ表示についての詳細は第 4 章で説明）。院内感染データは，院内感染削減の進捗をスタッフに知らせるため，ナースステーション近くの掲示板に掲示する。重大なミスや有害事象が発生した場合には，医師と看護師のリーダーが，事故の原因となる可能性のある作業環境，職員の状態，組織因子（WHO の枠組み）に関して広範囲にわたる調査を行う。この調査で特定された要因を踏まえて，将来の事象を予防するための介入手法をマイクロシステム内で作成し実施する。

患者安全を推進するための手順の実施（WHO）

ICN では，過去何年にもわたり，いくつかの安全性介入が実施されてきた。そのうちのいくつかは Joint Commission の全国患者安全目標に導かれたものである。その他はマイクロシステム内でローカルに特定された危険因子に基づいて策定された（表 3.1 参照）。

おり，すべてのケア提供者が感染予防手順に確実に従うようにするには，彼らに伝えることが必要不可欠であった。ICN の医長は別の病棟スタッフに宛てて，この手順について知らせ，新生児保護のための協力を依頼する手紙を送った。病棟の受付事務員から看護師を含むすべての ICN スタッフが，これらの手順を確実に実施するよう気を付け，それ以外の人にも同様に実施するよう依頼した。もし医療提供者が安全手順に従うことを拒否あるいは彼らが近づいた時に乱暴な態度だった場合には，ICN スタッフは医長にそれを通知するメモを送り，その件についての追跡調査が行われる。

表 3.1　職場と人的要素（WHO）の例

介入	説明
1. 前もって印刷された投薬指示記入シート	・読みやすさを改善 ・当該薬物の参照用量が記載されている ・記入する人が処方箋の必要事項をすべ正しく記入できるように欄が指定されている
2. 静脈カテーテルにはつなげない機械的デザインの経口薬シリンジおよび経腸栄養チューブ	・薬物や経腸栄養剤の不注意による静脈内投与を防ぐ
3. 侵襲的処置を行う前の普遍プロトコル[4]	・患者，部位，左右を取り違えて処置が行われるのを防ぐ
4. 似た名前の薬物を処方する際には，似ている部分の字を大文字にする。（例：ceftriaxone との混同を防ぐため cefotaxime を cefoTAXime と書く。	・似た名前の薬物との混同を防ぐ（セファロスポリン系の薬物が互いに混同され，間違った薬が薬局から出されたというニアミスが特定されたことによる変更）
5. ランダムな安全性監査	・安全性手順の順守をモニターする（監査は，安全性か品質に関連した質問が書いてある一組のカードを使い，重ねた中からランダムに引いて，スタッフが答えるか直接の観察やカルテの調査で回答する。質問の例としては「中心静脈へのラインや外科ドレーンやチューブの現在の位置はレントゲンで確認し，必要があれば位置を直しますか。」）
6. 人工呼吸器を使っている乳児へのフェンタニル投与の標準化	・標準基準用量を用いて薬物の有害事象を防止する
7. ゴールデンアワープロジェクト	・ゴールデンアワー（出生）直後のハイリスク新生児の蘇生および安定化のチームパフォーマンスを改善する。もともと航空業界で安全性推進のために広く使われていた方法である，乗組員資質開発管理の原則を，新生児蘇生の際のチームパフォーマンス向上のために応用する[5]
8. ヘパリン過剰投与防止のために使われているもののような，ハイリスク予防手順	・他の新生児集中治療室での重大および時に致死的なヘパリン過剰投与の報告を受けて，次のような予防手順に対する意識を高める。末梢静脈カテーテルや臍動脈カテーテルのフラッシュにヘパリンを使わない，保管は注射薬自動調剤機のヘパリン 10 単位/ml の単一濃度にする，ヘパリンを含む静注用液の調製はすべて薬局で行う
9. 引き継ぎ伝達の標準化	・引き継ぎプロセス伝達の標準化のため，SBAR（状況，背景，評価，反応）のフォーマットを使う[6]
10. 至急や緊急の状況を除き，口頭での指令を避ける	・指令プロセスの明確性と信頼性を上げる

　何年もの間，院内感染やその他の患者安全事象に関するデータをナースステーション近くの**データウォール（掲示板）**に目立つように掲示しているが，これはこれらの事象に対するスタッフの認識を高め，安全な ICN を作ろうという目的をいつもスタッフに視覚的に思い出させるためである（さらに詳しい情報は第 4 章「豊かな情報環境を作る」を参照）。

　最近，この ICN は，小児病院の患者安全担当者と品質責任者と ICN リーダーが ICN を歩き回り，スタッフや入院中の新生児の親と話をし，患者安全上の懸念事項を特定するための**幹部巡回**

を策定した。これはリーダーたちの深い関与を目に見えやすい形で示すことになり，マイクロシステムの患者安全に対する支援を与えることにもなる。

新しい看護師が病棟に加わる際には，彼らはこのトピックに興味を持つ新生児科医が司会進行を行う，患者安全に関する特別教育セッションを受ける。ICN に設備を購入する前には，様々なメーカーから入手できる多様な設備に関して慎重な評価を行い，その設備の使用によって生じる可能性のある潜在的な安全性の問題を特定したり，安全面に関する機能が組み込まれたタイプの設備を優先したりする（たとえばうっかり点滴速度が速くなるのを予防するようプログラムされた安全装置の付いたスマート静注ポンプ）。

最後に，安全性の文化に対する ICN の深い関わりを示す明白な例は，重大なミスや有害事象が起きた際に透明性を持った情報公開を行うという方針である。そのような事象が起きた時には投薬ミス削減改善チーム（MERIT）委員会メンバーが調査を行う。主治医，他の医療チームメンバー，場合によってはマイクロシステムの上級リーダーがその乳児の家族に面会し，その事象に関して知っている事実を公開する。それがミスだった場合には家族への謝罪がこの公開手順の重要な部分となる。また，医療チームは家族とともにフォローアップ会議を開き，情緒面での支援を提供し，いつでも話を聞ける状態を保つ。

院内感染の予防

院内感染の予防は，1995 年以来 ICN の重要な取り組みの中心となっている。バーモント・オックスフォード・ネットワーク（VON）の ICN 病棟として上位 25％ に入るほどの高い院内感染率に直面して，複数分野にまたがる ICN チームは院内感染に関連するプロセスに関して綿密な分析を行った。また彼らは VON を通して他の病院と協力し，院内感染率が低い新生児集中治療室ではどのようにして優れた結果を達成しているのかを発見するため，基準作りのための現場訪問を行った。これらの取り組みを通して大きな発見があった。ICN チームは，感染に対するマイクロシステムスタッフのメンタルモデルが，そのマイクロシステムの感染率に対する重要な要因となっていることを発見した（第 1 章の Luan の研究を参照）。感染率が低い ICN では感染はスタッフの能力で予防できる予防可能な事象として扱っていたのに対し，感染率の高いマイクロシステムでは新生児集中治療を受けている赤ん坊は必然的に感染するものだという認識を持っていた。後者の見方は当然獲得メンタルモデルとして説明されている。

数年にわたる ICN での院内感染削減の試みは次のような行動に焦点を絞ってきた。

- 病棟スタッフの手の衛生を向上させる。
- 中心静脈カテーテル挿入の際には十分な防護的予防策を確保する。
- 結合部分の数を最小限とするために静脈ライン設定を標準化する。
- 採血や薬物投与の前に静脈穿刺部位の念入りなアルコール消毒を確実に行う。
- 母乳での授乳を推進する。
- 中心静脈ラインの使用を最小限に抑える。
- 採血や薬物投与，補液のための静脈穿刺の回数を最小限に抑える。
- 非経口栄養液の調製は必ず調剤部のクリーンベンチで行う。

- 感染予防手順についてスタッフへの教育を継続的に行う。

　乳児の院内感染が発生するたびに，臨床専門看護師が至急カルテの見直しを行い，その前96時間以内にその乳児のケアに関わったすべてのケア提供者にEメールを送り，乳児の感染に寄与した要素の特定を行う。
　最近では，人工呼吸器関連肺炎（Ventilator Associated Pneumonia）防止のための次のような標準化された手順も実施されている。

- ベッドの頭側を高くする。
- ルーチンで口腔内ケアを行う。
- 人工呼吸器の取り外しを制限する。
- 回路廃液を乳児から遠いところに置く。
- 吸引カテーテル装置を透明なプラスチック袋に入れる（乳児のいるベッド内には置かない）。
- 流量膨張式バッグは流量計の上に置く。
- 毎日抜管の必要性を再評価する。

　これらの手順を実施することにより，院内感染率が大幅に，そして統計学的に有意に低下する結果となった。しかし，手の衛生状態への注意深さの低下，標準的ケア手順の不順守，ICNへの新スタッフ，その他の未特定要因などの結果と思われる感染の再発が定期的にみられる。
　感染率が上昇するたびに，院内敗血症タスクフォースが，感染抑制手順が高い信頼度で実施されていることを徹底的に確認し，どのような新手順を採用する必要があるかを判断する。これらの新たな取り組みは通常，感染率を効果的にさらに低下させる。院内感染率の軽減には，持続的な警戒と高いレベルでの感染抑制手順の管理が必要なのは明らかである。

検　討

　この事例研究では，マイクロシステムが正式なプログラムを導入し，リソースを配分し，組織文化を患者安全推進の方向に変更できる方法が示されている。安全な環境，手順，文化を生み出すためにWHOの要素が明確に表現されている。患者安全は単一の介入や手法をマイクロシステムに導入しただけでは達成できないことが，きわめて明白になっている。実際，多くの面で時間をかけて環境を整え，モニタリングをし，改善を行わなければならない。マイクロシステム内で院内感染が定期的に起こることから，ICNにおける患者の安全性確保には，恒常的な警戒と継続的努力が必要であることが強く示されている。

定　義

　安全性手順の議論をするうえで，本章で使われる次の用語の定義をしておくべきだろう。
医療ミス：計画していた行動が意図していた通りに完了されないこと，あるいは目的を達するために間違った計画を立てること[3]。

有害事象：医学的介入の結果として起きる損傷[3,7]。すべてのミスが有害事象につながるわけではない。ミスが起きても，事前にそのミスが検出され遮断されることで患者に危害が及ばないことがある。たとえば，看護師が医師の書いた処方箋をチェックして用量の間違いに気付くかもしれない。別な例では，ミスが起きてもその有害な影響を中和させるための適切な行動が取られるかもしれない（たとえばある薬物の過剰投与に対して解毒剤が投与されるかもしれない）。ミスが患者に対する危害を引き起こさないかもしれないもう1つの理由は，患者によってはもともと回復力の強い人もいるということだ。たとえば，ある薬を10倍量で投与されても何の問題もない人もいるかもしれない[8]。このため，ミスの一部だけが有害事象を引き起こす。

　ミスなくケアを受けたとしても，避けられない有害事象が起きることもある。たとえば，正しい用量で正しい患者に正しい間隔で正しい投与ルートで薬物を投与したとしても，薬物の影響で患者が発疹や腎毒性に苦しむこともある。このような有害事象はいまだ予防することはできず，一般的に**合併症**と呼ばれる。このため，有害事象を分析する際には，それが**予防可能な有害事象**なのかどうか（医療ミスにより生じているのか），それとも**予防不可能な**ものなのかを判断することが重要である。予防可能な有害事象のごく一部は，**容認されている**標準的治療から大きく逸脱もしており，これらは**過失**の結果と考えられる。**図3.1**は医療ミスと有害事象の間の関連を示したものである。

ニアミス：患者に危害を与えることにはならないミスはニアミスあるいはヒヤリ・ハットなどとして知られる[3]。危害を与える可能性があったが，患者に危害を起こす前に阻止されたミスもニアミスに分類されることもある[9]。

診断ミス：後の確定的試験や所見により検出された，見落とし，間違え，あるいは診断の遅れ[10]。

患者安全：偶発的損傷がないこと。患者安全の確保には，ミスの可能性を最小限に抑え，ミスが起きた際に阻止できる可能性を最大限にする操作システムやプロセスの確立などが含まれる[3]。シンシナティ小児病院医療センター（CCHMC）の小児科早期警告システムは，潜在的ミスや危害を阻止するためにデザインされた素晴らしい操作システムの一例である（CCHMCの囲み記事を参照）。

過失有害事象：問題となっている患者の担当医師に対して合理的に期待される標準治療に，行わ

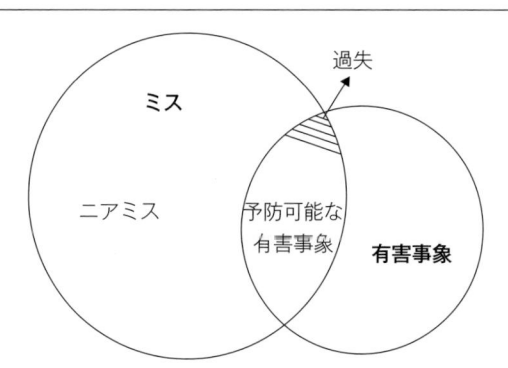

図3.1　患者安全に関連する用語

出典：Hofter, T.P., Kerr, E.A. および Hayward, R.A. What is an error?（ミスとは何か。）Effective Clinical Practice, 2000, 3(6), 261-269 より一部改変。

れた治療が適合していたかどうかを判断するのに用いられる法的基準を満たす，予防可能な有害事象[3]。

センチネル事象：死亡や患者への重大な危害が起きた有害事象。通常，手術の際の患者取り違えや手術部位の間違いなど予測できず容認もできない事象を指す。センチネルという言葉が使われているのは，その傷害の非常識さ（たとえば逆側の足の切断）と，そのような事象の調査は現行の方針あるいは手順における重大な問題を顕わにする可能性があることを反映する。よく知られているセンチネル事象は，医療ミスによる18ヵ月の子供，Josie King の死であり，これは Josie King 基金（www.josieking.org）の設立につながった。この基金は，医療ミスにより他の人が危害を受けることを防止することをその使命としており，より安全な医療慣習とシステムをデザインするためのリソースとプログラムを提供している。医療の提供者と消費者をつなげることにより，革新的な安全プログラムに資金供与することにより，この基金は患者安全の文化を生み出すことを願っている。

潜在的安全事象：最初に特定された時に，医療ミスや，医療ミスから生まれる有害事象となる可能性があると考えられる事象。さらに調査をすることにより潜在的安全性事象は（有害事象に至るあるいは至らない）ミスあるいはミスでないかのいずれかに分類される。

医療ミスと有害事象の特定

医療ミスと有害事象の検出とモニタリングには多くの方法が使われてきた。そのいくつかを，関連する長所・短所とともに**表3.2**に挙げる。どの方法を患者安全の測定に用いるかは，意図する測定目的，利用可能なリソース，データソースへのアクセスのしやすさによって決まってくる。方法によっては（前向き監視などのように）信頼性と有効性の高いデータが得られるものの費用と時間がかかるかもしれないものもあり，また（医療スタッフによる自発的報告のように）リソースは少なくて済むものの測定する事象の正確な実態や発生頻度がわからず，バイアスがかかりやすいものもある。

有害事象と医療ミスの頻度

de Vries らによる8つの研究の系統的レビュー[11]によると，院内有害事象の発生率中央値は9%であった（5%から12%の範囲）。これらの有害事象のうち，中央値で44%が予防可能なものであった。この予防可能な事象のうち26%が中等度から重度の障害に至り，7%は致死的であった。特定の種類の患者における特定の種類のミスと有害事象の頻度を報じた試験も，他に数多くある。たとえばある系統的レビューでは，入院中の子供に対する投薬ミスの発生率は5〜27%の範囲であり，3〜37%は処方のプロセスで，5〜58%は調剤で，72〜75%は投与で，17〜21%は文書化で起きていることが明らかになった[12]。直接観察などの民族誌的方法を用いたある研究[13]では，入院患者の46%もが有害事象を受けていることが示された。医療ミスの正確な発生率（患者への危害に至らないものも含め）は不明であるが，高いと思われる。

最近では，医療感染としても知られる**院内感染**は最も頻繁に起きる種類の医療ミスの1つであることが認識されている[14]。医療に関連した感染症は入院患者の5〜30%に起きており[15,16]，米国

表3.2　医療ミスや有害事象を特定する方法

方法	長所	短所
1. 前向き監視	事象の分母と分子，事象の発生率を正確に見積もることができる。	費用がかかることがある。潜在的ミスの検出には適さない。
2. カルテ見直し	データソースへのアクセスがしやすい。特に電子記録が使われている場合。	有害事象に関する判断の信頼性が低く費用がかかる。判断には，熟練者が事象を要約する必要がある場合もあるが，要約者は後知恵バイアスを受けやすく，記録されていない事象は検出できない。
3. 観察（肉眼で直接あるいはビデオに撮って）	正確で緻密にできる可能性がある。他の方法よりもより能動的なミスを検出。リアルタイムでミスを検出。	費用がかかることがある。熟練した観察者や精査者が必要。スタッフや患者の機密性を脅かすことがある。後知恵バイアスを受けやすい。潜在的ミスの検出には有効でない。多量の情報を生む。
4. 医療提供者に対する面接や質問	実施が容易。他には報告，文書化されていない潜在的ミスや事象を特定できる。	ケア提供者がミスだと認識しなければ事象が特定されない。後知恵バイアスを受けやすい。ケア提供者としては懲罰的に感じられる場合がある。同僚によるミスの報告はケア提供者には好まれない。
5. （トリガーツールなどの）自動化された方法	最小限の努力で多量の患者記録を検索できる。定期的な報告が自動でできる。リアルタイム警告を出せる可能性がある。	すべての事象を検出できる可能性は低い。潜在的ミスは検出しない。初期設定のためリソースを要す。費用がかかることがある。ミスや有害事象を確認するためにさらにカルテの見直しが必要なことがある。
6. 管理データ（患者安全指標，ICD-9コード）	データが入手しやすく分析しやすい。	コーディングの変動に左右される。臨床的状況とは無縁で不完全で不正確なデータに頼ることがある。
7. 医療事故申し立てデータ	多くの視点（患者，ケア提供者，弁護士）が得られ，潜在的ミスを検出できる。	後知恵バイアスや報告バイアスを受けやすい。データソースが標準化されていない。
8. 剖検	ケア提供者には慣れた方法。データが比較的得やすい。	頻繁には行われない。ランダムに行われることはない。後知恵バイアスや報告バイアスを受けやすい。診断ミスに焦点が当たる。
9. 死亡率・罹患率協議会	ケア提供者には慣れた方法。選ばれる症例はミスや有害事象のあるものになりがち。	ミスはほとんど認められず明確に議論されない。後知恵バイアスや報告バイアスを受けやすい。
10. 医療提供者，患者，家族による報告	潜在的ミスを検出できる。長期的に多くの視点が得られ，日常的作業の一部となりうる。必要なリソースは少なくて済む。	後知恵バイアスや報告バイアスを受けやすい。

出典：Thomas, E. J., と Petersen, L. A. Measuring errors and adverse events in health care.（医療におけるミスと有害事象の測定）*Journal of General Internal Medicine. January* 2003, 18(1), 61-67 より改変。

の病院へ直接支払う医療費は年間280億～450億ドルにもなっている[17,18]。

　薬物に関連したミスも非常に多い。医療ミスは米国医療システムに年間数十億ドルに上る巨大な経済的影響を及ぼす[7,19,20,21]。

　診断ミスは現在では医療システムの問題として認識が高まってきており[22]，放射線科と病理部（診断を視覚的解釈に大きく依存する2つの診療科）における診断ミス率は2～5%と報告され，

> ## CCHMC
>
> CCHMCは患者安全の改善への関心をさらに強めており，彼らの意図的行動を反映する早期結果を挙げている。安全性の改善に至った操作システムとプロセスのいくつかには次のようなものがある。
>
> 1. 全スタッフの行動に関する意思決定アルゴリズムなど，臨床的悪化を検出する早期警告システム
> 2. 状態悪化の恐れのある小児に対して，看護師や上級レジデントを配置する
> 3. 病棟レベルのリーダーによる巡回と，その結果出てきた主要な問題すべてのリアルタイム分析
> 4. エビデンスに基づくケアを見直し，それがない場合には看護師がエビデンスに基づくケアを実施することにより状況を緩和する
> 5. 患者に体系的なアプローチを行い，至急対処しなければならない懸念やクレームを引き出す
> 6. 看護師と医師を伴う病棟レベルでのシミュレーション訓練[1]
>
> **参考文献**
> 1. Godfrey, M., Melin, C. N., および Muething, S. E. Clinical microsystems, part 3. Transformation of two hospitals using microsystem, mesosystem and macrosystem strategies.（マイクロシステム，メソシステム，マクロシステムの戦略を用いた2つの病院の変容）Joint Commission Journal, October 2008, 34(10), 591-603.

臨床診療科では一般的に10～15％か，調査を行った診療科や研究が行われた特定の疾患によってはもう少し高くなっている[23]。特定の疾患に関する剖検による研究では，55％もの診断が死亡前には見逃されていた。さらに双極性障害の患者の69％が誤った初期診断を受けていた[23]。また有害事象の7～17％程度は診断ミスによると報告されている[23]。

医療ミスの原因

伝統的に，医療ミスが起き人々の注目が集まると，その患者のケアに関わっていた看護師，医師，その他の医療スタッフが，そのミスを起こしたとして非難されがちであった。その人は次に制裁措置や懲戒処分を受けることになり，おそらくは再訓練を受けさせられるか，厳しい場合には職を追われた。これはReason[24]がいうところの**人間アプローチ**である。近年になり，医療機関では次のような意識の高まりがある。(1) ミスは通常，ケアのシステム全体に関係した複数の要素により起きる（職場環境，人的要因，組織文化など），(2) 個人だけの原因でミスが起きることはない，(3) ミスを起こしたとして個人を非難あるいは罰することは，実際にはミスの本当の根本的な原因の特定を困難にする。この**システムアプローチ**[24]はミスにつながる複数の原因の広範な調査を促し，すぐにはっきりとわかる原因以外の隠れた原因もみつけることになる。このシステムアプローチの基本的前提は，人間とは誤りを起こしやすいものであり，たとえ最善のスタッフで構成された最善の組織であってもミスが起こることは予測されるということである。ミスの原因になる人間の可謬性は，記憶，警戒心，注意力，集中力，論理的思考など人間の認知過程にもともとある避けられない不完全性や，疲労，寝不足，注意散漫，過剰な仕事要求量，ストレス，不安などにより低下する人間のパフォーマンスの傾向などである。これらの認知特性の何種類かがミスを引き起こす。

システムアプローチを用いて，ある特定のミスの原因となった原因要素は大きく3つのカテゴ

リーに分類される。これは WHO とまとめると覚えやすい。労働条件（Work conditions），人的条件（Human conditions）そして組織条件（Organizational condition）だ。WHO の条件は「Conditions That Contribute to Errors and Adverse Events as Seen Through the WHO Framework（WHO の枠組みからみる，ミスと有害事象につながる条件）」に挙げられている。ミスが起きると「誰がミスを犯したのか」と問う代わりに，施設はミスの原因になったかもしれない広範な WHO の条件を探してみるべきである。これらの要素は，戦略的，経済的，政治的，人材的，構造的，設備購入決定などの結果であることがしばしばあり，何年もの間システムの中で息をひそめていたものが，ある予測できない日に，**完全な嵐**，すなわち条件がそろった場合にミスの原因となる。このように静かに存在していてある状況でミスの原因となる要素は，**潜在的条件**，あるいは**潜在的ミス**[24]として知られる。

マイクロシステムの労働要素を評価し改善する1つの方法は，職場環境に関する深い洞察を得る 5S 法である。5S のプロセスは，安全性向上を推進するために標準化された，付加価値のあ

WHO の枠組みからみる，ミスと有害事象につながる条件

労働条件（W）
- 不十分なスタッフ，過剰な患者−看護師比率，過剰な仕事量
- 好ましくないシフトパターンや疲労が蓄積する労働スケジュール
- デザインの悪い，利用できない，管理が悪い設備
- 人間工学的にデザインの悪い作業領域
- 管理・経営部門からの支援の欠如
- 利用できないあるいは使いづらいプロトコルや標準手順
- 誤解を生みやすい，不明瞭な書面による伝達や口頭での伝達法。不明瞭な作業デザイン，組織構造，いつどのように支援を依頼するかについての不明瞭さ
- 不十分な監督や支援
- チーム構造，機能，リーダーシップの不良

人的条件（H）
- 医療ワーカーのスキルと仕事での要求とのミスマッチ
- 医療ワーカーの知識不足，身体的あるいは精神的な健康不良，感情の高ぶり，ストレス，一貫した安全手順順守がない
- 患者の状態が非常に複合的で重篤
- 患者に会話の問題あるいは聞き取りの問題があり有効なコミュニケーションが困難
- 患者の人格や社会的因子によりケアが困難

組織的条件（O）
- 財務的制約と経済的プレッシャーのため，安全性よりも生産性や効率性が重視されている
- 設備，人員，その他のリソースが不足している，あるいは患者の安全性のために割り当てられていない
- 方針，基準，目標，規制がなく，安全に作業することが難しい
- 過剰に厳格な規則で，違反しやすくなっている
- 医療法務環境

出典：Vincent ら How to investigate and analyze clinical incidents（臨床インシデントをどう調査し分析するか）：Clinical risk unit and association of litigation and risk management protocol（臨床リスク単位と，訴訟関連や危険管理プロトコル）．*British Medical Journal*, 2000, **320**, 777-781 より改変。

る職場環境を作ることを目指している。第3章のアクションプランで5Sアプローチについてさらに説明し，職場の設定を評価し改善するための5Sワークシートを紹介する。チェックリストの作成と実施により，マイクロシステムの労働環境と人間のパフォーマンスを改善することもできる。第3章のアクションプランでは，チェックリストについても追加的情報を提供する。

スイスチーズのモデル

　スイスチーズのモデル[24]は，防護システムや障壁があるにも関わらず，どのようにミスが患者に到達し彼らに危害を与えるかを単純にしかし明確に示す。どのような形やサイズの医療システムにも，ミスが起きるのを防ぎ，ミスが下流に波及し患者に到達するのを防ぐことを目的とした防御策が備わっている。図3.2に示したスイスチーズのモデルによると，これらの防御物にはスライスしたスイスチーズのように穴が開いている。たとえば，ミス予防戦略は必ずしも常に有効ではなく，毎回ミスを阻止するわけではない。複数の防御物があれば，ある1つの防御物を通り抜けたミスは通常は次の防御物で遮断される（スイスチーズの1つの層の穴を通り抜けたミスは，次のスイスチーズの層の穴の開いていない部分にぶつかって止まる）。しかし，時には，すべての防御物がうまく働かず，ミスが，存在するすべての防御物をすり抜けてしまうかもしれない。こうなるとミスが患者に到達し，危害を与えるかもしれないことになる。

　システムアプローチは医療ミスの原因を理解するのに推奨されるが，この枠組みは人々をミスへの関与から完全に解放するというものではない。システムは患者のケアに関わる人たちからのある種の貢献を必要としている。期待される作業を行う際に，根底にある人的ミスを隠すのに「こういうシステムだから」というようなことを言うべきではない。最終的には患者安全は，最善の人間のパフォーマンスと最善のシステムのデザインとパフォーマンスに大きく依存する。正義の文化派の考え方は，安全手順と高い信頼性を生み出し維持していくうえで個人的要素とシステム

図3.2　事故の軌跡がどのように防御物，バリア，安全装置を通り抜けるかを示すスイスチーズのモデル

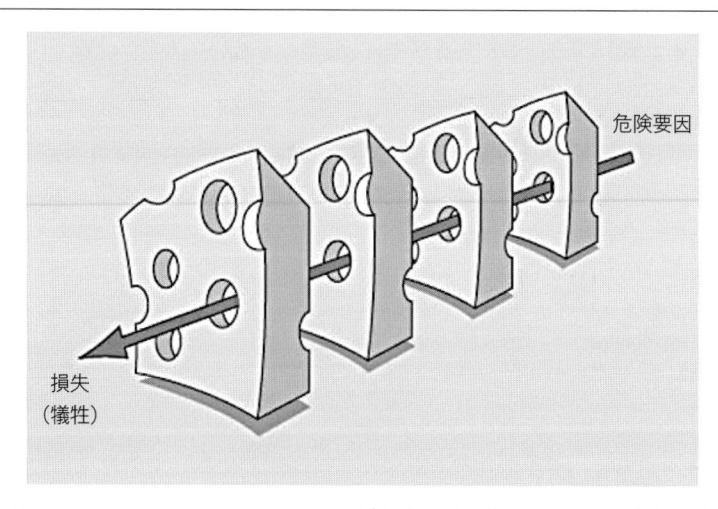

出典：Reason, J. Human error : Models and management（人的ミス。モデルと管理）*Western Journal of Medicine*, 2000, 172(6), 394.

要素の間の相互作用を重視している[24,25]。

診断ミス

診断ミスの基礎となっている次のメカニズムが近年注目を集めている[23,26,27]。

- 必要なデータの欠乏（例，照会元から提供された記録が不完全）
- データの重要性を認識していない（例，臨床検査結果の間違った解釈）
- もともの知識不足（例，ケア提供者が経験のない疾患に遭遇した場合）
- 存在している情報を総合的に扱うことができない[23,27]

情報を総合的に扱うことができない，というのは診断ミスの最も一般的な原因であるが，概して臨床推論の欠陥や**メタ認知**（自分の思考過程，仮定，意見，結論について熟考したり批判的に検討したりすること）の欠如に由来する。臨床医たちはしばしば**経験則**，すなわち素早く診断に行きつく意識下の大まかなやり方あるいは認知の近道を用いる。経験則を使うと迅速かつ正確に問題解決につながることが多いのだが，時折り間違いに至ることがある。間違った診断につながる認知プロセス（**対応における認知傾向としても知られる**[28]）には次のようなものがある。

- 間違った経験則を使うことで，診断プロセス中あまりに早期に診断の選択肢を狭める（早期閉鎖）
- 自分のバイアスを確認するデータを探し求め受容する（確認バイアス）
- 間違った文脈において診断する（文脈のミス）
- 結果を知ったうえで過去の事象を評価する（後知恵バイアス）
- データの表示の仕方によって異なる認識をする（フレーミング効果）
- 疾患の基準率を無視する
- 診断検査の結果あるいは専門家のアドバイスを疑いもなく信じ込む（盲目的服従）[23,26,29]。

このような認知の誤りの餌食になる臨床医は，自分の診断に自信過剰なことが多い。自分の診断ミスの本当の頻度を知らない臨床医あるいはミスは避けられないと信じる臨床医は自己満足しているに過ぎないことが多い[25,26]。

患者安全確保のための医療ミスの予防

患者安全を確保するため，マイクロシステムは3つの戦略を取ることができる。

1. ミスのリスクを事前に特定し軽減する（デザイン）
2. 安全性手順を実施しモニターする（測定システム）
3. ミスから学ぶ（反省）

これらの3つの戦略により築かれる基礎は安全性を推進し（Paul O'Neill[30]が説明した医療業務の前提条件），同時に安全文化も育成する。CCHMCの囲み記事にこれら3つの戦略の素晴らしい応用例を記載する。

ミスを犯すリスクの事前特定と軽減

実際のミスや有害事象から学ぶことに加え，マイクロシステムはミスのリスクを事前に分析しミスが起きる前にこれらのリスクを軽減することにより，患者安全を改善できる。これの最もよく知られている方法が**故障モード影響分析**（Failure Mode and Effects Analysis：FMEA）[31,32]である。（より詳細な情報と事例は第3章アクションガイドを参照。）

この方法では，集学的チームが作られ，個別のプロセスを選択して（たとえば薬物治療），プロセスのその後のステップを特定する（たとえば，薬物療法は，処方，書き写し，調剤，投薬，モニタリングに依存する）。プロセスパフォーマンスのリハーサル，ブレインストーミング，専門家の意見，ミスや有害事象に関する入手可能なデータの見直しなどの方法を用いることにより，これらの各ステップで何か問題が起きそうなところを特定することが可能である。望まない結果のことを**故障モード**という。次に，これらの故障モードが起きると思われる頻度，故障モードが下流に（既存の安全メカニズムで検出および遮断されることなく）波及する可能性，その結果起きるミスの重大さをそれぞれ特定し，1〜10のような尺度を用いて定量化する。これら3つの尺度それぞれの値を掛け算することにより**危険優先度数**（risk priority number：RPN）を算出する。これは，（その結果に基づく）故障モードの重要性の相対尺度や発生頻度，その他の要素など，故障モードの重大性に関する情報を提供する[32]。他に重大性を評価する方法としては，危険値を算出するために危険評価マトリックスを使う方法がある[31]。RPN（あるいは危険値）が最も高い故障モードは，安全性介入やプロセスのデザイン変更の取り組みが，最も求められている優先故障モードということになる。次にこの重大性の高い故障モードの潜在的原因や寄与要因を特定し，プロセスのデザイン変更のような潜在的予防措置を作成し実施する。FMEAを事前利用すれば，マイクロシステムの中でミスが実際に起きないうちに，安全性を改善できる可能性がある。

安全性手順の実施とモニタリング

安全性手順は，実施されると医療ミスや医療ミスの結果として生じる危害を防止することが期待されるような変更や介入として定義される。これらは，FMEA，経験的研究および専門家の勧めなどにより，マイクロシステムの中で起きたミスの分析を通して特定することができる。現在専門家や当局が勧める安全性手順の多くは，高いレベルのエビデンスに基づくものではなく[12,33,34]，物理的原則，認知心理学の知見，および航空業界など医療以外の分野で有効だと考えられている介入の延長にあるものなどに由来している。たとえば小児患者における医療ミスの系統的レビューにおいて，医療ミスを減らす戦略として26のユニークな勧告が特定されたが，その大半は専門家の意見にだけ基づいている[12]。具体的な安全性介入について検討する前に，**図3.3**に示すように複数の著者が様々な形で説明した，患者安全向上のための一般原則[35,36,37]について検討するのが有益であろう。

図 3.3　患者安全介入の作成および実施の原理

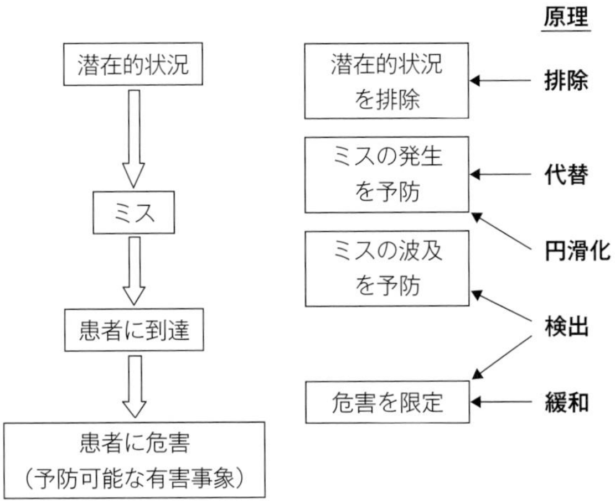

出典：Grout, J. R. Mistake proofing（ポカヨケ）: Changing designs to reduce error（ミス削減のためにデザインを変更する）. *Quality and Safety in Health Care*（医療における品質と安全）, 2006, 15 Suppl 1, i44-49. Nolan, T. W. System changes to improve patient safety（患者安全改善のためのシステム変更）. *British Medical Journal*, 2000, 320 (7237), 771-773. Norman, D. A. *The design of everyday things*（日常の事柄のデザイン）. New York : Doubleday, 1989. に基づく。

　一般的に，医療ミスにつながる事象のカスケードの，できる限り上流（影響を及ぼす原因のできるだけ近く）に安全性介入を設置することが道理にかなっている。考慮すべき安全性介入の最初のカテゴリーは，ミスが起こるリスクを伴う活動を**排除**することであろう。投薬，侵襲的処置，あるいは手術は本当に必要か。もしミスを生じる活動自体を排除してしまえば，これらのミスが起きる機会もなくなる。

- ミスの排除の例としては，病院における口頭での指示を廃止する，病棟や患者のいるフロアに高濃度の塩化カリウム溶液を保管しない，あるいは不必要な診断検査や治療を回避するなどだ。さらに医療スタッフにミスを起こしやすくさせる潜在的（WHO）要素の排除も高い優先順位で行うべきだ。

　安全性介入の第2のカテゴリーは**代替**であり，プロセスの中でミスを起こしやすいステップ（あるいはミスを起こしやすいプロセス全体）を，ミスの起きにくいものと置き換える。

- この例は自由に手書きで書いたケア提供者の指示書を前もって印刷しておいたオーダーシートで置き換える，コンピュータでケア提供者が入力をしたものを利用する[38,39]，また調剤，薬物投与における肉眼での確認をバーコード利用の管理で置き換えるなどだ。

　安全性介入の第3のカテゴリーは**円滑化**だ。認知あるいは物理的促進物を使うことにより人間のパフォーマンスをよりミスの起きにくいものとする。たとえば，異なる色，フォント，形，サイズなどを使って，互いに混同されやすい2つの薬物，装置，ラベル，シリンジ，チューブなどを区別する。

- この概念のよい例は麻酔学の分野から来ている。酸素のチューブを誤って亜酸化窒素の差込口につないでしまう危険を軽減するために，酸素のノズルは亜酸化窒素の差込口には合わず，酸素の差込口にしか合わないような形になるよう，2つのガスの壁差込口とノズルをデザインし

た。同様に，様々な麻酔ガスのための麻酔器の差込口もそれぞれ独特な形状をしており，正しいガスのノズルとしかつながらない。またノズルと差込口には色も付けられている。これらはミスを防ぐために物理的制約[40]を使用した例である。

安全性介入の第4のカテゴリーは**検出**を考えることである。ミスが起きたらすぐにそれを特定するようにし，それを遮断し患者に危害が及ぶことを防ぐ。

- 検出の例は，患者モニター，点滴ポンプ，人工呼吸器，保育器で，モニターしているパラメータが望ましい範囲を越えた時や患者に危害が及ぶかもしれない状況になった時に，警報が鳴るようにするなどである。他の例としては，留置器具（中心静脈カテーテルや気管内チューブなど）の設置後にレントゲンを撮って器具の誤留置を検出する，あるいは術後にレントゲンを撮り，遺留された外科器具を特定するなどがある。

安全性介入の第5のカテゴリーは**緩和**である。ミスが起きた後にそれによる患者への危害を防ぐあるいは制限するための試みである。

- 例としては薬物に対して解毒剤を使用する，患者モニタリングを強化する，呼吸支援を開始する，透析を行う，あるいは手術ミスを是正するために再手術を行う（例，遺留された手術器具を取り出す）などがある。

製造，ソフトウェアのデザイン，建設，その他の業界では，作業安全性を改善するための**ポカヨケ**という方法が広く使われている。ポカヨケはミスやミスによる負の影響を防ぐためのプロセスや設計特性の利用である[41]。ミスが起きるのを予防するあるいはミスが起きたらすぐに検出するなどによる，欠陥を予防するための仕組みや方法からなっている。ポカヨケの原理は患者安全介入を作成するのに応用可能である。医療におけるポカヨケの様々な例をまとめた[41]。

ミスから学ぶ

どのマイクロシステムも，(1) その内部で起きているミスを特定し，(2) それらの事象を調査しそこから学び，(3) 再発を防ぐためのプロセスにデザイン変更する方法を持つべきである。紙ベースでも電子的なシステムでもよい。マイクロシステム内部のミスや有害事象を特定するのに最も一般的な方法は，医療従事者による**自発的報告**である。自発的報告はミスの実際の発生率を表すわけではないが，必要なリソースは限られており，重大な事象はすべてあるいはほぼすべて特定され（特に医療従事者が訓練を受け報告をするよう奨励されている場合），パターンを追跡し患者安全改善のための非常に多くの措置を取るために十分な数および種類の報告を集めることができる。「WHO の枠組みからみる，ミスと有害事象につながる条件」に挙げたその他の方法もミスの特定に利用可能である。

ニアミスは，患者への危害に至るミスと比較して，頻度が高く，話し合いやすく（関わったスタッフもそれほど防御的でなく恐れも少ない），ミスと基礎原因メカニズムの多くが共通していることから，特にマイクロシステムが患者安全を改善するための容易な機会を提供してくれる。ニアミスの詳細な分析を行うことにより，マイクロシステムは，安全上の脆弱性に関して貴重な洞察を得て，患者が危害を受ける前に予防措置を講じることができる。このためニアミスは**フリーレッスン**とも呼ばれてきた[24]。

ニアミスが特定されたら，それは潜在的安全性事象と考えるのがよい。潜在的安全性事象が起きた場合，マイクロシステムのリーダーたちは可及的速やかにその事象に至ったプロセスと要因を調査するべきだ。WHOの略語で表されるものを思い出し，リーダーたちは労働条件，人的条件，組織条件を調査すべきである。

労働条件
- 事象の起きた場所を調査する
- 事象に関与した設備を調査する
- 物理的場所や設備の写真を撮る
- 臨床的支援を含め，人員配置や人数を再調査する
- 書類，患者のバイタルサイン，モニタリングデータ，臨床検査値，画像データを再調査する
- 設備，徴候，医学的サンプル，点滴チューブなどの物理的な人為要素を保存する
- 可能であれば事象のプロセスをステップごとにマッピングする

人的条件
- 関与した医療スタッフとの面談
- 医療スタッフの知識，スキル，能力の評価
- 医療スタッフのストレスレベルの評価
- 患者に対する感覚の鋭さを見直す
- 患者や患者家族との面談
- 何らかのコミュニケーションバリアがなかったかどうかを判断するため，スタッフと患者のコミュニケーションスキルがうまく行っているかの評価

組織的条件
- 財政的制約によるリソースの減少
- 安全性方針，基準，目標がない，あるいは厳し過ぎる
- 適用される法的要件

　この初期調査の後，さらに詳細を特定し明確にするために1回または複数回の続きの調査が必要である。これらの調査をする者は，事実収集の間，この事象につながった状況を再構築し，中立的，公平で，客観的であるように細心の注意を払うべきである[42]。状況のシミュレーションは事象を再現するための安全な時間と場所を提供する。正式なハイテクシミュレーション実験室は必要ない。実際のマイクロシステムの現場で何度もin situ（その場での）シミュレーションやリハーサルを行うことができる（シミュレーションとリハーサルの考え方については第3章アクションガイドを参照）。
　特に，安全性事象に関与した個人と面談をする際には，調査者は懲罰的でなく，中立的なアプローチを取り，自由に答えられる質問を問いかけ，何が起きたかをその個人に語らせるべきである。調査者は仮説を確認するための誘導尋問をすべきではない。事象の直後に調査を行うことの重要性は，いくら強調してもしすぎることはない。事象から数日あるいは何週間も経ってから会

議室で少ない関係者の出席のもと，実際の事象の場や設備の見直しもないまま調査が行われることがしばしばある。時間が経ってからの分析は，事象の表面的な理解に終わることがほとんどである。

調査が完了したら，事象の経緯と要因について，時系列的な流れに沿った仮説を立てるべきである。このような事象の時系列的流れを構築するための有益な手法が，**5つのWhy**[43]と呼ばれる方法である。特定された，望ましい手順からの変動のそれぞれについて調査者は「なぜこのようなことが起きたのか」と問いかける。追加的な要因が特定されると，調査者はなぜそれらが起きたのか，順に要因のカスケードを特定する。

安全文化を尊重する

どのような患者安全介入でも，成功のためには正しい組織文化が存在することが重要である。安全性が生産性や効率性よりも高く評価されるローカルな安全文化には，複合的なハイリスク活動がかなりの時間的プレッシャーのもとで日常的に行われながら，ミスの発生率は非常に低く，決定的な失敗はほぼ絶対にないという業界ならではの特性がある。このような組織の例としては，原子力発電所，海軍航空母艦，航空交通管制部などがあり，これらはいずれもしばしば高信頼性組織（High Reliability Organization：HRO）と呼ばれる。HROの5つの条件（集合的に**マインドフルネス**と言われる。第3章アクションガイド参照）は次の通りである[44]。

- 失敗に注目する
- 解釈の単純化を敬遠する
- オペレーションに敏感になる
- 回復に全力を注ぐ
- 専門知識を尊重する

（マイクロシステム内で）**マインドフルネスを理解する**および**マインドフルネスの脆弱性を理解する**調査票を用いることにより，安全文化を生み出すための明確な指針と行動が得られる。組織の安全文化は個人およびグループの価値観，態度，認識，能力，そして組織の安全衛生管理への注力，そしてスタイルや習熟度を決める行動パターンの産物として定義される[45]。**安全風土**という用語は組織の安全文化の測定可能な面のことであり，認識や態度に重点を置いている[46]。この2つの用語は時に同じ意味で用いられるが[46]，安全風土は**安全文化**の一面（態度は両方の定義の一部として存在する）[37]である。マイクロシステムの安全風土は，民間航空産業で用いられている調査票[49,50]を改変した**安全態度アンケート**を用いることで，その医療従事者の態度を調査することにより[47,48]評価とモニタリングが可能である。患者安全文化調査票は，医療研究・品質調査機構（Agency for Healthcare Research and Quality；ARHQ）[35]からも入手可能である。

安全文化が強力な組織では，医療従事者はミスやニアミスを報告することに前向きで，懲罰を心配せず，安全上の問題を進んで指摘し，安全上の脆弱性を軽減するために組織のヒエラルキーのレベルを越えて協力し，患者安全を守ることが自分の仕事の重要な部分であると考える。

高い業績を上げるマイクロシステムは，個人的および社会的倫理の原則を利用する。従来型の

生物医学の倫理的根拠は重要であるが，十分ではない。システムのパフォーマンスに責任を持つことを含め，システム内での仕事に責任を持つには，社会的倫理の教訓を重視することが勧められる。Hannah Arendt[36]が有益な助言をしている。彼女は，社会の中の個人は他人に対して約束をすることができなければならないと考える。私たちは約束をしたならば，約束が守れなかった時には許しを請うことができなければならない。これらの原則を臨床マイクロシステムに，そして患者やケア提供者の行動に適用すると，私たちはマイクロシステムのパフォーマンスについて，マイクロシステムの中での自分の役割について，そして作業に関わるその他の人の役割について約束できる必要があり，これらの約束を守れなかった時には許しを請える必要がある。

　安全文化を作るためには，マイクロシステムやマクロシステムのリーダーは安全性に高い優先順位を付けるだけでは十分でない。むしろ患者安全は前提条件であるべきだ。安全性，マインドフルネス，約束，許しについて会話を弾ませるリーダー，患者安全にリソースを割り当てるリーダー，幹部巡回などの活動を通して安全性への彼らの強い関連を示すリーダーは[37]，安全文化の創造への深い献身を明白に示している。「ダートマス小児病院の新生児集中治療室」と題した事例研究では，いかに多くの安全性に関するアイデア，概念，行動が現実の新生児集中治療室でデザインされうるかを示している。

医療ミスを受けて

　有害事象を起こす医療ミスには3種類の犠牲者がいる。患者，患者の家族，そのミスに関連した医療従事者である。上記の通り，医療ミスへの迅速な対応の一部として，原因および要因を特定し，事象の経緯に関する仮説を立てるための迅速な調査の実施がある。ミス，特に有害事象に至ったミスを受けて，医療従事者は次のようなステップも取らなければならない。

- 有害な介入を中止し，必要な介入を講じ，解毒剤や救援治療を使用し，必要ならば他の専門家に相談して患者の健康を確保する。
- この危機の間，家族に必要な支援をすべて行う。
- 危機管理部に連絡をし，ミスに巻き込まれた患者とその家族にどのようにアプローチするかを話し合う。具体的な患者の症例において対応策を取る前に，施設の情報開示方針を見直すべきである。
- 患者および患者の家族にミスについて公表する。

医療ミス後の患者および患者家族とのコミュニケーション

　医療においては，訴訟の恐れから医療ミスを否定し防御態勢を取るという方向性が多くみられる。その逆に現在推奨されているアプローチは，公開，謝罪，補償として簡潔にまとめられる。
　ミスの公開は，オープンに，透明性を持って，親身に行うべきである[9]。Joint Commissionの基準は現在，既知の事実だけに限定し憶測を含まない情報開示を呼びかけている。情報開示を行う医療従事者は原因や要因について，あるいは予測される結果について憶測すべきではない。軽い言葉遣いは避けるべきである。医療チームの仲間たちや危機管理部の専門家たちと議論して，

患者や家族との会話の中で言うべきことと言うべきでないことを厳密に決めて情報公開の準備をすべきである。医療において別の種類の悪いニュースを伝える時に使う，同じような伝達のための一般的原則も利用すべきである。病院の場では主治医（あるいは別の地位の高い幹部）が情報公開について主な責任を負うべきである。とりわけ，情報公開を行う医療スタッフは家族のいうことに注意深く耳を傾けるべきである。情報公開は患者に好まれ，訴訟のリスクを下げる可能性があり（しかしミスにより重大な危害があった場合は違う），多数の訴訟には今のところ至っていない。訴訟が申し立てられたならば，有効な情報公開を行うことで和解を早め訴訟費用を軽減できる可能性がある。

患者と家族はどのようにしたら将来同じミスを防げるのかを知りたがることが多い。予防的介入の実施についてのフォローアップ報告とともにこれについての情報を提供することは，情報公開プロセスに必須の構成要素である（Josie King の話を参照〈www.josieking.org〉）。

謝罪は情報公開の重要な構成要素である[51]。適切な謝罪は，次のように構成される。(1) ミスを認める，(2) なぜミスが起きたかについて説明する，(3) 反省を示す，(4) 補償[51]。**謝罪もどき**あるいは**弁明**は，同情と後悔を示すが非難を受け入れず，これは謝罪しないよりもなお悪い。被告の弁護士も原告の弁護士もどちらも謝罪を嫌うことが多く，謝罪は訴訟中に罪を認めることとして解釈されうる。このため医療従事者は彼らの施設の危機管理部と協議して，どのような言い回しで謝罪をするかを話し合うべきである。州によっては医師の謝罪に法的免除を与えているところもあるが，過失を認めた場合には普通適用されない。

賠償金やその他の補償および病院費用の免除については，危機管理部や保険会社と決めておくべきである。初回の面談後，フォローアップ面談のスケジュールを設定し，家族と連絡を維持する。患者や家族が質問をしたい時のために連絡先情報を提供すべきである。最後に事象および家族とのやり取りについての記録をしっかりと残すべきである。

関与した医療スタッフへのケア

関与した医療スタッフに対する医療ミスの影響は重大で長く後を引く[9,52,53,54]。多くの医療スタッフは**完全主義者**をモデルとして業務をしており，ミスに関与するとひどく自分を責める。彼らは，自分のパフォーマンス以外の要素がミスに寄与した（あるいはミスの原因となった）ことに気が付かない，あるいはその可能性も受け入れないかもしれない。外的要素によって彼らのパフォーマンスに影響があったことを理解しないかもしれない。ショック，罪，落ち込み，自己叱責の感情が一般的で，職務を果たせなくなることもある。長期的には，ケア提供者は弱気になったり，心的外傷後ストレス障害（PTSD）を発症したり，すべての患者に対して敵対的態度を取ったり，薬物やアルコール乱用に走ったり，職を辞してしまう場合さえもある。ミスに関与した医療従事者は，特にその事象の直後は，共感と理解を持って扱われるべきであり，感情的に支えられるべきである。明らかな怠慢や正当化しえない手順違反などがない限り，ミスに関して彼らを非難，侮辱，懲罰すべきではない。

結　論

　多くの患者が，彼らが信頼しケアを委ねているその医療システムから危害を受けている。Leapeは問題の大きさを劇的に表現するのに，1日おきに墜落する3台のジャンボジェットの比喩を使った[55]。マイクロシステムは医療ミスによる危害を防ぐことを目指すべきである。患者安全はケアのための前提条件で，それぞれのマイクロシステムの構造，プロセス，文化の中に統合されているべきである。それぞれのマイクロシステムはシステムアプローチに基づいて作られ，安全文化を育成するリーダーシップ行動のある能動的な安全プログラムを持つべきである。患者安全は医療スタッフの教育と訓練の際にも強調すべきである。マインドフルネス，約束，許しについても議論すべきであり，患者には自分の医療をより安全なものとするために医療に参加することを奨励すべきである。最後に，効果的な患者安全介入と，医療システムのすべてのレベルでそれらを実施する最善の方法を特定するための厳密な研究が求められる。

まとめ

- 患者安全は，米国IOMが推奨する6つの改善の目的の1つだが，マイクロシステムは可能な限り最高品質のケアを提供することを目的としていることから，これは優先事項というよりも前提条件であるべきである。
- ミスと有害事象は，自発的報告，カルテ見直し，トリガーツールの利用，前向き監視システムなど様々な方法で特定することができる。これらの方法のそれぞれには長所と短所があり，必要とするリソースのレベルも異なる。
- 医療ミスを予防し患者安全を推進するためには，個人を非難する**人間アプローチ**よりも**システムアプローチ**が推奨される。
- 原因メカニズムと予防介入措置の調査の際は，医療従事者にミスを犯しやすくする，W（労働条件），H（人的条件），O（組織条件）を重視すべきである。
- マイクロシステムはミスから学び，ミスのリスクを前もって特定し軽減し，安全手順をモニターするメカニズムを準備しておくべきである。
- 患者安全を向上させる一般的原則は，ミスを起こしやすい活動を排除する，プロセス中のミスが起きやすいステップをミスの起きづらいステップで代替する，認知あるいは物理的促進物を使うことにより人間のパフォーマンスを円滑化する，早期にミスを検出する，ミスに関与した患者への危害を緩和するなどから構成される。
- ミスが有害事象に至った場合，医療スタッフは既知の事実を患者および家族に公開し，謝罪すべきである。
- ミスに関与した医療スタッフ（**第二の犠牲者**）には，思いやりと共感を持って励ますように接するべきである。

重要用語

有害事象	過失有害事象
検出	院内感染
診断ミス	患者安全
排除	人間アプローチ
幹部巡回	ポカヨケ
円滑化	潜在的安全的事象
故障モード影響分析（FMEA）	代替
5つのWhy	安全手順
経験則	センチネル事象
医療ミス	システムアプローチ
緩和	WHO
ニアミス	

復習問題

1. 医療システムにおける医療ミスの頻度と範囲はどうなっているか。
2. 医療ミスと有害事象の違いは何か。
3. マイクロシステムの患者安全に対する人間アプローチとシステムアプローチの違いをどう説明するか。それぞれのアプローチの例を挙げられるか。
4. マイクロシステムにおいて医療ミスと有害事象を特定するのに使われる方法には何があるか。
5. マイクロシステムのメンバーはマイクロシステム内の医療ミスや有害事象に対してどう対応すべきか。
6. マインドフルネス，約束，謝罪についての議論をあなたのマイクロシステムでどう進めるか。
7. 臨床マイクロシステムにおけるマインドフルネスの5つの特徴とは何か。

討論課題

1. あなたが認識しているマイクロシステム内の様々な安全活動，プロセス，操作システムについて議論すること。安全性と信頼性をさらに向上させるため，あなたならどのような活動，プロセス，操作システムを展開するか。
2. あなたのマイクロシステムでどうやって安全意識を維持し活発化させるか。
3. 医療ミスと有害事象について議論し，その違いの明確な例を挙げること。
4. あなたのマイクロシステムに新たなプロセスをデザインするとして，そのプロセスを日常業務に取り込む前に，潜在的ミスを特定するためにどのような事前ツールを使うか。

参考文献

1. Institute of Medicine, Committee on Quality Health Care in America. Crossing the quality chasm : A new health system for the 21st century. Washington, DC : National Academy Press, 2001.
2. Institute of Medicine, Committee on Quality Health Care in America. To err is human : Building a safer health system. Washington, DC : National Academy Press, 2000.
3. Leape, L. L. Scope of problem and history of patient safety. Obstetrics & Gynecology Clinics of North America, March 2008, 35(1), vii, 1-10.
4. The Joint Commission. Universal protocol. Retrieved February 2, 2010, from www.jointcommission.org/PatientSafety/UniversalProtocol/up_facts.htm
5. Thomas et al. Teaching teamwork during the neonatal resuscitation program : A randomized trial. Journal of Perinatology, 2007, 27(7), 409-414.
6. Haig, K., Sutton, S., & Whittington, J. SBAR : A shared mental model for improving communication between clinicians. Joint Commission Journal on Quality and Patient Safety, 2006, 32(3), 167-175.
7. Bates et al. The costs of adverse drug events in hospitalized patients. Adverse drug events prevention study group. Journal of the American Medical Association, 1997, 277(4), 307-311.
8. Narayanan, M., Schlueter, M., & Clyman, R. Incidence and outcome of a 10 - fold indomethacin overdose in premature infants. Journal of Pediatrics, 1999, 135(1), 105-107.
9. Massachusetts Coalition for the Prevention of Medical Errors. When things go wrong. Responding to adverse events. A consensus statement of the Harvard hospitals, 2006. Retrieved February 28, 2010, from www.macoalition.org/documents/respondingToAdverseEvents.pdf
10. Graber, M. Diagnostic errors in medicine : A case of neglect. Joint Commission Journal on Quality and Patient Safety, 2005, 31(2), 106-113.
11. de Vries et al. The incidence and nature of in - hospital adverse events : A systematic review. Quality and Safety in Health Care, 2008, 17(3), 216-223.
12. Miller, M. et al. Medication errors in paediatric care : A systematic review of epidemiology and an evaluation of evidence supporting reduction strategy recommendations. Quality and Safety in Health Care, 2007, 16(2), 116-126.
13. Andrews et al. An alternative strategy for studying adverse events in medical care. Lancet, 1997, 349(9048), 309-313.
14. Gerberding, J. L. Hospital - onset infections : A patient safety issue. Annals of Internal Medicine, 2002, 137(8), 665-670.
15. Stoll et al. National institute of child health and human development neonatal research network. Neurodevelopmental and growth impairment among extremely low - birth - weight infants with neonatal infection. Journal of the American Medical Association, 2004, 292(19), 2357-2365.
16. Weinstein, R. A. Nosocomial infection update. Emerging Infectious Diseases, 1998, 4(3), 416-420.
17. Scott II, R. D. The direct medical costs of healthcare - associated infections in U.S. hospitals and the benefits of prevention, March 2009. Retrieved August 3, 2010, from www.cdc.gov/ncidod/dhqp/pdf/Scott_CostPaper.pdf
18. Stone, P. W. Economic burden of healthcare - associated infections : An American perspective. Expert Review of Pharmacoeconomics and Outcomes Research, October 2009, 9(5), 417-422.
19. Brennan et al. Incidence of adverse events and negligence in hospitalized patients. Results of the Har-

vard Medical Practice Study. New England Journal of Medicine, 1991, 324(6), 370–376.
20. Classen, D. C. et al. Adverse drug events in hospitalized patients. Excess length of stay, extra costs, and attributable mortality. Journal of the American Medical Association, 1997, 277(4), 301–306.
21. Johnson, J. A., & Bootman, J. L. Drug‐related morbidity and mortality. A cost‐of‐illness model. Archives of Internal Medicine, 1995, 155(18), 1949–1956.
22. Newman‐Toker, D. E., & Pronovost, P. J. Diagnostic errors – the next frontier for patient safety. Journal of the American Medical Association, 2009, 301(10), 1060–1062.
23. Berner, E. S., & Graber, M. L. Overconfidence as a cause of diagnostic error in medicine. American Journal of Medicine, 2008, 121(5 Suppl), S2–23.
24. Reason, J. Human error : Models and management. Western Journal of Medicine, 2000, 172(6), 393–396.
25. Wachter, R., & Pronovost, P. J. Balancing "no blame" with accountability in patient safety. New England Journal of Medicine, 2009, 361(14).
26. Croskerry, P., & Norman, G. Overconfidence in clinical decision making. American Journal of Medicine, 2008, 121(5 Suppl), S24–29.
27. Singh, H., Petersen, L. A., & Thomas, E. J., Understanding diagnostic errors in medicine : A lesson from aviation. Quality and Safety in Health Care, 2006, 15(3), 159–164.
28. Croskerry, P. The importance of cognitive errors in diagnosis and strategies to minimize them. Academic Medicine, 2003, 78(8), 775–780.
29. Redelmeier, D. A. Improving patient care. The cognitive psychology of missed diagnoses. Annals of Internal Medicine, 2005, 142(2), 115–120.
30. P. O'Neill, personal communication, delivered to M. Godfrey, Lake Morey, 2003.
31. DeRosier, J., Stalhandske, E., Bagian, J. P., & Nudell, T. Using health care failure mode and effect analysis : The VA National Center for Patient Safety's prospective risk analysis system. Joint Commission Journal on Quality and Improvement, 2002, 28(5), 248–267, 209.
32. Joint Commission on Accreditation of Health Care Organizations. Failure mode and effects analysis in health care. Proactive risk reduction. Oakbrook Terrace, IL : Joint Commission Resources, 2002.
33. Ranji, S. R., & Shojania, K. G. Implementing patient safety interventions in your hospital : What to try and what to avoid. Medical Clinics of North America, 2008, 92(2), vii–viii, 275–293.
34. Shojania, K. G., Duncan, B. W., McDonald, K. M., & Wachter, R. M. Safe but sound : Patient safety meets evidence‐based medicine. Journal of the American Medical Association, 2002, 288(4), 508–513.
35. Agency for Healthcare Research and Quality. Patient safety culture surveys. Retrieved February 28, 2010, from www.ahrq.gov/qual/patientsafetyculture
36. Arendt, H. The human condition. Cambridge England : Polity Press, 1998.
37. Thomas, E. J., Sexton, J. B., Neilands, T. B., Frankel, A., & Helmreich, R. L. The effect of executive walk rounds on nurse safety climate attitudes : A randomized trial of clinical units. BMC Health Services Research, 2005, 5(1), 28.
38. Kozer, E., Scolnik, D., MacPherson, A., Rauchwerger, D., & Koren, G. Using a preprinted order sheet to reduce prescription errors in a pediatric emergency department : A randomized, controlled trial. Pediatrics, 2005, 116(6), 1299–1302.
39. Shamliyan, T. A., Duval, S., Du, J., & Kane, R. L. Just what the doctor ordered. Review of the evidence of the impact of computerized physician order entry system on medication errors. Health Services Re-

search, 2008. 43(1 Pt 1), 32-53.
40. Nolan, T. W. System changes to improve patient safety. British Medical Journal, 2000, 320(7237), 771-773.
41. Grout, J. R. Mistake proofing : Changing designs to reduce error. Quality and Safety in Health Care, 2006, 15(Supplement 1), i44-i49.
42. Dekker, S. The field guide to understanding human error. Burlington, VT : Ashgate Publishing Company, 2006.
43. Chalice, R. Improving healthcare using Toyota lean production methods.(2nd ed.)Milwaukee : ASQ Quality Press, 2007.
44. Weick, K., & Sutcliffe, K. Managing the unexpected : Assuring high performance in an age of complexity. Ann Arbor : University of Michigan Business School, 2001.
45. Health and Safety Commission(HSC). Organizing for safety : Third report of the human factors study group of ACSNI. Sudbury : HSE Books, 1993.
46. Kao, L. S., & Thomas, E. J. Navigating towards improved surgical safety using aviation - based strategies. Journal of Surgical Research, 2008, 145(2), 327-335.
47. Colla, J. B., Bracken, A. C., Kinney, L. M., & Weeks, W. B. Measuring patient safety climate : A review of surveys. Quality and Safety in Health Care, 2005, 14(5), 364-366.
48. Flin, R., Burns, C., Mearns, K., Yule, S., & Robertson, E. M. Measuring safety climate in health care. Quality and Safety in Health Care, 2006, 15(2), 109-115.
49. Sexton et al. The safety attitudes questionnaire : Psychometric properties, benchmarking data, and emerging research. BMC Health Services Research, 2006, 6, 44.
50. Center for Healthcare Quality and Safety. Retrieved August 3, 2010, from www.uth.tmc.edu/schools/med/imed/patient_safety/products.html
51. Lazare, A. Apology in medical practice : An emerging clinical skill. Journal of the American Medical Association, 2006, 296(11), 1401-1404.
52. Rowe, M. Doctors' responses to medical errors. Critical Reviews in Oncology/Hematology, 2004, 52(3), 147-163.
53. Waterman et al. The emotional impact of medical errors on practicing physicians in the United States and Canada. Joint Commission Journal on Quality and Patient Safety, 2007, 33(8), 467-476.
54. Wu, A. W. Medical error : The second victim. The doctor who makes the mistake needs help too. British Medical Journal, 2000, 320(7237), 726-727.
55. Leape, L. Error in medicine. Journal of the American Medical Association, 1994, 272(23).

第3章 アクションガイド

　第3章アクションガイドは，あなたの臨床マイクロシステムで信頼性と安全性が高い研究とデザインを推進するためのツールと方法を提供する。

　安全性と信頼性は，高業績の臨床マイクロシステムにおける，関連はしているが様々に異なる主要な特徴となっている。安全性とは，回避可能な危害のリスクを最小限に抑えながらケアとサービスを提供することである。信頼性とは，常に正しいことを正しい時に正しい場所で行うということである。エビデンスに基づくケアは何が正しいかを私たちに教えてくれるが，それを私たちに教えるエビデンスがないということがしばしばある。次の変数と行動は信頼性と安全性の高い臨床マイクロシステムを作るのに役立つ。

- 価値：中核的価値として信頼性を持とうとすること。
- 一般知識：文献や積み重ねられた成功事例から入手できる，エビデンスに基づく適切な方法を特定するために精査すること。
- 具体的適応：そのエビデンスに基づいたやり方を，それぞれのユニークなマイクロシステムで使えるように適合させること。
- 反省と測定：ケアのパターンを観察し，信頼性向上の機会や一貫性の問題を特定すること。信頼性を測定するための測定基準とモニターを決めること。

　たいていのマイクロシステムには，安全性と信頼性改善の機会が多くある。次の提案は信頼性と安全性を改善するうえで考慮してもらいたい助言と基本的サポートを提供することを目的としている。

　マイクロシステムの信頼性と安全性を高めるためには，次の具体的方法とツールを用いることができる。

1. 正しく策定する：（労働環境）5S
2. 正しく行う：（プロセス）チェックリスト
3. 分析する：（結果）FMEA
4. 練習する：（プロセス）リハーサルとシミュレーション

5S法

　5Sはスタッフの時間と動きを削減するように職場を組織する方法で（例，ケアとサービスを提供するのに必要なものを探したり集めたりするのを減らす），同時に職場における問題をより

容易に明らかにする。トヨタの生産システムのLEANの原則に由来する5Sは，職場の設定に注目する[1]。その目的は職場をより整理されたものとし，問題を特定するために視覚による管理を用いることである（5Sを通した視覚管理の例についてはwww.clinicalmicrosystem.org参照）。5Sの利点は次の通りである。

- 生産性と効率性を上げるために職場を整理する。
- 安全性を改善するために職場をきれいにする。
- 在庫をニーズに合わせ，使用頻度の少ないものを排除することにより，在庫と供給コストを減らす。
- 使われていない設備やがらくたを排除することにより貴重な床のスペースを取戻し，間接費を最小化する。それによってより多くの床スペースを必要な設備の保管に使えるようにする。
- 職業的誇りに貢献する。
- いつでも準備の整ったところを顧客に見せられ，ビジネスが促進される。

5Sは，整理，整頓，清掃，清潔，しつけという5つの日本語の単語から来ている。これらについて次のセクションで説明する。図AG3.1では5Sの5つのカテゴリーについて示す。

分類する／整理

引き出し，キャビネット，保管領域がうまく整理・分類されていないごちゃごちゃした職場は仕事がしづらい。どこかに置き忘れられたものを探す必要が増えることで時間のムダがあり，維持に費用がかかる。

ものを分類し，必要なものだけを保管し，そうでないものは捨てる。既に使わなくなったものについて正直になろう。残った備品や消耗品については決まった場所を作り，患者ケアのために

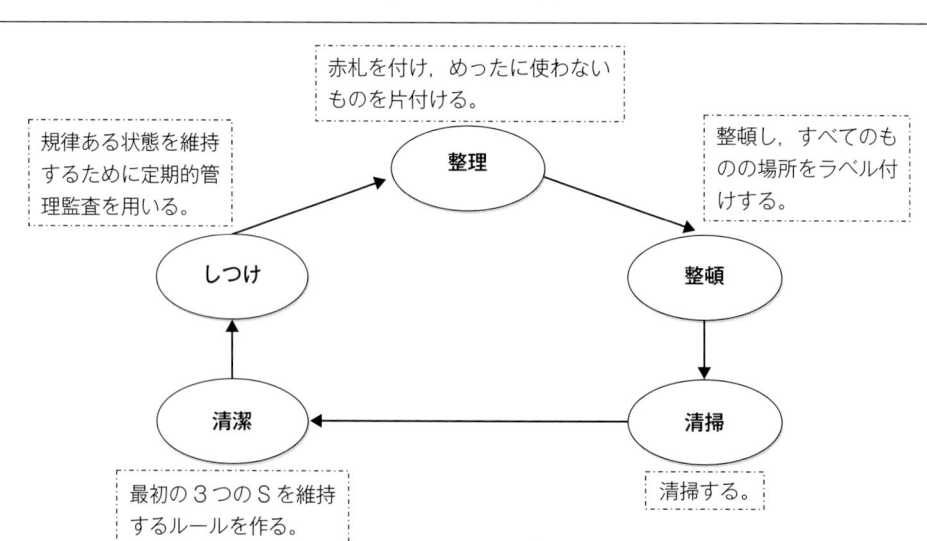

図 AG3.1　5S法

それをどのくらいの頻度で使うかによって整理する。すぐに手が届くところに置くべきである。

整える／整頓

確実にものを簡単に取り出せるよう，次の質問を自分に問いかけてほしい。

1. すべてのものに定位置があるか。
2. すべてのものは定位置に置いてあるか。
3. 簡単にみつけて使えるよう，ものにラベルを付けて保管しているか。
4. 最も頻繁に使うものは，使う場所の近くに置いてあるか。

きれいにする／清掃

きれいさは患者と従業員の健康を維持するうえで不可欠である。清掃することで，品質を損なう，あるいは機械の故障を起こす可能性のある異常や故障前状態がわかることがよくある。たとえば，定期的清掃が行われず微生物がいるかもしれない監視装置が置いてある集中治療室の保管場所や，漏れ出た液体に曝されているかもしれない電気プラグなどだ。あなたの病棟の全体的なきれいさを評価するには，自分自身あるいはマイクロシステムの複数分野にまたがるメンバーに次の質問をすること。

- 選択された作業場所の清掃スケジュールはどうなっているか。
- 清掃あるいはきれいさに責任を持つのはどのスタッフか。
- 誰がどのように清掃を行うか。
- 作業場所はさっぱりとして清潔か。
- 突発事態があった時，あるいは追加的清掃が必要な時に，清掃道具は手の届きやすいところにあるか。
- 何か清掃しなければならないものがあった時，どのように連絡をすればよいのか。

規格化する／清潔

整理，整頓，清掃という上記3つを維持するためのシステムと手順を作る。たとえば，消耗品がどこにあるのかスタッフが思い出せるよう，それぞれの物の場所をテープや張り紙を使ってラベル付けする。あるいは，物を取り出した後に戻す場所がわかるように，棚にその物の輪郭の影を描いて張り付けておくこともできる。

基準の状態を維持できるようなシステムを作る際には次の質問を自問しよう。

- 視覚的データや情報源はみやすいか，最新のものか。
- 基準プロセスは明確に理解され，規格化された様式で実施されうるか。
- 規格化された記入用紙は簡単に取り出せるか，またチームメンバーは一貫してそれを使っているか。

維持する／しつけ

しつけは，5Sのアプローチが，1回限りのイベントや年に1回の大掃除にならないようにするものである。安定した職場を維持することは，全員を巻き込む継続的改善の進行中のプロセスである。日程を決めて行う正式な監査プロセスは，規格化の確実な維持にも役立つ。

維持に役立つ自問すべき質問は次の通り。

- 手順は最小限の変更があるだけ（あるいはまったくなし）で守られているか。
- 規格化された手順が守られているかどうかはどうやってわかるか。
- 整理，整頓，清掃，清潔の中のどのプロセスを測定し追跡調査するか。
- あなたの5S監査はどのように，どのくらいの頻度で行うか。
- マイクロシステムのメンバーは規格化と5Sのプロセスについてのフィードバックをどのように受けるか。
- マイクロシステムのメンバーは5Sプロセスをどのように改善するか。

5Sの評価と改善ワークシート（**図AG3.2** 参照）は，職場の基礎評価を完了させ，どの改善に注力すべきかを決定するのに利用可能である。このワークシートは5Sを続ける間，年間を通して職場の監査に用いることができる。

チェックリスト

Atul Gawande は「チェックリストマニフェスト（Checklist Manifesto）」の中で，「失敗を克服するには他とは変わった戦略が必要だ。経験に基づき，人々の持つ知識を利用した，けれども何とかして人間の必然的不十分さを補うそんな戦略。それがチェックリストだ[2]」と述べている。

チェックリストには主に2つのメリットがある。まず，記憶を呼び起こすのに役立つ。第二に，チェックリストは複雑なプロセスにおける最小限の期待されるステップを明確化する。

どのようにチェックリストを作るか

チェックリストを作るステップは次の通りである。
1. 規格化により改善されより高い信頼性と安全性をもたらすプロセスを特定する。
2. 一貫して最善の結果をもたらすよく知られたプロセスについて研究する。よく知られたプロセスの例は，医療の質改善研究所のウェブサイト www.ihi.org でみつけられる。具体的なテーマ，たとえば中心静脈カテーテル感染症などを調べる。
3. どのステップをどの順番で行うかを特定する。
4. 記入用紙に正しい順番でステップを記入する。
4. 標準作業プロセスの一環としてチェックリストを使うようスタッフを教育する。
5. チェックリストの使用を監視し，その経験に基づいてチェックリストを改善する。

ICUでの中心静脈カテーテルのチェックリストの例を**図AG3.3**に示す。ICUでの静脈カテー

図 AG3.2　5S 評価と改善ワークシート

5S 評価改善ワークシート

評価者氏名：　　　　　　　　作業場所名：

スコア
0 ＝ 問題なし
1 ＝ 問題は 1 〜 2 個
2 ＝ 3 個以上問題あり

		前	後
整理	要・不要の識別		
	不必要なものはすべて排除したか。		
	通路、作業場所などの場所は明確に特定されているか。		
	不必要なものを排除するための手順は存在するか。		
整頓	すべてのものに所定場所があり、実際そこにある		
	すべてのものに所定場所があるか。		
	すべてのものはその場所にあるか。		
	場所に明確になっていて簡単に特定されるか。		
清掃	清掃および清潔に維持するための方法を探す		
	作業場所、設備、道具、机はきれいでゴミなどはないか。		
	清掃道具があり、利用できるか。		
清潔	清掃が必要になった時に連絡する電話番号はあるか。		
	清掃スケジュールが存在し、掲示されているか。		
	順守状況を管理・モニタリング		
	必要な情報は表示されているか。		
	すべての規格は通知・表示されているか。		
	すべての掲示物は最新のものか。		
	既存の規格を順守しているか。		
しつけ	維持するためにルールに従う		
	手順は守られているか。		
	現在、監査やフィードバックシステムが実行されているか。		
	監査のフィードバックに対応するシステムがあるか。		
総合点			

出典：Vital Enterprises. www.vitalentusa.com. より改変した 5S ワークシート

図 AG3.3　手順チェックリスト

適応：CVP ライン，透析アクセスポート，PICC を含む中心静脈カテーテルなどの挿入手技に関連した CCU での処置手順を文書化すること。

患者ラベル

カテーテルの種類：	☐ 中心静脈カテーテル	部位：_____
	☐ CVP	部位：_____
	☐ 透析カテーテル	部位：_____
	☐ PICC ライン	部位：_____
新たなライン？	☐ はい	☐ いいえ
処置は？	☐ 選択的	☐ 緊急　　☐ _____
	☐ 再度	☐ 位置直し

処置チェックリスト

安全性手順	はい	はい（ヒントの後）
処置前にケア提供者は次のことをしましたか？		
・procedural pause（術前の一旦休止しての確認）を実施したか		
患者 ID 確認　2 回	☐	☐
処置の声出し確認	☐	☐
部位に印づけ	☐	☐
患者に処置に合う姿勢を取らせる	☐	☐
備品を並べる／消耗品を確認	☐	☐
該当する書類を使用（カルテ／記入用紙）	☐	☐
フォローアップレントゲン撮影の予約（PRN）	☐	☐
・手洗い（不明な場合は尋ねる）	☐	☐
・ChloraPrep で処置部位を前処置 　乾燥している部位には 30 秒 　水気のある部位には 2 分（特に大腿）	☐	☐
・患者を滅菌状態で覆うために大型ドレープを使用	☐	☐
処置中ケア提供者は次のことをしましたか？		
・カテーテル挿入時に滅菌手袋を着用	☐	☐
・帽子，マスク，滅菌着を着用	☐	☐
・滅菌野を維持	☐	☐
・該当する場合には超音波を使用	☐	☐
・同じ予防措置に医師が従うのを補助（手洗い，マスク，手袋，ガウン）	☐	☐
・室内にいるすべてのスタッフと患者はマスクを着用	☐	☐
処置後		
・処置部位に被覆材を当てる際に滅菌手技を維持	☐	☐
・被覆材に日付を記入	☐	☐

集中治療専門医名：_____
処置医師名：_____
補助医師名：_____
看護師名（監査者）：_____　　本日の日付：_____
病棟：_____　　部屋番号：_____

用紙の記入後，以下の担当に提出してください。_____

　　テルのチェックリストの目的は，中心静脈カテーテル設置に関連したすべてのプロセスが各カテーテルの設置に対して実施されていることを確実にし，それによりこれを信頼性の高いプロセスとすることである。

　　看護師はカテーテル挿入前にチェックリストを使って中心静脈カテーテルの準備を指揮し，必

要な場合にはプロセスを中止できるべきである。

　このチェックリストには処置前，処置中，処置後の，標準作業と考えられる活動のリストが含まれている。また，安全性を確保する事柄も含む。

FMEA

　FMEA は，プロセスで起きる可能性のあるミスを特定し優先順位を付ける，チーム型構造的事前アプローチである。FMEA は通常，そのプロセスでどのような問題が起きうるかについてプロセス内で働く人たちがブレインストーミングをしながら，スプレッドシートを使って作成する。FMEA は通常詳細な最終デザインの開始と新プロセスの発表前に使われる。その具体的な使用法は次の通りである。

- 製品，サービス，プロセスにどのような問題が起きうるかを特定する。具体的な問題の原因に関するリスクを見積もる。
- 問題が起きるリスクを減らす行動に優先順位を付ける。
- デザイン検証計画を評価する。最終製品やプロセスが顧客のニーズに確実に合うようにする。
- 新たなシステム，製品，プロセスをデザインする。
- 既存のデザインあるいはプロセスを変更する。
- そのデザインでどのような問題が起こりうるかを理解するため，発表前に新たなデザインおよび新たなプロセスを評価する。
- 人々，もの，設備，方法，環境がどのようにプロセスの問題を引き起こすかを理解するために既存のプロセスを評価し改善する。

どのように FMEA プロセスを実施するか

　FMEA プロセスを実施する際には次のステップを用いる。

1. **最大**の価値に貢献するステップから始める。
2. 起こりうる故障モードについてブレインストーミングを行う。
3. 各故障モードに関して起こりうる影響を挙げる。
4. 重大性と発生可能性を点数付けする。
   重大性＝1～10　顧客や患者に最も重大な影響があるものを 10 点とする。
   発生の可能性＝1～10　起きる可能性が最も高いものを 10 点とする。
5. 各故障に関する現在のモニタリングと管理を挙げる。
   故障の検出可能性＝1～10　現行の管理方法で最もみつけにくいものを 10 点とする。
6. 重大性，発生可能性，および検出可能性の点数を乗じて，各影響の RPN を算出する。
7. RPN を使って優先度の高い故障モードを選択する。RPN が最も高いものが優先度の高いものとなる。
   注：重大性の点数が 10 の故障については，安全性や信頼性に対するリスクを最小限に抑え

表 AG3.1　FMEA

ステップ	故障モード	故障の原因	故障の影響
1	抗凝固薬の適応か		
			非適応で抗凝固薬を投与
	診断は正しいか	診断検査を行っていない	適応なのに治療が行われない
			診断検査の失敗
		標準手順に合致しない 臨床医が基準を知らない	抗凝固薬の不適切な処方
1B	禁忌や疾患との相互作用はあるか	患者情報がないあるいは不完全 評価が行われていない 診断が未確定 患者に禁忌があるかどうか不明（硬膜外など） 解釈バイアス	出血 死亡 血栓症
1C	薬物や食べ物との相互作用はあるか 管理可能か	不完全な薬物治療歴 コンピュータ警告がない 警告をスキップ 不完全な警告 漢方薬やサプリメントとの相互作用が考慮されていない チェックしなかった	出血 死亡 血栓症

るため，臨床マイクロシステムで至急対処しなければならない。
8. 優先度の高い故障モードのリスクを削減あるいは排除する計画を立てる。
　選択した故障モードの原因として考えられるものを特定する。
　推奨される行動を決め，責任者を指名する。
　故障を予防するために取る予防措置と偶発時措置を探す。
9. 計画を実行し，あなたのチームの行動を文書化する。
10. RPN を再計算する。

　表 AG3.1 に抗凝固薬の使用に関する FMEA の例を挙げる。抗凝固薬で血液凝固機能が抑制されている患者に考えられるミスとリスクは多くあるため，この FMEA の例は抗凝固薬の適用のない患者におけるリスクの可能性，薬物や食物との相互関係のリスク，なぜリスクが特定されないことがあるのかの理由について示す。この評価は，リスクを確実に最小限に抑えるためのステップを組み込んだ将来のプロセスデザインに情報を提供するだろう。
　さらに情報や役立つリソースが必要な場合は www.jointcommission.org を参照のこと。

リハーサルまたはシミュレーション

　参加者はリハーサルやシミュレーションを通して臨床プロセス，手技，相互作用，シナリオを

発生可能性 （1〜10）	検出可能性 （1〜10）	重大性 （1〜10）	RPN	故障の発生を低下させる行動
			0	・すべてのケア提供者が診断をダブルチェックする。
			0	
			0	・可能な場合には2つの診断検査を行う ・結果がはっきりしない検査は再度行う。
			0	・薬剤師が適応をチェックする。 ・処方者を教育する。 ・治療ガイドラインを確立する。
			0	・薬剤師が適応をダブルチェックする。 ・禁忌に関する情報を含む治療ガイドラインを確立する。
			0	・薬物相互作用のスクリーニングが可能な薬剤部コンピュータシステムを用いる。 ・漢方薬やサプリメントも含む完全な薬物治療歴を聴取する。
				（重大性は1〜10の範囲）

練習し，どのようにしたら正しくできるのか，どのようにしたらよりうまくできるのかを学ぶ機会を得る。リハーサルやシミュレーションは強力な教育ツールであり，必要に応じて単純にも複合的にもすることができる。

リハーサルやシミュレーションに必要とされる技術レベルも，単純から複合的まで幅がある。技術がリハーサルやシミュレーションの障壁として立ちはだかるべきではない。

リハーサルやシミュレーションは次のいずれかの形を取る。(1) 特別な技術は必要なく，あなたのマイクロシステムのような適切な状況におけるロールプレイとして，(2) 実際の参加者とともに，シナリオに従い計画された患者のリハーサル前の行動と反応として，(3) 治療行為に対する生理学的反応モデルを計算する，コンピュータ化されたダミーやマネキンを用いたシミュレーション研究室において。

リハーサルやシミュレーションを計画するためのプロセスは次の通りである。

1. 学習の目的，状況，必要な備品を設定し，習得すべき重要な臨床シナリオを用意する。
2. 学習者を集める。集学的チームにより行われることが多い。
3. 臨床的状況や目的が何なのかについて学習者に要点を話す。
4. 臨床シナリオに対応するリハーサルを行う。
5. リハーサルで学習者のパフォーマンスを専門家に観察してもらう。
6. 希望があれば，また機材や人材が利用可能であれば，リハーサルの様子をビデオに撮る。

7. 学習者にパフォーマンスについてフィードバックし，うまく行った分野（たとえば，知識，スキル，態度，コミュニケーション，交流）と改善が必要な分野を強調する。可能であればパフォーマンスを撮影したビデオを見直す。
8. 能力が達成されるまでこのプロセスを繰り返す。

　リハーサルやシミュレーションは技術的スキルやプロセスが関係する状況，あるいはスタッフと患者やその家族とのコミュニケーションの場で最もよく用いられる。リハーサルやシミュレーションは，改善が必要な状況やチームメンバーがいくつかの能力を伸ばす必要がある時にも用いることができる。

マイクロシステムの中に患者安全をデザインとして組み込む

（Julie Johnson と Paul Barach による寄稿）

　安全性はマイクロシステムの財産である。安全性は，広範なプロセス，設備，組織，監督，訓練，シミュレーション，チームワーク変化を思慮深く系統的に適用することによってのみ達成できる。業績のよいマイクロシステムの特性（第1章で検討した通り，リーダーシップ，組織支援，スタッフ中心，教育と訓練，相互依存，患者中心，コミュニティーと市場中心，パフォーマンスの結果，プロセス改善，情報技術）は，マイクロシステムにおける患者安全向上のための具体的なデザインの概念と行動に結び付けることができる。

背景

　2000年のIOMの報告書『To err is human：Building a safer health system[3]』の発表は画期的出来事であった。その中では，毎年医療ミスにより44,000〜98,000名の人が亡くなると見積もられていた。低い方の数字を取ったとしても，年間の自動車事故による死亡数（43,458名），乳癌による死亡数（42,297名），あるいはエイズによる死亡数（16,516名）よりも多く，医療ミスは米国で第8番目の死因となっている。医療ミスにより患者が危害を受けるのは米国に限ったことではない。世界中で病院にケアを求めてやってくる人は9.2％の可能性で危害を受け，その事象の7.4％は死に至る。さらにこれらの有害な事象の43.5％は予防可能であると見積もられている[4]。これらの割合に関しては，研究で用いられる方法に依存すること，報告件数が実際よりもどの程度少ないか不明であること，またミスが実際に起きたのかどうか後から判断するのは難しいことなどから議論の余地がある。しかし最も意義深いことは，患者安全に関する試験によって対処する必要のある問題が特定されたということであり，焦点はミスの数を数えることからミスが患者への危害を引き起こすことを防ぐ方法というより複合的な事柄へとすぐにシフトした。

　医療提供機関由来の医療ミスは，もっと頻繁にあることがエビデンスから示唆されている。たとえばLeapeらは，薬剤有害事象の75％以上において本当の犯人はシステムレベルの失敗だったことを発見した[5]。

　ARHQの2003年の報告では，ミスの原因として最も頻度の高いのは（1）コミュニケーションの問題，（2）不適切な情報の流れ，（3）人間（あるいはパフォーマンス）の問題，（4）患者に

関連する事柄，(5) 組織の知識移転，(6) スタッフ配置パターンとワークフロー，(6) 技術的失敗，(7) 不十分な方針や手続き[6]であった。

James Reason は，一部のシステムはより脆弱でそのため有害事象を経験しやすいと示唆した[7]。次のような組織機能が Reason の言うところの**脆弱な**システム症候群の原因になっているのだろう。現場の人間への非難，システムの弱さの存在を否定する，間違った種類のパフォーマンス手段をかたくなに追及する（たとえば，臨床バリューコンパスにより取り入れられた一連のバランスの取れた尺度の代わりに，財務と生産の指標を追い求めるなど）。

IOM の報告に含まれている勧告は次の4層からなる戦略に基づいている。

1. ARHQ[8]内に患者安全センターを創設することにより患者安全に国全体の注目を寄せる。
2. 国全体に強制的および自発的報告システムを設立することによって，ミスを特定しそこから学ぶ。
3. 監視組織，共同購入者，専門家集団の行動を通して，安全性向上に対する基準と期待を上げる。
4. ケア提供のレベルで安全な業務を実施することを通して，医療組織内に安全システムを創出する。

安全管理の研究は組織の文化と構造に焦点を当ててきた。Perrow は，化学工場や原子力発電所のような複合的で密に組み合わされたシステムでは，事故は不可避であるという理論を発展させた[9]。これらの事故は設計者や操作者のスキルには無関係に起きる。それは一般的なことで未然に防ぐことは困難だ。Perrow はさらに，システムは複合的になるほどユーザーには不可解になり，人々が潜在的有害事象の発生を認識する可能性もそれらを恐れる可能性も低くなる。

組織モデルでは人間のミスを，原因としてよりも結果としてみる。このようなモデルはシステムのプロセスの持続的改革とともに，安全性と健康を確保するための前向きな方法の必要性を強調する。変化しつつある需要に適応するだけの十分な柔軟性を組織が維持するには，その文化も柔軟性を尊重しなければならない。

HRO は複合性が高く技術の影響を受けやすく，失敗皆無の基準で運営されなければならない組織の例である。その例としては，海軍航空母艦，航空交通管制部などがある。HRO はミスの確率はたいへん低く，また何年も致命的な失敗をほぼまったく起こさずに，厳しい活動を行っている。

安全性，マイクロシステム，マインドフルネスの関連性

臨床マイクロシステムにおける患者と地域住民のためのケア安全性改善は，作業ユニットがマイクロシステムのその機能および信頼性へのマインドフルネスに対して認識を高めることから始まる。Weick と Sutcliffe は，HRO は**マインドフルネス**のおかげで信頼性が高くなったのだという考えを示した[10]。マインドフルネスという言葉は，これらの組織が次の品質を示すことを意味する。

失敗に注目する：彼らは「どのようなわずかな問題も，システムに何か悪いところがある徴候であり，それはもしも別の小さなミスがある魔の瞬間に重なると重大な結果をもたらしうるものだ

として扱う」[10]。

解釈の単純化を嫌がる：一般的には，私たちの仕事に関連する主要な事柄を過度に単純化したいという誘惑がある。過度な単純化の誘惑に負けずに，HRO は彼らの作業の複合的かつ予測不可能な性質をよりしっかりみることができるように，単純化を慎重により少ない頻度で行う。

オペレーションに敏感になる：HRO は予期しない事象は，通常 James Reason が潜在的失敗と呼ぶものに由来することを認識している。システムの失敗はシステムの防御，バリア，安全策における小さな抜け穴のせいで起きる。抜け穴は本質的にはシステムの性質の不完全性である。たとえば，指揮監督系統，ミスの報告メカニズム，安全性訓練などにおける抜け穴だ。潜在的失敗は事故が起きてから発見されることが多い。失敗の可能性は問題が起きるまでは明らかではない。HRO は実際の作業が行われている現場の作業に多くの注意を払う。このことにより彼らはミスが積み重なって事故になる前に，小さな是正をすることができる。

回復に全力を注ぐ：HRO は彼らが完全にミスをなくすことはできないであろうことを認識している。そのため，彼らはミスにより機能停止に陥ることなくミスを検出し，封じ込め，ミスから回復する能力を高めている。

専門知識を尊重する：HRO は現場での判断を奨励し，職位に関わらず最も専門性を持つ人に権限を委ねる。

Weick と Sutcliffe によると，よりマインドフルになるということはこれらの行動をより多く行うことを意味する。マインドフルネスは，その人が現在の環境に対する状況認識や現況で実際に必要なことを認識することでもたらされる革新的な状態，そして同時に，何か破滅的なことがいつでも起きるかもしれないという不安感を常に抱き続けることを意味する。HRO の特性としてのマインドフルネスは，リーダーからチームで最も若い専門家まで病棟のすべてのメンバーに叩き込まれる。

HRO の基礎をなす考え方は，チームのパフォーマンスも個人のパフォーマンスも，マインドフルネスのような一定の規範が組織に作られているかどうかに依存することを示唆する。このため，これらの原則をマイクロシステムに置き換えるには，マイクロシステム全体に対する配慮と同時にマイクロシステムの中の個人に対する配慮も必要となる。しばしば私たちは HRO の特性はより大きなシステムレベル，たとえばマイクロシステムレベルではなく組織レベルのようなレベルに存在すると考える。私たちは個々のマイクロシステムは，マインドフルネスのために努力しそれを達成することができると提案する。このためマインドフルなマイクロシステムは，全体が必ずしもマインドフルではない組織の中にも，機能不全の組織の中にも存在することが可能であろう。このマインドフルなマイクロシステムと機能不全の組織の間にありうる関連性を考えると，マイクロシステムの成功や失敗に対するより大きなシステムの重要性を認識することは大切である。より大きなシステムによるマイクロシステムへの支援の重要性は，右コラムに記した高齢者病棟での面接者の言葉に説明される。

この面接者が指摘しているように，マイクロシステムはより大きな組織構造に，ある程度リソースを依存している。関連性を完全に切り離すことは不可能である。マイクロシステムの機能を支援する必要性を認識してきた組織もある。さらにマ

経営陣は，スタッフおよび一般的リソースの両方を提供することにより，高齢者病棟の支援を続けた。要求に対して経営陣から yes をもらうのは，要求者やその部門に対して経営陣がどう感じているかにかかっている。逆に，周りの影響を受けない病棟はほとんどない。だから構造が大きくなると，必ずマイナス面が出てくる可能性がある。

イクロシステムレベルでの行動が上層部リーダーの役割を変えるが，これは些細なことではない．ヘルスケア諮問委員会（The Health Care Advisory Board）はうまくいっている組織に共通の要素は「きつく，ゆるく，きつく」の展開戦略だと報告した[11]．もしあるマイクロシステムがより安全なケアを提供しようと努力しているのなら，**きつく，ゆるく，きつく**の展開戦略で，上層部リーダーはそれぞれのマイクロシステムが，組織の使命，展望，戦略とともに，使命，展望，戦略のしっかりしたつながりを持つべきだと命じる．上層部リーダーはまた，各マイクロシステムに対し使命達成に必要な柔軟性も与えるだろう．同時に上層部リーダーはより安全なケアを提供するために，戦略的使命を達成する責任をマイクロシステムにきつく課すだろう．**図 AG3.4** は患者安全原則を臨床マイクロシステムの考え方とつなげるために，私たちが使ってきた仮想シナリオを示す．このシナリオで，患者は5歳の幼稚園児 Allison で，ゼイゼイいう気管支炎の既往がある．このシナリオに沿っていくと，Allison の病気に対処しようとする中で Allison と母親がいくつかのマイクロシステムと交流することが明らかである．そこには仮想のコミュニティーの小児クリニック（Mercy Acute Care Clinic）といくつかの重複するマイクロシステムを含む大学病院がある．

　このシナリオをたどっていくと，システムの失敗が明白な場所が多くある．これらのシステムの失敗をどう考えるか．さらに，医療ミスを分析するのにどのようなツールを使うか考えること．乗組員資質開発管理，死亡症例検討会，根本原因解析，FMEA など，多くのツールが利用可能である．ミスや患者への危害を理解する際の複雑さを単純化しようとして1つか2つのツールに頼りたいところだが，私たちの多くに課せられた課題は根本原因を探す前にミスを状況に照らしてより広い視点から考え始めることである．ある便利な方法が William Haddon の損傷疫学に関する包括的枠組みに基づいて築かれている．

　国立高速道路安全局（National Highway Traffic Safety Administration）の最初の局長として（1966～1969），William Haddon は無生物体あるいは生物体が損傷を受ける，エネルギー輸送に起因する損傷に関する広い問題に興味を持っていた[12]．Haddon によると損害を減らすためにいくつかの戦略がある．第1にエネルギーの集結を避ける，第2に集結するエネルギーの量を減らす，第3にエネルギーの放出を避ける，第4にエネルギーの速度と空間的分布を変化させる．第5にエネルギー放出と被害を受けやすい構造を時間および空間的に隔離する，第6にエネルギーと被害を受けやすい構造との間に物理的バリアを用いる，第7に人々が接触する接触面や構造を改変する，第8にエネルギー輸送により損害を受けそうな構造を強化する，第9に損傷が起きた場合には迅速にそれを検出し，その継続と広がりを抑える．第10に損傷が起きた場合には，すべての必要な賠償および復旧手段を取る．これらすべての戦略には，損傷前，損傷時，損傷後の状況に関連した論理的順序がある．

　Haddon のマトリックスは3×3の代数的マトリックスで，ある自動車損傷に関連した要素（人，車，環境）を横に，事象のフェーズ（損傷前，損傷時，損傷後）を縦に並べたものである．**図AG3.5** はある自動車事故を分析するために欄を埋めた Haddon のマトリックスを示す．このマトリックスの使用により，人，車，環境の要素の相互関係に関する分析や，事象前，事象時，事象後のフェーズに関する分析に注目が集まる．Haddon の戦略から導き出された複数の対応策は，損失を最小限に抑えるのに必要だ．さらに解決策を各フェーズ（事象前，事象時，事象後）に対してデザインすることができる．このマトリックスは，危害を予防あるいは軽減するために様々

図 AG3.4　患者安全シナリオ

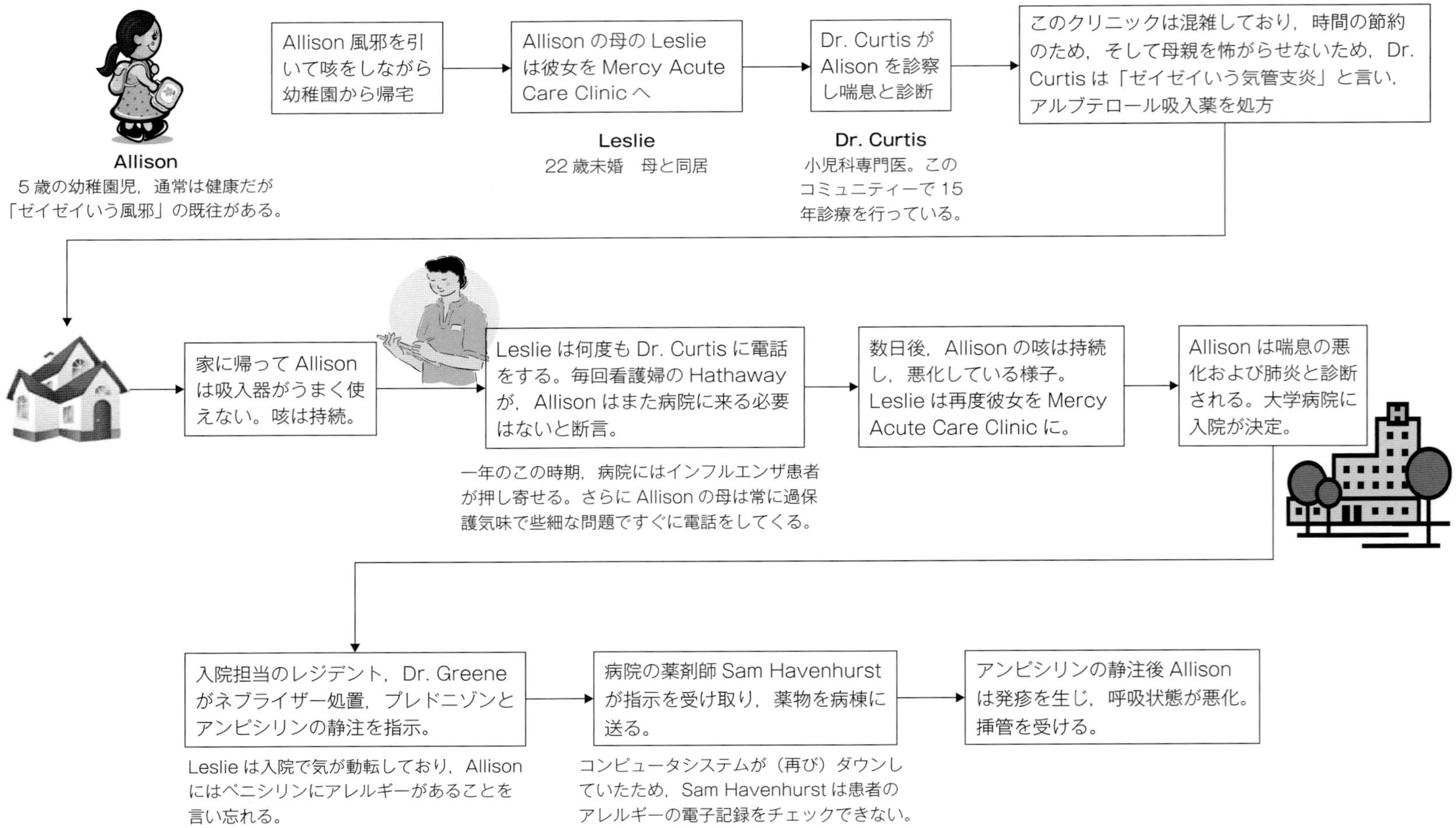

Allison
5歳の幼稚園児。通常は健康だが「ゼイゼイという風邪」の既往がある。

Leslie
22歳未婚　母と同居

Dr. Curtis
小児科専門医。このコミュニティーで15年診療を行っている。

- Allison風邪を引いて咳をしながら幼稚園から帰宅
- Allisonの母のLeslieは彼女をMercy Acute Care Clinicへ
- Dr. CurtisがAllisonを診察し喘息と診断
- このクリニックは混雑しており、時間の節約のため、そして母親を怖がらせないため、Dr. Curtisは「ゼイゼイという気管支炎」と言い、アルブテロール吸入薬を処方
- 家に帰ってAllisonは吸入器がうまく使えない。咳は持続。
- LeslieはDr. Curtisに電話をする。毎回看護婦のHathawayが、Allisonはまた病院に来る必要はないと断言。

一年のこの時期、病院にはインフルエンザ患者が押し寄せる。さらにAllisonの母は常に過保護気味で些細な問題ですぐに電話をしてくる。

- 数日後、Allisonの咳は持続し、悪化している様子。LeslieはAllisonを再度Mercy Acute Care Clinicに。
- Allisonは喘息の悪化および肺炎と診断される。大学病院に入院が決定。
- 入院担当のレジデント、Dr. Greeneがネブライザー処置、プレドニゾンとアンピシリンの静注を指示。

Leslieは入院で気が動転しており、Allisonにペニシリンにアレルギーがあることを言い忘れる。

- 病院の薬剤師Sam Havenhurstが指示を受け取り、薬物を病棟に送る。

コンピュータシステムが（再び）ダウンしていたため、Sam Havenhurstは患者のアレルギーの電子記録をチェックできない。

- アンピシリンの静注後Allisonは発疹を生じ、呼吸状態が悪化。挿管を受ける。

図 AG3.5　Haddon のマトリックス

		要素		
		人	車	環境
フェーズ	損傷前	アルコール依存症	自動車の積載容量違反	危険の見通し
	損傷時	エネルギーの障害に対する抵抗性	鋭いあるいは尖った縁や表面	可燃性建築資材
	損傷後	出血	エネルギー損失の迅速さ	緊急医療対応

出典：Haddon, W. J. A logical framework for categorizing highway safety phenomena and activity（高速道路安全性現象と活動の分類に関する論理的枠組み）. *Journal of Trauma*, 1972, *12*(197).

図 AG3.6　患者安全マトリックス

		要素		
		ケア提供者	患者や家族	システムと環境
フェーズ	事象前	・診断に関する医師の決定	・ゼイゼイいう風邪の既往を持つ子供	・忙しいプライマリーケア診療所 ・大学病院
	事象時	・アンピシリン静注	・ペニシリンアレルギー	・コンピュータシステムのダウン
	事象後	・挿管	・発疹，呼吸困難	・病院（アレルギー反応に対するチーム対応）

な戦略に依存しなければならない場合など，複合的な環境で有害事象に直面した際に最も有効である。損傷についてより大きな文脈の中で理解することは，システムにおける基本的安全性の欠如と内在する危険を軽減する人間の重要な仕事について私たちが認識するのに役立つ。

　損傷の疫学を踏まえ，私たちは Haddon のマトリックスを患者安全シナリオの分析について考えるのに使うこともできる。このツールを損傷の疫学から患者安全に置き換えるために，私たちは「損傷前」「損傷時」「損傷後」の代わりにフェーズのラベルを「事象前」「事象時」「事象後」に置き換えるなどの改変をした。また要素の方も「人」「車」「環境」の代わりに「患者と家族」「ケア提供者」「システムと環境」に変更した。私たちはマイクロシステムに存在するプロセスとシステムに言及するためにシステムを加えた。**環境**はマイクロシステムがその中に存在している場である。システムを加えたことにより，マイクロシステムにおける危害やミスに対するシステムの重大な寄与が認識される。

　図 AG3.6 は Allison のシナリオを用いてマトリックスを埋めたものだ。ミスや有害事象から学ぶうえでの次のステップは，このマトリックスの各セルの事柄に対処する解決策を立てることだ。

　多様な状況の複数のマイクロシステムにおける著者らの経験，そして安全性に関する文献に対する著者らの理解や解釈に基づき，臨床マイクロシステム内に患者安全概念を埋め込む枠組みとして用いることのできる安全性原則を私たちはいくつか提案する。

原則 1　人間は元来ミスを犯しやすいもの，だからミスは起きる

　ミスは過失と同意語ではない。無謬性という医学の精神が，ミスを個人の問題あるいは弱さとしてみて非難や懲罰で是正する文化に誤ってつながってしまっている。そうではなく，私たちは

ミスにつながる複数の要素を探してシステムを改善すべきである。

原則2 マイクロシステムは分析と訓練の単位である

　私たちはシナリオのリハーサル，シミュレーション，ロールプレイを通して安全原則を日常業務に含めるようマイクロシステムスタッフを訓練することができる。マイクロシステムの目標は，失敗の可能性や安全性が守れないという慢性的な不安を常に考えている組織として定義される，力強いHROのようにふるまうことである[13]。

原則3．ミスを特定し，予防し，吸収し，緩和するようにシステムをデザインする

　懲戒措置の恐れをなくし，労働者がたとえ権威勾配に挑むことだとしても安心して声を上げられるような力を持つことや透明性を奨励し支援する，効果的で持続的な報告システムを確立することにより，ミスを特定する。ミスの影響を明らかにし，緩和し，軽減するような作業，技術，作業手順をデザインする。

　人々が利用するプロセスやシステムを単純化することにより，ミスの影響を減らす方法はたくさんある。たとえば，チェックリスト，フローシート，備忘録などのツールは記憶への依存度を低下させる。また，情報へのアクセスや情報技術を改善し，患者に危害を与えずにミスのかなりの部分を吸収することのできるシステムをデザインすることができる。またシステムの中に主要な緩衝を含めることもできよう。次に進む前に情報を確証する時間差（組み込まれた遅れ），冗長性，不用意な仕様を最小限に抑えるために薬物指示の際に慎重な行動を強制するマイクロシステムからの塩化カリウムの意図的排除などの強制機能などである。

原則4．安全文化を創出する

　安全文化とは，医療をより安全にするための要はミス，ニアミス，有害事象の報告を支援する透明な風土であることを認識し，これらの事象を学習と改善の機会と認識するものである。患者や臨床医によるストーリーテリングを喜んで受けること。ストーリーテリングは安全が作られ壊される場所であり，多くの学びの場である。

原則5．患者に語りかけ，話を聞く

　患者は安全性について語るべきことをたくさん持っている。医療により患者が傷つけられた時は，患者に関する事象のすべての詳細を患者と家族に対して公開すべきである。情報公開の要素は次のことを含む。

- 起こったことおよび推定される影響について，現在理解できている内容を迅速に思いやりを持って説明する。
- 同様な事象が別の患者に起きる可能性を低下させるために十分な分析が行われることを保証する。

表 AG3.2　安全性とのつながり

マイクロシステムの特徴	患者安全にどのような意味を持つか
1. リーダーシップ	・組織の安全展望を定義する。 ・組織内に存在する制約を特定する。 ・計画の作成，実施，継続的モニタリングと評価のためにリソースを割り当てる。 ・計画作成の中に，マイクロシステムの参加とインプットを入れ込む。 ・組織の品質と安全性目標を並べる。 ・評議員会に最新情報を提供する。
2. 組織による支援	・患者安全の問題を特定し関連するローカルな変更を行うために臨床マイクロシステムと共同で作業する。 ・組織の支援を表面的にせず，個人の手に必要なリソースやツールを渡す。
3. スタッフ中心	・現在の安全文化を評価する。 ・現在の文化と安全性展望との間のギャップを特定する。 ・文化的介入を計画する。 ・定期的に文化の評価を実施する。
4. 教育と訓練	・患者安全カリキュラムを作る。 ・主要な臨床および管理リーダーシップの訓練と教育をする。 ・複数のマイクロシステムにわたる仕事ができる，患者安全スキルを持った中心人物を（リソースとして）育てる。
5. ケアチームの相互依存	・計画-実行-評価-改善（PDSA）を結果報告に組み込む。 ・事後検討会（AAR）のために毎日の打ち合わせを使い，ミスの特定を称賛する。
6. 患者中心	・患者や家族とのパートナーシップを確立する。 ・医療ミスを巡っては情報公開と真実を支援する。
7. コミュニティーと市場中心	・コミュニティーと安全問題を分析し，集団へのリスクを削減するため外部団体と提携する。
8. パフォーマンスの結果	・主要な安全性手段を開発する。 ・安全性のためにビジネスケースを作成する。
9. プロセス改善	・主要安全性手段の評価に基づいて患者安全優先度を特定する。 ・マイクロシステムレベルで必要とされる作業に対応する。 ・患者安全実演説明サイトを作る。 ・学びを移行する。
10. 情報と情報技術	・ミス報告システムを拡充する。 ・安全概念を情報フローの中に組み込む（チェックリスト，リマインダーシステム）

- 分析に基づいたフォローアップ
- 謝罪

原則 6．人的要素に由来する手順をマイクロシステムの機能に作り込み統合する

　使いやすさや人間工学を含めた人的要因の原則に基づく，患者中心の医療環境をデザインすること。人間の認知の欠陥や，疲労，照明不足，騒がしい状況などパフォーマンスに影響する要素を考慮に入れたデザインにする。新たに導入された，医療レジデントの勤務時間制限は疲労に対処するためにデザインされた。また中断されないでシフト報告プロセスを行えるよう，スタッフへの警告のための標識も作り出された。疲労も中断もミスや不完全な情報共有に至りかねない事柄である。

結　論

　臨床マイクロシステムにおける患者安全に関する私たちの議論を完全なものとするために，私たちが知らなければならないことがある。高い業績を上げているマイクロシステムの特性が，日々の患者ケアに安全性を埋め込むためのマイクロシステムの対応を形作るのにどのように使われているのかだ。**表 AG3.2** では業績の高いマイクロシステムの特徴のいくつかを挙げ，あなたのマイクロシステムでさらに展開できる具体的な行動について説明する。行動のリストは完全なものではないが，患者安全概念をマイクロシステムに適用するための開始点と枠組み作りとなる。

　安全性はマイクロシステムの動的な特性である。安全性はプロセス，設備，組織，監督，訓練，シミュレーション，複数領域の医療スタッフの作業構造への広範な変更を思慮深く体系的に適用することを通してのみ達成しうる。

参考文献

1. Liker, J. The Toyota way. New York : McGraw Hill, 2003.
2. Gawande, A. The checklist manifesto. New York : Metropolitan Books, 2009, p. 13.
3. Institute of Medicine Committee on Quality Health Care in America. To err is human : Building a safer health system. Washington, DC : National Academy Press, 2000.
4. de Vries, E., Ramrattan, M., Smorenburg, S., Gouma, D. J., & Boermeester, M. A. The incidence and nature of in - hospital adverse events : A systematic review. Quality and Safety in Health Care, 2008, 17, 216–223.
5. Leape, L. Error in medicine. Journal of the American Medical Association, 1994, 272(23).
6. Agency for Healthcare Research and Quality. Patient safety initiative : Building foundations, reducing risk. Interim Report to the Senate Committee on Appropriations, 2003. Rockville, MD : Agency for Healthcare Research and Quality.
7. Reason, J. Human error : Models and management. Western Journal of Medicine, 2000, 172(6), 393–396.
8. Agency for Healthcare Research and Quality. Patient safety culture surveys accessed at http://www.ahrq.gov/qual/patientsafetyculture.
9. Perrow, C. Normal accidents. New York : Basic Books, 1984.
10. Weick, K., & Sutcliffe, K. Managing the unexpected : Assuring high performance in an age of complexity. Ann Arbor : University of Michigan Business School, 2001.
11. Health and Safety Commission(HSC). Organizing for safety : Third report of the human factors study group of ACSNI. Sudbury : HSE Books, 1993.
12. Haddon, W. J. A logical framework for categorizing highway safety phenomena and activity. Journal of Trauma, 1972, 12(197).
13. Dekker, S. The field guide to human error investigations. Aldershot : Ashgate Publishing Limited, 2002.

第4章

USING MEASUREMENT TO IMPROVE HEALTH CARE VALUE
医療の価値を改善するために測定を利用する

Eugene C. Nelson
Joel S. Lazar
Marjorie M. Godfrey
Paul B. Batalden

学習の目的

- マイクロシステム内での，医療の成果と効率性の測定のモニタリング，評価，改善について説明する。
- 患者バリューコンパス（patient value compass：PVC）とバランスト・スコアカード（BSC）の比較を行う。
- マイクロシステムのパフォーマンスを測定し改善するためのPVCと，BSCの枠組みの作成と使用方法を示す。
- フィードフォワードおよびフィードバック・システムについて，そして臨床マイクロシステムでのそれらのメリットについて説明する。
- マイクロシステムの非常に重要な疑問に答えるのにデータが使えるような，豊かな情報環境をデザインするための原則について説明する。
- 作業を提携させるための測定項目カスケードと，傾向を示すためのダッシュボードを用いる豊かな情報環境をデザインする。

リードする，実施する，学習する，測定するは，臨床マイクロシステムによる価値の高いケアの創出を支える**四大活動**である。本章では特に測定に重点を置く。まず，模範的マイクロシステムがどのように測定を利用しケアの現場での豊かな情報環境を作り出しているのかを示す，3つの事例研究から始める。これらの事例について深く考え，多様な医療利害関係者にとっての問題事項の測定に注意を払いつつ，そのような環境を賢明にデザインするための有益な原則を導き出す。データの流れとフィードフォワードおよびフィードバックの方法の使用について検討し，2つの強力な枠組み，すなわちPVCとBSCを紹介する。これらはともに医療の価値と業務パフォーマンスの双方を測定し改善することのできるものである。最後に臨床ダッシュボードとデータカスケードの検討で締めくくり，実際の臨床プログラムや医療システムでの適応例を述べる。

システムのすべてのレベルで問題事項を測定する

価値の高い医療をデザイン，提供，改善するには，有意義な結果の**測定**に思慮深く継続的に注意を向ける必要がある。患者と臨床医の組合せに，あるいは組織的なマクロシステムにおいて，そして特に患者，医療専門家とより大きな医療施設にとっての価値生成の接点である臨床マイクロシステムにおいて，最善の臨床診療と最善のシステムパフォーマンスは堅牢な**情報環境**によって支えられる。高機能臨床診療とプログラムは次の質問について自問を繰り返す。「具体的なケアプロセスと臨床サービス全体が本当の価値をもたらしているかどうか，どうすればわかるのか。」「それらのプロセスとサービスに対して計画した変化は実際の改善となるのかどうか，どうすればわかるのか。」測定によりこれらの質問に対する答えが提供され，改善が推進される。

これまでの章で私たちは，医療の価値は順に組み込まれ相互支援的なケアのシステム内で生み出されることをみてきた。今度は問題事項の測定が，これらの相互作用しているシステムの各レベルの参加者や利害関係者たちにどの程度の助けとなるのかをみてみよう（**図4.1**参照）。個々の臨床医は患者や家族と連携し，リアルタイムのデータを使って焦点となっている介入に対する反応をモニターし，必要に応じてこれらの介入を調整することで健康上の目標を達成する。臨床マイクロシステムはこれらの同じデータを，明確に定義された診療集団のレベルで集め，具体的なケアプロセスの影響を評価し，これらのプロセスを継続的に改善する。組織はBSCを使って診療の革新，主要プロセス，顧客満足，財務，成長などの組織の責務を管理する。外部の利害関係者（保険会社や政府規制当局）はパフォーマンスの報告をマクロシステムに依存しており，それが診療報酬や今後のプログラムによる支援の指針になる。

うまく機能している医療システムにおいて，**モニタリング**，**評価**，**改善**，**管理**，**報告**などの測定に支えられた活動は緊密に連携しており，測定自体が組織のあるレベルから次のレベルへと連鎖（カスケード）していくようにデザインされている。豊かな情報環境の創出にはそれぞれのシステムレベルで，そしてシステムの壁を越える，リソースとプロセスの団結が必要となる。本章では特に，マイクロシステムの中で患者中心の価値が実際に生み出される，臨床ケアの現場における測定インフラをデザインすることに注目する。同時にマイクロシステム内での測定が，連続する組織の，地域の，または国の医療優先度にどの程度，どのようにして歩調を合わせるのかについても示唆する。

まず，高品質で費用効果的なケアを提供するために，日常業務の中でデータを使う臨床マイク

図 4.1　組み込まれた医療システムのレベル内における測定の様々な機能

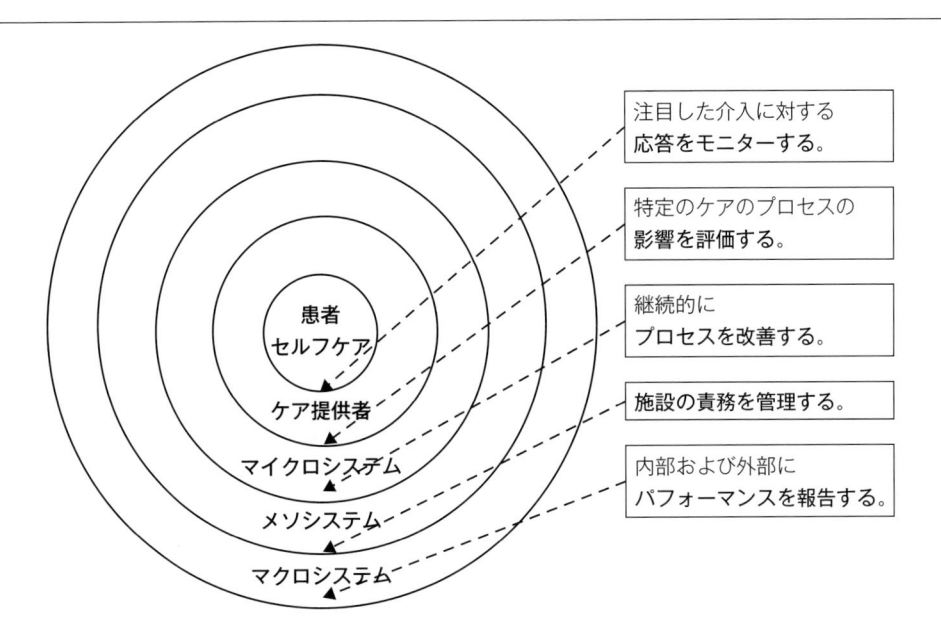

- 注目した介入に対する応答をモニターする。
- 特定のケアのプロセスの影響を評価する。
- 継続的にプロセスを改善する。
- 施設の責務を管理する。
- 内部および外部にパフォーマンスを報告する。

（中心から外側へ）患者セルフケア → ケア提供者 → マイクロシステム → メソシステム → マクロシステム

ロシステムについての3つの事例研究を紹介する。次にデータの表示と使用のための原則を示し，豊かな情報環境が賢明にデザインされるのを推進する概念と枠組みを検討する。そして，これらの原則のいくつかを統合し，臨床ケアの継続的改善におけるこれらの応用を示す最後の事例で締めくくる。

ダートマス−ヒッチコック脊椎センターの事例研究

私たちには患者とともに作業をするための言語が必要だった。バリューコンパスは私たちの複数領域にまたがるチームが患者とともに作業し，職場への復帰，遊びへの復帰など1つずつもとの生活に復帰させるのに役立つ言語を提供する。

— James Weinstein 脊椎センター創始者

典型的な疾患エピソード：転帰追跡とその先

ある患者がニューハンプシャー州レバノンのダートマス−ヒッチコック脊椎センターを初診で訪れる。受付係が彼に挨拶をし，タッチスクリーン式のコンピュータ端末を渡し，医師の診察の前に病状についての大事な質問にこのコンピュータを使って答えるようにと言う。彼は自分の腰の問題，機能状態，治療への期待，仕事の状態についての質問に20分足らずで回答し，受付係にコンピュータ端末を返す。受付係は調査結果を受け付けデスクのコンピュータに移す。このコンピュータには，PVCを1ページの要約レポート（**図4.2**参照）として処理および印刷するための特注デザインのデータベースアプリケーションが入っている。PVCは臨床状態と機能状態，臨床ケア管理に関する患者の期待と満足度，そして仕事の状態やケアの費用などその他のデータも含んだバランスの取れた見方を提供する。

PVCは，患者のニーズをよりよく満たすために，ケア提供者と患者の間のコミュニケーションを促進するために用いられる。患者のカルテの最前面に付けられ，患者が初診で医師の診察を受ける際に，PVCを医師と患者で一緒に再確認する。そこには患者の脊柱の健康状態や関係する領域，すなわち身体の他の部分の痛みや肉体の健康，精神の健康，社会的役割に関するパフォーマンス（仕事に行く能力や家の周りの日常の活動をする能力）が，同じ性別で同じ年齢の平均的な人との比較で書かれている。

図4.2のPVCの例では，患者が急性の腰痛に悩んでいることだけでなく，彼は極度の睡眠障害もあり，おそらくうつにもかかっており，3週間仕事に行くこともできず，3年以上の慢性腰痛もあることがわかる。患者と医師はこれらの結果について検討し，既往歴聴取および理学的検査を行ってデータを付け加え，その後一緒に患者の好みと健康上のニーズに基づいて治療計画を立てる。

この後2ヵ月の間脊椎センターに診察に訪れるたびに，この患者はタッチスクリーン式のコンピュータ端末を使って現在の健康状態を記録する。これは腰痛，肉体的機能，および精神の健康を含む転帰の変化を最新のものとする。6ヵ月後，患者は仕事に復帰し，うつはなくなり，同じ年齢の平均的な成人よりも若干強い腰痛があるだけとなった。

脊椎センターの情報環境に関するその他の事実

脊椎センター内におけるデータの流れと利用の特徴をさらに記す。

- 脊椎センターは臨床転帰，患者満足度，ビジネスパフォーマンスなどの重要な指標を掲示するために**掲示板**を使っている（掲示板には臨床チームが使う主要測定値が掲示される。これらの測定値は現在のパフォーマンスと経時的な傾向を示す）。様々なデータの掲示が診療のパフォーマンスについてのストーリーを生み出し，これは診療を行うスタッフ全員が見ることができる。
- 脊椎センターは統計プロセス管理チャートとプロセスや転帰の測定値を，管理や改善のための非常に重要なカギとしてみる。
- 脊椎センターは結果に基づき年次報告を作成し，それをセンターの全スタッフの年次修養会（retreat）の際の主要書類として用いる。この会ではスタッフが過去の改善を見直し，翌年に必要とされる改善に取り組むための小チームが作られる。
- 脊椎センターは，脊椎手術が行われる最も一般的な3つの診断に対する脊椎手術の価値について調べるための，2,400万ドルの費用で13施設が参加するNIHがスポンサーの無作為化比較治験の主導組織である。
- 多くの患者は受けた治療を喜んでいるが，脊椎センターはさらに重要な改善に取り組むべきである。なぜなら，最近の改善を大切に思うケア提供者は，よりうまく患者のニーズを満たしすべてのムダをなくすために，継続的にプロセスの評価と改善を行うからである。
- 脊椎センターはIOMの品質データの透明化を図る呼びかけに賛同しており，転帰，品質，費用のデータをダートマス−ヒッチコック医療センターのウェブサイト www.dhmc.org/qualityreports に掲載している。

図 4.2　典型的な脊椎疾患患者の PVC

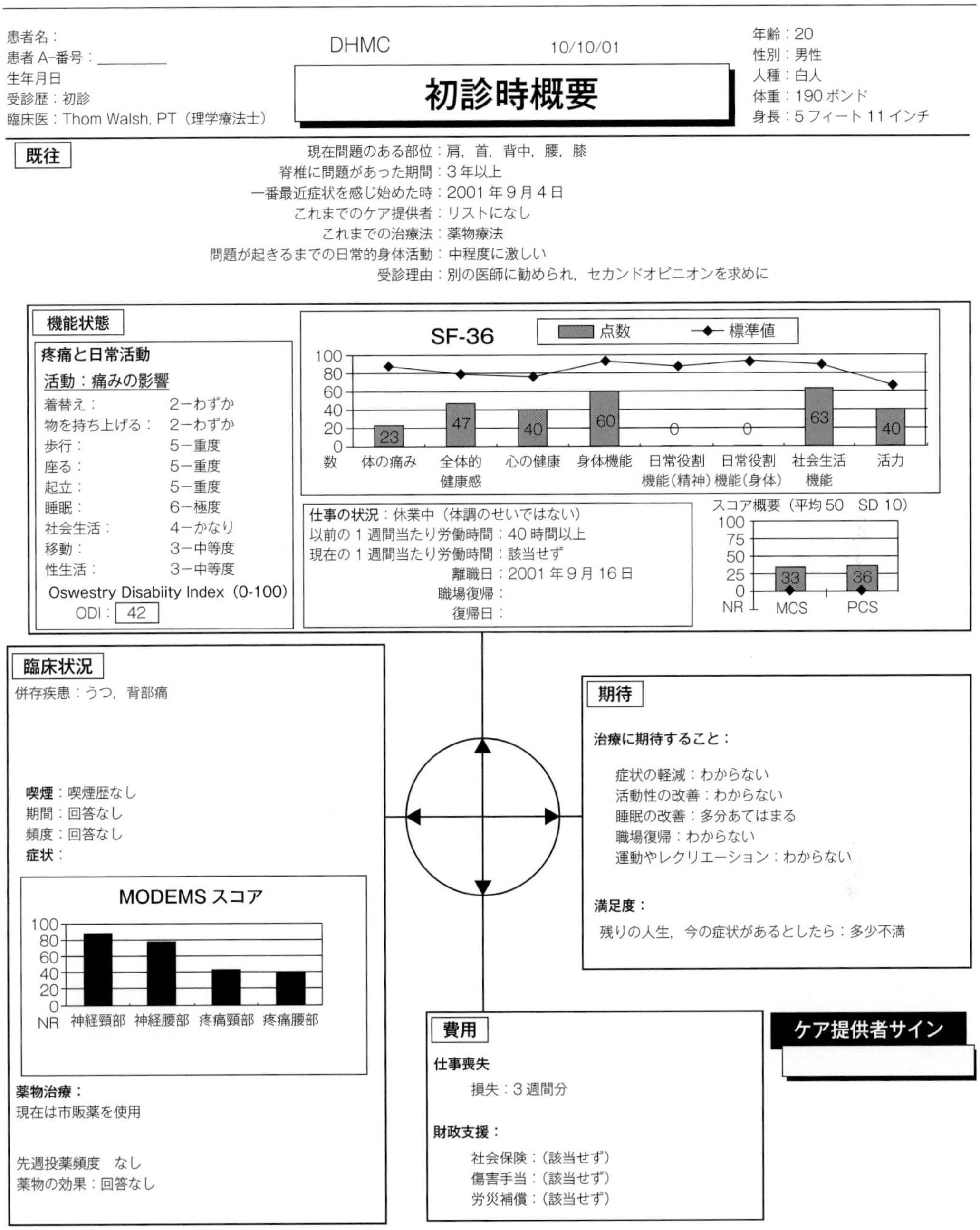

患者名：
患者 A-番号：_____
生年月日
受診歴：初診
臨床医：Thom Walsh, PT（理学療法士）

DHMC　　10/10/01

初診時概要

年齢：20
性別：男性
人種：白人
体重：190 ポンド
身長：5 フィート 11 インチ

既往

現在問題のある部位：肩，首，背中，腰，膝
脊椎に問題があった期間：3 年以上
一番最近症状を感じ始めた時：2001 年 9 月 4 日
これまでのケア提供者：リストになし
これまでの治療法：薬物療法
問題が起きるまでの日常的身体活動：中程度に激しい
受診理由：別の医師に勧められ，セカンドオピニオンを求めに

機能状態

疼痛と日常活動
活動：痛みの影響

着替え：	2－わずか
物を持ち上げる：	2－わずか
歩行：	5－重度
座る：	5－重度
起立：	5－重度
睡眠：	6－極度
社会生活：	4－かなり
移動：	3－中等度
性生活：	3－中等度

Oswestry Disability Index（0-100）
ODI： 42

SF-36　点数　標準値

体の痛み：23
全体的健康感：47
心の健康：40
身体機能：60
日常役割機能（精神）：0
日常役割機能（身体）：0
社会生活機能：63
活力：40

仕事の状況：休業中（体調のせいではない）
以前の 1 週間当たり労働時間：40 時間以上
現在の 1 週間当たり労働時間：該当せず
離職日：2001 年 9 月 16 日
職場復帰：
復帰日：

スコア概要（平均 50　SD 10）
MCS：33　PCS：36

臨床状況

併存疾患：うつ，背部痛

喫煙：喫煙歴なし
期間：回答なし
頻度：回答なし
症状：

MODEMS スコア
神経頸部，神経腰部，疼痛頸部，疼痛腰部

薬物治療：
現在は市販薬を使用

先週投薬頻度　なし
薬物の効果：回答なし

期待

治療に期待すること：

　症状の軽減：わからない
　活動性の改善：わからない
　睡眠の改善：多分あてはまる
　職場復帰：わからない
　運動やレクリエーション：わからない

満足度：

　残りの人生，今の症状があるとしたら：多少不満

費用

仕事喪失

　損失：3 週間分

財政支援：

　社会保険：（該当せず）
　傷害手当：（該当せず）
　労災補償：（該当せず）

ケア提供者サイン

注：PVC は臨床状態と機能状態，臨床ケア管理に関する患者の期待と満足度，そして仕事の状態やケアの費用などその他のデータも含んだバランスの取れた見方を提供する。

オーバールック病院の緊急診療部の事例研究

　当院にはここに示したような「変化する」という文化がある。長年にわたる私たちの血栓溶解のためのサイクルタイムを短縮する取り組みだ。緊急診療部はより安全でより信頼性が高く患者のニーズと期待によりよく答えられるようになるために，産業的品質改善方法とマイクロシステムの考え方をどのように使うのか理解する方向に動いた。

— James Espinosa, 前緊急診療部部長

データ使用，リアルタイムフローモニタリング，その他の一面について

　ニュージャージー州サミットのオーバールック病院の緊急診療部は，1994年に始まった継続的改善の取り組みにおいてデータを不可欠な要素としてきた。ここではこの緊急診療部での，フロー，品質，生産性，患者とスタッフの満足度の改善を下支えする豊かで自己認識した情報環境を生み出すためのデータの利用方法についていくつかの例を紹介する。

- リアルタイムのプロセスモニタリング。そのシステムの患者へのケアがうまく流れているかあるいは滞っているかを表す特別なソフトウェアを使い，患者ケアのサイクルタイムに関するリアルタイムデータを，継続的にモニターし表示する。最初の処置までの時間，入院病棟までの移動時間，レントゲンの時間，急ぎの患者とルーティンの患者のサイクルタイムなどの測定値をリアルタイムで追跡した。
- 品質および生産性の指標の追跡。プロセスと転帰の測定基準のシステムをまとめ，管理図やその他のグラフ表示で表した。プロセス指標は，レントゲンの偽陽性報告率，患者転倒率，その他の成長や安全性の指標など様々な分野の傾向をモニターする。
- 患者および顧客満足度の追跡。オーバールック緊急診療部では，その顧客に関する知識を得るためにいくつかの様式を使っている。患者満足度に関する全国比較データベースや，主要内部顧客（たとえば訓練中のレジデントや緊急診療部スタッフ）や同様のマイクロシステム（たとえば，小児集中治療室，放射線部，救急救命士隊）に関しては地域で開発された顧客満足度調査を用いる。

　これらのデータの流れは，パフォーマンスパターンを分析し，対処が必要な欠陥を特定するためにこの緊急診療部マイクロシステム（1分毎，毎時間，毎日，毎週，毎年）内で積極的に用いられる情報プールを作る。継続的改善のためにスタッフがこのデータを使用する定期的な討論の場が2つある。(1) データ，会話，考えを自由闊達に交換できる，緊急診療部部長が議長を務める，ダイナミックかつエネルギッシュな月例マイクロシステム会議と，(2) これまでの進歩と問題について振り返って見直し，優先順位と計画を立てるために将来向きの視点も持つ，サミットと呼ばれる1年に1回の丸1日の修養会だ。

オーバールック緊急診療部の成功に関するその他の事実

- オーバールック緊急診療部は過去数年間，1年に1回のサミットで浮上したアイデアの80％以上を実施した。
- オーバールック緊急診療部は4病院システムの臨床部の中でスタッフ満足度評価が最も高い。
- オーバールック緊急診療部は全国でも評価されている。たとえば，急性心筋梗塞の患者がエビデンスに基づく標準的治療である最初の血栓溶解薬の投与を受ける**血栓溶解薬投与までの時間**に関して，メディケア・メディケイド・サービス・センター（CMS）の最優良事例を満たしており，また米国病院協会の品質探究賞を受賞している。
- オーバールック緊急診療部は，医療の質改善研究所が多くのプログラムや臨床診療での最優良事例の適用を促進する全国学習プログラム（Breakthrough Collaborative）において推進してきた，変更の概念の最優良事例としての機能を果たした。

インターマウンテンヘルスケアのショック性外傷病棟の事例研究

データシステムのおかげで患者を遠くからモニターできるし，情報をいつでもリアルタイムで共有できる。私は患者によりよいケアを行うのに役立つデータと情報をみて使うことができる。

——ショック-外傷集中治療室臨床医

配線につながれた患者とリアルタイムモニタリングおよび管理

ユタ州ソルトレークシティのインターマウンテンヘルスケア(IHC)のショック-外傷集中治療室(STRICU)では，患者と臨床ケアチームの周りにデータシステムが巡らされており，どの患者に対しても毎分毎日用いられている。傷害を負った患者には，スタッフが，バイタルサイン，摂取と排出，血中ガスと点滴などの臨床パラメータをリアルタイムでモニターできるよう配線が取り付けられる。各部屋にはベッドサイドのコンピュータがあり，そこに患者の電子カルテ（EMR）に記載するすべての該当情報が入力される。毎日が正式な集学的な回診から始まる。この回診ではその時病棟にいる8人から12人の患者のケアの見直しと計画が2時間以上かけて行われる。回診の間，患者の臨床チームメンバー（集中治療専門医，看護師，検査助手，医学レジデント，プライマリーケア医，呼吸科医，ソーシャルワーカー，家族）が，大きなスクリーンに映し出されたEMRを見ながら患者の状態のすべての面を見直す。

これらのデータや代替案に関する検討を利用して，チームは治療計画を調整し，血圧や呼吸数など患者の臨床パラメータに対するこれらの変更の影響を追跡する。各患者の状態の複雑さにもかかわらず，情報技術環境のおかげでスタッフは10分以内に引き継ぎ報告を完了することができる。医師は家から情報システムにダイヤルすることで昼夜問わずいつでも患者を遠隔モニターすることができ，ケアチームの誰とでもいつでもどこからでも連絡を取ることができる。一般的院内感染のタイプのほとんどに関してローカルな疫学的プロフィールに基づく現在のデータを入手可能であり，感染した患者に関しては，費用対効果の高い薬物の選択を案内する意思決定支援が情報システムに組み込まれている。

STRICUでは経時的な傾向を追跡する統計が日常的に用いられている。投薬ミス率，プロトコル使用率，合併症率，費用など主要パフォーマンス指標に関する経時動向データがまとめられ，パフォーマンスのモニタリング，管理，改善を行うための病棟調整評議会による毎月のスタッフ会議や年次の全スタッフ修養会にて見直しが行われる。

環境に関するその他の事実

この集中治療室に関する追加的情報は，この高業績臨床マイクロシステムに関する理解を広げてくれるだろう。

- ヘパリン使用，深部静脈血栓症の予防，疼痛緩和などのテーマを扱うためのプロトコルが開発されローカルで改善されている（臨床チームの誰によってでも）：それぞれは通常1ページにも満たない長さである。
- 患者の1日あたりのインフレ調整後費用が長期的に低下している。
- 安全性が一番の関心ごとであり，30種類以上のミスを追跡調査している。
- IHCではEMRを何十年もかけて開発中であり，STRICUはEMRおよび情報システムの継続的改善を専門に行うフルタイムのスタッフメンバーを雇っている。

豊かな情報環境を育成するためのヒントと原則

これまでに検討したこれら3つの事例は，遅れを最小限に抑え，質および費用対効果の高いケアを求めてマイクロシステム，メソシステム，マクロシステムを指導するリーダーに有益なヒントを与える。これらのヒントを表4.1に挙げた。

これらの事例研究からの具体的なヒントに加え，私たちは情報，情報技術，データ，パフォーマンス結果に関する4つの原則を特定した。これらの原則は20の高業績臨床マイクロシステムの詳細な質的分析を行った結果得られたものである[2]。

表 4.1　豊かな情報環境を育成するためのヒント

脊椎センターの専門診療
• 患者の変化するニーズに治療計画を適合させるため患者の健康状態の総合的評価を用いる。 • データ収集と情報技術を患者へのケア提供の流れに統合する。 • 目的に合わせた健康状態情報を患者とスタッフに提供するために情報技術を用いる。 • 個々の患者および特定の患者集団に対するケアの結果を評価するため経時的転帰追跡を用いる。 • 患者およびスタッフからの体系的データ収集を利用する豊かな臨床情報環境に加え，臨床研究インフラを構築する。 • 技術の確固たる基盤を作るためにリーダーシップ，文化パターン，システムを用いる。
オーバールック緊急診療部
• 必要な行動を迅速に開始できるよう，サイクルタイムと主要な結果をリアルタイムで視覚的にモニターすることにより患者の流れを改善する。 • 臨床プロセスと患者満足度における改善を活性化するため，比較データを用いる。
ショック性外傷集中治療室
• 患者の状態に関する現在進行中の情報を提供するため生物医学的モニタリング（複合的で重大な問題を抱える患者）を用いる。 • 最善のケア計画を作成するためにスタッフ同士およびスタッフと患者をつなぐため，グラフおよび視覚的データ表示を用いる。 • ローカルな疫学的知見を積み重ね，それを臨床での意思決定のガイドとして用いる。

原則 1：それをデザインせよ──豊かな情報環境へアクセスできるようにする

　情報は賢明な行動を導く。これはこれらすべての原則の中でも第一原則だ。情報不足は賢明な行動を難しくする。原則 1 を支援するプロセスは次の通りである。

- ケア提供に不可欠な業務達成能力と中核プロセスを推進するために，また日常業務をサポートし情報提供するために情報環境をデザインする。
- 全てのマイクロシステム参加者（患者，家族，スタッフ）がタイムリーに情報を受け取れるよう，公式および非公式のコミュニケーション経路を複数確立する。

原則 2：それをつなげよ──患者とスタッフ，スタッフとスタッフをつなげるために情報を使用する

　臨床マイクロシステムの成功は，患者，臨床スタッフ，支援スタッフなど参加者同士の間の相互作用次第である。ポジティブで生産的な相互作用が起きるためには，また的確なことを適時に適切な方法で行うためには，参加者同士がつながっていなければならない。原則 2 に寄与するプロセスは次の通り。

- 作業をするのにふさわしいタイミングで正しい情報を全員に与える。
- 医療提供を支援するために情報技術を十分に活用するためには，ソフトウェア，ハードウェア，専門スタッフに投資をする。
- 全員の考えを聞く。患者を利するためまた患者へのサービスを支える行動を改善するために，こ

れらの考えをつなげる（たとえば手洗い用石鹸に手が届かないというあるスタッフの観察が石鹸のディスペンサーの場所の変更につながり，手洗い率の向上と感染率の低下がもたらされた）。
- 患者がマイクロシステムと交流し情報を受け取ることができるよう複数の経路を提供する（たとえば，文書，電話，メール，ウェブを介した情報，共同診療予約）。

原則3：それを測定せよ——必要な患者サービスを提供するために不可欠な第一の価値と業務達成能力を反映する，パフォーマンス目標と関連測定項目を決める

　パフォーマンスを改善するあるいは望ましいレベルにパフォーマンスを維持するためには，非常に重要な価値，能力，プロセスに合った目標を設定し，長期間にわたり目標達成を測定することが重要である。原則3を推進するプロセスは次の通りである。

- マイクロシステムチームとともに作業し，目標を設定し，測定した結果と褒賞やインセンティブをリンクする。
- パフォーマンスを理想的にはリアルタイムで，上流のプロセスと下流の結果とで測定する尺度を用いる。

原則4：改善のためにそれを使え—プロセスと結果を測定し，フィードバックデータを収集し，データに基づいて継続的にデザイン変更を行う

　この最後の包括的な原則でループが完成する。すべての参加者に洞察を与えるために，改善や改革のための行動を引き起こすために，そしてデザイン変更の影響判定に情報の流れを使うために，集められた情報を用いることを強調する。原則4を促進するプロセスは次の通り。

- データ収集を臨床スタッフと支援スタッフの日常業務に組み込む。
- ワークフローの一環として self-coding 記入表やチェックリストを作り，使用する。
- 患者とマイクロシステムの相互作用が，標準的あるいは体型的方法で重要なデータ要素を生むように，患者を情報源にする。
- システムがどう機能しているかを示す重要な結果を自動的に生み出す作業プロセスや支援技術をデザインする。

価値の高いケアを支援する情報の流れをデザインする

　今日の競争的市場で成長し反映するため，またすべての利害関係者（患者と家族，臨床および支援スタッフ，組織のリーダー，外部支払い者など）のニーズを満たすためには，医療システムは3つの基本的質問に yes と答えることができなければならない。

1. 患者や患者集団の転帰は向上しているか。
2. システムのパフォーマンスは向上しているか

3. 専門スタッフを育て，伸ばすことができているか。

　第1章で検討し，図1.12に示したように，これらの質問はBataldenとDavidoffの改善の三角形の中核をなす必須要素である。よりよい臨床転帰，よりよいシステムパフォーマンス，よりよい専門家育成という相互支援的な目標は，医療システムの改善においてすべての人に関係し，改善に向けた取り組みを維持する好循環を生み出す[3]。これらの必須事項の達成は回りまわって，価値に基づく行動の評価，統合，改善を可能にする豊かな情報環境に依存する。

　しかし情報環境は簡単に得られるものではなく，デザインをして長期的に改善しなければならない。また組織の現場ケアプロセスを支援するように設計されなければならず，そのためその開発にはまさにその現場のプロセスを深く理解することが必要である。測定とモニタリングはワークフロー自体に埋め込まれていなければならない。このセクションでは，価値の高いケアの提供を支援する情報システムと情報の流れの実際のデザインを推進するいくつかの便利な枠組みとたとえ話を紹介する。その枠組みは，フィードフォワードとフィードバック，PVC，BSCなどである。たとえ話はダッシュボードとカスケード（滝）である。それぞれの項目について掘り下げ，その後，どのようにそれらを組合せて問題事項測定を推進するかを見直す。

枠組み1：フィードフォワードとフィードバック

　図4.3ではあるマイクロシステムが，フィードフォワードとフィードバックデータを管理およびケアの改善に取り込むために構築した情報の流れを表現した。フィードフォワードプロセスの一般的活動は，ケア提供の早期段階でデータを集めること，このデータを保存すること，そしてこれを再び後期ステージで使うことである。すなわち前向きにサービスの提供を管理し情報提供し，正しいことを正しい方法でリアルタイムに各患者に対して行うことである。相補的な活動であるフィードバックは，患者あるいは患者集団に過去に何が起きたのかについてデータを集め，**将来**の患者が正しい治療を正しい方法で効率的に安全に効果的に受けられるように，この情報をケアプロセスの改善に使うことである。

　フィードフォワード法もフィードバック法も，いずれもケア提供において一般的に用いられている。たとえば高血圧患者のケアを行う多くの診療では看護師や医療助手に患者の血圧を計らせ，この情報を医師にフィードフォワードし，医師は適切な治療についての意思決定のガイドとしてこれを使う。補完的に多くのプライマリーケアの診療では高血圧患者について医師ごとの転帰をモニターし，このフィードバックを臨床医が成功と改善の機会を特定できるよう自ら提供する。

　本章の最初で提示した事例研究では，フィードフォワードデータのさらに進化した使用例が出ている。その例は次の通りである。

- 脊椎センターは患者の一般状態および疾患特有の健康状態に関する情報を集めるのにタッチスクリーン式コンピュータを利用している。このデータベースは，患者と臨床医が好ましい治療計画に関して患者の変化するニーズに最もよく合わせて共有された意思決定を行うための包括的な基盤となる。
- オーバールック緊急診療部は，患者フローに滞りが起きているかどうか，いつ起きているかを

図4.3　情報の流れに関する脊椎センターのデザイン

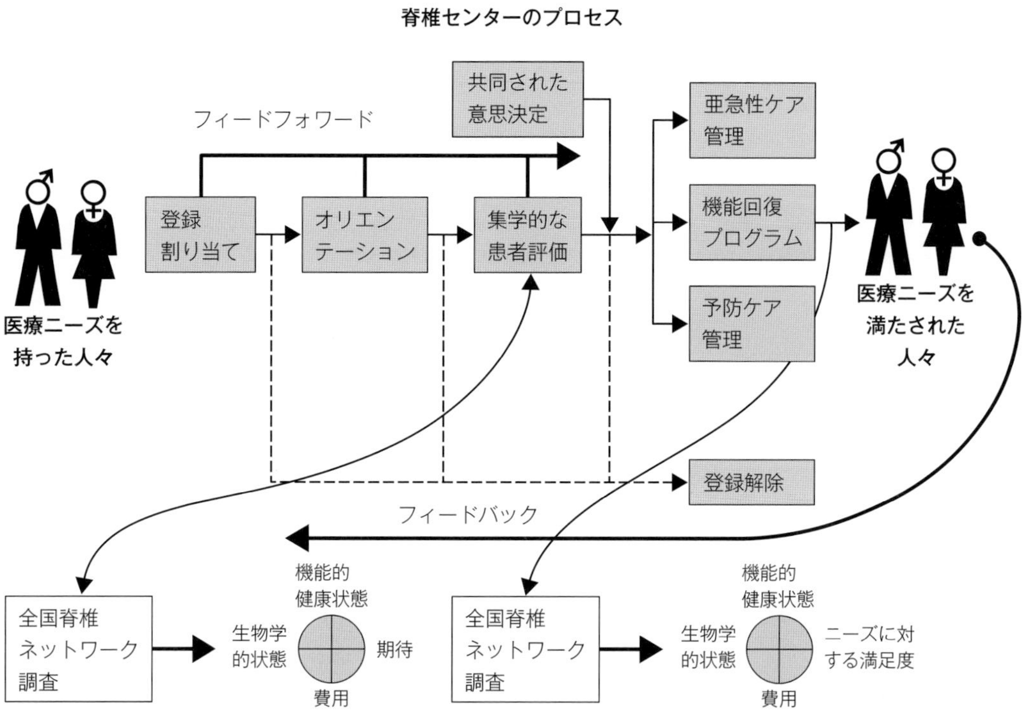

脊椎センターのプロセス

判断するためにサイクルタイムのモニタリングを用いている。これはスローダウン（減速）がメルトダウン（崩壊）に至る前に迅速な是正措置を取るための基礎となっている。
- IHC STRICU は各患者の臨床パラメータのリアルタイムモニタリングを，毎日の回診にフィードフォワードして使っている。これは患者の疾患の重篤さに治療計画が適合していることを，集学的なチームが保証するための包括的データを提供する。

これら3つの臨床マイクロシステムは，タイムリーなデータ収集と解釈を現場のケアプロセスに埋め込むためにフィードフォワードデータの概念を用いている。さらにこれら3つのマイクロシステムはいずれもデータフィードバック法（グラフでのデータ表示，統計的工程管理図，掲示板，週報，月報，季報，年報など）を使って，パフォーマンス測定値を**まとめあげ**，その結果情報をケアの管理と改善に使っている。バリューストリームマッピングやその他の効率的思考法やツールなど先進的プロセスフロー分析法を用いて，医療サービスの提供に伴うべき情報のフローを特定するのも可能かつ望ましいことである[4]。

枠組み2：PVC

PVCの考え方は，マイクロシステムが品質と価値の面で患者のニーズを満たすケアとサービスを提供しているかどうかを判断するのに用いることができる。これは医療改善のためにデザインされた臨床バリューコンパスモデルを基にしたものである[5,6,7]。

図 4.4　バリューコンパスによる生涯にわたる測定

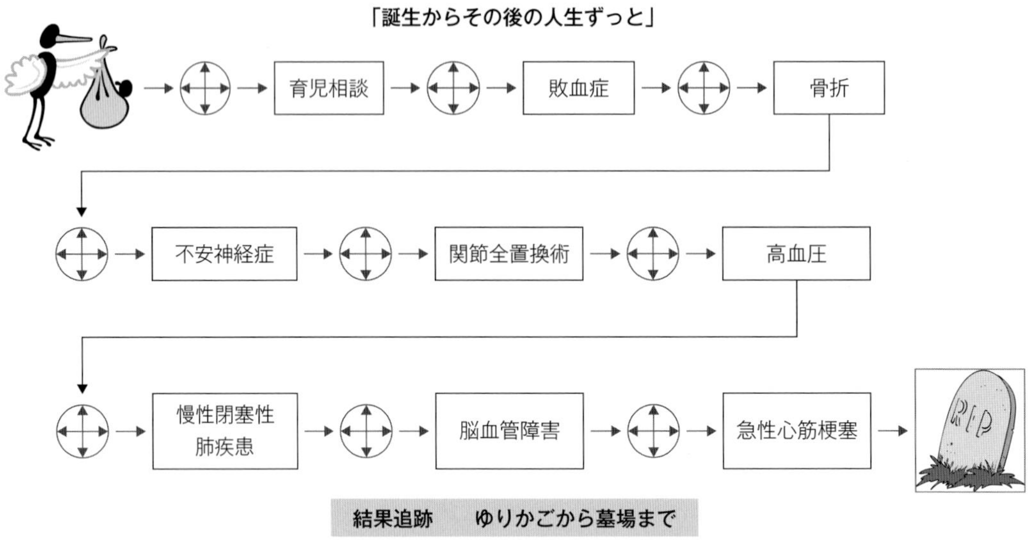

「誕生からその後の人生ずっと」

育児相談 → 敗血症 → 骨折 → 不安神経症 → 関節全置換術 → 高血圧 → 慢性閉塞性肺疾患 → 脳血管障害 → 急性心筋梗塞

結果追跡　ゆりかごから墓場まで

　PVC は個々の患者あるいは特定の患者集団に関する結果（健康状態，患者満足度，患者ケアの費用）に対して，バランスの取れた見方を提供するためにデザインされた。昔から航海に用いられている磁石のコンパスと同様に，PVC は重大な質問に対する答えを探し求めるうえで追及することのできる 4 つの基本点を持つ。

- 西：生物学的および臨床的結果は何か。
- 北：機能的状態およびリスク状態の結果は何か。
- 東：患者はケアのよさをどのようにみるか。サービスおよび認識される健康上のメリットに対する彼らの満足度はどのくらいか。
- 南：ケア提供のプロセスにかかった費用はどのくらいか。患者や支払い者が負担した直接および間接費用はどのくらいか。

　第 4 章アクションガイドでは，患者の結果追跡に便利な PVC 作成に役立つワークシートを提供する。
　価値は品質と費用との間の関連性として定義され測定されうることを思い出してほしい。**一般的な価値の式は：**

価値＝品質／費用 ... 長期的な

　バリューコンパスのおかげで私たちは一般的な価値の式を医療の現実に合わせて改変することができる。

価値＝結果の品質（生物学的＋機能的＋リスク＋満足度）およびケアのプロセスの品質（エビ

図4.5 PVC：椎間板ヘルニアの患者

脊椎センターの椎間板ヘルニア患者

臨床状態

よく見られる健康上の問題	
脊椎の問題以外の併存疾患	57%
うつ	18%
頻繁な頭痛	18%
高血圧	14%
変形性関節症	11%
心疾患	5%

機能的健康状態

SF36 基準値に基づく（中央値50 SD 10）	当初	フォローアップ	改善
体の痛み	26	40	77%
日常役割機能（身体）	27	37	50%
身体的要素概要	28	38	62%
精神的要素概要	43	51	58%
一般的健康状態			
非常に良いおよびとても良い	40%	43%	26%

SF-36の改善は当初値とフォローアップ値の5ポイント以上の違い
一般的健康の改善は当初からフォローアップに向けてカテゴリー内のポジティブな変化

患者症例の内訳（98年7月から02年3月まで）

患者数（フォローアップ調査を受けた者）	170
フォローアップ率（N=370）	46%
平均フォローアップ日数（SD）	121 (47)
平均年齢（SD）	44 (12)
女性	42%
3年以上の慢性症状	35%
手術歴	14%
病院外科指標	
1日入院	69%
退院	91%
平均料金	$7,721

症状	当初	フォローアップ	改善
Oswestry Disability Index：行動する能力に痛みはどの程度影響しているか	46	71	70%
MODEM：苦痛と煩わしさの程度			
下半身のしびれ，チクチク感，脱力感	41	70	69%
上半身のしびれ，チクチク感，脱力感	79	89	43%

Owestry Disability Index (ODI)：スコアが低いほど障害が強い
ODIの改善はフォローアップ時に当初よりも10ポイント以上の違いがある場合
MODEMSの改善はフォローアップ時に当初よりも5ポイント以上の違いがある場合

フォローアップ時の痛み	
首，腕，腰，脚に常にあるいはたいてい痛みがある	33%
フォローアップ時の服薬	
服薬中	61%

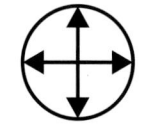

費用

仕事上の損失	
失職（平均28週間）	54%
フォローアップ時点で休職中	6%
財政面	
労働補償を受けている	17%
訴訟：法的手段係争中	16%

満足度

治療結果が期待に合致	
眠れるかに関して	66%
症状の軽減に関して	61%
行動能力に関して	55%
仕事復帰に関して	54%

満足度	
治療に対する満足度	85%
同じ治療を選ぶか	85%

料金：脊椎関連のICD-9コード疾患に1年間

脊椎センター		外来		入院	
専門家	$48,481	診断放射線科	$63,498	外科	$1,525,132
理学療法士	$71,032	脳神経外科	$158,411	入院	$2,810,156
		整形外科	$160,987	その他	$737,737
		疼痛	$34,769		
		事務，緊急，その他	$32,918		
合計	$119,513		$450,583		$5,073,025	$5,643,121

患者あたり中央値 $13,330
平均 $15,995 (SD $10,818)
範囲 $169～$74,339

デンスに基づくケア＋ケアを受けている間の患者の経験）

費用＝患者や支払い者への費用（医療費＋社会的費用）
... 患者や患者集団にとっての該当する時間にわたって

PVCの枠組みは，外来患者，入院患者，在宅患者，地域住民など，ほぼどの種類の患者集団にも適応可能である[8]。このモデルは，健康状態，満足度，長期的また疾患発生時にかかる費用などの患者にとっての結果を想定したものである。たとえば32歳の時は全般的に健康状態がよかったものの，そこで椎間板ヘルニアにかかり椎間板の問題に対する短期的治療を受けまた完全な健康を取り戻す人がいるかもしれない。その後35歳の時，彼はまた腰を痛め，長期的な慢性腰痛に悩まされ職を失い，臨床的にうつになるかもしれない。この患者の疾患行程の各時点で，データ収集を通してその時点のこの患者のPVCを調べ，前の時点のPVCと比較することが可能である。PVCデータは次の質問に答えるために収集および分析されることができる。**この患者は健康状態，機能状態，ケアへの満足度が改善しているのか，それとも低下しているのかそして費用はどれくらいか。**

PVCはこのように動的なものである。それは，結果（経時的な状態の変化）に注目する。**図4.4**は一生を通したバリューコンパスの数値の変化を示したものである。この図ではたとえば，健康

を守るための育児相談を受けた乳児が，小児期には血流感染を起こし，青春期には腕を折り，中年では骨関節炎で膝関節置換術を必要とし，その後高血圧を発症し，老年で急性心筋梗塞により亡くなるというものを表している。各健康関連事象の後に，適切なデータを用いて費用との関連でそれぞれの結果を評価し，次の質問に答えることが可能である。臨床的／生物学的状態，機能的状態，リスク状態，そして経験したケアへの満足度は，それぞれの疾患にかかった費用との関連でどうだったか。

　コンパスはまた人を引き付ける。各方位はそれぞれ異なる利害関係者の主な興味に関連している。医師や看護師は生物学的結果を重視しがちで，患者や家族は機能的あるいは満足度の結果に注目し，雇用者や購入者は医療費用や失われた生産性に目を向ける。

　脊椎センターの事例では，情報環境のデザインにPVCの枠組みを使った例を示した。まず，受診のたびに最新のPVC作成のためにフィードフォワードデータが使われ，これが患者のカルテの前面につけられ，これが患者と臨床医の相互作用のスタートとなる（図4.2を再び参照のこと）。個別化したPVCは患者の健康の強いところと弱いところを臨床医が瞬時に理解するのに非常に役立ち，それにより患者と臨床医はともに，患者の好みやニーズに合い，エビデンスに基づく医学に最もよく合致するケア計画を話し合うことができる。第二に，フィードバックデータは脊椎センターの特定の患者集団，たとえば**図4.5**に示したような椎間板ヘルニアの手術を受けた患者のケアを評価するのに用いられる。

枠組み３：BSC ──測定や改善にデータを使うことはできるのか。

　KaplanとNortonが開発したBSCを使って，次の問題に答えることができる。「経営上の卓越性に寄与する領域で，このマイクロシステムは進歩を遂げているのだろうか。」これはこの10年間に人気を博した強力なアプローチである[9,10,11,12,13,14]。患者が分析の単位であるPVCとは対照的に，BSCは組織や，組織内のより小さな業務単位を調査する。PVCが複数のレベル（個別の患者もしくは特定の患者集団）で機能したのとちょうど同じように，BSCも臨床マイクロシステム，メソシステム，マクロシステムのレベルで機能することが可能である。

　BSCは4つの非常に重要な視点，すなわち学習と成長，中核的プロセス，顧客の視点，財務的結果から組織の戦略的進歩を特定し評価しながら包括的視野を提供する。スコアカードは次のような基本的質問に答えるのに用いることができる。

- 私たちはビジネスの重要領域で学習と成長をしているのだろうか。
- 私たちの中核的プロセスのパフォーマンスはどうか。
- 顧客の目に私たちはどのようにみえているのか。
- 私たちは費用を管理してマージンを得ているか。

　第4章アクションガイドの**戦略的パフォーマンスBSC**のワークシートを使うと，BSCの枠組みを利用してマイクロシステムがどのように機能しているのかを理解しつつ，批判的見方を通した作業を行うことができる。BSCのアプローチは，工場，サービス業の会社，あるいは医療システムなど事実上どの種類の組織にも適応可能である。BSCは戦略と展望を次のものと結び付

図 4.6　BSC：脊椎センタービジネスユニット

脊椎センタースコアカード

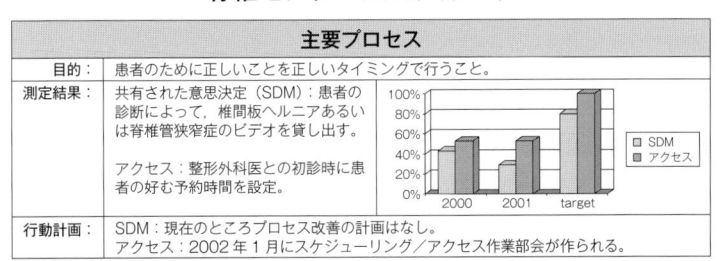

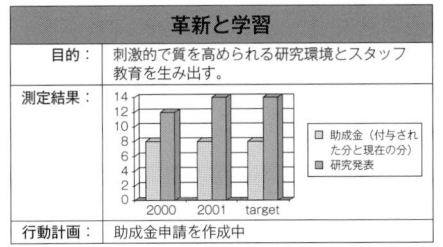

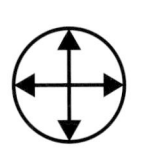

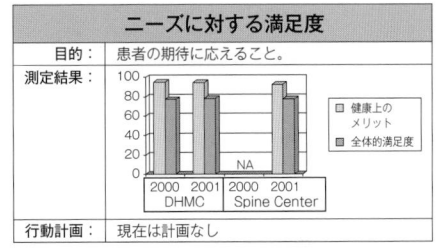

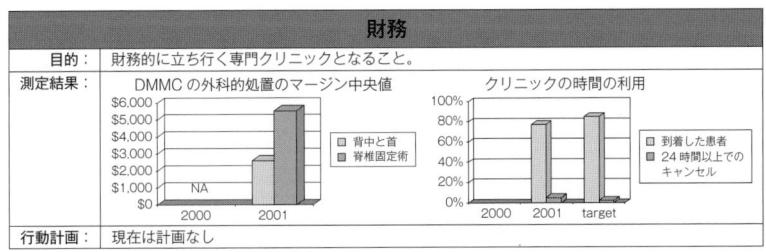

主要プロセス

目的：	患者のために正しいことを正しいタイミングで行うこと。
測定結果：	共有された意思決定（SDM）：患者の診断によって，椎間板ヘルニアあるいは脊椎管狭窄症のビデオを貸し出す。 アクセス：整形外科医との初診時に患者の好む予約時間を設定。
行動計画：	SDM：現在のところプロセス改善の計画はなし。 アクセス：2002 年 1 月にスケジューリング／アクセス作業部会が作られる。

革新と学習

目的：	刺激的で質を高められる研究環境とスタッフ教育を生み出す。
測定結果：	（助成金（付与された分と現在の分），研究発表）
行動計画：	助成金申請を作成中

ニーズに対する満足度

目的：	患者の期待に応えること。
測定結果：	（健康上のメリット，全体的満足度）
行動計画：	現在は計画なし

財務

目的：	財務的に立ち行く専門クリニックとなること。
測定結果：	DMMC の外科的処置のマージン中央値（背中と首，脊椎固定術）／クリニックの時間の利用（到着した患者，24 時間以上でのキャンセル）
行動計画：	現在は計画なし

注：脊椎センターは年に 1 回の検討会でスコアカードを調査し，測定結果を元に進捗を見直し，改善必要事項の分析に基づき翌年の戦略を絞り込む。

けるための，単純ではあるが洗練された方法を提供する。

- 戦略的進歩の目的
- 目的の測定
- 測定の目標値
- 改善と革新のイニシアティブ

　BSC の枠組みのその他のポジティブな特徴は（1）システムの様々なレベルの足並みを共通の目的に向かって揃えさせられる，（2）ハイレベルなテーマを患者や顧客に直接接する現場レベルの業務単位に展開することができる，（3）結果を伝え，業務単位に責任を持たせるための簡潔な方法を確立することができる，といった能力である。
　スコアカードは（ダッシュボード同様）動的なものである。それは**好循環**を描き，革新と学習がよりよい主要プロセスと製品を産出し，次々と顧客のニーズと期待を満たし，成長とより強い財務実績を生み出し，さらに革新と学習を支援する。スコアカードはまた戦略的で運営に適している。組織の全体的戦略と，企業全体の中の様々な業務単位への展開を反映する。スコアカード

表 4.2 バリューコンパスと BSC を識別する特徴

トピック	バリューコンパス	BSC
質問	私たちの医療システムは高品質で価値の高いケアを患者や住民に提供しているか。	私たちの医療ビジネスは競争的な環境の中で成功するのに必要な結果を生んでいるか。
方向性	生物学的，健康リスク，機能，満足度，費用	学習と革新，中核プロセス，顧客満足度，財務と成長
分析単位	患者（まとめて集団としてもよい）	ビジネス単位（まとめて組織としてもよい）
集団の単位	患者，医師，マイクロシステム，メソシステム，マクロシステム，コミュニティー，地域	マイクロシステム，メソシステム，マクロシステム，企業全体
特徴	(1) 医療システムの目的を明確化し数量化，(2) 生産される物の価値を測定，(3) 様々な利害関係者の主な興味を表すのにも利用可能。	(1) 戦略を測定可能な運営目標に，目標に関連した現在のデータ価値に，目標達成のために取るべき行動に変換する，(2) 組織全体の責任感を高める，(3) 厳しい環境の中，成長し成功するためにしなければならないことに関するリーダーシップ理論を説明するのにも利用可能。

は戦術的で実践的である。うまくデザインされたスコアカードは全体的な戦略的テーマを取りまとめ，これらのテーマに関連する測定基準と目標値を特定し，測定される目標を達成するために誰がどのような行動を取るのかを特定することができる。最後にスコアカードは，透明かつ測定可能な方法で戦略を業務や人々と結び付けることによって，現実世界の組織での実施を成功させる必要条件を満たす[15]。

図 4.6 は脊椎センター用の BSC である。このマイクロシステムは毎年の修養会でスコアカードを調査し，測定された結果が表す進歩を見直し，改善のための必要事項を分析することを通して翌年のための戦略的焦点を絞り込む。脊椎センターの BSC は 4 つの方角のそれぞれの最優先目的を強調する。参加者はたとえば，脊椎センターは患者の 80% に共有された意思決定のビデオを見てもらうという目標をまだ達成していないことを認識する。タイムリーに患者がアクセスできるというのも改善の目標であり，これは医師のクリニック利用時間に関する財政的手段と関連している。

バリューコンパスとスコアカードの比較

PVC は，患者の転帰を測定し改善しようとする臨床医や医療研究者によって開発された[5,6,7]。スコアカードは，経営成績を測定し改善しようとするビジネススクールの教授陣とコンサルタントによって考案された[9,10,11,12,13,14]。**表 4.2** に要約したように，これら 2 つの手段の顕著な特徴は，補完的で相互支援的な機能である。いずれのモデルも戦略的意図が業務の現実に変換されるかについて強力な情報を提供するが，それぞれマイクロシステムの注目を喚起する問題や活動が異なり，評価のための分析の単位や群のレベルが異なる。

バリューコンパスもスコアカードも，システムの戦略的意図が現実業務に変換されるかどうかについて強力な情報を提供する。これらのモデルは本章で既に検討したフィードフォワードとフィードバックの枠組みと統合されると特に有効である。さらに測定に関する 2 つのたとえ話，ダッシュボードとカスケードがコンパスとスコアカードの重なり合う効用を組み合わせ，マクロ

システムの計画からマイクロシステムのケア実施まで，戦略と業務上の優先事項との調整に役立つ。

ダッシュボードのたとえ話

次の思考実験を考えてほしい。

あなたが信頼性の高い飛行機を操縦する有能なパイロットだとしよう。あなたは飛行機のダッシュボードをみると一目でゲージやダイヤルを読んで，対気速度，高度，方位，機首方位，燃料残量などをチェックすることができる。飛行計画に対する飛行経路をモニターし，電気系統やエンジン温度を評価しすべてが安全なパフォーマンスゾーンにあることを確認することができる。コアシステムが誤作動するとアラームや点滅光で警告される。あなたは望みの目的地に安全に着陸することに自信を持っている。

今度は，同じ飛行機を，夜間に，強風が吹き，雪が降り，視界が不良な中で操縦していると想像してほしい。2つの山の間に抱かれる小空港に着地しなければならない。すると突然ダッシュボードが真っ暗になる。普段使っているゲージが使えない。空港を見つけて安全に着陸することに今度はどれほど自信が持てるだろうか。

ダッシュボードのたとえ話は，私たちが仕事をうまくこなしたり，また臨床ケアやシステム支援に関連するすべての活動を安全かつ効率的に行うのに，どのような情報がリアルタイムで重要になるのかを考えるきっかけを与えてくれる。飛行機のパイロットとは違い，ほとんどの医療専門家（および全てのサイズの医療システム）はダッシュボードを備えておらず，往々にして自分たちが盲目状態で飛行していると思うかもしれない。よい医療システムは次のような理由で多くの非常に重要なプロセスを同時に管理する必要がある。すなわち，患者にケアを提供するため，住民の健康を管理するため，差し迫った問題に対する早期警告を受けるため，安全性，患者転帰，システムパフォーマンス，およびスタッフの活力を最適化するようにシステムを経営するためである。

現場のダッシュボードは，臨床マイクロシステムが安全かつタイムリー，効果的，効率的，公正，患者中心のケアを提供することを可能にする。ダッシュボードのおかげで私たちは，患者や組織環境に関して最も問題になる情報を把握し，タイムリーで反応のよい行動を刺激するようにこの情報を掲示することができる。臨床マイクロシステム（プライマリーケア業務，緊急診療部，新生児集中治療室，内科病棟，脊椎センターなど）は，バリューコンパスとBSCの枠組みを組み合わせることで，独自のダッシュボードを構築することができる[16]。

システムの様々なレベルでの評価にカスケードのたとえ話を使う

大規模および小規模の医療ケア組織のリーダーはシステム内でのケアの変革を行おうとしているだけでなく，この変革を効率的で効果的な方法で測定したいと考えている。戦略的および経営的計画は品質，安全性，価値，革新，中核的プロセス，顧客満足度，財務体質など，システムレ

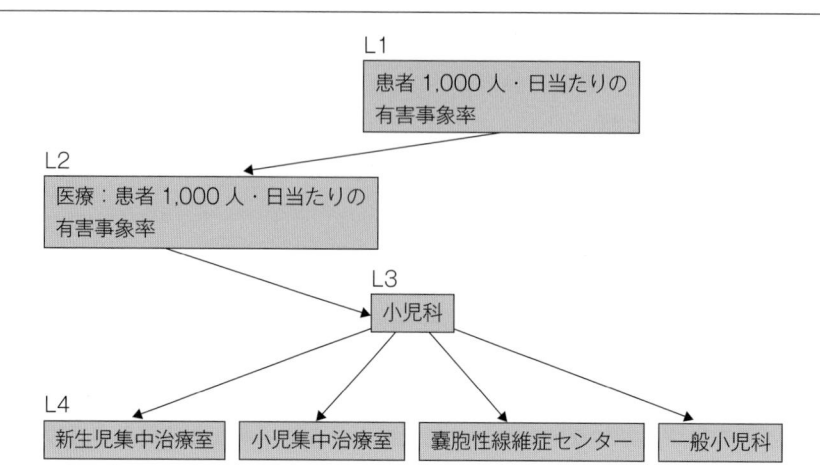

図4.7 有害事象率を用いたカスケード測定基準の例

L1 患者1,000人・日当たりの有害事象率

L2 医療：患者1,000人・日当たりの有害事象率

L3 小児科

L4 新生児集中治療室　小児集中治療室　嚢胞性線維症センター　一般小児科

ベルの大粒な成功の尺度に結び付けられる。この結びつきは組織のあらゆるレベルで起きなければならず，また，組織のトップから，ケアが実際に提供され患者が治療の恩恵を受ける現場まで滝のように下る，見通しのよい測定項目を含まなければならない。Nolanは2007年にIHIから出された白書にて，滝のように流れる測定基準の実施についてまとめた[17]。

　図4.7に示すように，1人当たりの医療費用，治療を受けた患者1,000人当たりの有害事象の数など，マクロシステムレベルの測定項目を考えてほしい。組織レベルの大粒の測定項目を分解して，メソあるいはさらに小粒なマイクロシステムレベルでのパフォーマンスをみることが可能である。マイクロシステムレベルの小粒の測定項目は，現場の臨床マイクロシステムレベルでの測定項目の価値を示す。私たちは組織のトップから下に向かい，また組織の底から上に向かい滝のように流れる測定基準を心に描くことができる。これらすべての測定基準は，リーダーシップ，臨床医，様々な組織レベルのスタッフのニーズに依存して，同じ優先順位（実際には同じパフォーマンス）のものを，異なるサイズや用途の器の中に捕捉する。マクロシステムの大粒の測定基準は，そこに関連する複数のマイクロシステムにより生み出された小さな粒の集合体である。

　滝のように流れる測定基準の目的は，臨床マイクロシステムに当てはめた場合，これらの粒を結合し共通の見通しの測定項目を通して組織の調整を取ることである。（滝のように流れる測定基準がどのように粒を結合するのに役立つかの例は**図4.8**を参照）。これらのカスケードは，現場の価値とシステム全体の目的に寄与するマイクロシステム内の活動を思慮深く特定することによって構築される。もちろんそのような構造を仮定しているのは，どの活動と結果に価値があるとみなし，どのようなシステムの特徴や製品が患者，家族，臨床医やスタッフ，マクロシステムのリーダー，そして外部顧客にとって最も大きな問題となるのかについて，マイクロシステムやマクロシステムの参加者がともに判断していることだ。次に議論する**問題事項測定**（Measure What Matters）ワークシートは，これまでにみてきた枠組みとたとえ話の統合であり，組織とローカルの優先順位を具体的なカスケード測定基準に結び付けるのに役立つ。

図 4.8 カスケード式測定基準

マイクロシステム
・新生児集中治療室での患者満足度を 80％以上に改善する。
・スタッフの離職率を 11％未満に減らす。
・スタッフと医療システムの満足度を改善する。
・新生児集中治療室の院内感染を 30％削減する。
・新生児集中治療室の営業利益率 3％を達成する。
・1 調整退院あたりの人件費 40％を達成する。
・出産数を増やす。

メソシステム
・患者満足度を 75 パーセンタイルまで（4 分の 3 が満足するまで）改善する。
・従業員と医師の満足度を改善する。
・年間従業員離職率を削減する。
・小児病院の院内感染率を 30％削減する。
・1 調整退院あたりの消耗品費 40％を達成する。
・1 調整退院あたりの人件費 40％を達成する。
・年間入院数を増やす。

マクロシステム
・患者満足度を 75 パーセンタイルまで（4 分の 3 が満足するまで）改善する。
・従業員離職率を 11％にまで削減する。
・死亡指数を 0.8 まで減らす。
・入院率を 7％に増やす。
・外来受診率を 7％に増やす。
・退院調整済み消耗品費と人件費を 40％に維持する。

問題事項測定ワークシート

　問題事項測定（MWM）ワークシートは Godfrey と Nelson により，リアルタイム（現在）と長期的（将来）の両方の臨床単位のパフォーマンスを管理し改善するための主要測定項目を特定するためにデザインされた。MWM はバリューコンパスと BSC を用い，組織全体の測定カスケードに関連した部門専用のダッシュボードを作成する。MWM ワークシートは www.clinicalmicrosystems.org で入手可能で，役に立つマイクロシステムダッシュボードを作成するためのロードマップとなる。MWM ワークシートの使用に関しては，次のステップを取ることを推奨する。

1. マイクロシステムあるいは臨床ユニットのために，臨床状態，機能状態，リスク状態，満足度，費用を測定するための PVC を構築する（第 4 章アクションガイド参照）。
2. マイクロシステムあるいは臨床ユニットのために，革新と学習，中核的プロセス，顧客満足度，財務と成長に関して戦略的および経営的進歩を測定するための BSC を構築する（第 4 章アクションガイド参照）。
3. 組織の戦略的測定項目を決定し，どのようにこれらのカスケードが組織内をマクロからメソ，そしてマイクロのレベルまで流れるのかを説明する（第 4 章アクションガイド参照）。
4. 進捗とパフォーマンスをモニターするために，選択した最優先のバリューコンパスと BSC

図4.9　サンプルレイアウト：改善のための測定項目

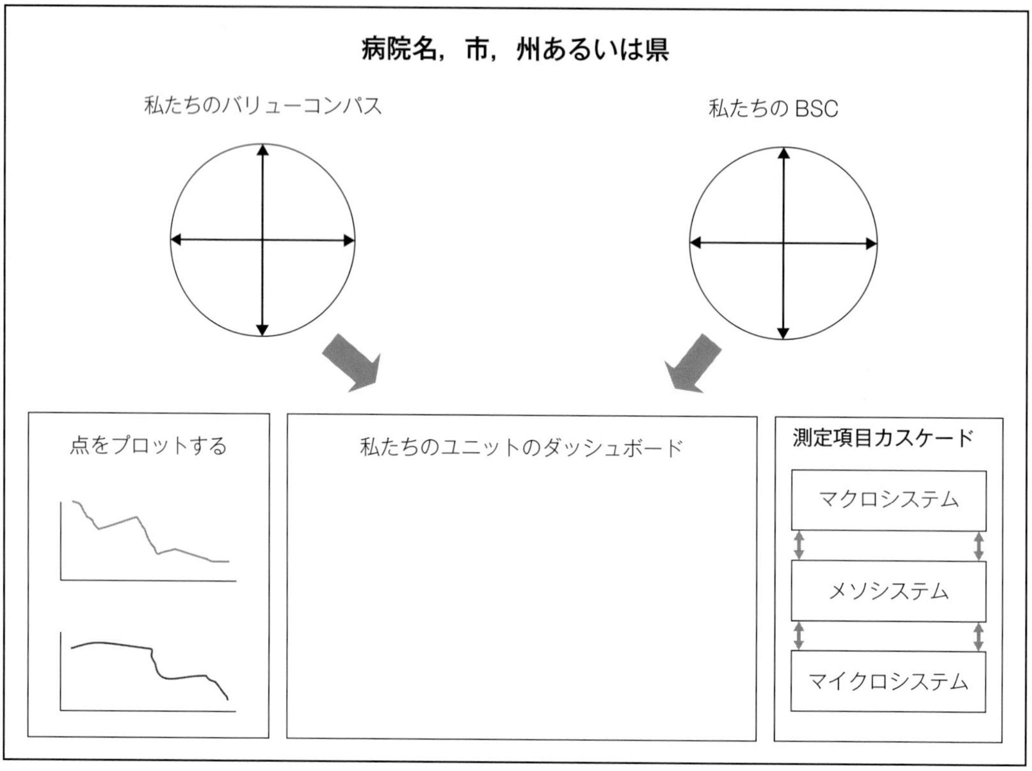

病院名，市，州あるいは県

私たちのバリューコンパス　　　　　私たちのBSC

点をプロットする　　　私たちのユニットのダッシュボード　　　測定項目カスケード

マクロシステム

メソシステム

マイクロシステム

の測定項目を用いてダッシュボードをデザインする（第4章アクションガイド参照）。

5. データポイントをプロットしてダッシュボードの使用を開始する。ランチャートと管理図を用いて傾向を示し，別の表や図で主要な結果を説明する。

　このツールの有用性を増すため，また豊かな情報環境をより一般的に展開するのを支えるため，ユーザーに表示するデータの**タイムリーさ**と**注意深さ**に特に重点を置くことも重要である。これらの表示は，**リアルタイム**の結果を示している限りは，賢明でタイムリーな行動をより効果的に導くだろう。同様に，ダッシュボードが作業台やその他のところから見えやすく，打ち合わせ，チームミーティング，全スタッフ会議や年次の修養会で頻繁に参照されるならば，それはマイクロシステムの不可欠な部分となり，現場のパフォーマンスの品質により効果的に影響を与えることができる。

結　論

　私たちは，臨床マイクロシステムにおいて豊かな情報環境を構築するための価値（そして実現可能性）を示す事例，原則，枠組みを見直してきた。測定の目的は過去のパフォーマンスに点数をつけ一覧表を作ることばかりではなく，（むしろそれよりも重要なこととして）将来の賢明な

> ### 事例：新生児集中治療室でのMWMワークシートの利用
>
> 　バーモント・オックスフォード・ネットワーク共同活動（VON NIC/Q 2007）は，パフォーマンスを改善しリーダーシップを強化するために，MWM[18]ワークシートに含まれる測定項目を使うという大胆な目的を持って始まった。18ヵ月の行動学習期間に，数十の新生児集中治療室チームが，これらの考え（コンパス，スコアカード，ダッシュボード，カスケード）を彼ら自身のマイクロシステムにおいてどう適応するかを学習した。この共同活動の最後の段階で，VON NIC/Q 2007の参加者はMWMを紹介され，図4.9に示す改善のための測定項目の説明用実物大模型の掲示板を示された。参加者は，これまで分離され無視されてきた彼らのこれまでの仕事の様々な領域を統合するためのツールを使うことを奨励された。たとえば，患者満足度フィードバックデータ，スタッフ満足度フィードバックデータ，感染率傾向，退院ごとの費用はしばしば，文脈の中であるいは長期的に考慮されることの決してない，あるいはシステムの様々なレベルでの改善作業と連結されることのないバラバラのデータのかけらであった。
>
> 　50以上の新生児集中治療室が課題に直面し，掲示板を作成し，共同活動の最後のセッションで共有した。様々な新生児集中治療室によるこれらの原則や方法の取り入れ方，それを自分たちのものにする方法，そしてパフォーマンスのモニター，管理，評価，改善に使い始める方法には多くの優れた例があった。

行動を導くことである[19]。高い業績を上げている臨床マイクロシステムはデータ収集と解釈を患者ケアの作業自体の中に埋め込んでおり，これらのデータは中核となる臨床プロセスと指示プロセスのモニタリング，評価，管理，報告，改善などといった多様な活動を下支えするのに用いられている。

　問題事項測定は，何が問題となるかは，誰が具体的な測定を依頼するか，見直すか，対応するかによって異なってくることから，動的なプロセスである。臨床医，支援スタッフ，経営リーダー，患者と家族は皆，新たなニーズの特定，成功の維持，まだうまくいっていないケアプロセスの改善のための情報によって力づけられる。賢明な行動は情報環境の賢明なデザインによってもたらされ，そのようなデザインは最高の医療の価値を達成するためには必要不可欠である。

まとめ

- 高度に機能している医療システムでは，モニタリング，評価，改善，管理，報告などの測定に支えられる活動が密に関連し，1つの組織レベルから次のレベルへと波及するようにデザインされている。
- 測定を用いて豊かな情報環境を構築するには次のことが含まれる。
  - それをデザインせよ——豊かな情報環境へアクセスできるようにする
  - それをつなげよ——患者とスタッフ，スタッフとスタッフをつなげるために情報を使用する
  - それを測定せよ——パフォーマンス目標と，中核的価値と中核的業務達成能力を反映する関連した測定項目を決める
  - 改善のためにそれを使え——プロセスと結果を測定し，フィードバックデータを収集し，データに基づいて継続的にデザイン変更を行う
- 正しいことを正しい方法で正しい時に行うため，また評価，学習，改善，革新のためのプラットフォームを提供するために，フィードフォワードおよびフィードバックの情報の流れを作る。
- 価値の高いケアや効率的で有効な業務パフォーマンスが測定されつつ提供されるのを，バ

リューコンパスとBSCの枠組みを使って支援する。
- できるだけリアルタイムに近いところで，臨床マイクロシステムの主要領域でのパフォーマンスの状態を臨床マイクロシステム自身が確認できるよう，ダッシュボードを使用する。またマイクロ，メソ，マクロのレベルでの組織の戦略的優先順位をつけるために測定項目カスケードを使用する。
- 測定の目的は過去のパフォーマンスに点数付けすることではなく，将来の賢明な行動を導くことである。

重要用語

大粒の測定項目	問題事項測定
カスケード	結果
ダッシュボード	患者および顧客満足度の追跡
掲示板	患者バリューコンパス（PVC）
一般的な価値の式	品質および生産性の指標の追跡
フィードフォワード	リアルタイムのプロセスモニタリング
フィードバック	血栓溶解薬投与までの時間
情報環境	医療の価値
小粒なマイクロシステムレベル	好循環
測定（測定項目）	

復習問題

1. バリューコンパスの分析の単位は何か。
2. BSCの分析の単位は何か。
3. 豊かな情報環境をデザインする10個の原則のうち，あなたがまず実施できると思う4個を挙げなさい。
4. 脊椎センターとオーバールック緊急診療部にとってのフィードバックとフィードフォワードシステムは何か。

討論課題

1. あなたが研究しているマイクロシステムについて考えなさい。豊かな情報環境に寄与するデータや情報の中に何を特定したか。さらに情報環境を強化するために何をするだろうか。
2. あなたの臨床マイクロシステムあるいはいくつかの臨床マイクロシステムの間に，フィードフォワード—フィードバックシステムの形跡はみつけたか。フィードフォワード—フィードバックシステムを開始するために簡単なプロセスから始めるとしたら，どう始めるか。
3. マイクロシステムのデータと情報環境を豊かにする考えを持ちながら，あなたはどうマイクロシステムのリーダーシップにどのようにアプローチするだろうか。

4. あなたの研究しているマイクロシステムにとって，理想的な豊かな情報環境について議論しなさい。何がバリアとなるだろうか。マイクロシステムのどのような面が，豊かな情報環境のデザインと実施を前進させうるだろうか。

参考文献

1. Weinstein, J., Brown, P. W., Hanscom, B., Walsh, T., & Nelson, E. C. Designing an ambulatory clinical practice for outcomes improvement. Quality Management in Health Care, 2000, 8(2), 1-20.
2. Nelson et al. Microsystems in health care : Part 1. Learning from high - performing front - line clinical units. Joint Commission Journal on Quality Improvement, 2002, 28(9), 472-493.
3. Batalden, P., & Davidoff, F. What is quality improvement and how can it transform health care? Quality and Safety in Health Care, 2007, 16, 2-3.
4. Rother, J., & Shook, J. Learning to see. Brookline, MA : Lean Enterprise Institute, 1998.
5. Splaine, M., Batalden, P., Nelson, E., Plume, S. K., & Wasson, J. H. Looking at care from the inside out : A conceptual approach to geriatric care. Journal of Ambulatory Care Management, 1998, 21(3), 1-9.
6. Nelson, E. C., Batalden, P. B., & Ryer, J. C. Clinical improvement action guide. Oakbrook Terrace, IL : Joint Commission on Accreditation of Healthcare Organizations, 1998.
7. Nelson et al. Improving health care, part 1 : The clinical value compass. Joint Commission Journal on Quality Improvement, 1996, 22(4), 243-258.
8. Speroff, T., Miles, P., & Matthews, B. Improving health care : Part 5. Applying the Dartmouth clinical improvement model to community health. Joint Commission Journal on Quality Improvement, 1998, 24(12), 679-703.
9. Griffith, J., Alexander, J. A., & Jelinek, R. C. Measuring comparative hospital performance. Journal of Healthcare Management, 2002, 47(1), 41-57.
10. Kaplan, N., & David, P. Strategy maps: Converting intangible assets into tangible outcomes. Boston : Harvard Business Review, 2004.
11. Kaplan, R., & Norton, D. The strategy focused organization. Boston : Harvard Business School Press, 2001.
12. Kaplan, R. S., & Norton, D. P. The balanced scorecard - measures that drive performance. Harvard Business Review, 1992, January - February, 71-79.
13. Kaplan, R. S. & Norton, D. P. Putting the balanced scorecard to work. Harvard Business Review, 1993, September - October, 134-147.
14. Oliveira, J. The balanced scorecard : An integrative approach to performance evaluation. Healthcare Financial Management, 2001, 55(5), 42-46.
15. Bossidy, L., & Charan, R. Execution : The discipline of getting things done. New York : Crown Business, 2002.
16. Nelson et al. Report cards or instrument panels : Who needs what? Joint Commission Journal on Quality Improvement, 1995, 21(4), 155-166.
17. Nolan, T. Execution of strategic improvement initiatives to produce system - level results. The innovation series white paper. Cambridge, MA : Institute for Healthcare Improvement, 2007.
18. Horbar, J. D. The Vermont Oxford network : Evidence - based quality improvement for neonatology. Pediatrics, 1999, 103(1 Supplement E), 350-359.

19. Wheeler, D. J. Understanding variation : The key to managing chaos. (2nd ed.) Knoxville, TN : SPC Press, 2000.

第4章 アクションガイド

　第4章アクションガイドでは，患者ケアにおける望ましい目標および結果がケアを受ける患者や住民のために達成されたかどうかを，臨床マイクロシステムの全体的パフォーマンスの視点から評価するために測定をデザインし，マイクロシステムのパフォーマンスをモニターするためのツールと方法を解説する。さらに，特定のパフォーマンス測定項目が組織全体に関わっていることが理解できるよう，測定項目を臨床マイクロシステムからメソシステムやマクロシステムへとつなげていくワークシートも提供する。

　PVCやBSC，問題事項測定ワークシート，データウォール（掲示板）のような測定やモニタリングを支援するツールを第4章で紹介した。本章で検討したように，患者と集団，マイクロシステムと組織にとっての複数の面，測定項目，利害関係者を考慮するバランスの取れたアプローチは，パフォーマンスを測定しモニターするうえで有用性が高い。

PVC

　PVCは，マイクロシステムが患者の求める高品質かつ高価値のニーズを満たすケアとサービスを提供しているかどうかを判断するのに用いられる（分析の単位は患者や集団）。PVCは，健康状態，患者満足度，個々あるいは特定の患者集団に対するケア費用などの結果をバランスよくみることのできるようにデザインされている。

　患者，スタッフ，臨床および支援プロセスの相互作用から，（生物学的状態，機能的状態，リスク状態，ケアのよさに関する患者の認識，ケアにかかわる費用などの）重要結果のいくつかのパターンが生じ，それらを組み合わせることでケアの価値が高まる。

　PVCは医療の価値を測定し表示するバランスの取れたアプローチである。ここではPVCワークシートを用いて，患者あるいは関係者に関するPVCを作成するプロセスを紹介する。

　まず，**図AG4.1**（ワークシートのA面）に調査対象として選択した集団とその改善目的を記入する。左のボックスには，集学的チームで選択した集団について測定すべき項目を特定するのに役立つヒントがある。**図AG4.2**（ワークシートのB面）には，A面で選択した測定項目の測定方法の定義を記入する欄がある。ページの左側には，測定項目に関する概念および測定方法の定義が記載されている。

BSC

　BSC（分析の単位はマイクロシステム／ケアの単位）は，そのシステムが戦略的計画やより大

図 AG4.1　臨床バリューコンパス　A面

```
臨床バリューコンパスワークシート　A面

結果 → 選択した集団：＿＿＿＿＿＿＿＿＿＿＿＿＿＿＿＿＿＿＿＿＿＿＿＿＿＿
　　　　　　　　　　　　　（患者集団を特定する）
＿＿＿＿＿＿＿＿＿＿＿＿＿＿＿＿＿＿＿＿＿＿＿＿＿＿＿＿＿＿＿＿＿＿＿
目的 → 一般的目的は何か。この種類の患者の疾患による負担を制限するあるいは減らすことが
私たちの望みだとしたら，望ましい結果とは何か。
＿＿＿＿＿＿＿＿＿＿＿＿＿＿＿＿＿＿＿＿＿＿＿＿＿＿＿＿＿＿＿＿＿＿＿
＿＿＿＿＿＿＿＿＿＿＿＿＿＿＿＿＿＿＿＿＿＿＿＿＿＿＿＿＿＿＿＿＿＿＿

┌─────────────────────┐
│ヒント：この先に続く道→          │                機能的
│ワークシートの目的：ケアの価値に最も│                ―身体機能　＿＿＿＿＿
│寄与する結果や費用に関する測定項目を│                ―精神的健康　＿＿＿＿＿
│特定すること。                     │                ―社会的役割　＿＿＿＿＿
│                                    │                ―その他（健康リスク）＿＿＿＿＿
│1. 臨床的に意味のある患者集団を選択│                ―
│  する。                            │
│2. 集学的小チームをつくる。         │
│3. 測定項目に関する「長い」リストを作│ 臨床的                        満足度
│  るため，ブレインストーミングや通常│ ＿＿＿＿＿　―死亡率           ―医療提供　＿＿＿＿＿
│  のグループ手法を使う。            │ ＿＿＿＿＿　―罹患率           ―認識される健康上のメリット　＿＿＿＿＿
│4. コンパスの西側（臨床）から始め，時│ ＿＿＿＿＿　―合併症           ―　＿＿＿＿＿
│  計回りにコンパスを進める。        │ ＿＿＿＿＿　―                 ―　＿＿＿＿＿
│5. 複数選択可の投票で結果と費用の主要│ ＿＿＿＿＿　―
│  な測定項目を4から12個，「短い」 │
│  リストとして挙げる。              │                費用
│6. どのデータが必要かに対してどのデー│                ―直接的医療費　＿＿＿＿＿
│  タが手ごろな費用でリアルタイムに入│                ―間接的　＿＿＿＿＿
│  手できるかを判断する。            │                ―　＿＿＿＿＿
│7. ワークシートのB面を使って，選択し│                ―　＿＿＿＿＿
│  た価値の測定項目の名前と定義を記録│
│  する。                            │
└─────────────────────┘
```

きな組織の展望に沿いつつ，メンバーのニーズを満たしているかどうかをみる測定項目を提供することである（**図 AG4.3** 参照）。

測定される成功の4つのポイントは次の通りである。

1. **戦略的学習と革新**　私たちの展望を達成するために，適切な早さで変革と改善を行う能力を私たちはどのように維持するのか。ビジネスの非常に重要な領域で私たちは学習と革新をしているだろうか。
2. **主要プロセス**　顧客を満足させるために，どのような主要プロセスを仕上げなければならないか。主要プロセスはどう機能しているか。
3. **改善に関する顧客の展望**　私たちの展望を達成するために，私たちは顧客からどのようにみえるべきか。顧客の目には私たちはどう映っているか。
4. **財務成果**　財務的に成功するためには，私たちは株主や理事会にどのようにみえるべきか。私たちは費用を管理しマージンをうまく生み出しているか。

BSCに関するさらなる例は www.clinicalmicrosystem.org を参照のこと。

第 4 章　アクションガイド　197

図 AG4.2　臨床バリューコンパス　B 面

臨床バリューコンパスワークシート　B 面		
具体的な測定方法の定義 → 結果と費用に関する主要測定項目		
ヒント：定義を記入→	変数の名称と概念的定義	データソースおよび測定方法の定義
概念的定義は，対象となる変数を説明する簡単な文である。ここでは人々に，あなたが<u>何</u>を測定したいのか，誰がそれを「持って」いるのかを明らかにすべきである。	A. 所有者：＿＿＿＿＿	
	B. 所有者：＿＿＿＿＿	
	C. 所有者：＿＿＿＿＿	
測定方法の定義は，変数を確実により分け，分類し，測定するために明確に規定された<u>方法</u>である。2 人の別人がその変数を測定した際に同じプロセスを使い，同じ結果を得るよう，指示のセットあるいはプロトコルとして書くべきである。その定義では人々に，変数を<u>どのように</u>測定すべきかを説明するべきである。	D. 所有者：＿＿＿＿＿	
	E. 所有者：＿＿＿＿＿	
	F. 所有者：＿＿＿＿＿	
	G. 所有者：＿＿＿＿＿	
	H. 所有者：＿＿＿＿＿	

MWM ワークシート

　MWM ワークシートは，あなたのマイクロシステムのダッシュボードを作成するためのロードマップとなる。測定値は時間とともに変わると予測されるため，このダッシュボードはマクロシステム，メソシステム，そしてマイクロシステムそれぞれにおけるその時点での主要測定項目を動的に表示することを目的とする。MWM ワークシートは，マイクロシステムの改善と戦略的企業全体のゴールや目標との間の関係を示す。バリューコンパスと BSC から 2，3 の現在の測定項目を特定し，長時間追跡し目標に向けた進捗の測定値をマイクロシステムのダッシュボードに表示するという考えである。測定値が目標レベルで維持できたら，新たに追跡する測定基準を特定することができる。

　図 AG4.4 は MWM ワークシートの最初のページであり，プロセスの概要と，マイクロシステムのダッシュボード，または計器パネルを作り始めるための辿るべき道筋を示している。

　患者あるいは住民のための測定の PVC を作るのは，このプロセスの中では，**図 AG4.5**（www.josseybass.com/go/nelson）に示すようにダッシュボード，または計器パネルを作ることの次のステップとなる。

　次のステップは臨床マイクロシステムのパフォーマンスに関する測定の BSC を作成することである（図 AG4.6 www.josseybass.com/go/nelson）。

　AG4.5 と AG4.6 を並べて置くと，ページの下部にバリューコンパスと BSC から主要測定項目

図 AG4.3　戦略的パフォーマンスコンパス

学習と成長
変革と改善の能力をどう高めていくか。

目的	測定項目	目標値	新たな取り組み
1.			
2.			
3.			
4.			

主要プロセス
どの主要プロセスを完全にしなければならないか。

目的	測定項目	目標値	新たな取り組み
1.			
2.			
3.			
4.			

顧客
顧客の目にどう映るべきか。

目的	測定項目	目標値	新たな取り組み
1.			
2.			
3.			
4.			

財務
理事会の目にどう映るべきか。

目的	測定項目	目標値	新たな取り組み
1.			
2.			
3.			
4.			

を取り出し，あなたのダッシュボードまたは計器パネルの下書きをするスペースがあるだろう。ここからパフォーマンスを継時的にモニターすることが始まる。

　MWMワークシートの最後のページは，測定項目カスケードである。それはマイクロシステムからメソシステム，マクロシステムまでのパフォーマンス測定値をつなぐ（図AG4.7, www.josseybass.com/go/nelson）。どの測定値をモニターすべきかを決めるためには，組織の年次報告書，戦略計画，上層部リーダーや理事会の選択した測定項目を見直すことによって案が得られる。

データウォール（掲示板）の例

　データウォール（掲示板）は，パフォーマンスの主要計測値を掲示する明確に規定された物理的スペースである。掲示板は，望ましい結果やパフォーマンスが達成されているかどうかを知るために，臨床マイクロシステムに関する非常に重要な測定値を視覚的に表示する。データウォールに掲示するダッシュボードを作成する際に，臨床マイクロシステムはMWMワークシートを

図 AG4.4　MWM ワークシート　1 ページ

MWM
臨床バリューコンパス
BSC
マイクロシステムダッシュボード

ユニット名：＿＿＿＿＿＿＿＿＿＿＿＿＿＿　日付：＿＿＿＿＿＿＿＿＿＿
組織名：＿＿＿＿＿＿＿＿＿＿＿＿＿＿

目的：リアルタイムで長期的にユニットのパフォーマンスを追跡するための主要測定項目特定に向けた明確な道筋を提供すること。

1. 患者転帰（臨床バリューコンパス）
2. マイクロシステムパフォーマンス（BSC）
3. マイクロシステムダッシュボード／計器パネル（1. および 2.）
4. 組織戦略とのつながり（測定項目カスケード）

背景：
系統的なデータ表示は，システムのパフォーマンスに関するフィードバックを与える。マイクロシステムの目的や目標を反映する主要測定項目には，集団の結果（臨床バリューコンパス）やシステムパフォーマンス測定値（BSC）などがある。いずれも望ましい結果に向けてのマイクロシステムの結果を反映する。ユニットダッシュボードまたは計器パネルは，そのユニットのパフォーマンスがどうなのか経時的リアルタイム指標を提供するための，マイクロシステムの様々な現在の指標（臨床バリューコンパスやBSC）すべてをモニターする方法となる。マイクロシステムレベルのダッシュボードまたは計器パネルの変数は改善，優先順位，プロセス測定項目が変化するとともに変化することを忘れてはならない。

辿るべき道筋：
1. 臨床バリューコンパスを作成する
2. BSC を作成する
3. 組織の戦略的測定項目を決定する
4. マイクロシステムのダッシュボード，または計器パネルを作成する
5. 測定項目カスケード

役立てることができる。グラフは手書きをして更新してもよいし，様々な電子ソフトウェアプログラムで作成してもよい。

　データウォールを使う際には，データウォール上に確実に最新で適切な測定値を維持する管理者を，臨床マイクロシステムのメンバーが決める必要がある。データウォールの管理者"キャプテン"はデータウォールを監視し，定期的に見直すようスタッフに声かけをし，時間が経ってデータに重要な変化があった時にはスタッフに注意喚起をすることができる。多くの臨床マイクロシステムは毎月の全スタッフ会議の際にデータウォールのある場に集まり，パフォーマンスや公表した目標に向けて改善を続ける機会を見直している。データウォールの見直しは，望ましい結果を達成し維持するための全スタッフによる改善努力を称賛し認める時間を提供すると同時に，改善の必要性を継続的に高める時間も提供する。MWM ダッシュボード例は www.clinicalmicrosystem.org で参照できる。

訳注）図 AG4.5〜4.7 は本書に記載がないことをお断りします。

参考文献

1. Kaplan, R. S., Norton, D. P. The Strategy - Focused Organization : How Balanced Scorecard Companies Thrive in the New Business Environment（Hardcover - Sep 2000）.
2. Nelson, Batalden, Ryer, "Measuring Outcomes and Costs : "The Clinical Value Compass" Chapter Three, Clinical Improvement Action Guide, Joint Commission Resources 2001.
3. Kaplan, R. S., Norton, D. P. "Putting the Balanced Scorecard to Work" Harvard Business Review, September 1, 1993.
4. Kaplan, R. S., Norton, D. P. "The Balanced Scorecard: Translating Strategy into Action", Sep 1996
5. www.clinicalmicrosystem.org・Click on "tools on left hand menu, then streaming videos".
    ・Measuring & Monitoring Video #2 - Value Compass Thinking
    ・Measuring & Monitoring Video #3 - Balanced Scorecard Approach
    ・Both require Real Player
6. Nelson, E. C., Edwards, W. H. Measure What Matters from NICQ 2007 : Improvement in Action ; Horbar, J D, Leahy, K, Handyside, J, editors. Vermont Oxford Network Burlington, VT, 2009. Published on - line at www.microsystem.org.

第 5 章

STARTING THE PATIENT'S CARE IN CLINICAL MICROSYSTEMS
臨床マイクロシステムで患者のケアを始める

Marjorie M. Godfrey
Eugene C. Nelson
Paul B. Batalden

学習の目的

- 患者がどのように臨床マイクロシステムに入るか，様々な方法でのアクセス手順を含め，説明し，評価する。
- ケアの引継ぎと移行について確認し説明する。
- 臨床マイクロシステムへの患者の方向付けについて検討し，改善の機会を特定する。
- 初診および，個人のニーズ，興味，好みに沿ったその後の治療計画の作成プロセスを観察する。
- 臨床マイクロシステム同士の間の関係を制限あるいは推進するメンタルモデルを探求する。

患者が臨床マイクロシステムとの新たな関係に入る際には，その後の良好なケアの基礎となる共通のエントリー機能がいくつかある。これらの機能について本章では詳細に掘り下げる。マイクロシステムはまず，該当するすべての患者に対して，直接であれ別の臨床マイクロシステムからの引継ぎであれ，安全で信頼性の高いアクセスを保証する必要がある。その後患者は短期あるいは長期ケアにおいて，十分な情報を与えられたうえでのパートナーシップを築けるよう，マイクロシステムのプロトコル，アクセス経路，臨床リソースに効果的に導かれなければならない。最後に，患者の現在の健康状態とニーズを規格化された方法で評価することにより，患者中心で問題に焦点を絞った治療計画をデザインすることができるようになる。

臨床マイクロシステムのエントリー機能

　よい始まり。新たな臨床マイクロシステムへ入ることは，どの患者にとっても当人にとって治癒のための重要な関係の始まりであり，同時に健康を改善させ回復し維持する生涯にわたる行程における必要不可欠な次のステップでもある。特定の健康ニーズを持つ個人は，適切な情報，アドバイス，治療による恩恵を，有能で思いやりにあふれ気遣いのある医療スタッフとのパートナーシップを通して受けることを望む。このパートナーシップのためには，マイクロシステムにうまくアクセスし，関わり，しっかり進んでいけるよう患者と家族を力づけることが必要である[1]。同時にマイクロシステムの中にいる医療スタッフは，適切な治療計画をデザインできるよう，信頼できる引継ぎとしっかりした患者評価を通して患者をよく知ることが必要となる。このような中で，患者のアクセスと移行，導き，評価，ケア計画作成といったマイクロシステムのエントリー機能は互いに密接に関連している。このため私たちはこれらを本章では1つのユニットとして考える。これらの機能は一体となって，この先の章で検討するトピックである，予防，急性期，慢性期，緩和の領域（「患者エントリーと治療計画」も参照）での具体的なケアニーズに対処するのに必要な基礎となる。

　表5.1が示すように，患者が臨床マイクロシステムに入るプロセスにはいくつかの個別の（しかしながら重複する）ステップがある。各患者はケアの関連性に対してそれぞれ異なるニーズを持っており，各マイクロシステムはこれらのニーズを評価しそれを満たすため特別なプロセスを

表5.1　医療行程における重要なステップ

開始点	終了点
患者がマイクロシステムに入るあるいはマイクロシステムに送られる。	患者と臨床医が互いの意図を知る。
患者は特定の臨床医，チーム，あるいはアソシエートに明確につなげられる。	患者はマイクロシステムを利用するための次のスキルを使って医療上のニーズを満たすことができる。 ・診察，集団での話し合い，セッションのスケジュールを立てる。 ・臨床医，チームあるいはアソシエートとコミュニケーションする。 ・健康状態の変化を報告する。 ・必要な薬剤と検査結果を得る。 ・ケアの選択肢に関する計画を探る。
初診で来た患者が入院あるいは新たな臨床マイクロシステムに転送される。	全体的健康リスクと健康状態評価が完了し，患者へのケア提供を導くケア計画が立てられる。

実施するが，そこに共通なプロセス構成成分が数多くある。一般的には，臨床マイクロシステムは次のような重要な領域において最善の機能を果たすことを保証しなければならない。

- 直接あるいは他の臨床マイクロシステムからの引継ぎにより，安全かつ高い信頼性で患者がマイクロシステムにアクセスできること。
- 患者が十分な情報を得て積極的に関わるパートナーとして機能できるよう，個人がマイクロシステムプロトコル，アクセス経路，リソースに効率的に導かれること。
- 患者の現在の健康状態をしっかりと評価し，適切な治療計画を立てるための基礎とすること。

本章では，これらのエントリー機能について詳細に調査し，最も重要な原則，方法論，成功を評価するためのモニタリング戦略について掘り下げる。

アクセスと引継ぎ

一般的に患者は2つの経路のいずれかを使って特定のマイクロシステムに入るあるいはアクセスする。まずは外来（診療所，心循環器系のリハビリプログラムあるいは緊急診療部など）では，患者あるいは患者の代わりの誰か（家族や照会元の医療システムなど）が，電話，メール，ファックスなどで連絡するか，あるいは予告なく来院する。これらはサービスにアクセスするためのマイクロシステムへの**直接**のエントリー様式である。もう1つ，集中治療室への入院，外科病棟，術後回復室，あるいは内科病棟などへの入院の場合には，患者は通常，ある環境から別の環境へと専門スタッフによって移送される。この**移送エントリー様式**あるいはある環境から次の環境へのマイクロシステムの中でのケア移行には，情報，ケアの責任，そして多くの場合文字通り患者自身の引継ぎが含まれる。**直接**および**移送アクセス様式**は，品質向上と安全デザインのための特定の機会となる。これらの機能についてさらに詳細に調べてみよう。

ケアとサービスへのアクセス

古い格言に，よい医師はアクセスが容易で，話しやすく，かつ有能であることにより，優れたケアを提供するというものがある[2]。実際，患者にとってアクセスがよいことは高品質ケアの前提である。医療の質改善研究所（IHI）が診療所業務の理想的デザイン（Idealized Design of Clinical Office Practice）イニシアティブの中でまとめているように，患者は「希望し必要な時に，まさに希望した通りの必要なことをしてくれる」臨床マイクロシステムを当てにしている[3]。

アクセスがよければ，患者が望むサービスをタイムリーに受ける必要性が満たされるだけでなく，次のことも促される。

- 臨床ニーズを認識してから治療サービスを提供するまでの時間を短くすることによる**ケアの有効化**。
- あるケアから次のケアへと移行するスピードとサービスの流れを向上させ，それによりバックログ（列に並んで待つ患者）を減らし，回転率を上げ，生産性を上げることによる**ケアの効率化**。
- 患者，家族，照会元の医師，第三者の支払い者の期待を満たすあるいは期待を越えることによ

る，ケアに対する満足度の向上。
- タイムリーかつ効果的に最善の仕事を行えることによる**ケア提供者の士気の向上**。

臨床マイクロシステムへのアクセスを最適化するための具体的な戦略を考えるにつれ，多様なニーズを持った患者にとってふさわしい，ますます多様な形での相互作用を私たちは認識しなければならなくなる。アクセス向上のためこれまで取られてきたアプローチは主に患者の来院に注目してきたが，最近の患者ケアの形式はもっと広く，患者と連絡を取る形式として考えなければならない。もちろん様々な状況で，受診あるいは入院など顔を合わせる直接の交流は依然として非常に重要である。しかし他の状況では，適切なケア（情報交換，臨床的評価および治療を含む）がリアルタイムあるいは非同期的に（了解された時間的遅れを伴って）電話，メール，テキストメッセージ，遠隔医療，あるいは急速に発展している何らかの電子的メディアを介して提供されることもある。

ケアへのアクセスを体系的に改善する

Mark Murray らはシステムのデザイン変更に注目して，ケアへのアクセスを改善する方法を先駆けて開発し広めた[4,5]。4つの基本的な活動がこの重要な作業を推進する。

1. 需要を形作る。
2. 需要と供給を適合させる。
3. 供給を増加させるようシステムのデザインを変更する。
4. その日の作業をその日に行う。

Murray が示したように，アクセスの問題は遅延の問題であり，遅延はシステムのデザインの特徴に起因する。Batalden は「どのシステムも得るべき結果を得るよう完全にデザインされている」ことを私たちに気付かせる[6]。もし望んでいる結果が，不要な遅延をなくすことであるのならば，マイクロシステムは賢明な変化をすることを自らに課さなければならない。これは，現在のリソースを慎重に自己評価すること，またこれらのリソースを能力いっぱいまで活用し，患者のニーズを満たし，不必要なコストを避けるプロセスを追求することを通して達成される。一般的にこれは次のような行動を取ることを通して達成することができる。

- マイクロシステムのサービスにとっての現在の需要と供給の状態を分析する。
- リアルタイムのデータの見直しに基づいて，毎日，毎週，毎月，患者の需要とサービスの供給を予測し管理する。
- ケアの場の中あるいはケアの場の間で，業務の効率性を高め患者のフローを合理化する。

アクセスを向上させフローを改善する方法

退役軍人保健局（Veterans Health Administration：VHA）のために IHI が作成した**先進クリニックアクセス**（Advanced Clinic Access）[7]から引用した**図 5.1** は，外来ケアへのアクセスを効果的に向上させることのできる概念と方法をまとめたものである。この「アクセス改善バイブル（Access Improvement Bible)」（と，一部の医療関係のリーダーの間では呼ばれている）の中で総括されている方法は，北米および欧州全体でうまく適用されている。その小冊子は www.clinicalmicrosystem.org で全体をみることができる。図 5.1 は中核となる原則，関連する変更の概念，およびケアへのアクセスを改善する具体的方法についてまとめたものである。プライマリーケアおよび専門ケアの様々な形も考慮されている。IHI および VHA レポートでは主要な変更概念 10 項目を検討している。

1. 列に並んでいる患者を減らす。
2. 需要を減らす。
3. 需要と供給を理解する。
4. 予約の種類を減らす。
5. 不測の事態に備えた計画を立てる。
6. 制約を管理する。
7. ケアチームを最適化する。
8. 患者，ケア提供者，情報を同期させる。
9. 予約時点で患者のニーズを予測する。
10. 部屋と備品を最適化する。

　アクセス改善に関してこれまでに発表されている研究の大半は外来ケアに注目しているが，入院の場におけるアクセスに対しても，またケアのエピソード全体へのアクセス，すなわち長期にわたって異なる場所でケアを必要とする健康上の問題に対してケアを受ける経験にも，同様の注目が向けられてきた。たとえば，診療所から始まり，緊急診療部，外科病棟，術後回復室，外科入院病棟，退院後の長期ケア専門療養施設に至るまでの疾患の経験全体に対してアクセスのしやすさやフローはどのように改善されうるのだろうか。変化する患者の健康上のニーズと臨床状態に基づいて，入院病棟のマイクロシステムから次のマイクロシステムへと患者を動かすためには，このケアのエピソードに参加する，下流にある次のユニットそれぞれに自由にアクセスできることが必要である。患者および患者に関する情報がいずれも途切れなく流れることを保証するためには，多大な事前計画と調整が必要であり，完全なアクセスには臨床スタッフばかりでなく必要となるかもしれない何らかの支援サービス（診断検査，診察，投薬）のタイムリーな存在が含まれる。
　外来ケアに関して図 5.1 に挙げた概念と方法の大半は，内科ケアやより大きなメソシステム全体にわたる長期的なケアのエピソードにも適用可能である[8]。表 5.2 には病院や臨床メソシステムがアクセスやフローを改善するために利用する具体的な方法を挙げる。アクセスの問題に関する第 7 章の検討も参照のこと。
　これらの変化の概念や方法を深く見直すと，改善されたアクセスに具体的に注目することで，臨床マイクロシステムやメソシステムのより包括的なデザイン変更を後押しできることがわかる。読者はこれらの考えの関連性と適用可能性の価値を認めるだろう。特に役割を変更し最適化すること，プロセスや作業のフローを変更すること，情報のフローを変更すること，情報環境を豊かにすること，継続的に測定とモニタリングを行うこと，そして変更の検証（PDSA サイクル）

図5.1　先進クリニックアクセスのための変更の概念

需要を作る

1. 列に並んでいる患者を減らす
   - 即時対応能力を増す。
   - 一時的に予約枠を拡大する。
2. 需要を減らす

   プライマリーケア
   - 活動性あるいは予約を最大化する
   - 再診の間隔をあける
   - 従来の対面式応対に代わる方法を生み出す
   - 患者のケアへの関わりを最適化する

   専門ケア
   - プライマリーケアと専門ケアの間でサービスに関する合意を形成する
   - 再診の間隔をあける
   - 専門ケアから患者を退院させプライマリーケアに送る
   - ケアへの関わりを最適化する
   - 従来の対面式応対に代わる方法を生み出す

需要と供給を一致させる

3. 需要と供給を理解する

   プライマリーケア
   - 自分の施設の需要を知る
   - 自分の施設の供給を知る
   - その日の業務はその日に行うようにする
   - 臨床正規職員に基づいてパネルサイズを公正化する

   専門ケア
   - 自分の施設の需要を知る
   - 自分の施設の供給を知る
   - その日の業務はその日に行うようにする
   - 専門ケアの診療所にとっての公正なインプットを確立する

4. 予約の種類を減らす
   - 少数の予約の種類だけを用いる
   - 次回予約までの長さを標準化する
5. 不測の事態に備えた計画を立てる
   - 前もって需要の変動を管理する
   - フレキシブルで様々なスキルを持ったスタッフを育成する
   - 普通ではないが予測される事象を予測する

供給を増加させるようシステムのデザインを変更する

6. 制約を管理する
   - 制約を特定する
   - 制約から不必要な作業を取り除く
7. ケアチームを最適化する
   - 患者のニーズを満たすよう，業務におけるすべての役割を最大化する
   - 他の医療提供者の利用を最適化するために標準化されたプロトコルを使用する
   - 電話の優先順位付け，患者のフロー，書類のフローに対する責任を分離する
8. 患者，ケア提供者，情報を同期させる
   - 午前と午後の最初の予約を時間通りに始める
   - 患者の予約を確認する際には電話による患者登録を行う
   - 予約時にカルテが完全に記入されているか，正確か，そこにあるかをチェックする
   - その日のニーズの最大の可能性を予測するために健康チェックリストを使う
   - 部屋案内基準の中に，患者に診察準備をしてもらうことが含まれていることを確認する
9. 予約時点で患者のニーズを予測する
   - 不測の事態を予測し対応を計画するために定期的ミーティングを利用する
   - 1日いつでもケア提供チーム内で情報交換を行う
10. 部屋と備品を最適化する
    - フレキシビリティを最大化するために部屋の用途を固定化しない
    - 検査室のサプライ品を標準化し常にストックがあるようにする

表 5.2　臨床マイクロシステムにおけるアクセスとフローを改善する方法

変更概念	方法と実例
需要を形作るためにサービス契約を用いる。	どのような時に患者を移送すべきかすべきでないか、移送時にどのような情報を付けるかを示すため、臨床プログラムやユニット間で明確な合意を形成する。移送プロセスに関してマイクロシステム間でフィードバックを行うため定例会議の時間を計画する。
一連のケアを通して、標準的オーダーセットを用いる。	患者集団に対しエビデンスに基づく標準的オーダーを作成し、これにより、時間を経てマイクロシステムからマイクロシステムへと患者のケアエピソードが進行するとともに、典型的患者用の規定のケア計画が提供できるようにする。
患者の前提条件を調整し、予備教育を行う。	処置前の身体調整や訓練、教育を施すことにより、患者を手術により適した状態、あるいは入院治療に対し心構えのできた状態にする。
ケア計画を作成し更新する。	ケア計画を作成し定期的に更新する。下流に位置する次の臨床マイクロシステムへ進めるよう、臨床的節目に到達するのに必要な措置に注目してケア計画を作成する。
患者のフローを継続的にモニターする。	ケアの連続体の中のそれぞれの臨床マイクロシステム（例、緊急診療部、集中治療室、入院病棟、外科病棟など）に関して、その収容能力およびその何パーセントが使われているかをリアルタイムで測定するシステム（フローを示す掲示板、毎日の組織内ベッド数／調査会議）を構築する。
決定支援を用いる。	リマインダー、安全チェック、エビデンスに基づくケアプロトコルなどで情報環境を補強し、患者ケアのフローに決定支援を盛り込む。
早期退院を予定する。	一定の期間での退院を目指すための方針とプロセスを作成する。
不測事態発生時の計画を作成し使用する。	予測外の患者需要増加やスタッフ数減少に基づくリアルタイムのスタッフや患者フローの調整をするための方針と慣例を作成する。
マイクロシステム間の関係を強化する。	あるマイクロシステムから別のマイクロシステムへの移行を考え、情報、データ、患者ケアの移送を生産的に計画するため、患者ケアメソシステムの一部となっているマイクロシステム間で毎日定例会議の時間を設定する。一連のケアにわたり患者と家族の記憶のための条件を創出する。外科病棟への移送前に、受け入れ側マイクロシステムのメンバー（たとえば外科病棟の看護師）が送り側マイクロシステム（たとえば集中治療室）を訪れて患者や家族に会うプロセスをデザインする。

や学習（PDSA サイクルから得られた新たな情報や改善を見直すこと）に基づく適応を行うことの価値を考慮すること。

ケアに対する良好なアクセスを評価する

　アクセスは測定することのできるシステムパフォーマンスのうち、非常に重要な特徴であり、アクセスの測定基準はバランスト・スコアカード、ダッシュボード、計器パネルに含まれるのが一般的である。外来および入院ケアにとっての典型的なアクセス測定基準には次のようなものがある。

外来

- 1日の初めに空いている予約枠。
- 1日の終わりに超過あるいは下回った数字（すなわち埋まった予約枠数と逆にまだ空いている予約枠数）。
- 3番目に可能な予約までの時間。
- 今後の予約受け入れ能力（翌月あるいは四半期）。
- 対応できなかった患者からの電話。

- スタッフと話すために電話口で待った時間。
- ケア提供者に会うまでに診察室で待った時間。
- ケアへのアクセスおよび待ち時間に関する患者の認識。
- 患者が予約時間に来ない割合。

入院

- 午前0時の時点で空いているベッド数。
- 移送依頼があってから患者が病棟に到着するまでにかかった時間。
- 外部からの移送依頼があってから入院までにかかった時間。
- 手術予約から外科病棟に到着するまでにかかった時間。
- 患者を外部に移送するのにかかった時間。
- 患者が元のマイクロシステムに戻ることになる移送の失敗。
- 新たな患者をタイムリーに入院させることができないことになる移送の遅れ。
- 顧客損失と収入損失につながる移送患者の転送。

　臨床アクセスの測定方法を計画する際には，複数の測定基準を含めれば価値が高まるだろう。計器パネルやダッシュボード上のリアルタイムの測定基準により，現場のマイクロシステムは迅速なリソースの調整をモニターし，裏付けることができ，需要と供給を常に釣り合わせることが可能となる。ランチャートと管理図に関する縦断的測定基準を同時に使えば，非常に重要な傾向が経時的に特定され，臨床および経営のリーダーたちは今後のリソースの配分やプログラム作成の計画が可能となる。これら測定のそれぞれの機能については第4章で非常に詳細に検討している［アクセスの改善を測定する：www.cliicalmicrosystems.org の患者中心のアクセスの測定基準[9]（Measuring Access Improvement）も参照のこと］。

移行と引継ぎ

　すべての部分が連結していることがシステムというものの特徴であるが，これらの連結は直接の場合もあれば間接の場合もあり，また完全なこともあれば不完全なこともある。患者が家庭やコミュニティーを離れ医療システムに入る際，またはあるマイクロシステムから次のマイクロシステムへ移動する際，ケアが遅れる，急がされる，調整されている，あるいはバラバラであることがある。ユニークな臨床マイクロシステムをデザインし，さらにデザイン変更してケアへのアクセスが改善できるのとまったく同じように，デザインへの注目を通して複数のマイクロシステム間のケアの調整ができる（そしてしなくてはならない）。私たちはどのように引継ぎやその他のケアの移行の安全性と有効性を最適化するのだろうか。

　工場の組立ラインのプロセスを俯瞰するように，ファッションショーの細長いステージに上って患者の長期的臨床行程全体を眺めるのを想像してほしい。(**図5.2**と**5.3**のように)ケアのフローを見下ろし，情報，責任，そして患者までもが空間的および時間的に移動する際の，連続的な引継ぎと移行を目撃することを想像してもらいたい。このステージからの見方をするとたいてい，まさにこれらの移行点において品質と安全性の課題が圧倒的に多く生じていることがよくわかる

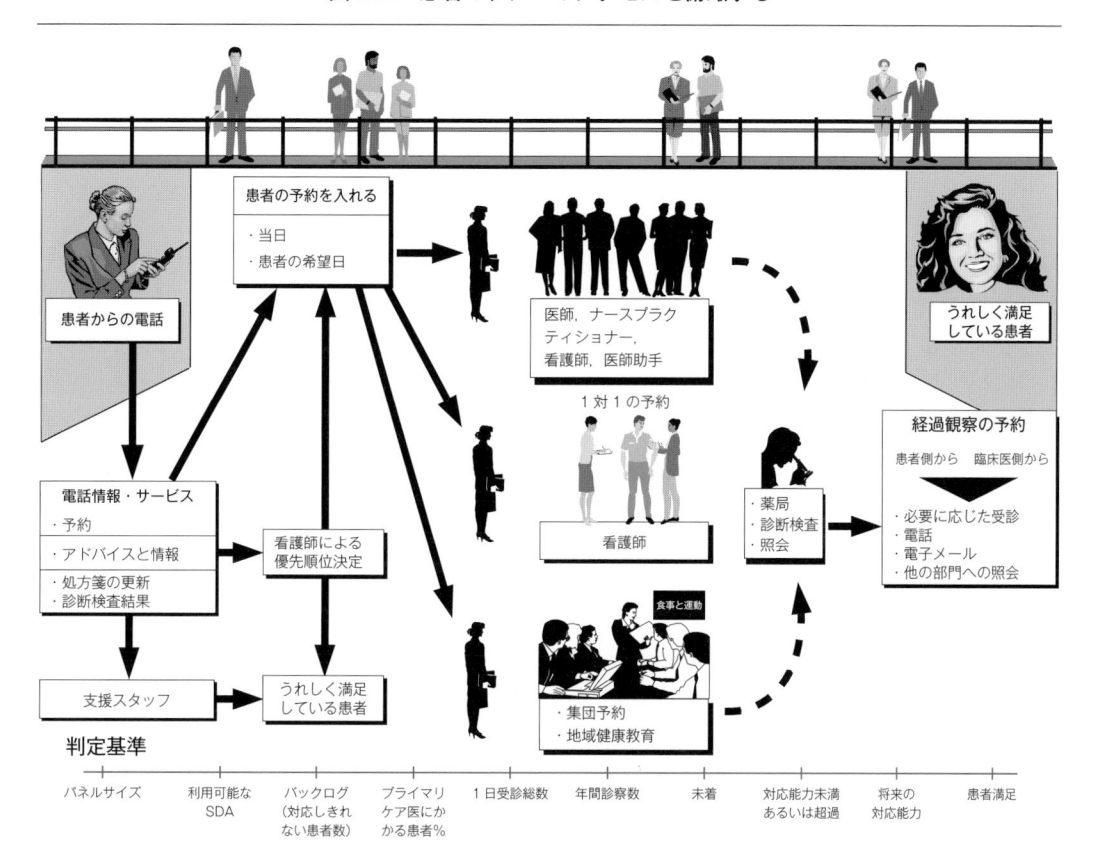

図 5.2 患者のケアへのアクセスを俯瞰する

だろう（「患者のニーズとケア計画を合致させる」を参照）。

システムの特性やシステム内あるいはシステム間の連結について，また長期的そして様々な臨床マイクロシステムを通した患者の行程についてじっくり検討すると，次の所見があてはまる。

- 医療システムは健康を推進し疾患の負担を軽減するためにともに取り組む，相互依存的部分の集合体である。
- 医療システムのパフォーマンスは，その部分の品質とそれらの相互作用に依存する。
- その部分の間の相互作用は，個人，そして個々の単位や組織を隔てる**空白部分**で起きる。マイクロシステム**間**では遂行責任と結果責任が不明確である。空白部分は患者の医療行程のどこにでもある。患者が組織内で臨床マイクロシステム間を移送される時，あるいは患者が別の施設に移送される時，その患者に対する責任が不明瞭な場所に空白部分が存在する。
- 空白部分に関しては，所有する者や権利を主張する者は誰もおらず，しばしば不明瞭で認識されないことがある。
- それぞれの患者のケアには，複数の場所でケアを提供する（あるいはケアの提供を支援する）多様な相互依存的専門家が関わることが頻繁にある。
- 最適なケアには，空白部分に起きるケアのギャップをなくすよう，（場所やケア提供者間の）ケアの調整や連続性が維持できるような移行や引継ぎのデザインが必要である。

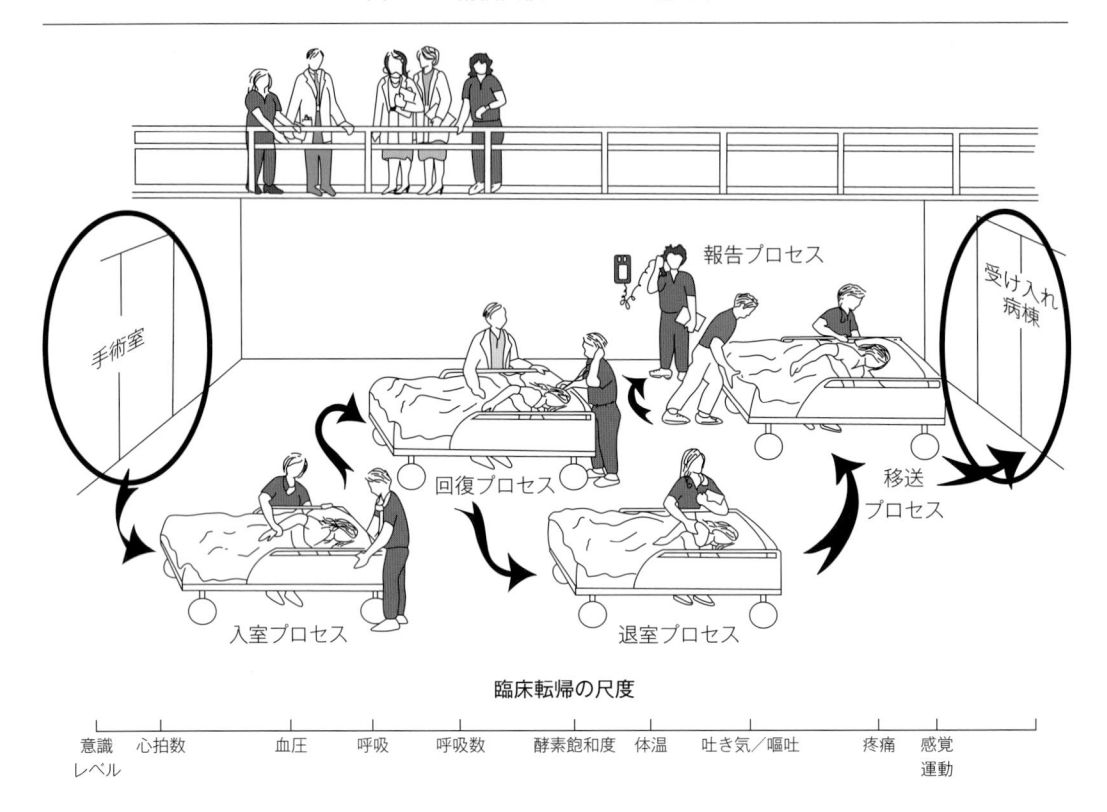

図 5.3　術後回復室のケアを俯瞰する

　品質および安全性に関わる大小の問題の多くが空白部分の問題であることを認識して，米国内科専門医認定委員会（American Board of Internal Medicine）は 2007 年に複数の専門医学会の協議会に対し，この問題に対処しケアの移行に関する有効な定義を作成するよう依頼した[10]。Greiner によれば，ケアやケアの移行の調整は「医療サービスや人々，機能，施設間における情報共有に対する患者のニーズや好みが長期間にわたり確実に満たされるようにする」のに役立つ機能である[10]。Freisen らはケアの引継ぎを「患者ケアの連続性と安全性を確保する目的で行われる，連続体におけるケア移行の際の情報の移送（権限や責任を伴う）[11]」と表現している。

効果的な移行と引継ぎの原則

　移行と引継ぎがうまくいくかどうかは次の本質的原則を守るかどうかにかかっている。

スタッフに責任を：専門スタッフに，ケアの移行と引継ぎを実施するための信頼できる方法を確立する責任を割り当てる。
双方向の連絡：ケアの場と場の間やケア提供者の間に，評価を知らせ，適切なフォローアップを確実に行い，ケアのすべての面を統合するために，双方向でお互いに確認できる連絡方法を採用する。
患者を含める：移行の際には常に患者を最大限関与させるが，これらの機能を完全に行う際，彼らに頼るべきではない[10]。

> ## 患者のニーズとケア計画を合致させる
>
> 　米国人は医療を非常によく利用する。診療所，病院の外来，緊急診療部への受診は16億回を超え[1]，26億以上の処方箋を受け取る[2]。さらに米国人は毎年2.2億日を病院で過ごし[3]，12億日以上を介護施設で過ごす[4]。その結果，多くのケアを受けるということになる。このように受診，処方箋，病院や介護施設への入院が多いということは，ケアやサービスの過剰利用，過少利用，誤利用などによる品質不良やムダの機会が無数にあるということになる。これらの種類のムダについては，医学研究所[5]およびRAND社により詳しく解説されている。
>
> 　もし一歩引いてこの状況を分析するならば，臨床マイクロシステムに入るというプロセスと治療計画を立てるというプロセスが驚くほど影響力の強い事象であることを私たちは認識する。もし適切な患者が適切な時に適切な場所に行き着き，もし臨床チームが患者と協力して正しい評価を行い，質の高い治療計画に辿り着けば（それは「現在の専門家の知識にも一致する，望ましい転帰をもたらす可能性を増す[6]」），その際にはケアのニーズは最適な方法でサービスのニーズに適合するだろう。ひいては，健康に関する恩恵に関する患者のニーズを必要かつ適切な処置とサービスに一致させることになり，最高の価値を持つ医療が生み出される。
>
> **参考文献**
> 1. National Center for Health Statistics. *Health, United States, 2006 with chartbook on trends in the health of Americans, Table 89*. Hyattsville, MD, 2006.
> 2. National Center for Health Statistics. *Health, United States, 2006 with chartbook on trends in the health of Americans, Table 92*. Hyattsville, MD, 2006.
> 3. National Center for Health Statistics. *Health, United States, 2006 with chartbook on trends in the health of Americans, Table 100*. Hyattsville, MD, 2006.
> 4. National Center for Health Statistics. *Health, United States, 2006 with chartbook on trends in the health of Americans, Table 102*. Hyattsville, MD, 2006.
> 5. Institute of Medicine. *Crossing the quality chasm : A new health system for the 21st century*. Washington, DC : Committee on Quality of Health Care, 2001.
> 6. Lohr, K. (Ed.). *Medicare : A strategy for quality assurance*. Washington, DC : National Academies Press, Committee to Design a Strategy for Quality Review and Assurance in Medicare, Division of Health Care Services, 1990.

患者側の準備：協力，現実的な予測，フォローアップ，不測事態発生時の計画を立てるために効果的にやり取りする。患者がこれらの要素を確実にすべて理解していることを確認する。

協力の文化：別組織や医療システムの別の部分からの支援が必要なものを含め患者のニーズに対応するため，医療コミュニティーにおける協力の文化を涵養する。

方法

移行と引継ぎを改善するために私たちは次の手順を推奨する。

1. プロセスのフローの中で，移行や引継ぎが発生し途絶が起きやすい次のような場所を特定する。
   - 病院や介護施設へあるいは施設の中である病棟から別の病棟への患者の移送
   - 診察や専門ケアのための患者照会
   - 看護師，医師，呼吸療法士，ソーシャルワーカー，その他の専門スタッフ同士の間のシフト交替

- 重要な診断検査の結果の連絡
- 変化する患者のニーズや移行プロセスに支援を提供するための当直医の手配

　第5章のアクションプランでは，日常業務で実際に何が起きるのかをみるためにプロセスのフローチャートを作成する際に役立つ簡単な説明と例を挙げる。

2. 移行と引継ぎに関して患者のケアに関与するすべてのマイクロシステムで，共通の予測を立てる。ケアのメソシステムにわたって移行と引継ぎを行う際には，標準プロセスを使用する。急性心筋梗塞の患者は，緊急診療部，心臓カテーテル室，心疾患集中治療室，リハビリ病棟でケアを受ける。これらの臨床マイクロシステムは異なる臨床マイクロシステムへの安全な移行と引継ぎを確実なものとするため，予測やプロセスなど急性心筋梗塞患者に関して明確な目的を定めるために集まる必要があるだろう。
3. 移行と引継ぎを成し遂げるため標準的アプローチを選択し，明確なプロセスマップを作成する（チェックリスト，プロトコル）。
4. 標準プロセスについてスタッフを教育し（何，なぜ，いつ，どのように），シミュレーションおよび実際の状況下で練習する。
5. 移行と引継ぎの成功をモニターおよび測定し，継続的改善を促進するためにメソシステム内でこのトピックについて検討する。
6. 連結したマイクロシステムが移行プロセスを確立し見直すための条件を作成するため，メソシステムレベルのリーダーを関与させる。

　Joint Commissionの2009年全国患者安全目標[12]（National Patient Safety Goals）は，質問とそれに答えるための機会など，引継ぎ連絡のための標準アプローチを求めている。全国患者安全目標には次のことが含まれる。

- 患者情報の送り手と受け手の間で質問の機会を設ける。
- 患者ケア，治療，サービス，状況，最近起きた予期しない変化，次のケア時間の間に何に注意すべきかなどに関して最新の情報を伝える。
- 声出し繰り返し確認や読み上げ確認など，受け取った情報を確認するプロセスを作成する。
- 引継ぎ情報の受け手は，これまでのケア，治療，サービスなどを含む，当該患者の過去のデータを見直す。
- 情報が変化したり失われたりする可能性を最小限に抑えるため，引継ぎの際には中断を制限する。

　移行ポイントおよび引継ぎにおける連絡の効率と信頼性を向上させるため，現在様々な方法が広く用いられている[13]。SBARという頭字語で表されるよく知られたツールがある。

- Situation（状況）：目下の問題の説明
- Background（背景）：これまでの事象についての簡単な説明
- Assessment（評価）：現在の状態の主な特徴
- Recommendation（推奨事項）：推奨される次のステップ

SBARは有効な連絡のための簡略記憶記号であるが，その価値は患者と情報の移送が行われる際に現場で信頼性をもって用いられることに直結している．SBAR法の様々な適用を**図5.4**，**5.5**および**5.6**に図解する．これらの適用はそれぞれSBARの枠組みを維持しており，また様々な臨床マイクロシステムの独特な文化や状況を反映している．もう1つの簡略記憶記号であるI PASS the BATON（私はバトンを渡す）を**図5.7**に表す．I PASS the BATONは次のように理解される．

Introduction（紹介）
Patient（患者）＋**A**ssessment（評価）＋**S**ituation（状況）＋**S**afety concerns（安全上の懸念）
Background（背景）＋**A**ctions（行動）＋**T**iming（タイミング）＋**O**wnership（当事者意識）＋**N**ext（次）

　もう1つの簡略記憶記号に基づくモデルは医療研究・品質調査機構（AHRQ）が開発したTeamSTEPPS[14]の教育プロセスである．TeamSTEPPSは医療スタッフの間の連絡を推進し，チームワークスキルを高めることを通して患者安全を改善することを目的としている．そのプロセスはチームの自覚を増すための次の目的によって決まる．

- 役割と責任の明確化
- 不一致の解決
- 情報共有の改善
- 患者にとっての最善の臨床転帰を達成するための，情報，人，リソースの最適な利用

　読者には第7章で引継ぎやケアの移行の応用例についてさらに深く掘り下げることを推奨する．第7章ではこれらの機能について急性期ケアの状況で具体的に考える．

ケアの移行を評価する

　当初のアクセス介入同様，ケアの移行に関してはそれらが確実に安全かつ効果的であり続けるようモニターしなければならない．関連情報は移行に関する測定基準をモニターすることにより直接入手されることも，また下流での結果を評価することを通して間接的に推測することもできる．

移行に関する測定基準の直接の評価およびモニタリング

- 移行と引継ぎの観察
- 引継ぎと移行について，それに直接関わる患者や家族からの報告と評定
- 患者受け入れスタッフによる，患者ケアに責任を持つうえでどの程度十分に情報を得たと感じたかに関する評価の報告と評定

下流での結果の間接的な評価とモニタリング

- 院内感染などの薬物有害事象や転倒，褥瘡などを含む危害の生じる率
- 緊急診療部への来部などの医療リソースの利用，回避可能な入院，退院の遅れ，30日以内の

図 5.4 外科のための引継ぎ連絡チェックリスト

第 5 章 臨床マイクロシステムで患者のケアを始める

図 5.5　看護師から看護師への引継ぎツール

看護師から看護師への引継ぎツール
(手術室 → 術後回復室 → 循環器集中治療室)　　日付 _____

状況（患者既往）
患者年齢および術前診断
患者既往
術式
アレルギー　　　　　　□薬物アレルギー既往なし　□あり _____
感覚障害　　　　　　　□なし　　　　　　　　　　□あり _____
家族付き添い　　　　　□ASU 待合室　□5 階　循環器手術待合室
宗教／文化的特記事項　□なし　　　　　　　　　　□あり _____
隔離事前注意　　　　　□なし　　　　　　　　　　□あり _____
通訳必要性　　　　　　□なし　　　　　　　　　　□あり _____
貴重品／所持品（必要に応じて）

術中背景：
術中投与薬剤：　□あり　□なし _____
輸血：　　　　　輸血内容：赤血球 _____　血小板 _____　新鮮凍結血漿 _____
利用単位数：
皮膚の完全性評価：　　　　　　　　　　　　　　　　　　　（加圧部位，姿勢に関連した部位，切開部位など）
筋骨格系制限　　　　　　　　　　□なし　□あり _____
チューブ／ドレーン／カテーテル　□なし　□該当せず
　　　　　　　　　　　　　　　　　　　　　　　　　　　　（サイズや場所など）
創傷被覆材／ギプス／スプリント　□なし　□あり _____
数量訂正　　　　　　　　　　　　□Yes　□No
その他：（臨床検査，病理，結果）　　　　□レントゲン撮影

患者移送先　　　□術後回復室　　　□循環器集中治療室
報告書提出先：_____, RN　報告書提出者：_____, RN（中継ぎ）
報告書提出先：_____, RN　報告書提出者：_____, RN（中継ぎ）
報告書提出先：_____, RN　報告書提出者：_____, RN

図 5.6　周術期サービスのための SBAR 患者報告書ガイドライン

周術期サービスのための SBAR 患者報告書ガイドライン			
報告書提出者： 報告書受理者：		時間：	電話番号： 電話番号：
S	状況： □患者名 □年齢，性別	□診断／行われる処置 □絶食状態（時間数）	□アレルギー □高度な指示，蘇生措置に対する希望
B	背景： □既往／入院歴 □感染管理／隔離 □第一言語	□法的身分 □特別なニーズ――精神的，文化的，学習，コミュニケーション	□宗教的ニーズ――輸血拒否 □持ち物の処分
A	評価： □現状――術前あるいは手術室 ・計画された術式 ・術式の確認とマーキング ・計画された麻酔の種類 ・アレルギー ・精神状態 ・言語障壁 ・血液製剤／同意 ・術前に受理した薬剤 ・使用する抗生物質 ・利用可能な血液製剤 ・重大な既往（血圧上昇，心臓，喘息） ・必要な備品（SCD） ・カテーテル，ドレーン ・筋骨格系／皮膚の破綻，ギプス，創傷，被覆材 ・外科医は患者／家族と話をしたか ・家族は待機しているか／連絡先情報は □現況――手術室から術後回復室／重症管理室 ・術式 ・アレルギー ・残っている血液製剤 ・ドレーンとカテーテル ・運動活動（神経） ・末梢循環に関する事項 ・姿勢に関する事項 ・皮膚の健全性 ・備品の必要性 ・その他の事項や懸念事項	□次のことに関する家族との連絡 ・臨床状態 ・状態変化 □現況――手術室看護師から手術室看護師へ ・手術の現ステップ ・麻酔の種類 ・患者／用いる装置の位置 ・アレルギー ・重大な既往 ・血液製剤／同意 ・最近の状態変化 ・滅菌野にある薬剤 ・使用中のかん流液 ・術野内／外の器具類――必要 ・装置備品の必要性 ・必要なインプラントが使用可能 ・機器販売会社の立ち合い――必要 ・術野内外の試料 ・ドレーンおよびカテーテル ・カウント スポンジ　針／小物　器具 □次のことに関する家族との連絡 ・臨床状態／状態変化	□現況――器具出し看護師から器具出し看護師へ ・手術の現ステップ ・麻酔の種類 ・アレルギー ・滅菌野にある薬剤 ・使用中のかん流液 ・現在使用中の数えられるものすべての数と場所 ・使用中の器具トレーとすべての器具の数 ・部屋にある予備器具 ・術野／部屋にあるインプラント ・術野内外の試料の数と場所 ・その他の懸念事項すべて
R	推奨事項： □継続的ケア介入計画 □看護指示／看護ケア計画	□その他質問事項／コメント □異常結果および関連事項	

図5.7　I PASS the BATON による引継ぎと医療の移行

	質問，説明，確認の機会がある，引継ぎと医療の移行	
I	Introduction（紹介）	あなた自身についてと自分の役割／仕事について紹介する（患者も）
P	Patient（患者）	名前，登録番号，年齢，性別，住所
A	Assessment（評価）	主訴，バイタル，症状，診断を伝える
S	Situation（状況）	現況，投薬，周辺状況，蘇生措置に対する希望や（不）確実性，最近の変化，治療に対する応答などを含む
S	SAFETY Concern（安全上の懸念）	重要な臨床検査結果，報告，社会経済的要素，アレルギー，警告（転倒，隔離など）
The		
B	Background（背景）	並存疾患，以前の発作，過去／家庭での服薬，家族歴
A	Actions（行動）	どのような措置が取られたかあるいは必要かそしてその根拠を簡単に
T	Timing（タイミング）	緊急度，明確なタイミング，優先順位および措置
O	Ownership（当事者意識）	誰が責任者か（看護師／医師／チーム），患者／家族の責任も含む
N	Next（次）	次に何があるか。予測される変化は。計画はどうなっているか。不測事態発生時の計画はどうか。

再入院，患者の疾患の激しさと不安定さによる移送元マイクロシステムへの逆戻り。回避可能な入院に関しては，退院時の患者教育が不十分だったために，家庭で患者自身が健康状態の変化を認識して対応することができず，再入院に至ることがしばしばある。

医療行程を進んでいく患者を導く

時間を経て個々の医療行程が展開するにつれ，患者と家族は多くの様々な臨床プログラムや臨床マイクロシステムに出入りするだろう。新たに入る際には常に，患者は「どうやって血圧を下げるか」「現在の感染が広がるのをどうやって防ぐか」といった健康に特有のケア戦略だけでなく，「鎮痛剤がもっと必要な時にはどう病棟看護師に伝えるか」「週末に緊急の懸念事項がある場合，どのように担当医師に連絡を取るか」といったマイクロシステムに特有のプロセスや構造についても学ぶ必要があるだろう。このような学びの必要性は，患者が複数のマイクロシステムを次々と移動したり，あるいは同時に経験したりしなければならない場合にはなお一層困難になる。

たとえば，55歳で心筋梗塞（心臓発作）を経験し，それから順に緊急診療部，心カテーテル室，心疾患集中治療室，重症患者病棟，循環器リハビリプログラム，そして家庭医と新たな循環器専門医との外来フォローアップで時を過ごさなければならないBob Juddの例を考えてみよう。重要な臨床の新情報をまとめようと努力する時，Bobは現実世界の医療システムを移動することも学習しなければならない。彼のケアの質は，いくつかの臨床チームのスキルだけではなく，利用できるスキルとサービスを最大限利用しそれらから十分に価値を引き出すことについて彼自身が学習した能力にも依存する。もちろんBobがこの広範な知識を独力で確実に入手することを期待することはできない。患者が必要とするであろう臨床およびシステムに関する知識を予測し，これらに対して効果的に患者を導くプロセスをデザインするのは臨床マイクロシステムの責任で

ある。

患者をマイクロシステムに導くための原則

　新たなケアのシステムに入った時の患者と家族の知識に関するニーズを十分に予測するため，注意深く熟考することが必要である。患者がこの知識を取得するのを支援するオリエンテーションプロセスをデザインするうえで，当然考えるべき主要な原則が多くある。

1. **患者のニーズ**：オリエンテーションの目的は，患者がニーズを伝え，システムをしっかり進み，タイムリーかつ適切なサービスを受け，臨床転帰を予測するための信頼性の高い役立つ方法を確立することである。
2. **患者の視点**：この特定の場がまったく初めてだという患者や家族の視点からマイクロシステムはどのようにみえるか。ケアの完全なパートナーとして機能するために彼らは何を知る必要があるだろうか。
3. **必須事項**：一般的な必須事項を次に挙げる。
    - **安全性**：自らが安全であり，また他の患者の安全性を守るために患者や家族は何を知らなければならないか。
    - **チームメンバー**：患者あるいは家族のマイクロシステムチームには誰がいるのか。彼らの役割は何か。
    - **道を示す**：どこにどのようなサービスやケアがあるか，患者や家族はどのようにそこに辿り着けるか。
    - **アクセス**：新たなあるいは継続的なサービスを受けるために，患者や家族はどのような手配をすることができるか。
    - **決定**：現在の健康状態，個人的好み，あるいは潜在的治療オプションを考えた時に，よい決定をするために必要なことを患者や家族はどのように学習することができるか。
    - **利用**：健康を保持し取り戻すために，患者や家族は自己ケアスキルや専門的医療リソースをどのように賢明に利用することができるか。

オリエンテーションプロセスを改善する方法

　オリエンテーションプロセスを改善する1つの方法は，患者と家族を中心とした実践的なユーザーマニュアル，すなわち新たな患者と家族に向けたサービスをどのように活用するかに関するガイドを作成することである。これにより患者とのパートナーシップを推進し，システム全体の有効性と効率性を向上させることができる。ユーザーマニュアルは簡単なもの（1枚のシート）でも詳細なもの（冊子）でもよく，また配布形式も，紙ベース，電子的，ビデオ，あるいはその他の形式でもよい。新生児集中治療室のためのオリエンテーションプロセスの具体例を**図**5.8に示す。この展開フローチャートでは，誰が何をどの順序で行うのかが特定される。**表**5.3ではオリエンテーションプロセスの改善の方法が説明されている。

オリエンテーションプロセスの成功を評価する

　患者や家族からの定期的フィードバックは，オリエンテーションプロセスがよいのかどうかを

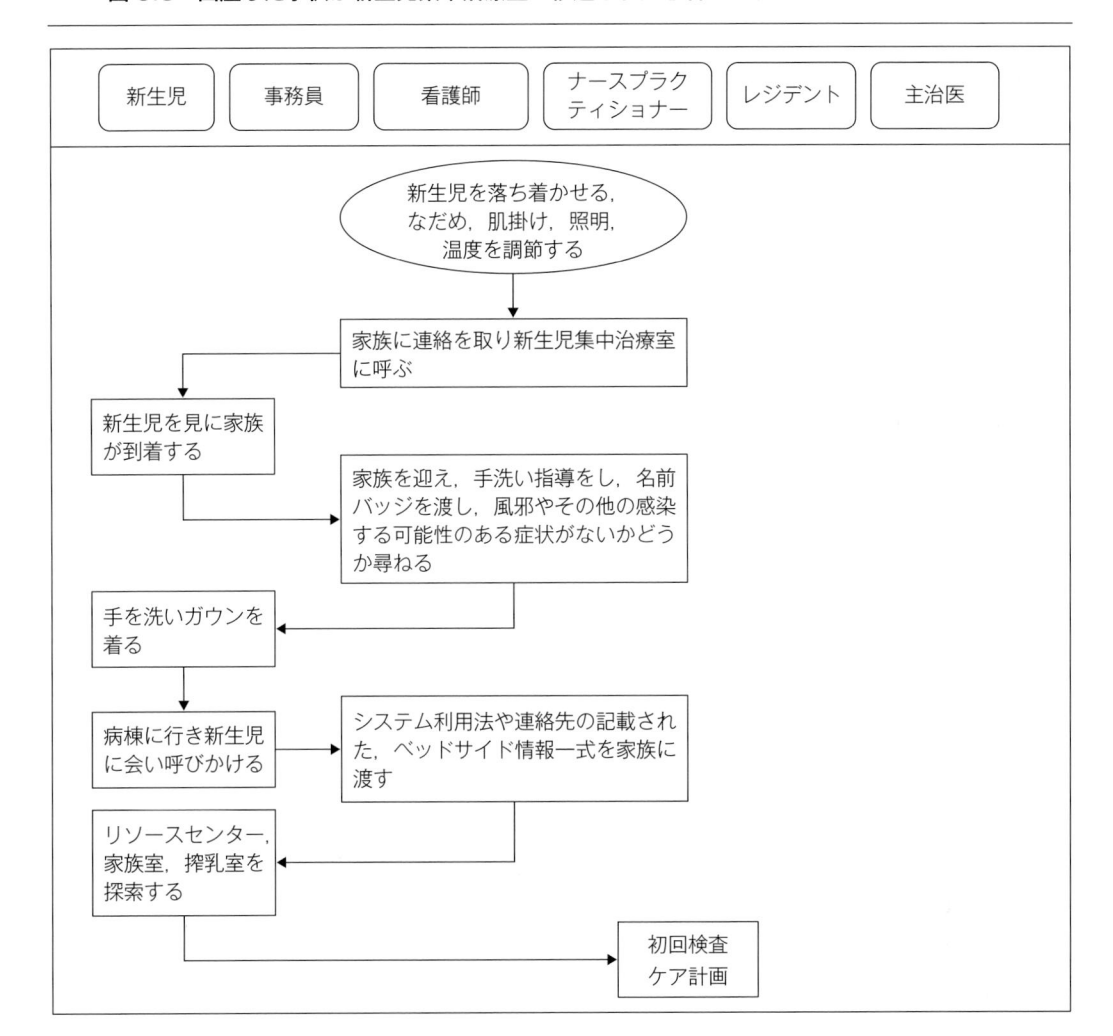

図 5.8 出産した子供が新生児集中治療室に移送された患者のオリエンテーションプロセス

```
[新生児]  [事務員]  [看護師]  [ナースプラクティショナー]  [レジデント]  [主治医]

                    ┌─────────────────┐
                    │ 新生児を落ち着かせる, │
                    │ なだめ, 肌掛け, 照明, │
                    │ 温度を調節する      │
                    └────────┬────────┘
                             ↓
                    ┌─────────────────┐
          ┌─────────│ 家族に連絡を取り新生児│
          │         │ 集中治療室に呼ぶ     │
          │         └─────────────────┘
          ↓
  ┌──────────────┐
  │ 新生児を見に家族│
  │ が到着する    │ ┌─────────────────┐
  └──────┬───────┘ │ 家族を迎え, 手洗い指導│
         │         │ をし, 名前バッジを渡し,│
         │         │ 風邪やその他の感染する│
         │         │ 可能性のある症状がない│
         │         │ かどうか尋ねる       │
         │         └─────────────────┘
         ↓
  ┌──────────────┐
  │ 手を洗いガウンを│←────────┐
  │ 着る         │          │
  └──────┬───────┘          │
         ↓                   │
  ┌──────────────┐  ┌─────────────────┐
  │ 病棟に行き新生児│  │ システム利用法や連絡│
  │ に会い呼びかける│  │ 先の記載された, ベッド│
  └──────┬───────┘  │ サイド情報一式を家族に│
         │          │ 渡す              │
         │          └─────────────────┘
         ↓
  ┌──────────────┐
  │ リソースセンター,│
  │ 家族室, 搾乳室を│←────────┐
  │ 探索する      │          │
  └──────┬───────┘  ┌─────────────────┐
         │          │ 初回検査          │
         └─────────→│ ケア計画          │
                    └─────────────────┘
```

マイクロシステムが判断するのに役立つだろう。患者と家族のフィードバックを得るプロセスをデザインするには, 第 2 章で検討している, 患者と協力するためのプロセスとツールを見直すのが有意義であろう。調査票を使うことも, 個別に (特にそのマイクロシステムに入ったばかりの) 患者や家族に対する公式あるいは非公式の面談を行うこともできる。次のような (患者や家族に対する) 質問が適切であろう。

1. どのようなサービスが (マイクロシステム名) により提供されるか。そのサービスはどこで受けられるか。
2. 誰が (マイクロシステム名) で働いているか。彼らはあなたのために何をするか。
3. 次の活動に関してどう取り組むか。
   - 必要な時にサービスを受けるあるいは支援を受けるための手配をする
   - どの治療を選ぶかについての決定をする
   - 自分の体調管理のために何をするかを知る

表5.3　オリエンテーションプロセスを分析して改善するステップと方法

ステップ	方法
現在のオリエンテーションプロセスを評価する	現在のオリエンテーションプロセスを評価する．オリエンテーションプロセスのロールプレイの面（「評価・診断・治療」ワークブックの「患者と家族の目を通して」ワークシート），直接観察を用いるまたは個別あるいはグループ面接を実施する．病棟メンバーと共有するためにプロセスをビデオ撮影することを考慮する．
基準となる模範例を特定する	特に最善のユーザーマニュアル，オリエンテーションガイド，オリエンテーションプログラムを調査し，望ましい特長，機能，配布様式を決定する．
代替となる連絡方法を考慮する	患者のニーズ，能力，リソース，状況によって，オリエンテーションの伝達様式の選択肢を考慮する．1枚のシート，小冊子，冊子，ビデオ，ウェブページ，仲間によるオリエンテーション，グループオリエンテーション，チェックリスト（支援あり），初期エントリープロセスが展開するとともに行われる様々なマイクロシステムチームメンバーによる対面式オリエンテーションなど．
PDSA（計画・実行・評価・改善）を用いてオリエンテーションプロセスを改善する	・現在のプロセスのフローチャートを作成する． ・変更のアイデアに関してブレインストーミングを行う．すぐに行うものもあるだろうし，科学的方法を用いて変更を実施するためにPDSAモデルなどの変更を検証する必要があるものもあるだろう． ・実施する変更の検証を選択する． ・PDSAのための計画を作成する． ・検証を実施し，改変を行うか新たなプロセスを実施する． ・患者，家族，スタッフにフィードバックを求める．

- 重要な質問に答えてもらう
- 緊急の時あるいは急に助けが必要になった時にどうするかを知る
- 安全でいるため，危害を避けるために何ができるかを知る

4. もしあなたの友達が（マイクロシステム名）からケアを初めて受けることになった場合，あなたはその人が適切な治療とサービスを受けられるようにどのようなことを言うか．

初回評価とケア計画

　Yogi Berraがかつて「どこに行きたいのかがわからなければ，そこには行けない[15]」と言ったのは有名である．臨床マイクロシステムへの効果的なエントリーには，患者がどこにいるのか，彼らがどこに行きたいのか（行く必要があるのか），そこに行くためにどのように彼らはケアチームと協力できるのかの判断が含まれていなければならない．初回評価によって，患者のニーズ，価値観，リソースを十分に特徴づけ，生産的な臨床的関係性を涵養し可能な限り最善の転帰を生み出すケアプランにこれらを合致させることが可能となる．

　ほぼすべてのマイクロシステムに共通の，中核となる臨床ケア提供プロセスを考慮すること．これは次のように流れる．

第1回評価→診断→ケア計画→治療→転帰→第2回評価

　臨床でのすべての出来事の最初と最後で挟み込むように評価が行われていること，そしてケア計画作成の重要で中心的な役割に注目すること．初回評価に基づいて正しくうまく考えられ，ま

た再評価に基づいて時々改変されたケア計画は最善の転帰を生む可能性が最も高い。

ケア計画には，医療スタッフの教育，臨床ケアの日常業務自体，そのケアの品質を継続的に改善するためのマイクロシステムイニシアティブにおいて神聖な場所がある。Larry Weed の問題志向型診療記録に関する先駆的な研究では，現在いたる所で使われている SOAP ノートに注目した。SOAP ノート形式を用いることにより臨床医は個別の健康問題を特定し，次のものに基づいてそれぞれの問題に対するケア計画を作成する。自覚症状（S）（報告された症状と既往），他覚所見（O）（身体検査，臨床検査，その他の検査），問題の評価（A）（それらの所見やその他の情報に基づく），その問題を治療するために取るべき措置に関する計画（P）[16]。指導看護師は，包括的で患者を中心とした，集学的なケア計画の非常に重要な性格について長い間強調してきた[17]。もっと最近では，医療教育における革新者たちにより，複数の集学的な回診が推進されるようになってきている。これにより患者，家族，ケアチーム全体は，具体的な問題に的を絞った計画に基づいてケアの品質改善に関わることとなる[18]。これらの集学的な回診は，患者，家族，複数分野にまたがる専門スタッフ間のコミュニケーションを改善し，全員によるケア計画の理解，患者のニーズとケア計画に向けたケアチームの教育へとつながっていく。

このモデルは業務管理や医療政策討論でも注目を集めた。たとえばメディカルホームへの動きは，ケア計画を医療システムパフォーマンスの改善および調整のための焦点としている[19]。メディカルホームは中核となるプライマリーケアの原則，関係性を中心とした患者ケア，新たな情報技術，診療報酬改革，慢性ケアモデル由来のケア計画を取り込んでいる。この動きは，地域医療，内科，小児科，整骨医などすべてのプライマリーケア専門学会から広範な支持を集めている。同時に多様な医療費支払い者が，患者ごとのケア計画を作成し実施することに対し，プライマリーケア診療に支払いを行うよう特別な手配をしている[20]。

効果的なケア計画の特徴

ケア計画は場面や状況によって異なる。計画の範囲や更新頻度は，それぞれ異なる臨床マイクロシステムにいる患者のニーズに合わせて個別に設定する。評価やケア計画の活動も，たとえば，術後回復室，集中治療室，プライマリーケア診療，長期ケア専門療養施設などの多様な場ではそれぞれ異なるだろう。このため，ケア計画は個別の臨床マイクロシステムごとに意味を持って異なるであろうが，複数のシステムにわたる共通の一般的原則がいくつかある。効果的なケア計画は次のような特徴を持つことが多い。

- **患者中心**：ケア計画は患者の現在の健康状態，好み，能力に基づき，患者と家族の積極的な参加を前提とする。
- **包括的**：ケア計画は患者の健康と行動に影響を与える臨床，心理的，社会的，環境的および文化的要素を考慮に入れる。
- **複数の学問領域にわたる**：効果的なケア計画の作成と実行には，互いにまたは患者や家族と協力する様々な医療スタッフの積極的な参加が必要となることがしばしばある。
- **順応性がある**：患者の健康状態，好み，能力は時間を経るとともに変化する。そのためケア計画は，新たな臨床ニーズを適切な臨床サービスに一致させるような継続的方法で展開するようデザインされなければならない。

- **明確で利用しやすい**：ケア計画は，健康上の問題を健康目標につなげ，どの責任者のもとでどのような措置が取られるのかを明確化し，患者の長期的健康に利害関係を持つケア参加者すべてにとって容易に利用できる。

Wagnerのケアモデル

Wagnerは患者中心でかつそれぞれの問題に特有に計画されたサービスのデザインと実施において，臨床マイクロシステムを導くことができる影響力の大きい計画されたケアのモデルを開発した。一般的にはケアモデル[21,22]として最もよく知られるが，**慢性ケアモデル**におけるその具体的な実現については第8章で詳細に掘り下げる。本章では，ケア計画作成におけるWagnerのモデルの利用を考える。

96ページの図2.4に示したように，Wagnerのモデルは情報を得て力づけられた患者と，準備のできた前向きな臨床医や集学的チームとの間の生産的な交流に注目する。これらの交流はマイクロシステム，メソシステム，マクロシステム，そしてより大きなコミュニティーの中の多様なリソースによる支援を受ける。第8章でさらに詳細に述べるが，このモデルがうまく実施できるかどうかは慎重な計画と次のものの統合にかかっている。（1）患者の自己管理，（2）提供システムのデザイン，（3）患者とスタッフのための決定支援，（4）臨床情報システム支援。これらのリソースと構造が（話し合われたケア計画の中で定義されている）具体的な臨床目標に向けられると，生産的な患者-臨床医間の交流により臨床転帰が改善する。

ケア計画の作成と計画された効果的なケアの提供が1回の診療所受診や特定の入院に限られることは滅多になく，1名の臨床医や医療スタッフにより提供されるケアに限定されることもない。計画されたケアは，患者の過去と現在の経験を利用して将来のニーズを予測し将来の転帰を最善のものにすることによって，現在と将来をつなぐ。

患者の評価，ケア計画の作成，そして計画されたケアの提供は様々な方法で実現可能である。入院環境でこれを達成する方法には次のようなものがある。

- 入院時の問題や健康状態に重点を置いた十分な初回評価
- 患者や家族も関与させた，集学的チームによる日常的回診
- その日の目標を示し，患者のケアに責任を持つ担当看護師と医師を明示し，またケア計画作成への患者や家族の関与を促す，患者の部屋のホワイトボードの利用
- 患者の状態と変化するニーズをチェックするための1時間ごとの看護師の巡回
- 患者の状態と具体的なケア計画目標に関する重要情報を伝達するための，ベッドサイドにおけるシフト交替時の体系的引継ぎ

外来の場では患者の診察室到着前であっても，マイクロシステムが臨床評価を始めることがある。紙ベースあるいは電子ベースの評価調査票が初回検査前に患者に送られ，家で記入を終え，結果が実際の受診前に臨床現場にフィードフォワードされる[23,24,25]。もう1つ，CARE（チェック，行動，強化，設計）バイタルサイン[26]は，ケア提供者に前もって患者の独特なニーズについて情報を与え，また患者にそのニーズに合わせた教材を提供する年齢別評価ツールである。第5章のアクションガイドでは，CAREバイタルサインについてさらに詳細を提供する。実際のケア計画

に関する書類の構成は状況によって異なるだろう。このような計画はコンパクトで焦点を絞ったものであるかもしれないし，包括的で幅広いものかもしれない。非常に状態が悪いICU患者のためのケア計画は，予防的医療サービスだけを求める患者のものとは大きく異なるだろう。

ケア計画の成功を評価する

評価とケア計画のプロセスを改善するために，定期的監査や無作為抽出検査を受け，次のような質問に答えるのが賢明である。

- 患者のうちケア計画がある者の割合はどの程度か。
- ケア計画は最新版で更新されているか。
- ケア計画は患者の健康状態の適切な評価に基づいているか。
- 患者と家族はケア計画における積極的パートナーであるか。
- ケア計画は必要な場合にすぐに利用できるか。
- ケア計画の範囲は限定的すぎたり広範囲すぎたりして，使えなくなっていないか。
- 患者，家族，スタッフはケア計画の実施能力に関してどの程度自信を持っているか。
- よりよい転帰を達成するようにケア計画を改善するために何ができるか。

結論

患者が新たな臨床マイクロシステムに足を踏み入れる際の最初の小さな一歩は，実は非常に大きな一歩である。新たに生じる（そして緊急のこともある）健康上のニーズに関連して，患者と医療スタッフは，有益な結果に到達するためうまく**協力**するための前提条件として，互いを理解し，互いについて学ばなければならない。臨床マイクロシステムのいくつかの**エントリー機能**は，この理解と学習を個別の到達可能なタスクに分解する。

私たちはマイクロシステムのデザインに対して思慮深い配慮をすることにより，ケアへの患者のアクセスが最適化され，より広範な統合されたケアが必要になった場合にはマイクロシステム間におけるの安全かつ信頼性の高い移行が促されることをみてきた。また私たちは体系的なオリエンテーションや評価により患者とケア提供者の間の相互理解が深まり，焦点を絞った共有ケア計画作成のためのより強固な基礎ができることもみてきた。次の4つの章では予防，急性期，慢性期，緩和ケアの臨床的領域に焦点を当てていく。患者エントリーの**最初のステップ**が，よくデザインされよく検証されたマイクロシステムのケアプロセスにより前向きに支援されている場合には，その後に続く多くの重要なステップに向け明確な道筋を作るということがわかるだろう。

まとめ

この章では，あるマイクロシステムから次のマイクロシステムへの患者の医療行程における移行ポイントに的を絞り，臨床マイクロシステムの**エントリー機能**について詳しく掘り下げている。これらの移行の価値は次の変数によって決まるだろう。

- **アクセス**：それぞれの新規マイクロシステムへのエントリーのしやすさとタイムリーさ
- **移行と引継ぎ**：連続性とニーズに合致した正しいケアを提供するために，受け手の臨床マイクロシステムに患者情報を高い信頼性で伝えること
- **オリエンテーション**：最大の恩恵を得て可能な限りの関与をするために知っておく必要事項に関する患者教育
- **評価とケア計画**：入手可能なエビデンスと情報を得た患者の決定に基づき，患者が何を欲し必要としているか，このようなニーズをどうやって満たすかを決めること

重要用語

バックログ（列に並んで待つ患者）	I PASS the BATON
CARE バイタルサイン	SBAR
完全なアクセス	SOAP ノート
直接のエントリー様式	Team STEPPS
下流での結果	ケアの移行
エントリー機能	ユーザーマニュアル
ケアのエピソード	Wagner のケアモデル
引継ぎ	空白部分

復習問題

1. ケアへのアクセスおよび臨床マイクロシステムにタイムリーにアクセスするうえでの障害を定義しなさい。
2. アクセスを向上するための主要な10個の変更概念とは何か。
3. 患者および家族のオリエンテーション資料はすべて書面であるべきか。患者集団についてより深く知ったうえで，他にどのような選択肢をあなたは考えるか。
4. 移行および引継ぎとは何のことか。
5. どのようなプロセスデザイン変更のステップにより移行や引継ぎのプロセスが改善されるか。

討論課題

1. あなたが研究しているマイクロシステムにおける患者の行程とケアのフローを考えること。
    a. 患者はどのようにケアにアクセスするか，またケアへのアクセスの遅れをどのようにあなたは特定し測定するか。
    b. 患者のフローにおける移行ポイントはどこにあるか。
    c. 引継ぎプロセスの安全性と信頼性をあなたはどのように評価するか。
2. あなたのマイクロシステム，メソシステム，マクロシステムについて考えること。組織にわたってアクセスをモニターするために現在どのようなシステムがあるか。

a. 患者が待たなければならない，または遅れがある場合に，どのような手段でシステムに警告を与えるか。
   b. 門前払いとなった患者についてどのような手段でシステムに警告を与えるか。

参考文献

1. Nelson et al. The building blocks of health systems, part 1. Joint Commission Journal on Quality and Patient Safety, July 2008, 34(7), 367-378.
2. Wild, J. Quotes to live by. Retrieved December 2, 2009, from www.cfl consulting.com/quotes.php
3. Berwick, D., & Kilo, C. Idealized design of clinical offi ce practice : An interview with Donald Berwick and Charles Kilo of the Institute for Healthcare Improvement. Managed Care Quarterly, 1999, 7(4), 62-69.
4. Murray, M., & Berwick, D. M. Advanced access : Reducing waiting and delays in primary care. Journal of the American Medical Association, 2003. 289(8), 1035-1040.
5. Murray, M., Bodenheimer, T., Rittenhouse, D., & Grumbach, K. Improving timely access to primary care : Case studies of the advanced access model. Journal of the American Medical Association, 2003, 289(8), 1042-1046.
6. Paul Batalden, personal communication to Eugene Nelson, DSc. Nashville, TN, HCA Corporate Headquarters, 1992.
7. Institute for Healthcare Improvement. Retrieved July 12, 2010 from www.ihi.org/IHI/Topics/OfficePractices/Access/ImprovementStories/MemberReportAdvancedClinicAccessInitiative.htm.
8. Proudlove, N., & Boaden, R. Using operational information and information systems to improve in-patient fl ow in hospitals. Journal of Health Organization and Management, 2005, 19(6), 466-477.
9. Clinical Microsystem. Measuring access improvement : Patient focused access measures. Retrieved November 22, 2008, from www.clinicalmicrosystem.org
10. Greiner, A. White space or black hole : What can we do to improve care transitions? ABIM Foundation & SUTTP Alliance, 2007.Retrieved from www.abimfoundation.org/~/media/Files/Publications/F06-09-2007.ashx
11. Friesen, M., White, S. V., & Byers, J. F. Handoffs : Implications for nurses. Retrieved December 2, 2009, from www.ncbi.nlm.nih.gov/bookshelf/br.fcgi?book=nursehb&part=ch34p.1
12. Joint Commission Center for Transforming Healthcare. National patient safety goals. Retrieved December 2, 2009, from www.jointcommission.org/PatientSafety/NationalPatientSafetyGoals/09_hap_npsgs.htm
13. Haig, K., Sutton, S., & Whittington, J. SBAR : A shared mental model for improving communication between clinicians. Joint Commission Journal on Quality and Patient Safety, 2006, 32(3), 167-175.
14. Agency for Healthcare Research and Quality. TeamSTEPPS® : National implementation. Retrieved December 1, 2009, from http://teamstepps.ahrq.gov
15. Things people said : Yogi Berra quotes. Retrieved December 2, 2009, from www.rinkworks.com/said/yogiberra.shtml
16. Weed, L. Medical records, medical education and patient care. Cleveland : Press of Case Western Reserve University, 1969.
17. Woody, M., & Mallison, M. The problem-oriented system for patient-centered care. American Journal

of Nursing, 1973, 73(7), 1168–1175.

18. Halm et al. Interdisciplinary rounds : Impact on patients, families, and staff. Clinical Nurse Specialist, 2003, 17(3), 133–142.
19. Grumbach, K., & Bodenheimer, T. A primary care home for Americans : Putting the house in order. Journal of the American Medical Association, 2002, 288(7), 889–893.
20. Starfield, B., & Shi, L. The medical home, access to care, and insurance : A review of evidence. Pediatrics, 2004, 113(5 Suppl.), 1493–1498.
21. Bodenheimer, T., Wagner, E. H., & Grumbach, K. Improving primary care for patients with chronic illness : The chronic care model, part 2. Journal of the American Medical Association, 2002, 288(15), 1909–1914.
22. Wagner, E. H., Austin, B. T., & Von Korff, M. Organizing care for patients with chronic illness. Milbank Quarterly, 1996, 74(4), 511–544.
23. Hvitfeldt et al. Feed forward systems for patient participation and provider support : Adoption results from the original U.S. context to Sweden and beyond. Quality Management in Health Care, 2009, 18(4), 247–256.
24. Nelson, E. Using outcomes measurement to improve quality and value. New Directions for Mental Health Services, 1996, 71, 111–124.
25. Weinstein, J., Brown, P. W., Hanscom, B., Walsh, T., & Nelson, E. C. Designing an ambulatory clinical practice for outcomes improvement : From vision to reality—the Spine Center at Dartmouth - Hitchcock, year one. Quality Management in Health Care, 2000, 8(2), 1–20.
26. How's your health. C.A.R.E. Vital signs. Retrieved December 2, 2009, from www.howsyourhealth.org/html/vital.pdf

第5章 アクションガイド

　第5章アクションガイドは，臨床マイクロシステムが生み出す価値，アクセスとして知られるマイクロシステムへのエントリー，患者のニーズを早い段階で評価し始めるためのツールなど，現在のプロセスを評価するためのいくつかのツールを紹介する。

フローチャートを用いたプロセスマッピング

　医療の改善には多くの種類のフローチャートが用いられ，その中には次のようなものがある。

- ハイレベルフローチャート
- 詳細フローチャート
- 展開フローチャート
- バリューストリームマッピング（第2章アクションガイドを参照）

　プロセスマッピングでは，プロセス内のステップの順序を表す図が作り出される。これは現況（日常の医療提供においてケアとサービスの提供業務がどのように起きているのか）を特定し改善措置を計画するのに役立つ。段階的な図によって，調査するプロセスにおけるムダ，遅れ，間違いを明らかにすることができる。また，フローチャートの利用は，集学的グループと合意を形成したり，プロセスに関する誤解を正したり，共通の理解を形成したりするのにも役立つ。フローチャートではプロセスの様々なステップがボックスあるいはその他の印で表される。

　改善を始める際には，常に現在のプロセス（望んでいるものや思い込んでいるものではなく）をフローチャートに書くことが重要な注意点となる。直接プロセスを観察することで，集学的グループが作成した概念的フローチャートと現実のプロセスを突き合わせ，不一致点を特定するのが常に賢明なやり方である。欠落しているステップ，余分なステップ，システムの破綻に対処するためにスタッフが作ったこれまで未確認の次善策の形跡，プロセスの働き方に関して集学的グループ内での意見の相違，理想版プロセスフローを描く傾向などが，プロセスフローチャートの中にみつかることは稀ではない。プロセスマップの最初の下書きを作成した後に実際のプロセスを観察すれば，現在のプロセスにあるステップが明確になり，考えられている理想のプロセスが患者やスタッフに最善の結果を生み出すかどうかを判断するための試験と測定のための理想的プロセスのデザインに進むうえで役立つ。集学的グループのメンバーにこの観察に参加してもらうことで，個人が改善プロセスに対するさらに深い洞察を得るための啓発になることもしばしばある。さらに，フローチャートを作成したら，それに**下書きと書き**，すべてのスタッフが見直しコ

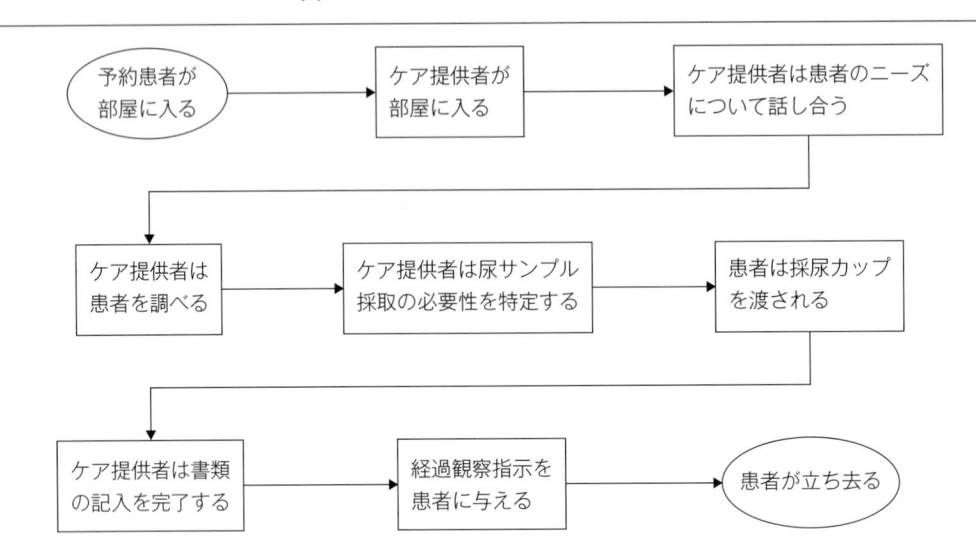

図 AG5.1　ハイレベルフローチャート

```
予約患者が     →  ケア提供者が   →  ケア提供者は患者のニーズ
部屋に入る         部屋に入る        について話し合う
                                        ↓
ケア提供者は   →  ケア提供者は尿サンプル  →  患者は採尿カップ
患者を調べる      採取の必要性を特定する      を渡される
    ↓
ケア提供者は書類  →  経過観察指示を  →  患者が立ち去る
の記入を完了する     患者に与える
```

メントを書き込めるようにする。そうすることによってより多くのスタッフが改善プロセスに参加するようになり，さらに複数分野にまたがるメンバー間での現在の状態のズレが特定され，改善の必要性に対する認識が増し，改善に関わるためのより多くのエネルギーと興味が引き出される。

　臨床マイクロシステムのプロセスはハイレベルフローチャートの形で，プロセス概観を把握できるように書き出し，研究することができる（**図 AG5.1** 参照）。

　臨床マイクロシステムのハイレベルプロセスフローチャートは，ハイレベルな行為のステップに付加的な詳細を追加する（あるいはそれぞれのハイレベルステップに関して掘り下げる）ことができ，プロセスの重要なステップを十分に記載した詳細なフローチャートを作ることができる（**図 AG5.2** 参照）。フローチャートを作成するためのステップとしては，マッピングするプロセスの最初と最後を極めて明確にすること。「このプロセスは＿＿＿＿から始まり＿＿＿＿で終わる」ということを言えなければならない。全体的な目的に関する声明文の重要な側面を思い出してほしい。そこであなたは改善しようとするプロセスの始まりと終わりを明確にして改善活動の目的を決めたのだ。プロセスのすべてのステップを示すために次の質問を問いかけよう。

次に何が起きるか。
そして次に何が起きるか。
そしてその次に何が起きるか。

　集学的メンバーでこの一連の質問と回答をしていると，プロセス内の特定のステップに関して意見の相違がみられることがある。観察フェーズの理解に関してメンバーが記載したすべてのバージョンを記録に残しておくと，現在のプロセスがどうなっているのかを明らかにするのに役立つだろう。観察フェーズの間に，現在のプロセスに複数のバージョンがあることがわかるかもしれない。みつかったばらつきは，現在のプロセス内に存在するムダや信頼性欠如に関する検討

図 AG5.2　掘り下げフローチャート

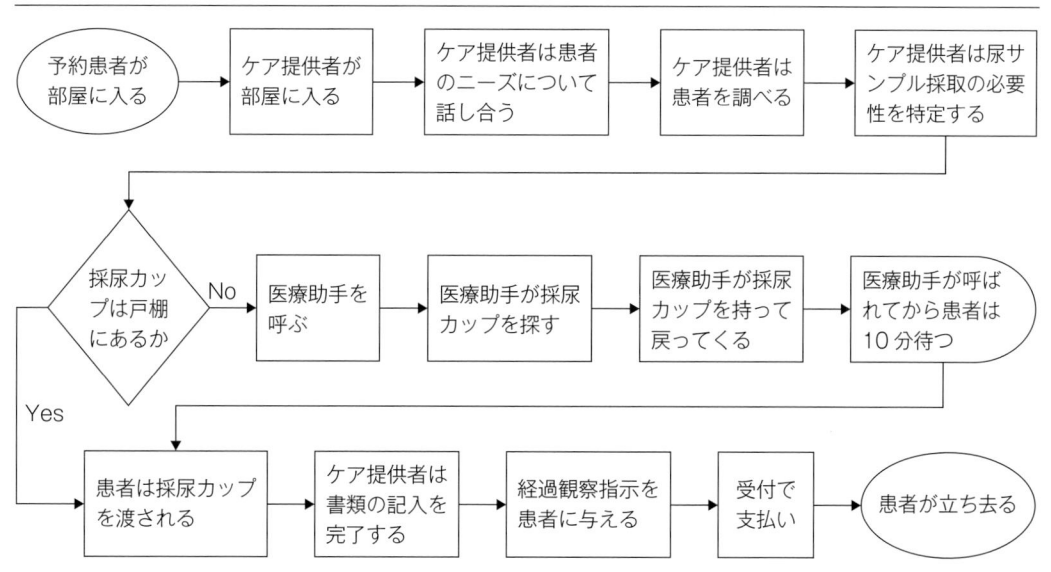

```
予約患者が → ケア提供者が → ケア提供者は患者 → ケア提供者は → ケア提供者は尿サ
部屋に入る    部屋に入る    のニーズについて   患者を調べる   ンプル採取の必要
                          話し合う                        性を特定する

採尿カッ  No → 医療助手を → 医療助手が採尿 → 医療助手が採尿 → 医療助手が呼ば
プは戸棚       呼ぶ         カップを探す    カップを持って   れてから患者は
にあるか                                    戻ってくる      10分待つ
  ↓Yes
患者は採尿カップ → ケア提供者は → 経過観察指示を → 受付で → 患者が立ち去る
を渡される         書類の記入を   患者に与える     支払い
                  完了する
```

を活性化するのに利用できる。ムダの例としては次のようなものがある。

- 予約時間に患者が現れるのを待つ
- 診断検査の結果を待つ
- 足りない備品や消耗品
- やり直しやミスにつながる，プロセスを中断させる邪魔
- 患者のケアに必要な消耗品や物をあちこちから寄せ集める

　ばらつきはしばしば臨床マイクロシステムのメンバーの不満やプロセスの結果の信頼性低下につながる。プロセスの標準化は，継続的な改善の基礎となる。毎回プロセスが同じ方法で実施されると，さらによいプロセスをデザインするための知見や洞察が得られる。今日の標準化が明日の革新につながる。
　フローチャートを作成する際には，**図 AG5.3** にある基本的フローチャートの記号を使用すること。
　初めてフローチャートを作成する際の役立つヒントとしては次のようなものがある。

- 改善しようとしているプロセスの最初と最後を決める。
- 最初に何が起きるか，次に何が起きるか，そしてその後何が起きるかなどを問いかけることにより最初から最後までのステップを列挙する。
- 最初から最後までのステップのリストを，記号を使ってフローチャートに書き起こす。

　付箋紙を利用し，付箋紙1枚ごとに1つのステップを記入して模造紙に貼っていく方法がやりやすいと気付いた人もいる。この方法を用いれば付箋紙でステップを動かしたり追加したりする

図 AG5.3　フローチャートの主な記号

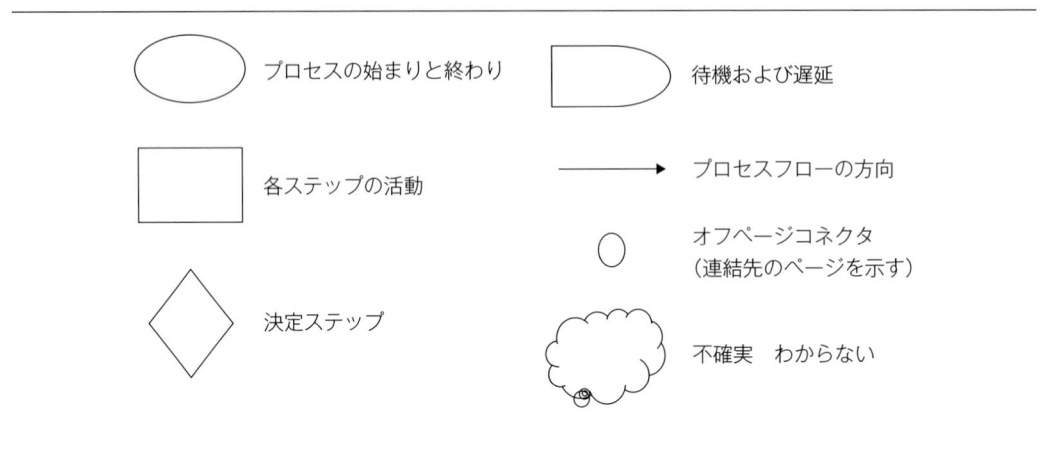

楕円	プロセスの始まりと終わり
長方形	各ステップの活動
ひし形	決定ステップ
角丸長方形	待機および遅延
矢印	プロセスフローの方向
円	オフページコネクタ（連結先のページを示す）
雲型	不確実　わからない

図 AG5.4　展開フロー図

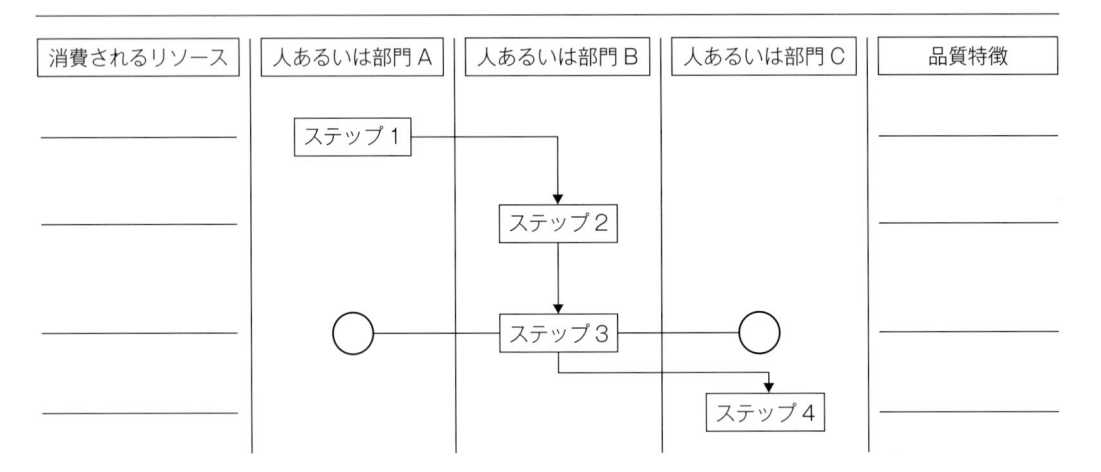

消費されるリソース	人あるいは部門 A	人あるいは部門 B	人あるいは部門 C	品質特徴
	ステップ1 →	ステップ2		
		ステップ3	○	
			ステップ4	

ことが可能である。また記号を使ってそのまま直接模造紙にフローチャートを書くことができる人もいるだろう。

展開チャート

　展開チャートは役割あるいは部門にわたってプロセスを記録するためのプロセスマッピングツールの一種である。このプロセスマッピングツールは役割を最適化するためにプロセスのデザイン変更をする際に非常に役立つ。

　図 AG5.4 に示すように，関心のあるプロセスを役割あるいは部門にわたって描く。もしその行動ステップが複数の人々に影響を与える場合，接合線でつないだ所に丸を書き，その1つのステップに複数の関与者がいることを示す。

　展開フローチャートの例（**図 AG5.5**）は，ある初診患者がプライマリーケア医のところに来た時のそれぞれの人の役割と機能を示している。

図 AG5.5　展開フロー例

初診，検査，ケア計画
目的：個別の患者のニーズを評価しケア計画を作成すること
境界：1人の患者が初診で現れてからその患者の症状に対処しケア計画を作成するまで

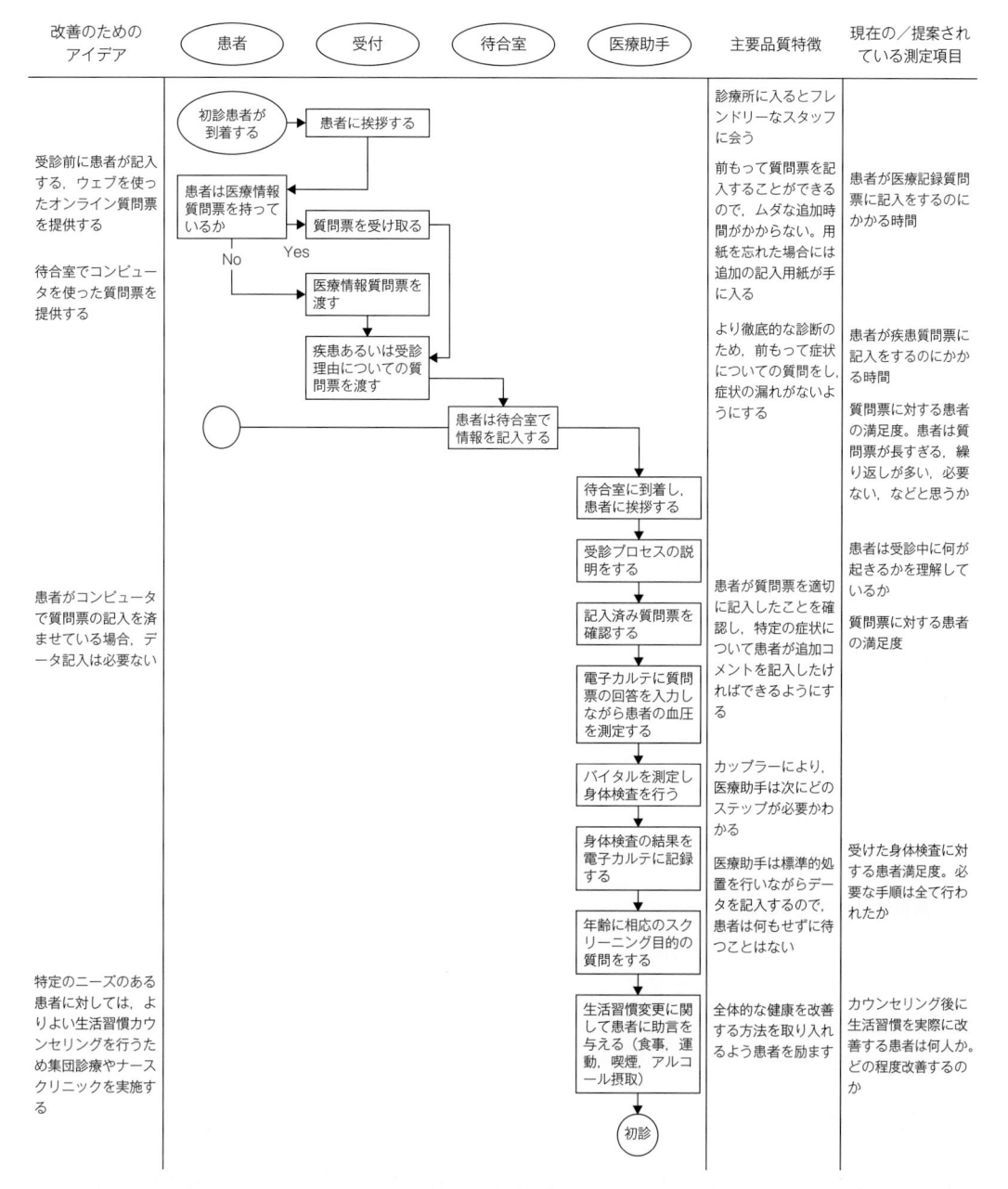

改善のためのアイデア	患者	受付	待合室	医療助手	主要品質特性	現在の／提案されている測定項目
受診前に患者が記入する，ウェブを使ったオンライン質問票を提供する	初診患者が到着する → 患者に挨拶する → 患者は医療情報質問票を持っているか (No/Yes)	質問票を受け取る → 医療情報質問票を渡す → 疾患あるいは受診理由についての質問票を渡す	患者は待合室で情報を記入する		診療所に入るとフレンドリーなスタッフに会う / 前もって質問票を記入することができるので，ムダな追加時間がかからない。用紙を忘れた場合には追加の記入用紙が手に入る	患者が医療記録質問票に記入をするのにかかる時間
待合室でコンピュータを使った質問票を提供する					より徹底的な診断のため，前もって症状についての質問をし，症状の漏れがないようにする	患者が疾患質問票に記入をするのにかかる時間 / 質問票に対する患者の満足度。患者は質問票が長すぎる，繰り返しが多い，必要ない，などと思うか
患者がコンピュータで質問票の記入を済ませている場合，データ記入は必要ない				待合室に到着し，患者に挨拶する → 受診プロセスの説明をする → 記入済み質問票を確認する → 電子カルテに質問票の回答を入力しながら患者の血圧を測定する	患者が質問票を適切に記入したことを確認し，特定の症状について患者が追加コメントを記入したければできるようにする	患者は受診中に何が起きるかを理解しているか / 質問票に対する患者の満足度
				バイタルを測定し身体検査を行う → 身体検査の結果を電子カルテに記録する → 年齢に相応のスクリーニング目的の質問をする	カップラーにより，医療助手は次にどのステップが必要かわかる / 医療助手は標準的処置を行いながらデータを記入するので，患者は何もせずに待つことはない	受けた身体検査に対する患者満足度。必要な手順は全て行われたか
特定のニーズのある患者に対しては，よりよい生活習慣カウンセリングを行うため集団診療やナースクリニックを実施する				生活習慣変更に関して患者に助言を与える（食事，運動，喫煙，アルコール摂取）→ 初診	全体的な健康を改善する方法を取り入れるよう患者を励ます	カウンセリング後に生活習慣を実際に改善する患者は何人か。どの程度改善するのか

出典：Charlie Burger, MD, Norumbega Medical. 許可を得て使用。

アクセスの測定項目とツール

患者が望み必要とする時にマイクロシステムにアクセスできるというのは，多くの医療の場にとっての課題である。サービスのタイミングと利用可能性は，そのケアがプライマリーケア提供者であれ，医療スタッフであれ，あるいは集中治療室から病棟のベッドへの移送を含むものであれ，適切な人により適切な時に適切なケアを確実に提供するよう管理されなければならない。

3つの役に立つワークブックがwww.clinicalmicrosystem.orgで入手できる。最初の2つは「VHAの先進クリニックアクセス（VHA Advanced Clinic Access）」と「患者のケアへのアクセス改善（Improving Patient Access to Care）」である。これらのワークブックはMark MurrayとCatherine Tantauのアプローチに従っており，ケアとサービスへのアクセスを測定し，評価し，改善するための多くのツールとワークシートが含まれている。このアプローチは次の原則に基づく。

- 需要を知る
- 業務の対処能力を知る
- 需要を形作り低下させる
- 供給能力を増加させる
- 列に並んでいる患者を減らす
- 不測の事態に配慮した計画を立てる
- あなたのシステムのデザイン変更をする

さらに，患者のケアへのアクセス改善ワークブックにはアクセスを測定およびモニターする，患者や家族との連絡のヒント，特別配慮事項，リーダーシップの提案，アクセスリソースなどのセクションがある。

第3のワークブックは「アクセス改善の測定（Measuring Access Improvement）」である。前書きでMark Murrayが，この本は船の舵となり，アクセスの改善の何をどのように測定するのかを示していると述べている[1]。このワークブックには次のような情報とツールが含まれている。

1. 前書きと一般的原則
2. 最初の測定事項と，長期的測定
3. 推奨される管理とモニタリング
4. 参考情報源と読み物

CARE バイタルサイン

CARE バイタルサインは，診察時に有益な情報を患者と家族から収集して，臨床の行動とケアの計画を導くためのマニュアルワークシートツールである。簡略記憶記号の CARE は次のことを意味する。

C　患者にとって重要なことは何かチェックする

A　評価に基づいて行動する
R　その行動を強化する
E　スタッフの役割や診療プロセスとして，プロセスを**再**設計し構築する

　このローテクの方法は医療スタッフが患者の期待に対する洞察を得るのに，また患者が彼らのニーズや期待を述べるのに役立つ。
　図 AG5.6 は，患者が何を話し合いたいか，あるいは外来で何をしてもらうことを期待しているのかなど患者の情報を記入する「CARE バイタルサイン（CARE Vital Sings）」ワークシートの 1 ページ目である。患者バリューコンパスでみるような測定項目と質問が，さらに評価すべき測定項目の範囲とともに最初の列に，そして 2 つ目の列には取るべき行動が列挙されている。強化行動は，ウェブ上の情報あるいは患者のためのケアを計画するための診察に基づいて出された指示として列挙されている。スタッフの役目と現在のプロセスを考えた後，業務プロセスを設計し直し，より標準的な業務とプロセスをケアの中に設計し作り込むことができる。CARE バイタルサインワークシートの裏面（**図 AG5.7**）には，患者が痛み，気分，健康に関する習慣を報告するのに役に立つ視覚的評価ツールがある。
　さらに CARE バイタルサインワークシートは，患者のニーズを特定する際に業務スタッフメンバーを活性化するのに役立つ。たとえば，現場スタッフはスクリーニングワークシートをきっかけとしてリアルタイムでプロトコル，自己管理スキル，教育を開始することができる。スクリーニングのカテゴリーには，自己管理に関する患者の自信，疼痛，服薬，情緒的問題，一般的な健康習慣，肥満などが含まれる。さらに詳細については，「CARE バイタルサインは患者中心の協力的ケアを支援する」を参照[1]。

参考文献

1. Godfrey, M., Patric, V. Measuring Access Improvement. Dartmouth College, Hanover, NH, 2002.
2. Wasson, J., & Bartels, S. Care vital signs supports patient - centered, collaborative care. Journal of Ambulatory Care Management, 2009, 32(1), 56-71.

図 AG5.6　CARE バイタルサイン　1 ページ

CARE バイタルサイン（19歳以上の成人）

患者名：＿＿＿＿＿＿＿＿＿　日付：＿＿＿＿＿＿　登録番号：＿＿＿＿＿

診察時に患者は何を話し合いたいか，何をしてもらうことを期待しているか＿＿＿＿＿＿＿＿＿＿＿＿

測定項目あるいは質問	臨床的目印 （顕著な場合は丸を付ける）	計画されたケアおよび出された指示	
		ウェブ上	診察に基づく
身長＿＿＿　BMI＿＿＿ 体重＿＿＿	BMI 25〜30 BMI 30+	運動／食事に関する HYH および食事評価	身長　　　BMI 体重
血圧＿＿＿／＿＿＿	>140/80 <100/60	一般的な医学的 HYH ＿＿＿＿＿	
心拍数＿＿＿ 呼吸数＿＿＿	<50 >100 不規則 息切れ	＿＿＿＿＿	
次のうちあてはまるもの ・高血圧 ・心臓／循環器系疾患 ・糖尿病 ・肺疾患／喘息	懸念事項があれば： ＿＿＿＿＿＿＿ ＿＿＿＿＿＿＿ ＿＿＿＿＿＿＿ HYH　状態記入票はこれまでに使ったことがない	状態管理のため www.howsyourhealth を利用 一般的な医学的 HYH	
気分のスコア （裏面参照）	4 か 5　　→	気分／情緒に関する HYH および評価	情緒的問題のある患者に対する電話による経過観察疼痛スコア
疼痛スコア （裏面参照）	4 か 5　　→	疼痛に関する HYH および評価	疼痛のある患者に対する電話による経過観察
薬で具合が悪くなるか （はい，いいえ，可能性あり，服用していない）	はいあるいは可能性あり	一般的な医学的 HYH	
良くない健康習慣 （裏面参照）	4 か 5　　→	健康習慣に関する HYH	
その他の質問はここへ**			

患者への指示：
上記にチェックや丸をしましたか？　次回の受診あるいは電話連絡の前にウェブサイトを訪問してください。

予防：完了していない場合は丸を付ける

	19〜49	50〜69	70+
女性のみ**			
男性のみ**			
両方**			

**基準はクリニック側で記入。

上記記載の理由により，あるいは一般的な健康チェックのため，あるいは HYH チャプター，あるいはその他クリニックから勧告された特別な手順により指示された場合，www.howsyourhealth.org に行き，パスコードを求められたら＿＿＿＿＿＿と入力のこと。

出典：Wasson, J., Bartels, S. CARE バイタルサインは患者中心の協力的ケアを支援する（Care vital signs supports patient-centered, collaborative care）. *Journal of Ambulatory Care Management*, 2009, 32(1), 56-71.

図 AG5.7　CARE バイタルサイン　2ページ

靴を履いた状態 での身長	「正常」体重範囲	BMI 30 超 深刻な肥満
4'10"	91〜119	145
4'11"	94〜129	150
5'	97〜128	156
5'1"	101〜132	162
5'2"	104〜137	167
5'3"	107〜141	173
5'4"	111〜146	179
5'5"	114〜150	184
5'6"	118〜155	190
5'7"	121〜160	195
5'8"	125〜164	200
5'9"	129〜169	206
5'10"	132〜174	212
5'11"	136〜179	217
6'	140〜184	223
6'1"	144〜189	229
6'2"	148〜195	234
6'3"	152〜200	240
6'4"	156〜205	245
6'5"	160〜211	250
6'6"	164〜216	255

(BMI 25-29 の「太り過ぎ」は正常値上限と BMI 30 超の「深刻な肥満」の間)

疼痛

過去4週間に，全体的にどの程度の身体の痛みがありましたか？

痛みなし		1
非常に軽度の痛み		2
軽度の痛み		3
中程度の痛み		4
重度の痛み		5

気分

過去4週間に，不安，うつ，イライラ，意気消沈や憂うつを感じるなどの情緒的問題にどの程度悩まされましたか？

まったくない		1
わずかに		2
中程度に		3
かなり		4
ひどく		5

健康習慣

過去1か月間に，シートベルトを使う，運動をする，正しく食べる，十分な睡眠をとる，安全ヘルメットをかぶるなどのよい健康的習慣をどのくらい頻繁に行いましたか？

常に		1
たいてい		2
ときどき		3
たまに		4
まったくしない		5

出典：Wasson, J., Bartels, S. CARE バイタルサインは患者中心の協力的ケアを支援する (Care vital signs supports patient-centered, collaborative care). *Journal of Ambulatory Care Management*, 2009, 32(1), 56-71.

第6章

DESIGNING PREVENTIVE CARE TO IMPROVE HEALTH
健康改善のための予防ケアをデザインする

Jeol S. Lazer
Paul B. Batalden
Marjorie M. Godfrey
Eugene C. Nelson

学習の目的

- 患者とマイクロシステムの視点から予防ケアを定義する。
- ケアの4つの領域とそれらの類似点と相違点を説明する。
- 従来の予防のカテゴリーと行為により分類される予防領域を比較対照する。
- 臨床改善の式と医療の改善におけるその意味合いを説明する。

米国における年間死亡原因の半数は予防可能なものであり，それらの疾患の治療費は年間医療費の半分を大幅に超えている。予防ケアの仕事は，健康リスクの事前評価と軽減に対する患者のニーズを，マイクロシステムを通して思慮深く注目することから始まる。そしてその後，具体的なデザイン戦略を用いて，予防サービスの提供を計画，実施，モニターを行うことができる。本章ではまず，現場の臨床マイクロシステムにおける予防ケアの範囲と課題の双方を示す実例となる事例研究を概説する。次に，マイクロシステムを適切なケアの計画に向けて導く，行為に基づくサービスの分類を考える。最後に，予防サービス実施の成功をサポートし，よりよい転帰とより低い医療関連費用を通して永続的な価値を生み出す，デザインの一般的および具体的原則を詳しくみていく。

予防医療の仕事

2005年にアイオワ州の上院議員 Tom Harkin は「米国の医療システムでは，健康でいることと予防が体系的におろそかにされており，まさにそのことゆえに危機に瀕している[1]」と主張し，予防医療の課題と機会を強調した。毎年，米国の死亡数の約半数は予防可能な原因によるものであり[2]，米国の医療費の半分をはるかに超える額が，早期の先行ケアをしていれば予防あるいは緩和できたはずの，既に発症してしまった傷害や慢性疾患に費やされている[3,4]。この集団的欠陥は，基礎科学の知見（多くの具体的な予防的介入を支持するエビデンスは幅広くかつ深い）の不足によってではなく，この知見を応用することのできるシステムが不十分であるために起きていることから，これらの不幸なデータはさらにいっそう切実味を増す。しかしここに大きなチャンスもある。私たちの知識と臨床マイクロシステムの改善が進むにつれ，私たちが効果的な予防ケアを提供する能力も同じように強化される。本章では，ケアの最前線でリスク軽減をサポートする原則，計画，業務，実際の臨床経験に注目する。臨床マイクロシステムの日常業務を見直すことにより，Harkin が体系的におろそかにされていると特定したサービス[1]を効果的に再優先させることができる。

予防ケアは，健康リスクが臨床的疾患や傷害に進行する前に，これらのリスクを前もって評価し緩和することをサポートする一連の介入と相互作用として広義に理解することができる。**予防的健康介入**は毎年の健康診断（たとえばその際に予定していた予防接種を行ったり癌のスクリーニング検査を行ったりする）の中に意図的に寄せ集められていることがある。このケアは，本来は特に予防を目的としていなかった臨床での診察に，日和見的に取り込まれていることもある（たとえば急性気管支炎で受診した喫煙者に禁煙カウンセリングを行う場合など）。予防の仕事はプライマリーケア以外の場でも定期的に発生する（手術による有害転帰のリスクを評価し軽減するため，処置前チェックリストのすべての項目に外科チームが記入をする場合など）。最後に，マイクロシステムの予防行動の多くは，そもそも患者に向けられているのではなく，医療が誘発するリスクを標的とすることにより患者の健康を間接的に推進する計画的な安全努力を通して，マイクロシステム自体に向けられている。たとえばスタッフの手指衛生キャンペーンは，入院病棟の場でも外来の場でも患者の感染を予防する。

特定の年齢層および病院や介護施設にふさわしい予防ケア活動のリストを**表6.1**に示す。年齢や集団により，予防サービスはスクリーニング試験，行動カウンセリング，物理的あるいは薬物

表 6.1 予防ケア活動のリストの一例

乳児および小児
- 先天的代謝異常（異常ヘモグロビン血症，フェニルケトン尿症）のスクリーニングを行う。
- 予防可能疾患に対するワクチン接種を行う（DTaP，MMR，ポリオ，Hib）。
- 心臓，成長，認知行動異常のスクリーニングを行う。
- 授乳方法を評価し，母乳授乳や哺乳瓶による虫歯に関してのカウンセリングを行う。
- 身体活動や健康な食事について，小児の評価とカウンセリングを行う。
- 車のシート，自転車でのヘルメット，毒物管理など，親の安全習慣を評価する。

青年期
乳児および小児への安全習慣を見直す。次の予防的習慣についても焦点を当てる。
- 喫煙のスクリーニングを行い，禁煙カウンセリングを行う。
- 問題のある飲酒に関するスクリーニングを行い，カウンセリングを行う。
- 性感染症のスクリーニングを行い，カウンセリングを行う。
- 運動と健康的な食事に関して評価とカウンセリングを行う。
- 肥満，耐糖能異常，高血圧に関するスクリーニングを行う。

成人
ハイリスクの健康習慣（喫煙，アルコール，薬物使用など）に関する評価とカウンセリングを行い，安全習慣（シートベルトやヘルメットの使用，銃器の保管など）を見直す。次の予防的習慣についても焦点を当てる。
- 子宮頸癌や乳癌，また骨粗鬆症（年齢やリスクに応じて）に関して女性のスクリーニングを行う。
- 男性と女性（50歳超）に対して大腸癌のスクリーニングを行う。
- 男性喫煙者（65歳超）に対して大動脈瘤のスクリーニングを行う。
- インフルエンザと（もし65歳を超えている場合には）肺炎球菌肺炎のワクチン接種を行う。

入院中あるいは施設入所中の成人
- ヘパリンあるいは弾性ストッキングの利用により深部静脈血栓症を防止する。
- 胃炎あるいはストレスによる胃腸潰瘍を防止する。
- 手術前に適切な抗生物質を投与する。
- 褥瘡を最小限に抑制するために寝たきり患者の姿勢を定期的に調整する。
- 栄養状態を評価し，栄養バランスを最適化する。
- 入院病棟スタッフの手指衛生習慣をすべてのスタッフに励行する。
- 患者の投薬およびアレルギーリストを定期的に見直す。
- 手術を受けるすべての患者に処置前チェックリストによる確認を行う。
- 血液製剤（輸血）の引き継ぎプロトコルを標準化する。
- インターベンション治療を受ける個人を照合するための患者特定プロトコルを標準化する。

による介入（予防接種，予防的薬物投与，環境変化など）などの異なる組み合わせとなることに留意すること。本章の後半でこれらを行為によって分類した領域について考える。

　これらの様々な例が示すように，予防的健康介入を計画する際，また，より一般的に現場でのケア改善を計画する際のマイクロシステムの第一の本質的機能は，毎年の健康診断（これがそのようなケアの場であることもしばしばあるのだが）のような所定の具体的な**受診の形式**よりも，**患者や家族自身の状況ごとのニーズ**をより重視することである。これらのニーズは当然多様であるが，**表6.2**に示すように大きく分類することができる。この表は，既に存在している提供者側に注目した分類ではなく，新たなサービスの開発に向け患者側に注目した枠組みとなっている。この枠組みは継続的な改善作業の成功を判断するための基準となる。患者のニーズとこれらのニーズを満たすために必要とされている実際の作業への注目を維持することにより，私たちは患

表 6.2　患者および家族のケアに対する主なニーズ

予防ケア	健康リスクの事前評価および軽減
急性期ケア	新たなあるいは新たに悪化している健康や機能の失調に対するタイムリーな対処
慢性期ケア	長期的回復力と，継続疾患の自己管理支援
緩和ケア	基礎疾患が進行する中での癒しと尊厳

者とケア提供者の双方が経験する臨床ケアの現実の正当性を実証する。実際の業務では，**予防，急性期，慢性期，緩和ケア**の領域の境界は様々な度合いであいまいであることを私たちは認識している。たとえば，糖尿病患者の網膜スクリーニングは予防ケアと慢性期ケアの**両方**に分類可能かもしれない。実際のところ私たちは患者が表現する優先順位に基づいてマイクロシステムのリソースを調整する権限を持つ。

そのため表6.2が示すように，臨床チームが予防ケアに注意を向ける時，そのメンバーは実際具体的な疑問を問いかけているのである。「私たちは患者や家族の健康リスクを事前に評価し軽減することに対するニーズをどのように満たすのか。」「どのようにそのようなリスクを予測し特定するのか，そしてどのようにして患者個人および集団全体の両者に対するその潜在的有害影響を最小化するのか。」次の実例となる事例研究はこのような質問に対する私たちの調査を後押しするだろう。

事例研究：予防ケアの範囲と課題

ほとんど医者にかかることのない64歳の大工 Peter Manson について考えよう。ある時，彼は熱と喉の痛みのためプライマリーケア医の診察を受けに行く。この時，彼の血圧は 160/90 に上昇しているが，2年前もそうであった。彼の体重は理想範囲よりも大幅に重く，毎日1箱のたばこを吸い続けている。普段服用している薬はなく，薬にアレルギーがないことは確認している（スクリーニング前に看護師に尋ねられて）。咽頭スワブを行った結果，連鎖球菌性咽頭炎であることが確認され，適切な用量のペニシリンを処方される。善意はあるのだが非常に忙しい医師はその日の予定が遅れ気味であり，Peter のカルテにあった昨年の血清コレステロール値の上昇については何の言及もされない（血清コレステロール値の上昇は，高血圧，肥満，喫煙と相まって，Peter の心循環器系のリスクを増す）。また，この医師は Peter に大腸癌の家族歴が陽性であることにも気付かなかった。

ここで Peter の次回の医療システムへの接触を考えてみよう。不幸にもそれは2年後，（さらに残念なことに）彼が急性心筋梗塞で地域の病院に入院するまではない。最初の診察時に彼は小児用アスピリンを処方され，その他の心臓治療薬は最終的な退院前に処方される。しかし彼の入院は繰り返し起きる胸痛により長引き，彼は数日間を集中治療室（ICU）で過ごさなければならない。この ICU 滞在のストレスにより彼はストレス性潰瘍による消化管からの出血を起こし，ヘモグロビン値を維持するために赤血球2単位の輸血が必要となる。彼の状態は安定化し，退院前に看護師が来て禁煙支援のための動機付け面接を始める。退院1週間後には新たな症状をチェックし，新たな薬物治療をモニターし，禁煙についての話し合いをするために，プライマリーケア医とのフォローアップが Peter には予定されている。

洞察力の鋭い読者は，この事例研究においてそれぞれの臨床マイクロシステムが**この特定患者のニーズに特有の**予防的健康介入を事前評価し実施する機会が，いくつもあることに気付くだろう。それらの機会の中にはうまく実現し実施されたものもある。たとえば看護師は，医師がペニシリンを処方する前に薬物アレルギーがないかどうかを見直した。心臓の薬は緊急診療部と退院時に処方された。輸血用血液に関しては，血液感染性の病原体がないかどうかのスクリーニング

が行われた。禁煙カウンセリングが始められた。一方，見逃された機会もあった。Peterの血圧上昇を早期に矯正することができなかった。喫煙と肥満に関して(連鎖球菌感染による受診時に)予測的指導がなかった。ストレスを受けるICU患者では，消化管出血がかなりよくみられるのに予防的制酸薬治療法が行われなかった。ある種のリスクはうまく予測して事前に対処するのに，同じ臨床マイクロシステムが他のリスクに対しては十分な考慮をしないということがしばしばある。成功と失敗を分ける特徴は，ケア提供者の（エビデンスに基づく指針に関する）学術的な知識レベルではなく，マイクロシステムがリスク評価を行い，計画した介入を特定されたリスクに合わせて調整し，ケアの提供において現場のプロセス改善を実際に実施する能力であることが多い。

これらの機能は，個人に対するケアのレベルでも，集団全体に対するレベルでも重要である。本章のはじめに言及したように，米国の毎年200万の死亡数の約半分は予防可能な原因による[3]。これらの死亡の大半は，たばこへの依存，質の悪い食生活，不十分な運動など高リスクな行動に起因し，それらはすべて（予防を重視した）臨床的介入が可能である[5]。そして同様に予防可能なのが，第3章でみたように医療システム自体に由来する医療ミスと環境危険因子による年間10万近い死亡である[6]。

これらは，特に集団的疾患負担を減らすために既に利用可能な多くの知識やリソースを考えた時，驚くべき統計である。しかしこの知見は十分に生かされていない。McGlynn[7]が2003年に行った数千におよぶ患者記録の大規模な見直しによると，米国の医療システムは，適格な成人に対して推奨されている予防医学的介入をわずか55％しか提供していなかった。一次，二次，三次予防[3]に対するこれらの失われた機会の影響を考えてみよう。

- **一次予防**（疾患が起きる前の予防）：たとえば，肺炎球菌ワクチン（Pneumovax）が年間1万人の命を救うことがわかっているのに，この予防接種を受けるべき老人のうち64％しか接種を受けていない。
- **二次予防**（疾患が症状を生じる前のスクリーニング）：大腸癌スクリーニングが年間9,600人の命を救うことがわかっているのに，このスクリーニング検査を受けているのは，受けるべき人たちの38％に過ぎない。
- **三次予防**（疾患がよりダメージを生じる前の治療）：たとえば心筋梗塞後のアスピリン投与により，血管死を15％，再発性梗塞を30％減らせることがわかっているのに，心筋梗塞で命を落とさなかった人たちの61％にしかこの薬が処方されていない。

もちろんこれらの機会の損失は，医療スタッフが配慮不足あるいは未熟であることによって起きているのではない。リスク緩和は全員が共有している目的である。しかしBataldenが端的に表したように「すべてのシステムは，それが得るべき結果を得るように完全にデザインされている[8]」のであり，私たちは無意識のうちに（再びHarkin上院議員の言葉で言うと）予防ケアを「体系的に疎かにする」[1]ように，医療のデザインをしてしまうことがあまりに多い。マクロシステムのレベルでは相変わらず短期的な金銭的インセンティブが，疾患を対象としたハイテク介入に向けられており，**投資収益率**が大きいものの数年遅れることのある健康を対象としたローテクサービスにはあまり向けられていない。予防可能疾患に起因する集団的保健負担や，実際の疾患

発症前に健康リスクに対処することにより実現できる費用節減は多大であるにもかかわらず，米国の医療費のうち予防ケアに配分されているのはわずか3％に過ぎない[9]。臨床システムに価値の高いケアを提供する意図があるなら，効果的な予防は非常に重要な優先事項である。

行為に基づく予防医療の分類

「予防医療の仕事」というタイトルのセクションで，私たちは一次，二次，三次予防という従来の分類を紹介した。この分析法は複数の専門領域にわたって広く理解されるという利点があり，臨床医，公衆衛生職員，研究者などが共有する共通言語である。しかしこの分類法では次数は任意であり，最終的には相対的な用語でしか定義できない。この従来型の言葉によって，現場の予防ケアサービスのためのマイクロシステムによる計画作成が実際に促進されるのかどうかは不明瞭である。たとえば，血圧管理はどの時点で二次から三次の予防様式に変わるのか。食事カウンセリングは一次，二次，あるいは三次のどの予防ケア（あるいはそのすべて）なのか，そしてそれはどのような状況でそうなのか。そしてこれらの区別は患者の視点から何らかの実際的価値を増すものなのか。

実際，現場のケア計画と体系的プロセス改善のレベルにおいて分類モデルが価値を認められるのは，それらが明確な行為を特定しサポートする場合に限られる。集学的チームの誰が何をするのか。プロセスは標準化され全員がそれを知っているのか。予防サービスを分類することの目標が，その計画と実施（一次，二次，三次に関わらず）を推進することならば，より行為に注目した分類法が必要となる。そこで私たちは最も広いレベルで予防ケアの仕事を次の3つの**活動**の領域に分類することを提案する。

1. 目に付きにくいリスクが臨床疾患を生じる前に，それを特定するための**スクリーニング**。たとえば心臓リスクを階層化するためのコレステロール検査，癌性あるいは前癌性大腸腫瘍を特定するための大腸内視鏡検査。
2. リスク進展を予防あるいはリスク進行を緩和するための**行動修正**および**臨床介入**。たとえば肺の疾患や癌のリスクを削減するための禁煙カウンセリング，将来の脳卒中や心筋梗塞を予防するための降圧薬，虚弱で寝たきりの患者の褥瘡を防ぐための低反発マットレス。
3. 医原性障害のリスクを予測し軽減するための**システム修正**。たとえば感染の拡大を最小限にするための手指衛生プロトコル，正しい患者を確実に特定するための周術期手術チェックリストとプロトコルおよび処置の標準化。

これらの概念的領域をいったん認識すれば，多くの詳細な形の臨床介入を自然にそれぞれのカテゴリーに分類できる。**表6.3**はそのようなリストの例で，**スクリーニング活動**（既往歴聴取，臨床検査，画像検査），**臨床介入**（カウンセリング，予防接種，投薬，環境修正），および**システム安全性修正**（第3章で検討したポカヨケ，チェックリスト，物理的デザインにより安全行動を義務付ける機能，故障モード影響分析）が分類されている。臨床マイクロシステムはこのリストを用いて，個人および集団に予測されるリスクやマイクロシステムのリソースに基づき，適切な状況の中で効果的な計画を作成したり，実施したりすることができる。さらに，この章の最初の

表6.3 行動に基づく予防医療の分類

予防的健康行動		プライマリーケア	内科や外科の専門ケア
個人リスクや無症候性疾患を特定するためのスクリーニング	既往歴と検査	・健康リスク行動を評価する。 ・血圧スクリーニング	・手術前に出血既往歴を評価する。
	臨床検査	・コレステロールのモニタリング ・PAPスメアの採取 ・性感染症のスクリーニング	・肝炎ウイルスやHIV特定のための血液サンプルのスクリーニング
	画像検査	・マンモグラフィー ・大腸内視鏡	・術前心臓検査
個人リスク軽減あるいは疾患進行予防のための臨床介入	行動（カウンセリングやコーチング）	・運動，食事，家庭内安全についてのカウンセリング ・禁煙	・待機的整形外科手術前の筋力強化
	予防接種	・小児および成人の所定の予防接種	・脾摘患者や海外旅行者への特別予防接種
	投薬	・心臓疾患予防のための小児用アスピリン，コレステロール低下薬	・手術前の抗生物質 ・深部静脈血栓症（DVT）予防
	外科的	・悪性の可能性のある皮膚病変の切除	・乳癌のリスクが非常に高い女性における予防的乳房切除
	環境的	・転倒リスクを低下させるための家庭内危険因子削減	・針刺し事故や毒性ガスへの曝露を減らすための職場改善
医原性障害のリスクを軽減するためのシステムの安全機能	強制機能	・コンピュータでの投薬やアレルギーリストの見直し	・患者特定用リストバンド
	チェックリスト	・年齢ごとのスクリーニングチェックリスト	・周術期チェックリスト
	引き継ぎ	・診察した患者の照会プロセスの完了を確実にするための照会追跡	・血液バンクからベッドサイドへの血液製剤の引き渡し

　段落で示したように，このリストは予防ケアシステムが優先され実施される多様なマイクロシステムの場（プライマリーケアと専門ケアの双方，内科と外科の双方，外来と入院病棟の双方）を強調する。

　この行為に基づく方法で予防医療サービスを分類すると，臨床マイクロシステムのメンバーは実際のケア提供プロセスや行動の実施を推進する戦略的質問を投げかけることになる。既に問いかけたように，集学的チームの誰が何をするのか。すべての参加者が自らの役割を理解しているか。患者の予防ニーズが一般的な活動そしてさらにはより具体的な活動へと変換される時，マイクロシステムの個別メンバーにより個別の任務が特定され，所有され，実行される。マイクロシステムのすべてのメンバーはその教育，訓練，資格に基づき可能な限り高いレベルで機能しているだろうか。前の事例研究のPeterはたばこをやめる必要があり，複数のマイクロシステムのメンバーが，彼のこの目標達成の手伝いをすることができる。医療助手は業務の中で（Peterを含む）すべての喫煙者を特定するための日常的スクリーニングを行うことができるし，指導看護師はPeterの変化に向けた心の準備を評価し，選択可能な禁煙方法の選択肢に関してカウンセリングをすることができ，また医師は禁煙の価値について繰り返し話し，この重要な予防的目標をサポートする薬を処方することができる。

臨床マイクロシステムにおいて予防医療をデザインし改善するための原則

　ここまで幅広い範囲の予防ケアの機会と課題を詳しく学び，ケアの現場において必要な行為に対応するニーズとサービスの分類法を考えてきたが，うまく機能している臨床マイクロシステムでは，健康リスクの事前評価と軽減に向けて患者や家族のニーズをどのように満たしているのであろうか。患者のニーズの多様性と，それと同様に多様な，そのようなニーズの生じる臨床状況（プライマリーケアおよび専門ケア，内科および外科，外来と入院病棟）を考えると，どのような一般原則がエビデンスに基づく特定の予防健康介入の計画と実施に情報を提供するのだろうか。マイクロシステムのどのようなプロセスにより，安全でタイムリー，効果的，効率的，公正で患者中心の予防ケアの最適な提供が支援されるのだろうか[10]。

　概念的レベルで，どの臨床マイクロシステムにもある本質的な予防業務には次の一般的作業が含まれる。

- 集団を理解する。
- 個々の患者を理解する。
- 利用可能な情報（患者の，マイクロシステムの，専門文献からの）を価値に基づく行為に結び付ける。
- 潜在リスクのスクリーニング時に信頼を築く。
- 集学的チームで役割と責任を調整する際および患者に対して行動修正のためのコーチングを行う際には，敬意を持ち前向きな関係を培う。
- 役割最適化，効率，臨床ビジランスをサポートするローカルのプロセスやシステムを評価しデザインする。

　最高品質の予防ケア（急性期，慢性期，緩和ケアと同様に）を計画する際に，臨床マイクロシステムは，ケアを提供する集団の人口動態，社会経済，そして医学的特性をまず理解しなければならない。この本質的情報により，専門家はローカルの健康リスクと個人とコミュニティー双方における適切なリスク削減に目を向けるようになる。もちろん**患者人**と**コミュニティー**は同一のものではない。計画という観点から，集団的リスクに関する知識は欠かせない。というのもリスクに関するこの知識は，リソースの配分を考える際にも，ケアアルゴリズムの開発にも必要であるからだ。しかし最終的にはよい臨床医なら誰でも気付いているように，リスクを十分に理解するとは，同じ診察室にいる，電話の先にいる，あるいはメールの向こう側にいるそれぞれ固有の患者の固有のニーズや好みを理解することを含む。最善のケアが実際に行われるのは，この一般的知識と特定の知識の境界面なのだ。

　この原則は，ケア提供者が知識の収集から介入を行うまでの移行の際にも当てはまる。入手可能な情報を価値に基づく行為と結び付けるために，効果的なマイクロシステムは（反復可能でアルゴリズムに基づいた）一般化可能な介入と個人に合わせた介入の双方を行うスキルと能力を持たなければならない。個別の予防ケアのニーズが単純，あるいは Glouberman と Zimmerman の言葉を借りていうところの「単に複雑[11]」である場合には，マイクロシステムは信頼性を優先して，効率と有効性を最大化し，オミッションエラー（やり忘れ）とコミッションエラー（やり損ない）

を最小化しなければならない[12]。これは小児の所定予防接種をモニターする際にも当てはまる。そのような勧告が不適切であることはごく稀にしかないことから，標準化されたアルゴリズムを使えば一貫した実施が推進されるであろう。アルゴリズムによる予防ケアのもう1つの例をマンモグラフィーのマイクロシステムでみることができる。これについては，第6章アクションガイドで取り上げる。

しかし，アルコール多飲者に飲酒量を減らすようカウンセリングするなど，予防ケアの作業がより複合的になると，処置の信頼性よりも尊重し合える関係への注目がより大きな臨床的重要性を帯びてくることがある。この複合性の概念については第8章で詳しく取り上げる。

臨床改善の式

一般性と具体性および知識と介入に注目すると，BataldenとDavidoffの**臨床改善の式**[13,14]を具体的に応用することを思いつく。この式では固有の臨床業務の環境と活動の状況における，ケア提供者の一般化可能な科学的エビデンスに関する知識が統合される。この統合は予防ケアサービスのデザインと改善に非常に重要なので，この式の本質的特徴を再確認し，デザインにおける意味合いとケアの現場における応用について詳しくみてみよう。

まずは一般的な形の臨床改善の式を考えよう。

一般化可能な科学的エビデンス＋特定の状況→測定されるパフォーマンスの改善

この構造は一見すると素朴で単純にみえるが，詳しくみると複合的で相互依存的な知識システムを踏まえたものであることがわかる。実際，**図6.1**と**6.2**が示すように，この式の中ではテキストとしての各項の要素だけでなく，統語的連結記号（＋や→の記号）も運用的役割を持っており，認知能力が必要な式となっている。これらの個別の機能について少し考えてみると，この後

図6.1　臨床改善の式

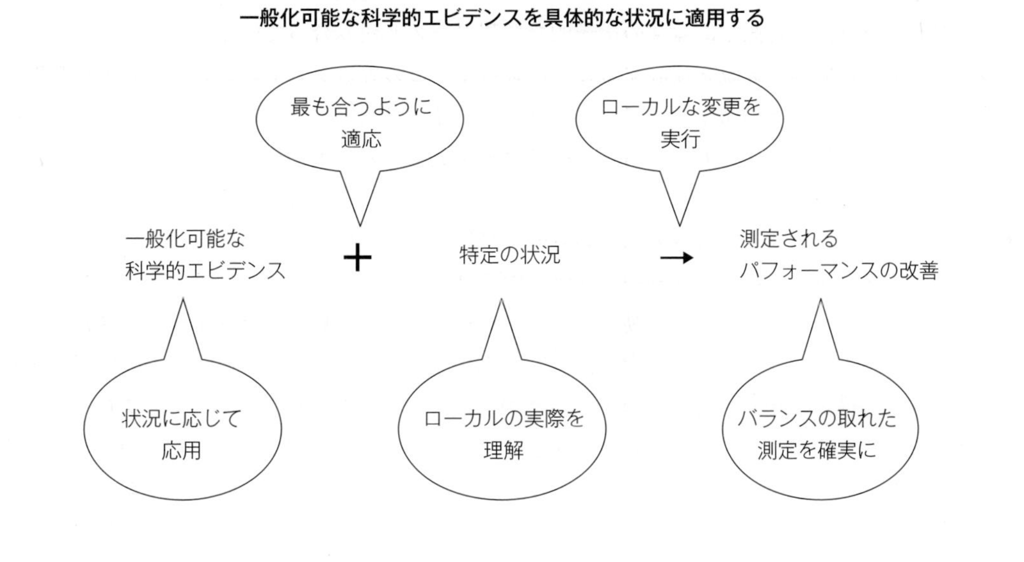

一般化可能な科学的エビデンスを具体的な状況に適用する

一般化可能な科学的エビデンス ＋ 特定の状況 → 測定されるパフォーマンスの改善

- 最も合うように適応
- ローカルな変更を実行
- 状況に応じて応用
- ローカルの実際を理解
- バランスの取れた測定を確実に

図 6.2　臨床改善における知識要素

一般化可能な科学的エビデンス	＋	特定の状況	→	測定されるパフォーマンスの改善
新たな知識を探し出し，取得し，評価	エビデンスを適合させ業務を再デザイン	業務環境を特徴付ける	変化を遂行	ケア提供者とシステムのパフォーマンスを測定
方法	**方法**	**方法**	**方法**	**方法**
・熟考した回答可能な問題を定義する ・よい情報源，役に立つ資料係を特定あるいは選択する ・取り寄せた研究やエビデンスの要旨を批判的に評価する	・明確な改善の目的を作成する ・代替方法を特定する ・メリットと互換性を評価する ・最善の適合を選択する	・それぞれの患者と患者グループを判断する ・現在のシステムとプロセスを評価する ・その状況における成功した変化がどのようなものか理解する ・ローカルの文化を認識する。ここで働いている人たちにとって最も問題となるのは何か	・この状況で今後の戦略的重要事項を特定し関連付ける ・物事の機能方法，ローカルでの通常実施方法を特定する ・現場の他者を巻き込み相互依存的に作業する ・優れた仕事を評価・賞賛する ・変化に必要なリセットを促進する	・バランスの取れた結果測定をデザインし解釈する ・自己評価を用いる ・統計的工程管理やグラフを用いて，経時的なパフォーマンスを測定し解釈する

に続く予防に特有のマイクロシステムの改善を検討するのに役立つだろう。

臨床改善の式はさらに次のように理解することができる。

- **一般化可能な科学的エビデンス**——ここでの本質的機能は，生物医学的知識を探し出し，取得し，評価することである。臨床改善を行う者は，回答可能な質問を作成し，ブーリアン検索によって情報を入手し優先順位をつけ，入手した研究を批判的に評価し，解析手法の使用について解釈することに長けていなければならない。臨床医は科学者でもあり，この知識システムを比較的楽に渡り歩く。というのもこの知識システムは学術的医学におけるなじみのある方法論に適合しており，生物医学的論文の伝統的な情報ベースとかみ合っているからである。状況が設定されていない場で仮説を検証することによって，この分析システムの方法で必要な基礎が形成される。しかしその結果としての知識は専門雑誌，書籍，電子データベース，場合によっては電子カルテに存在するものであり，そのため現実世界の臨床の場での改善を実現するには程遠い。

- **特定の状況**——臨床改善を行う者は，固有の業務環境を特徴付けることに長けていなければならず，このスキルは生物医学的訓練や文献の中ではほとんど注目されていない知識システムに依存している。この項の中心的活動としては，ローカルの優先順位とパフォーマンスに関する（質的，量的両方の）データを解釈すること，集団の臨床的および人口動態的特徴を評価すること，組織の構造と相互作用を評価することが含まれる。どのようなパターン，プロセス，人物が，この固有の業務の場で前向きな変化をサポートあるいは妨害するのだろうか（マイクロシステム分析の5Pについての詳細は第1章アクションガイドを参照のこと）。ローカルな医

療システム自体を診断するのには，どのような技術が応用できるのだろうか。統計的モデルでローカルの状況をコントロールし，それを考慮する必要がなかった上記の知識システムとは対照的に，この知識システムは特定の状況そしてその特有の個性をもたらすすべてのことに照準をしっかりと合わせている。

- 「＋」の記号――一般化可能な科学的エビデンスと固有の状況に関する情報を得たとしても，これらの別個の形の知識が必ずしもうまく統合されるわけではない。知識を橋渡しする追加的な項が，エビデンスの適合と業務の再デザインを支援する。効果的に変化を主導する者は，現行システムとの互換性のための変革の評価の仕方，ローカルで入手可能なリソースに合わせた具体的ケアアルゴリズムのデザインと順序付けの仕方，そしてこれまでの固有の業務の状況における対立と話し合いの管理の仕方を知っている。

- 「→」の記号――科学的エビデンスに基づくローカルの変更のための戦略を特定するために，一般的な部分と具体的な部分の橋渡しをしたところで，変化の遂行をサポートする専門の項がもう一つ必要である。それは，継続的な品質改善の達人で，コミュニケーションを効果的に行い，グループの連帯を高めるビジョンを明確に伝え，ストレスの多い移行中のスタッフを支援し，長期的発展のための戦略を維持して組み込むことができる人材である。この知識システムは戦略的計画を人材管理に結び付けることにより，実際の特定な場所での（品質改善の）実現を可能にする。

- 測定されるパフォーマンスの改善――長期的に改善がうまくいくかどうかは，ケア提供者とシステムのパフォーマンスを高い信頼性で繰り返し測定することにかかっている。この測定方法では，結果が時間とともに変化することから，時間を変数として維持し結果の品質について直接の洞察を得ようとする。第4章で検討したように統計的工程管理図表，グラフ表示，患者バリューコンパス，バランスト・スコアカードを利用すると，結果のすべての側面が確実に考慮される。その他の臨床評価ツールからは改善の傾向に関するフィードバックデータばかりでなく，リアルタイムの業務におけるケアの場での改善を促進するフィードフォワードの情報も得られる。

予防ケアのデザインと改善を支援するための具体的な質問

臨床改善の式により示唆された一般原則から，予防に注目したより具体的なデザインに関する一連の質問を導き出すことができる。これらの質問と関連する下位質問を**表 6.4** に挙げる。臨床マイクロシステムがこれらの項目を1つずつ考えていくにつれ，独特の予防ケア介入が作成され，あるいは改善がもたらされ，科学文献からのエビデンスに基づく最善の知識と，個別の患者，集団，マイクロシステム自体からのローカルの最善の知識が統合される。

臨床マイクロシステムの集学的メンバーは，ケアやサービスの提供，安全性，改善，価値，ケアやプロセスの結果について話し合うため定期的に会合を持つことが奨励される。そのような一連の会議を通じて，そのグループは第1章アクションガイドで詳細に述べた5P（目的，患者，専門スタッフ，プロセス，パターン）についてじっくり検討することができる。自分の知識の構成要素に満足したら，そのマイクロシステムは予防に注目した次の質問を自らに問う準備ができたことになる。

表 6.4　予防ケアのデザインと改善を促進する質問

質問	下位質問
1. 私たちのマイクロシステムでは，どのような疾患や危険因子が患者へのリスクとなっているか，エビデンスに基づくどのような介入がこれらのリスクを軽減可能か。	・私たちの患者はどういう人たちか。 ・何が疾患リスクになっているか（年齢，性別，遺伝，行動，基礎健康状態，環境その他に基づいて）。 ・どのような医原性障害の危険因子が存在するか。 ・どのようなエビデンスが具体的な予防ケアを支持するか。
2. 私たちのマイクロシステムのどのような特徴がリスク軽減を支援あるいは妨害しているか。	・マイクロシステムで利用可能などのようなリソースがリスク軽減を促進しうるか。 ・望まないプロセスのばらつきのどのような原因が予防機会の損失につながるか。 ・患者とコミュニティーの特徴のうちリスクに影響を与えるものは何か。
3. リスク軽減のための介入が実施される可能性をどのようにしたら最大化できるか。	・どのようにシステム修正を計画し，実施し，調査し，標準化するか。 ・どのようにすべての参加者を改善プロセスに関与させるか。 ・どのように患者や家族と協力するか。
4. 私たちのパフォーマンスをどのようにモニターするか。	・どの指標を追跡するか。どのように追跡するか。 ・どのようにしてケアプロセスの現場での参加者がデータを利用できるようにするか。

1. 自分たちのマイクロシステムでは，どのような疾患や危険因子が患者へのリスクとなっているか，エビデンスに基づくどのような介入がこれらのリスクを軽減可能か。
2. 自分たちのマイクロシステムのどのような特徴がリスク軽減を支援あるいは妨害しているか。
3. リスク軽減のための介入が実施される可能性をどのようにしたら最大化できるか。
4. 自分たちのパフォーマンスをどのようにモニターするか。

私たちのマイクロシステムでは，どのような疾患や危険因子が患者へのリスクとなっているか，エビデンスに基づくどのような介入がこれらのリスクを軽減可能か。

　この質問では，臨床マイクロシステムがまずその患者集団の人口動態的，社会経済的，医学的特徴を理解（すなわち，臨床改善の式の言語で言うと，それ自身の特定の状況に関する知識を拡大する）し，具体的な健康リスク（改善の式の知識のもう 1 つの項）を具体的な人口動態的あるいは臨床的グループに結び付ける一般化可能な科学的エビデンスを深く探究することが求められる。質問と計画のこの段階で，マイクロシステムは次のいくつかの重要な下位質問について考慮する。

- 私たちの患者はどういう人たちか――行政，臨床，そしてコミュニティーの記録さえも見直すことがこの質問に答えるうえで役に立つ。既存の調査や登録を利用することにより，明確な健康ニーズを持つ個別の集団を特定できるかもしれない。
- 何が疾患リスクになっているか――科学文献により，臨床医たちは個人および集団に特有の，年齢，性別，遺伝，行動，基礎健康状態，物理的および社会的環境に基づく健康リスクに目を向ける。
- どのような医原性（医療による）危険因子が存在するか――臨床マイクロシステムのメンバーは，日々の経営およびケア提供活動の実地検証を一緒に行わなければならない。この見直しは，

討論会でのフローチャート作成とそれに続くプロセス観察（第5章アクションガイド参照），あるいは臨床プロセス全体の，言葉通り物理的再現やシミュレーションにより概念的に進めてもよい。これらのプロセスのどこに潜在的危険因子が特定されるか。どのような重要情報がどの引き継ぎの際に失われる可能性があるか。物理的環境のどのような特徴が患者とスタッフの安全性を脅かす可能性があるか。（これらの質問については第3章で詳細に探索している。）

- どのようなエビデンスが特定の予防ケアを支持するか——ここでも広範な科学文献が，特定の臨床集団に向けてあつらえた特定の介入に多大な支持を与える。しかし臨床医たちはこれらのとてつもなく詳細な一次データを常に見直す必要はない。米国予防医療特別委員会（United States Preventive Services Task Force：USPSTF）[15]やコクラン共同計画[16]のような組織がそのような下働きのほとんどをしており，下位専門分野組織（米国糖尿病協会や米国心臓病学会など）も疾患予防に関する体系的レビューを発表している。これらの知見は一般的および疾患特異的な勧告とともに，信頼性の高いウェブサイトでアクセスが可能であり，予防ケアの計画やデザインにおいて現場マイクロシステムを導くことができる。

業務に基づくそしてエビデンスに基づく調査の焦点は，もちろん固有に定義された臨床集団のニーズによって決まってくる。ケアの状況（プライマリーケアか専門科か，内科か外科か，外来か入院病棟か）によって，エビデンスに基づきその地域にふさわしい，広範囲にわたる予防健康介入が特定される。もう一度表6.3の実践的分類を参照すると，エビデンスに基づくリストには次のようなものが含まれる。

- 隠れた乳癌を検出するためのマンモグラフィーのような，目に付きにくいリスクを特定するためのスクリーニング。新生児にうつるかもしれない感染症を特定するための，妊婦のHIV検査。
- 歩行訓練や脆弱な老人において転倒による股関節骨折を防止するヒッププロテクターのような行動修正と臨床介入。動くことのできない入院患者で血栓を防止するための皮下へパリン投与（抗血栓薬注射）。
- 輸血時に血液感染性疾患の感染を防止するための血液製剤のスクリーニングなど医原性リスクを最小化するためのシステム修正と標準化。感染の拡大を最小化するための手指衛生プロトコル。

私たちのマイクロシステムのどのような患者や診療の特徴がリスク軽減を支援あるいは妨害しているか

この質問とともに，マイクロシステムは臨床改善の式の最初の項である一般化可能な科学的エビデンスから，明らかに2つ目の項の特定の状況へと移る。最初の項からの人口統計的かつ患者特異的な診断検査はここでも依然妥当であり，新たな文脈上の特性も考慮しなければならない。自己分析によりローカルのケアシステムの5つのP，すなわち目的，患者，専門スタッフ，プロセス，パターンに関する貴重な洞察が得られるにつれ，5Pのマイクロシステム分析が特に際立ったものとなる。診療にどのようなリソース（人材，人間関係，技術）が利用可能か。スタッフはお互いに，またケアを提供する患者や家族とどのように交流するか。指導者はどのようにふるまうか，価値観や優先順位はどのように伝えられるか。ケアにおいて患者自身と家族はどのような

役割を持つか。

　そのような分析の結果，ローカルのリスク要因が特定される。これらは独特のマイクロシステムの業務に帰することのできる要因と，患者やコミュニティーにつなげられる要因に大きく分類できるかもしれない。その例は次の通りである。

- **業務の特徴**には，2001年に米国医学研究所（IOM）が明確にした，品質の中核原則に影響を与える可能性のある，システムに特異的な特徴が含まれる（IOMの品質原則には完璧さ，安全性，信頼性，およびローカルケアのアクセスのしやすさが含まれる[10]）。たとえば，臨床マイクロシステムのすべての専門家が高度な技術を持っていたとしても，効果のないコミュニケーションパターンや標準化されていない診療パターンにより，提供されるケアの品質に深く有害な影響がある場合がある。さらに，予防サービスの価値は，手指衛生リソースが利用できないこと，ユーザーフレンドリーなデータ登録ツールがないこと，あるいは最寄りのマンモグラフィーセンターまで患者が行けないような距離があることなどで，悪い影響を受けるだろう。患者の全体的健康リスク負担に対する計画を作成する際には，これらを含むローカルの特徴を考慮しなければならない。
- **患者とコミュニティーの特徴**は特定の集団とともに，その集団が住み，働き，遊ぶ環境にも内在する。このコミュニティーの患者は金銭的および社会的に恵まれているのか恵まれていないのか。一般にどのレベルの教育や技能を獲得しているか。どのニュースと情報源がローカルに影響力を及ぼすのか。運動や健康的な食物の選択を推進するためのコミュニティーのリソースは存在しているか。ローカルの空気と水質はローカルの工場からの産業廃棄物により悪化していないか。他のどのような機関や組織がこのマイクロシステムの患者の生命に影響を与えるか。そしてこれらの機関はどのように患者の利益に関わることができるか。

　これらの考慮事項は，ローカルの予防ケアを計画する際には明確な重要性を持つ。プロセスやシステムを熟考して意図的にデザインし，また患者やコミュニティーリソースを詳細に調査することにより，業務のばらつきを最小限にすることができ，結果をより高い信頼性で予測することができる。ベストプラクティスを特定し，マイクロシステムの標準化されたベストプラクティスとプロセスが収集されているシナリオに追加できる[17]。

私たちのマイクロシステムにおいて，リスク軽減のための介入が実施される可能性をどのようにしたら最大化できるか。

　具体的な予防優先順位をサポートする一般化可能な科学的エビデンスを調査した後，そしてこのコミュニティーとこの業務を臨床的に独特なものとしているローカルの状況の特徴について熟考した後，マイクロシステムは改善の式の統語的要素である「＋」や「→」について触れる。科学的エビデンスに関する知識がどのようにローカルの状況に適合させられるのか，そしてそれら両者がどのようにしてケアの現場で意味のある行為につなげられるのか。

　マイクロシステムのこの統語的な項における仕事は，特にやりがいのある部分である。というのも集学的メンバーを集め，集合的かつ創造的に臨床マイクロシステム自体を評価し，診断し治療するからである。参加者は力を合わせて，PDSAサイクル（すなわち計画，実施，評価，改善

の反復サイクル）を通してリアルタイムに問題を解決し，実験し，学習する[17]。サービス組織における現場での学習をサポートする具体的プロセスについては多くの書物があり，この一般的な知識を医療業界独特の課題や機会に適合させた文献が増えてきている。

　本書の編集者たちが以前の著作『Quality by Design（デザインによる品質）』[17]と『Practice-Based Learning and Improvement（業務に基づく学習と改善）』[14]で述べているように，効果的な臨床マイクロシステムでは，活発で協力的な省察のための時間を日常業務の中に組み込んでいる。この全体の**処理時間**は予防サービスの計画に不可欠である。患者や家族を含むマイクロシステムのメンバーは，一般化可能なエビデンスとローカルな状況の調査に裏付けられた，全体的および具体的予防ケアの目的を定義することを分かち合う。メンバーは協力して次のことを行う。(1) 実際と理想のケアプロセスを対応させる，(2) プロセスに内在する因果関係に関するコンセンサスを得る，(3) 他の組織との公式あるいは非公式の比較を通して基準を特定する，(4) 多様な視点を持つメンバーによるブレインストーミングで新たなアイデアを出す，(5) 患者の利益のため，具体的な役割を採用し，具体的な介入を試す，(6) それぞれの新たなケアのサイクルがより成功していることがわかるように，何がうまく機能し何がしなかったかについて省察するための会議を何度も招集する。

　この作業で繰り返されるテーマは，集学的な関与である。特定の予防ケアプロセス（たとえば，新たな手術前チェックリストや手指衛生キャンペーンのような）が各現場で確実に広がるのは，これらの介入が所定の問題を解決するうえで最善あるいは唯一の方法だからではなく，そのマイクロシステムがそれに力を注いだからだ。臨床論文では，予防に重点を置いたツールや技術として，臨床医用の自動リマインダーや印刷済みオーダーセットからコミュニティーにおける教会や学校との連携に至るまで数多くの報告がある。実際，これらの介入の潜在的な好ましい影響は注目に値する。しかしどの場合にも，介入を計画し，適合させるプロセスの方が，その介入の内容自体よりも，成功を強く左右することがわかるだろう。Bataldenは，革新とベストプラクティスを臨床ケアに単に組み込んだり挿入したりすることはできないと繰り返し断言してきた。専門家の関与や状況に関する深い知識がなければ，いくら努力をしても短期的な実施になり持続性が得られない。

　第2章で総括したように，予防ケアの作業における相互関与は，最も重要なものとして患者や家族との活発かつ反復的な協力に広げられる。サービスの価値を改善するための最も力強いデザイン原則の1つは，顧客をサプライヤーの方に向けることである。患者は人生の大半を臨床マイクロシステムの壁の外で暮らしており，予防ケアに関する決定における最大の利害関係者であるのだから，**自己ケア戦略**を優先的にサポートし，その実行を支援することに力を注ぐべきである。このため，たとえばKate Lorigら[18,19]が開発した患者の自己管理モデルは予防医療の目的に最適であり，臨床マイクロシステムはローカルのプロセスを自己ケアプログラムへの患者の参加を支援するようにデザインすることができる。同様に，現場業務に動機付け面接技術を正式に取り入れれば，運動，健康的な食事，禁煙などの健康推進のための患者の行動を支援する際に，臨床医と患者の関係性を活用することができる[20]。当然ながら，これらの自己管理支援モデルは**慢性疾患**のケアのデザインと提供にも有効である。第8章ではこれらのモデルについてより詳細に考える。

マイクロシステムでは，パフォーマンスをどのようにモニターするか。

　一般化可能なエビデンスをローカルな状況に適合させることを考え，この知識に基づく適切な予防ケアのデザインと実施について調べた後，私たちの注目は一見まっすぐに臨床改善の式の右辺（測定されるパフォーマンスの改善）へ移るように思われる。しかしこれは，量的モニタリング戦略が予防ケアの展開後になって初めて作成されることを示唆しているのではない。臨床マイクロシステムをよく機能させるには，測定方法をあらかじめ考え，最初に臨床サービスを作成する際に組み込んでおく。パフォーマンスの測定とモニタリングを計画することにより，また提案された方法を熟考することにより，マイクロシステムはそれが考えるケアの要素と結果の何が本当に重要なのかについて明確にすることができる。第4章で述べたように，マイクロシステムの参加者は，「私たちは自分たちがよい仕事をしているとどのようにして知るのか？（測定は正しく行われているか？）」，そして「よい仕事をしているとして計測されるのは何だろうか？（何を測定するのが最も重要か？）」と自問する。とても重要なことは，測定計画に患者と家族を組み込むことによって臨床改善という作業に患者の価値観や優先順をより反映できるということである。

　このため，利用可能な科学的エビデンス，健全な臨床判断，そして活発な患者の関与や状況において，マイクロシステムは何の指標を追跡すべきなのか，どのようにこれらを追跡すべきか，誰の利益のために追跡するのかを決定する。何の指標を測定すべきかの「何」は，診察の際に適切なスクリーニング検査が指示された割合などの**プロセス測定基準**（マイクロシステムの機能の測定）と**転帰測定基準**（軽減された患者リスクの測定）を結び付けるかもしれない。これらの転帰測定基準は，次にリスク軽減の**代理マーカー**として，または臨床イベントの頻度や強さの変化という**直接の指標**として分類されるかもしれない。たとえば血清コレステロール値は代理マーカーである。将来の心臓疾患のリスクを予測するが，単独では心筋梗塞（こちらは直接の臨床転帰）のような真の臨床イベントではない。リスク軽減の直接の測定はより堅牢であるが，現実の場では代理マーカーよりも得ることが難しいことが多い。このため継続的なパフォーマンスモニタリングでは，代理マーカーの方がより一般的に利用されている。

　パフォーマンス測定の「どのように」の部分は直接患者ケアに尽力している現場の集学的チームには顧みられないことがあるが，彼らはそのケアの継続的なモニタリングや改善のためのシステム要件を考えられないのかもしれない。意図的な計画をすることにより，予防ケア活動の測定を次のような方法でケア提供それ自体の中に組み込むことができる。

- 看護スタッフが，患者にワクチン接種をするたびに接種回数の表に記入をする。
- 外科助手が術前チェックリストのチェックを項目が完了するごとに記入し，データをまとめて病院情報システムに入力する。
- 医師が行った具体的予防的介入の数を数え，業務に基づく継続的な学習と改善を支援するために，パフォーマンスのその後の成功あるいは失敗について記録する。

　役割定義のプロセスは，臨床マイクロシステムの集学的メンバー間の繰り返しの討論を通して明らかになるが，それによりそれぞれの参加者は臨床ケアの行程において具体的なステップを持つようになり，測定の行程において具体的な責任が明確になる。

　最後に，もしモニタリングと測定が（無機質的なデータを管理記録に単に追加するのではなく）

患者ケアを本当に支援するのであれば，マイクロシステムはそれぞれの測定が誰の利益のために行われ報告されているのかを考えなければならない（第4章参照）。予防ケアにおける様々な利害関係者は誰なのか，どのようにして関係するパフォーマンス情報をその1人ひとりと共有するのか。医療組織のリーダー，規制当局，成果主義の財政モデルで予防ケアにインセンティブを与える（ますます増えている）保険会社が，マイクロ，メソ，あるいはマクロシステムのレベルのサービスで臨床ケアを要約する集合的得点表を求めるだろう。そのような要約は重要ではあるが，ケアの現場でパフォーマンスの変化を促進するのには不十分かもしれない。ケアの現場では詳細な個別ダッシュボードや他の形のデータ掲示により，ローカルの改善努力がさらに効果的に導かれるかもしれない。さらに，自らの予防医療に積極的に参加する患者も，健康を達成するための自らの個人的努力に対する質的フィードバックを求めるかもしれない。このため多くのマイクロシステムでは，患者が望んでいる健康目標に向けた自らの進歩を長期的にモニターすることのできる，患者が使いやすい報告書を開発している。

結　論

　予防可能な疾患の臨床的および財政的負担が，いずれも個人と施設の幸福（そして究極的には国家の健康）をますます脅かすようになるにつれ，臨床マイクロシステムは予防医療の仕事を体系的に内抱する，独自の位置付けを持つようになった（Harkin上院議員によれば，私たちはこれまで予防医療の仕事をおろそかにしてきたということだ）。ケアの現場で専門家，スタッフ，患者，家族はお互いに協力して個人および集団，双方の個別のリスクを理解することができる。彼ら（私たち）はこの一般的理解を患者の独特のニーズや業務リソースに関する具体的な知識と結び付け，この情報に，参加者全員の懸念と要求を尊重した効果的介入を合致させる権限を持っている。これらの行為は長期間にわたってモニタリングされる測定可能な結果につながる。患者とマイクロシステムは，これらの結果がすべての利害関係者間で共有される時に恩恵を受ける。具体的目的や目標の達成に関する定期的フィードバックは，健康促進活動に参加している個々の患者にやる気を与え，また，マイクロシステムが予防に基づくケアプロセスの完全性と機能を継続的に改善することを促す。実際のところ，私たちの医療システムの健康はこの本質的作業に依存している。

まとめ

- 予防ケアは健康リスクが臨床的疾患や傷害に進行する前に，健康リスクを事前評価し軽減することをサポートする，介入と相互作用一式として広義に理解することができる。
- 予防ケアの効果的計画は，一般化可能な科学的エビデンスに関するケア提供者の知識を個別の臨床業務環境や活動に関する状況情報と結び付ける。
- 行為に基づく予防ケアサービスの分類には，スクリーニング活動，行動および生物医学的介入および安全性に重点を置いたマイクロシステム環境の修正が含まれる。
- うまく機能している臨床マイクロシステムでは，効果的な予防ケアの作成および実施の際に予防的な測定が組み込まれている。

重要用語

行動修正
臨床改善の式
臨床介入
疾患リスク
一般化可能な科学的エビデンス
医原性危険因子
測定されるパフォーマンスの改善
特定の状況
予防ケア

予防的健康介入
一次予防
処理時間
スクリーニング
二次予防
代理マーカー
統語的連結記号（＋や→の記号）
システム修正
三次予防

復習問題

1. 予防ケアの定義は何か（答えの中に4つのケアの領域を含めること）。
2. ケアの領域はどのように類似しどのように異なっているか。
3. 従来の予防カテゴリー（一次，二次，三次）から行為による分類への移行の例を2つ挙げなさい。
4. 臨床改善の式はエビデンスに基づくケアを日常業務に埋め込むための触媒としてどのように機能することができるか。
5. どのような種類の測定ツールによって，変化が改善をもたらしたことを示すデータが長期的に掲示されるか。

討論課題

1. 臨床改善の式を見直し，あなたのマイクロシステムに存在する予防活動を特定しなさい。そのマイクロシステムに適合させるべき，予防活動に関する一般化可能な科学的エビデンスは他にあるか。この式はケアの質の標準化と改善のプロセスにどう役立つだろうか。
2. あなたのマイクロシステムについて考え，予防ケアの着実な提供に至る妥当なプロセスを特定しなさい。これらのプロセスはどのように測定およびモニターされるか。
3. あなたのマイクロシステムの患者集団とケアのプロセスを見直しなさい。ケア提供の際にどのような具体的予防プロセスが生じるか。誰が何をするか。

参考文献

1. Remarks by U.S. Senator Tom Harkin to the American College of Preventive Medicine. February 17, 2005. Retrieved February 10, 2010, from http://harkin.senate.gov/pr/p.cfm?i=232597
2. Mokdad, A., Marks, J. S., Stroup, D. F., & Gerberding, J. L. Actual causes of death in the United States, 2000. Journal of the American Medical Association, 2004, 291, 1238–1245.

3. U.S. Department of Health and Human Services. The power of prevention : Steps to a healthier U.S. Report issued 2003. Retrieved August 10, 2010, from www.healthierus.gov/STEPS/summit/prevportfolio/power/index.html
4. Woolf, S. H. The power of prevention and what it requires. Journal of the American Medical Association, 2008, 290, 2437−2439.
5. Kottke et al. The comparative effectiveness of heart disease prevention and treatment strategies. American Journal of Preventive Medicine, 2009, 36(1), 82−88.
6. Institute of Medicine Committee on Quality Health Care in America. To err is human : Building a safer health system. Washington, DC : National Academy Press, 2000.
7. McGlynn et al. The quality of health care delivered to adults in the United States. New England Journal of Medicine, 2003, 348(26), 2635−2645.
8. Paul Batalden, personal communication conversation with Eugene Nelson, CSc. Nashville, TN, HCA Corporate Headquarters, 1992.
9. Woolf, S. H. The big answer : Rediscovering prevention at a time of crisis in health care. Harvard Health Policy Review, 2006, 7, 5−20.
10. Institute of Medicine Committee on Quality Health Care in America. Crossing the quality chasm : A new health system for the 21st century. Washington, DC : National Academy Press, 2001.
11. Glouberman, S., & Zimmerman, B. (2002). Complicated and complex systems : What would successful reform of Medicare look like? Ottawa : Commission on the Future of Health Care in Canada.
12. Liu, S., Homa, K., Butterly, J. R., Kirkland, K. B., & Batalden, P. B. Improving the simple, complicated and complex realities of community - acquired pneumonia. Quality and Safety in Health Care, 2009, 18, 93−98.
13. Batalden, P., & Davidoff, F. What is quality improvement and how can it transform health care? Quality and Safety in Health Care, 2007, 16, 2−3.
14. Nelson, G., Batalden, P. B., & Lazar, J. S. Practice - based learning and improvement : A clinical improvement action guide. (2nd ed.) Oak Brook, IL : Joint Commission Resources, 2007.
15. U.S. Department of Health and Human Services. Agency for Health Care Quality and Research. U.S. Preventive Services Task Force. Retrieved August 10, 2010, from www.ahrq.gov/clinic/USpstfix.htm
16. The Cochrane Collaboration. Cochrane reviews. Retrieved February 10, 2010, from www.cochrane.org/reviews
17. Nelson, E., Batalden, P. B., & Godfrey, M. M. Quality by design. San Francisco : Jossey - Bass, 2007.
18. Lorig, K., Sobel, D., Gonzalez, V., & Minor, M. Living a healthy life with chronic conditions. Boulder, CO : Bull Publishing, 2006.
19. Bodenheimer, T., Lorig, K., Holman, H., & Grumbach, K. Patient self - management of chronic disease in primary care. Journal of the American Medical Association, 2002, 288, 2469−2475.
20. Miller, W., & Rolnick, S. Motivational interviewing : Preparing people for change. (2nd ed.) New York : Guilford Press, 2002.

第6章 アクションガイド

　第6章アクションガイドは，マンモグラフィーなどの予防ケアが放射線科のような支援マイクロシステムの中でどのように行われるか，および救命救急ケアについて解説する。どの臨床マイクロシステムおよび支援マイクロシステムにも，日常業務の中に含まれていながら，その性質が予防的な活動とはみなされない予防プロセスがある。マイクロシステムの多くの予防行動は患者に向けたものではまったくなく，医療が誘発するリスクに目を向けることにより患者の健康を間接的に推進する，計画された安全努力を通してマイクロシステム自体に向けられている（たとえばスタッフの手指衛生キャンペーンが，入院病棟と外来の双方の場において患者の感染を予防するように）。

放射線科マイクロシステムにおけるマンモグラフィーによる予防ケアと，救命救急ケアにおけるVAPバンドル

　予防ケアはプライマリーケアだけでなく，すべての医療の場で行われる。放射線マイクロシステムにおけるマンモグラフィーのプロセスについて，フローチャートを使って解説する（**図AG6.1**参照）。患者から照会元の医師，病院マイクロシステム，放射線科のスタッフへと進む。このフローチャートでは，患者の視点からみたプロセスの価値を向上させる品質特性がそれぞれのステップに関して挙げられていることに留意すること。タイムリーさ，秩序，迅速さ，快適さ，プロセスの正確さがすべて価値の高いプロセスに貢献する。第2章アクションガイドでは，ケアのプロセスにおいて患者が何を重要だと考え価値を感じているかを患者から学ぶためのツールを紹介した。この顧客知識をプロセスのデザイン変更に組み込み，その後，適切な測定指標を用いてそのプロセスに存在している主要特性がどのくらい良好であるかを追跡しモニタリングすれば，患者と家族を喜ばせることになるだろう。

　もう1つの例は，集中治療室である。救命救急ケアでは，医療の質改善研究所（www.ihi.org）がまとめた肺炎予防のための人工呼吸器関連肺炎（VAP）バンドルで専門的な予防が行われる。バンドルとはエビデンスに基づく方法として医療提供者向けに業務を系統的にまとめたもので，それを全員で一貫して実施すれば患者転帰を改善することが報告されている。人工呼吸器のバンドルの主要構成要素は次の通りである。

- ベッドの頭側を高くする
- 「鎮静薬を休止する時間」を毎日取り，抜管が可能な状態かどうかを評価する
- 消化性潰瘍の予防

258 VALUE BY DESIGN

図 AG6.1 放射線科フローチャート

予防ケアでマンモグラフィーを受ける患者の放射線科でのフローチャート

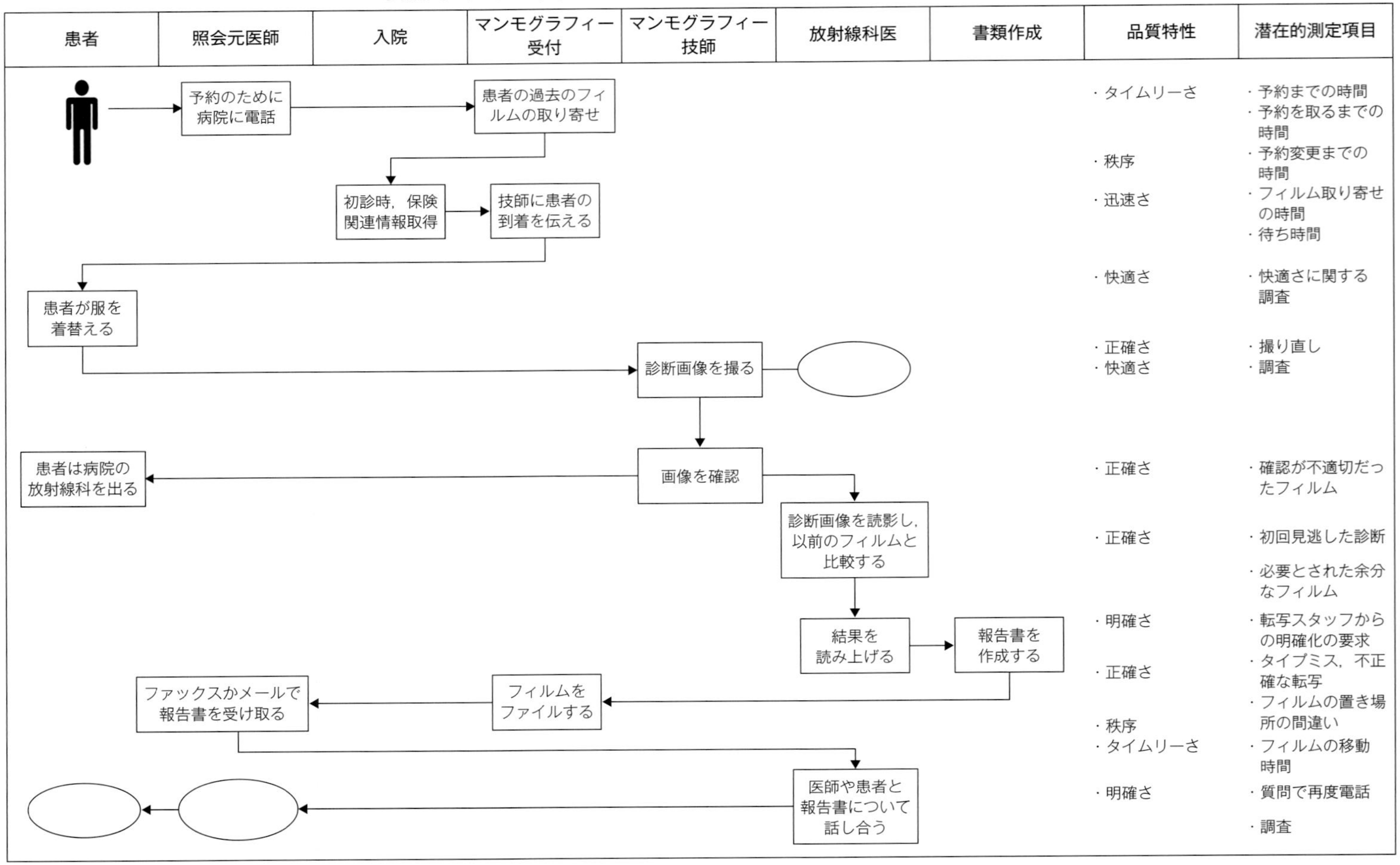

患者	照会元医師	入院	マンモグラフィー受付	マンモグラフィー技師	放射線科医	書類作成	品質特性	潜在的測定項目
	予約のために病院に電話		患者の過去のフィルムの取り寄せ				・タイムリーさ	・予約までの時間 ・予約を取るまでの時間
		初診時、保険関連情報取得	技師に患者の到着を伝える				・秩序 ・迅速さ	・予約変更までの時間 ・フィルム取り寄せの時間 ・待ち時間
患者が服を着替える							・快適さ	・快適さに関する調査
患者は病院の放射線科を出る				診断画像を撮る			・正確さ ・快適さ	・撮り直し ・調整
				画像を確認			・正確さ	・確認が不適切だったフィルム
					診断画像を読影し、以前のフィルムと比較する		・正確さ	・初回見逃した診断 ・必要とされた余分なフィルム
					結果を読み上げる	報告書を作成する	・明確さ	・転写スタッフからの明確化の要求
				ファックスかメールで報告書を受け取る	フィルムをファイルする		・正確さ ・秩序 ・タイムリーさ	・タイプミス、不正確な転写 ・フィルムの置き場所の間違い ・フィルムの移動時間
					医師や患者と報告書について話し合う		・明確さ	・質問で再度電話 ・調査

- 深部静脈血栓症の予防
- クロルヘキシジンを用いた毎日の口腔ケア

第 7 章

PLANNING FOR RESPONSIVE AND RELIABLE ACUTE CARE
対応の早い信頼できる急性期ケアを計画する

Joel S. Lazar
Marjorie M. Godfrey
Eugene C. Nelson
Paul B. Batalden

学習の目的

- 急性期ケアにおける臨床マイクロシステムの役割を説明する。
- 急性期ケアに関する患者の視点とマイクロシステムの視点を比較する。
- 臨床マイクロシステムにおける急性期ケアのデザインに必要なものを5つ挙げる。
- 医療への先進的アクセスの価値と機能を検討する。
- マイクロシステムが患者ケアにおける引継ぎをどのようにして最適化できるかを解説する。

患者および家族の急性期ケアのニーズを効果的に満たすためには，マイクロシステムは予測可能な突然の出来事に対してあらかじめ対応を用意しておかなければならない。これらの対応はエビデンスに基づくアルゴリズム，体系的な意思決定プロセス，明確に定義された（しかし柔軟な）参加者全員の役割から成る。急性期ケアには，タイムリーさ，サービスへのアクセスのしやすさ，次のケア提供者への引継ぎの信頼性も要求される。具体的なデザイン戦略により，これらの要件を満たし，急性疾患の予測可能な要素にも予測不可能な要素にも対応できるマイクロシステムのケア提供が促される。

急性期患者のニーズを予測する

急性疾患の経験はほとんど誰でもよく知っており，初発症状の苦痛ばかりでなく，初発症状の**意味**に関する不確実性ゆえの感情的な苦痛も，常に多少なりとも伴う。患者は次のような心配や疑問でしばしば押し潰されそうになる。

- この問題は深刻なのだろうか。
- この痛み，疲労感，息苦しさ，その他の症状を改善する治療法はあるのだろうか。
- 治療を受けたら，完全にもとの機能を回復することができるだろうか。
- 治療費は払えるだろうか。私が病気の間，誰が家族の面倒をみてくれるのだろう。

急性疾患は患者と家族だけでなく，ケアを提供する臨床マイクロシステムにも常に**混乱**を引き起こす。そのような疾患はしばしば不意に現れるので，臨床マイクロシステムは，その日の急患にどのリソース（スタッフや物資など）を投じなければならないかを十分に予測していないかもしれない。このため，マイクロシステム内の通常のプロセスの混乱は，突然の発症により患者や家族の生活に確実にもたらされる混乱と，少なくとも潜在的には同等である。

患者からケアを提供するマイクロシステムへと不安感が拡大しやすいこのような緊急で予測不可能な状況では，米国医学研究所の安全，タイムリーさ，有効性，効率性，公正さ，患者中心性を優先するという考え方[1]が特に重要である。このため，急性期ケアにおける臨床マイクロシステムの役割は，不測の事態を見越して，予行演習を行い，成功と失敗から素早く学ぶことである。こうすることで患者とマイクロシステムの混乱は抑えられ，不安は減り，可能な限りタイムリーにエビデンスに基づくケアが施される。

本章では患者と家族の急性期ケアに対するニーズ，すなわちタイムリーでアクセスしやすく，緻密な調整と効果的な引継ぎが行われ，公正かつ効果的で，エビデンスに基づき，技術的に健全な急性期ケアに対するニーズを探る。また，これらの予測可能なニーズを満たすのにふさわしい臨床マイクロシステムの特性も調べる。

急性期ケアに対する患者と家族のニーズを定義する

第6章で示したように，また**表7.1**で再度見直す通り，急性期ケア介入を計画する際，そしてより一般的に現場のケア改善を実施する際の臨床マイクロシステムの本質的な第一の機能は，救

表 7.1　患者および家族のケアに対する主なニーズ

予防ケア	健康リスクの事前評価および軽減
急性期ケア	新たなあるいは新たに悪化している健康や機能の失調に対するタイムリーな対処
慢性期ケア	長期的回復力と，継続疾患の自己管理支援
緩和ケア	基礎疾患が進行する中での癒しと尊厳

　急外来（これがしばしば急性期ケアの意味するところでもあるのだが）のような典型的な受診よりも，**患者と家族の状況の固有のニーズに注目することである**。一部のニーズは当然突然の発症に向けられる。そしてこれらのニーズに基づき，所定の緊急治療の場合だけでなく，予測通り慢性期ケアあるいは緩和ケアへ移行する場合にも，具体的サービスやプロセスのデザインの特性（および臨床価値を高めるマイクロシステムの計画）が提供される。

　患者と家族にとって急性疾患の際の基礎的ニーズは，健康や機能の障害の発症あるいは悪化をタイムリーに診てもらうことである。このため，急性期ケアの範囲は，これらの障害の発症あるいは悪化にタイムリーに対処する，マイクロシステムの介入と相互作用のセット全体ということになる。これまでも示してきたように，急性期ケアのニーズは特に問題のない健康な状態から突然生じる［健康な女性が新たに深部静脈血栓症（下肢の血栓）を発症するなど］ことも，また慢性期あるいは緩和ケアの状況下でも発症することもある。一般的によくコントロールされている喘息のある9歳の小児が，呼吸器のウイルス感染の際に反応性気道症状（通常の療法を至急変更することが必要）の突然の再燃を経験するかもしれない。安定したうっ血性心不全を抱えた中年の男性は基礎心臓疾患が急に悪化し，迅速な薬物変更だけでなく入院までもが促されるかもしれない。それまで緩和ケアで状態が安定していた，ある虚弱な高齢の介護施設の入居者は転倒して股関節を骨折し，疼痛管理と股関節機能を最適化する手術のために迅速な評価が必要となるかもしれない。

　こうした様々な臨床状況には，急性期ケアのすべての段階において多様なケア戦略（そして様々な形の事前計画式）が含まれるが，マイクロシステムでは，いつも次の基本的質問に答えることが要求される。私たちは，**健康や機能の障害の発症あるいは悪化をタイムリーに診るという患者と家族のニーズをどうやって満たすか**。より詳しく言えば，私たちはこれらの障害の発症や悪化に対してどう準備するのか，その有害な影響を軽減，できれば回避できるよう，どのような予防的な対応を迅速に採ればいいのか。不測の事態を予測して，私たちはどう組織を構成しリソースを適用したらいいのか。

事例研究：急変

　Joanne Wrightは健康だと自称する50代半ばの女性。定期的に運動を続けている。食事はバランスが取れており，たばこも吸わないし，アルコールもほどほどだ。2, 3年に一度，耳や鼻の感染症で抗生物質が必要になるが，これらの感染症で長く寝込むようなことはない。しかし今年，健康診断の3週間ほど前，これまで経験したことがないような咳と発熱を発症する。この病気の最初の24時間，彼女は家庭療法（休養，水分補給，市販薬の咳用シロップなどを使った自己ケア）を行い，主観的にはやや効果を感じる。2日目には咳の時に粘調で色の濃い痰に気付き，日常の動作で息切れを感じる。彼女は医療関連のインターネットサイトで，さらなる自己ケアの方法と，ある種の呼吸器の警告症状が現れた際に推奨されている医師の連絡先を

事例研究：急変（続き）

調べる。3日目にはよくなるというよりも悪くなっているように感じ，彼女は自分で次のような症状を認識する。喘鳴と息切れ，吐き気と嘔吐，継続する熱と強くなる疲労感。彼女は自分のプライマリーケア医である Dr. Ben Daniels の診療所に電話をする。この後に続く彼女の医療行程を図 7.1 の展開フローチャートに図示する。

Dr. Daniels のクリニックの受付担当者は，トリアージプロトコルの利用法の訓練を受けていた。それは標準的コンピュータアルゴリズムで定められており，単純あるいは緊急でない臨床的問題を抱える患者は次の空いている予約枠に自動的に予約が入るというものだ。一方，より緊急性の高い問題（Joanne の電話を含む）の場合，電話はクリニックの正看護師に引き継がれる。クリニックの正看護師は Joanne に簡単な質問をし，当日の予約が必要だと判断する。Dr. Daniels の今日のスケジュールはタイトで，パートナーの医師も同様であるため重複予約が必要である。Joanne はクリニックに到着してから待たなければならないかもしれないが，午後のうちに医師の診察を受けられることは確実である。

ここから事態は急速に進行する。心配した夫にクリニックに連れられてきた Joanne は相変わらず気分が悪い。看護師が診察室まで彼女に付き添って行く間，彼女の状態は非常に悪そうだ。クリニックのプロトコルに従いバイタルサインのチェックを行う。Joanne の様子が非常に悪そうなため，看護師による評価では追加のパラメータ（これらもプロトコルに基づきあらかじめ定められている）も含める。彼女は喘ぐような息遣いをし，熱があり，脈拍は速く，血圧は思った以上に低い。医師はまだ別の患者を診察しているが，看護師はそれを中断し，Joanne の臨床所見に関する彼女の評価と懸念を医師と共有する。そのため Dr. Daniels は診察中の患者の前からしばらく退出し，Joanne の診察に来て迅速に評価を行う。彼女は臨床的に危険な状態であり，肺の検査では大葉性肺炎が示唆される。Dr. Daniels は酸素療法と吸入療法を至急，指示し，看護助手がそれを行う。彼は Joanne と彼女の夫に入院が必要であることを説明し，すぐに移送準備への同意書を彼らに書いてもらう。

Dr. Daniels は受付担当者に救急車を呼ぶように依頼するとともに，地域の病院の緊急治療室に電話をして待機中の医師に Joanne の状態と移送の理由を簡単に説明する。このプロセスの間，クリニックにいる他の患者にはその理由を伝え，待っていてもらう（これも予行演習済みのプロトコルに沿っている）。「Dr. Daniels は緊急の患者さんに対応中ですが，すぐに戻ってきます。」待つことのできない患者に対しては予約変更の選択肢も与えられ，また秘書はチーム内の他のスタッフに待っている患者に対応できないかどうか確認する。一方，看護師は救急車の搬送チームが到着するまで Joanne のベッド際に待機する。重要情報を交換し，患者は担架で救急車へ，そして最終的には地域の病院の緊急治療室へと移送される。

緊急治療室ではさらに引継ぎとプロトコルに基づく介入が実施される。酸素療法は継続される。Joanne の低血圧を改善するために点滴が行われる。両側の大葉性肺炎を明らかにするために胸部 X 線撮影が指示される。エビデンスに基づくアルゴリズムにより適切な抗生物質が選択され，Joanne が到着してから 1 時間以内に初回静脈投与が行われる。まず入院チームが対応し，さらに臨床医や看護師の間の意見交換が行われた後，Joanne は集中治療室に移送される。ここでは以前から予行演習をしている通りの活動が続く。酸素濃度は依然低く，Joanne は呼吸機能を支援するため 48 時間にわたり人工呼吸器を利用しなければならない。当然のことながら妻に対する心配がつのる夫のところへは，ソーシャルワーカーが 1 日に 2 度チェックに来る。

ありがたいことにその後数日間の抗生物質が功を奏する。Joanne は人工呼吸から離脱し，丸 8 日間の病院でのケアの後，退院して家に帰れるほどに回復する。テンプレートに沿った退院時要約が Dr. Daniel に送付された。これを読むことで翌週，経過観察のために彼女がクリニックに来る時，彼は彼女の病院で受けたケアやその病院の専門医によってなされたの退院後のアドバイスを十分に理解することができる。この経過観察の予約は Joanne の退院前に行われる。さらに退院から数日前に，Joanne と夫に対して集学的メンバーによる回診の際，積極的な家庭健康サービスが勧められる。これは体が弱くなっている Joanne にケアを提供し，彼女の継続的回復を支援するものだ。厳しい試練の後遺症のため Joanne は経過観察の通院でも依然かなり疲労を覚えるが，少しずつではあるものの明らかに快方に向かっている。Dr. Daniels は，病気になる前のレベルにまで完全に機能回復が期待できると言って彼女を安心させる。

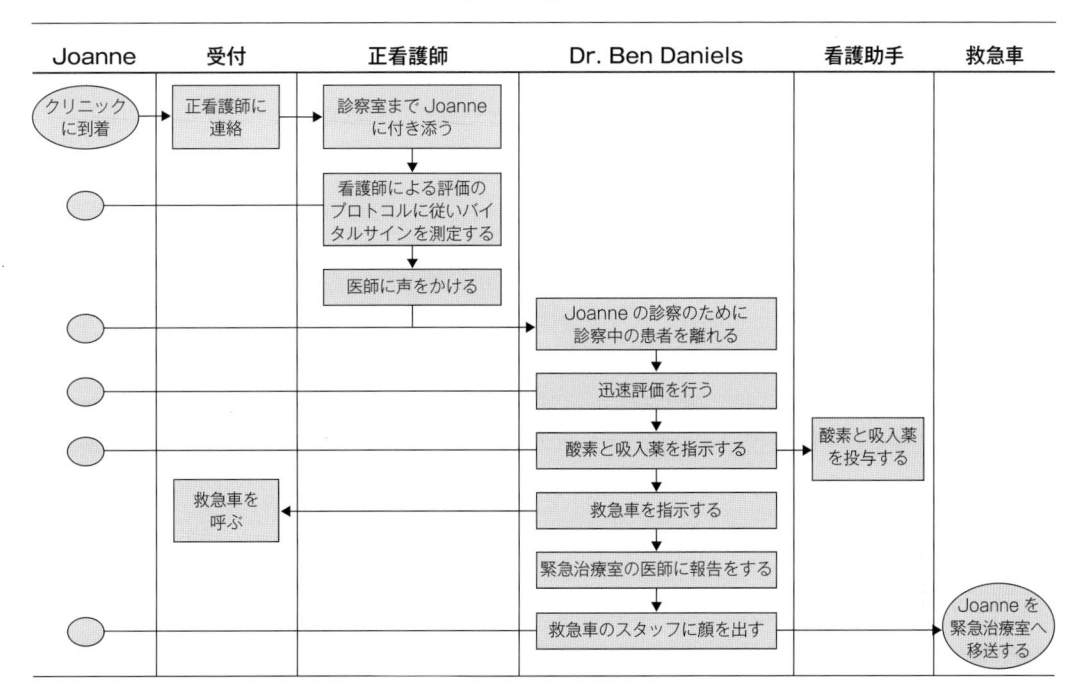

図 7.1　肺炎の展開フローチャート

急性期ケアのためのデザイン要件の概観

　この症例では，疾患の急変に関してどのような経験的特性が見られたか。これらは，うまく機能しているマイクロシステムが急性期ケアの提供に折り込まれなければならないデザイン特性をどのように決定付けているか。急性期ケアをサポートする臨床マイクロシステムは次のプロセスから成る。

- エビデンスに基づくアルゴリズム
- 体系的な意思決定と標準化された指示
- 先進的アクセス
- 信頼できる引継ぎ
- マイクロシステムメンバー間の効果的コミュニケーション
- 調整された行為の予行演習
- 指標となる事象の後の十分な見直しとフィードバック
- 予測される突然の出来事に対する計画

　これらの臨床マイクロシステムの中にいる臨床スタッフは次の特徴を備える。

- ケアのタイミングとタイムリーさに対する敏感さ
- 明確に定義された（しかし柔軟な）役割
- 混乱を管理する能力（患者側とマイクロシステム側の双方）

- 患者と家族の積極的な関与

本セクションではこれらの要素について総括し，次のセクションでは，すべての急性期ケア提供システムの本質的構成要素である**先進的アクセス**と**効果的な引継ぎ**へとテーマを拡大する。

時間が優先される

もちろん最も注目すべきは，Joanne の症状と彼女が接触したいくつかの臨床マイクロシステムの対応が，いずれも時間に追われた状況で展開する点である。しかしこれは複数の点で当てはまる。**タイムリーさ**と**タイミング**はいずれも急性期ケアには不可欠である。突然具合が悪くなる患者や，(Joanne の夫のように)愛する人の病気を突然とても心配することになる家族にとってのニーズは，今すぐということである。アクセス，効率性，有効性，信頼性は患者の主な優先事項であり，それらはそのままマイクロシステムの主な優先事項になる。しかし Joanne は複数のタイムリーさを必要とする。マイクロシステムの中では**タイミング**も必要だ。彼女の例でよく計画されたプロトコルといくつかの引継ぎが明らかにしているように，急性期ケアは連続あるいは同時に行われる診断と治療活動の綿密な調整の上に成り立つ。これらの活動は事前計画され，緊急性，敏捷性，安全性，信頼性に対する状況の需要を満たすよう時宜を得ていなければならない。

先進的アクセスと効果的なケアの移行(引継ぎ)は，臨床マイクロシステムにおけるタイムリーさとタイミングを特にサポートする2つの重要なデザイン特性である。これらの特性は第5章で一般的な言葉で解説しており，本章後半のセクションでは「先進的アクセスと効果的なケアの移行」というタイトルで，急性期ケアへの具体的応用について考える。

エビデンスに基づくアルゴリズムと体系的な意思決定

Dr. Daniels と彼の同僚は，いつ特定の患者が新たな緊急の健康や機能の障害のために電話をかけてくるかを具体的に予測することはできない。彼らが予測できるのはもっと一般的に，そのような障害は時々起きるということだけである。5Pによるマイクロシステムの自己評価モデル(第1章アクションガイド参照)では，集団のニーズ，パターン，ローカルの業務の変動についての洞察が得られる[2]。マイクロシステムでは急性事象の頻度や季節的パターンを理解し，新たな洞察でそれに合わせた計画を立てることができる。このような知識に基づいて，うまく機能している臨床マイクロシステムは突然の来院の可能性に備え，リアルタイムの実施が効率的で調和のとれたものとなるよう適切な対応を事前計画している。もちろん緊急事態になってから，緊急事態の準備を始めるのは最悪である。とはいえマイクロシステムは，予測可能な状況が必要とするだけの広がりと具体性を持った準備をすることができないことがしばしばある。

より一般的な言葉でいうところの**エビデンスに基づく臨床アルゴリズム**は，非常に有益である。これらのアルゴリズムには，臨床ケアの道筋，診療ガイドライン，決定ルールといった科学的研究からの知見が組み込まれている。Joanne が肺炎による呼吸不全で受診する時に，どのガイドラインで現場スタッフを導くことができるか。どの評価手段(胸部X線や喀痰培養)が迅速な診断の役に立つか。このような評価はどの順序で行うべきか。文献ではどの抗生物質(関与して

いると考えられる菌に向けた種類）が適切だと示唆されているか。どの支持療法（たとえば酸素や点滴による水分補給）が必要か。ある患者を集中治療室に入院させ，別の患者を家に送り返すことを決定するにはどの臨床基準が役立つか。

図7.2に示した肺炎治療のアルゴリズムのように具体的なガイドラインやアルゴリズムが専門およびプライマリーケア学会によって作成されており，オンラインや専門出版物を通して容易に入手できる。たとえばwww.icsi.orgは，科学的エビデンスや専門家のレビューに基づく100を超える数の診断と治療のアルゴリズムに関する情報センターとして役立つ臨床システム改善研究所（Institute for Clinical Systems Improvement）のウェブサイトである[3]。個別のマイクロシステムはその診療の場で生じるかもしれない潜在的緊急事態を考えることから（ここでも第1章のマイクロシステムの自己評価の5Pモデルを参照のこと），そしてその後これらの状況に関連すると思われるエビデンスに基づくガイドラインを集め見直すことから，不測の事態に対する計画を作成することができる。

読者は，重複はあるものの，少なくとも3つのエビデンスに基づくアルゴリズムのメリットに気付くだろう。第一に，最も明らかなものとして，信頼できる第三者（専門組織）が労力を使う仕事（一次調査）の大半を既に済ませてくれていることだ。多くの正式なアルゴリズムの背後には，多くの一次調査があり，ガイドラインはその結果を要約して統合したものである。第二に，これらのアルゴリズムは**知識を行動に置き換えた**ものであるということだ。Joanneが肺炎を起こしている可能性があるとして，彼女のケアチームのそれぞれのメンバーは何をするだろう。入手できているエビデンスから正当化される行動は何か（十分なエビデンスが不足している場合には，その状況で少なくとも合理的なもの）。具体的な行動はどのように，いつ，誰により行われるか。最後に，重要なこととして，うまくデザインされたアルゴリズムは，圧倒されるほど複合的ではなく，比較的**単純**あるいは少なくとも（GloubermanとZimmerman[4]の素敵なフレーズを借りると）「単に複雑な」行動の道筋を作る。急性疾患は，患者だけでなく時にはこの疾患を扱わなければならないケア提供者やスタッフの間にも不安を生む。必ずしもすべての臨床的状況に適切ではないが，もし…したらの形式のアルゴリズムに基づくケアは多くの緊急事態において歓迎される明確さと安全を推進する信頼性を生み出す（さらに詳細な検討については第8章を参照）[5]。もしJoanneの胸部X線がWを示したら，その時には薬剤Xを投与する。もし彼女の血圧がYより低かったら，その時にはZの点滴で治療する。経験を積んだ臨床医なら，実際に直面している症例が通常のシナリオからずれている場合には，このルールを修正して使うかもしれない。それでもこのルールは意思決定をする際の確かな根拠となる。

臨床マイクロシステム内における明確に定義された（しかし柔軟な）役割

私たちはこれまでに，マイクロシステムは潜在的に予測可能な急性期患者のニーズを管理するために，広くかつ具体的に準備をしなければならないことを既に示してきた。臨床アルゴリズムは，この準備の広さに向けられている。教育，免許，正式な訓練，業務経験に基づく慎重な役割の明確化と最適化により，業務に具体性が生まれる。

エビデンスに基づくアルゴリズムの多くは，ある与えられた状況における詳細な**行為**と，それらを行うべき人の結び付きが明確でないために，現実の臨床の場でうまく機能しない。フロー

図 7.2　肺炎治療のアルゴリズム

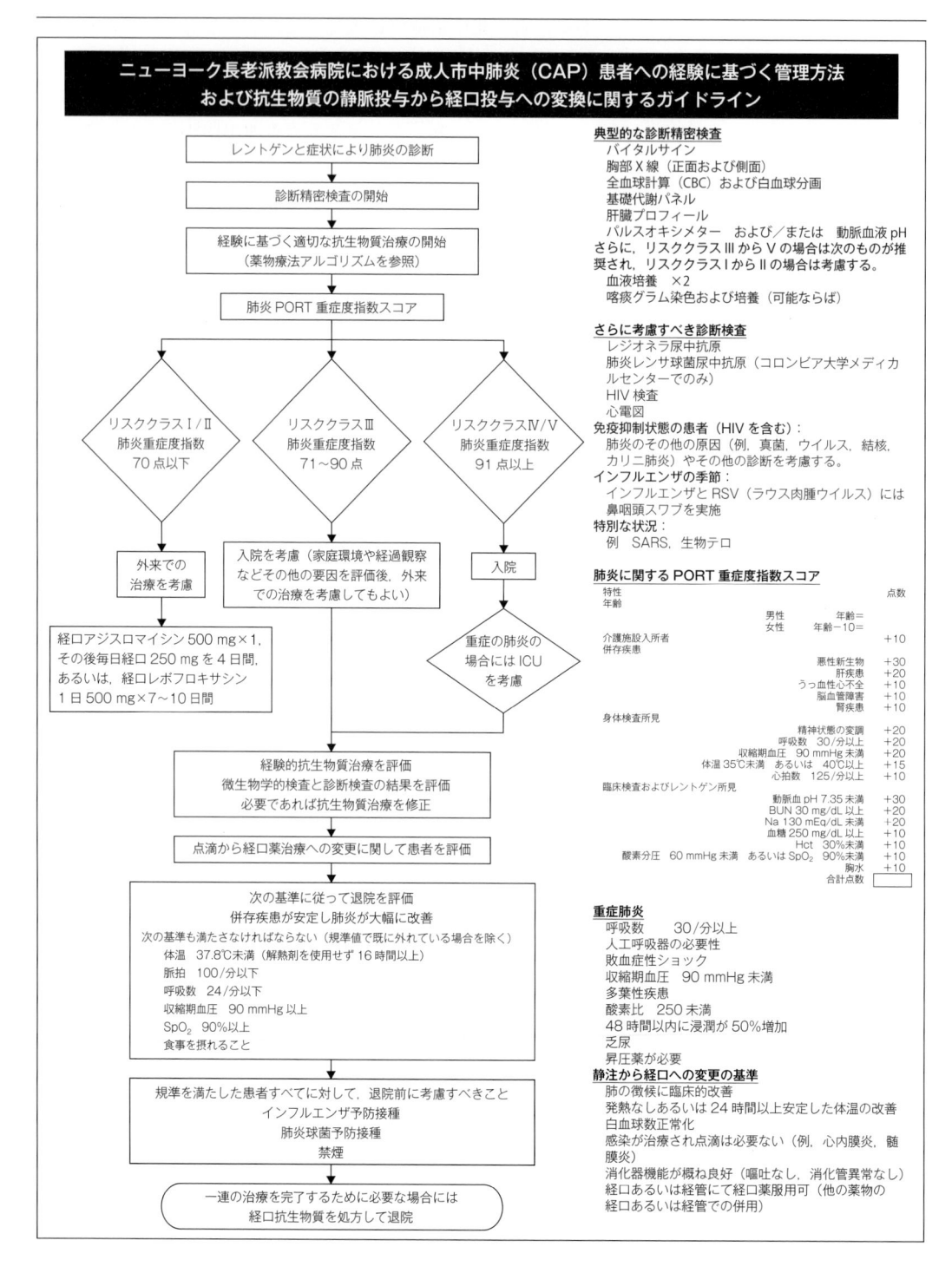

ニューヨーク長老派教会病院における成人市中肺炎（CAP）患者への経験に基づく管理方法および抗生物質の静脈投与から経口投与への変換に関するガイドライン

［フローチャート］

- レントゲンと症状により肺炎の診断
- 診断精密検査の開始
- 経験に基づく適切な抗生物質治療の開始（薬物療法アルゴリズムを参照）
- 肺炎 PORT 重症度指数スコア

分岐：
- リスククラス I／II　肺炎重症度指数 70 点以下 → 外来での治療を考慮
  - 経口アジスロマイシン 500 mg × 1，その後毎日経口 250 mg を 4 日間，あるいは，経口レボフロキサシン 1 日 500 mg × 7〜10 日間
- リスククラス III　肺炎重症度指数 71〜90 点 → 入院を考慮（家庭環境や経過観察などその他の要因を評価後，外来での治療を考慮してもよい）
- リスククラス IV／V　肺炎重症度指数 91 点以上 → 入院
  - 重症の肺炎の場合には ICU を考慮

- 経験的抗生物質治療を評価　微生物学的検査と診断検査の結果を評価　必要であれば抗生物質治療を修正
- 点滴から経口薬治療への変更に関して患者を評価
- 次の基準に従って退院を評価
  併存疾患が安定し肺炎が大幅に改善
  次の基準も満たさなければならない（規準値で既に外れている場合を除く）
  　体温　37.8℃未満（解熱剤を使用せず 16 時間以上）
  　脈拍　100／分以下
  　呼吸数　24／分以下
  　収縮期血圧　90 mmHg 以上
  　SpO₂　90％以上
  　食事を摂れること
- 規準を満たした患者すべてに対して，退院前に考慮すべきこと
  インフルエンザ予防接種
  肺炎球菌予防接種
  禁煙
- 一連の治療を完了するために必要な場合には経口抗生物質を処方して退院

典型的な診断精密検査
- バイタルサイン
- 胸部 X 線（正面および側面）
- 全血球計算（CBC）および白血球分画
- 基礎代謝パネル
- 肝臓プロフィール
- パルスオキシメーター　および／または　動脈血液 pH

さらに，リスククラス III から V の場合は次のものが推奨され，リスククラス I から II の場合は考慮する。
- 血液培養　×2
- 喀痰グラム染色および培養（可能ならば）

さらに考慮すべき診断検査
- レジオネラ尿中抗原
- 肺炎レンサ球菌尿中抗原（コロンビア大学メディカルセンターでのみ）
- HIV 検査
- 心電図

免疫抑制状態の患者（HIV を含む）：
- 肺炎のその他の原因（例，真菌，ウイルス，結核，カリニ肺炎）やその他の診断を考慮する。

インフルエンザの季節：
- インフルエンザと RSV（ラウス肉腫ウイルス）には鼻咽頭スワブを実施

特別な状況：
- 例　SARS，生物テロ

肺炎に関する PORT 重症度指数スコア

特性	点数
年齢　男性	年齢＝
女性	年齢－10＝
介護施設入所者	+10
併存疾患	
悪性新生物	+30
肝疾患	+20
うっ血性心不全	+10
脳血管障害	+10
腎疾患	+10
身体検査所見	
精神状態の変調	+20
呼吸数　30／分以上	+20
収縮期血圧　90 mmHg 未満	+20
体温 35℃未満　あるいは　40℃以上	+15
心拍数　125／分以上	+10
臨床検査およびレントゲン所見	
動脈血 pH 7.35 未満	+30
BUN 30 mg/dL 以上	+20
Na 130 mEq/L 未満	+20
血糖 250 mg/dL 以上	+10
Hct 30％未満	+10
酸素分圧　60 mmHg 未満　あるいは SpO₂ 90％未満	+10
胸水	+10
合計点数	

重症肺炎
- 呼吸数　30／分以上
- 人工呼吸器の必要性
- 敗血症性ショック
- 収縮期血圧　90 mmHg 未満
- 多葉性疾患
- 酸素比　250 未満
- 48 時間以内に浸潤が 50％増加
- 乏尿
- 昇圧薬が必要

静注から経口への変更の基準
- 肺の徴候に臨床的改善
- 発熱なしあるいは 24 時間以上安定した体温の改善
- 白血球数正常化
- 感染が治療され点滴は必要ない（例，心内膜炎，髄膜炎）
- 消化器機能が概ね良好（嘔吐なし，消化管異常なし）
- 経口あるいは経管にて経口薬服用可（他の薬物の経口あるいは経管での併用）

チャートのボックスの中には，患者のトリアージをする，酸素を投与する，緊急診療部に連絡をする，待合室の患者に遅延を知らせるということまで記載する。これだけではなく，うまく機能しているマイクロシステムではさらにカスタマイズして，それぞれの行為の責任者を前もって割

り振る。このため受付担当者が電話でのトリアージを行い，看護助手が酸素を吸入し，医師が緊急診療部に電話をする。もう一度言うが，緊急時，あるいはそれほど緊急でない場合であっても，チームの各メンバーは誰か他の人がそのステップを既にやっただろうと思うかもしれない。しかし慎重に役割を前もって割り当てないと，結局この誰かなど存在しないのだ。展開フローチャートは役割の明確化を促し，プロセスの信頼性を確実なものとするのに役立つ。

　もちろん，役割割り当ての相対的厳密さはそれぞれの状況によって異なり，役割の柔軟性の度合いが大きいほど，マイクロシステム全体の適合性が高くなる。Sarah Fraser と Trisha Greenhalgh が述べたように「21 世紀に成功を収める医療は，単に変化，改善，対応を目的とするのではなく，変更可能性，改善可能性，対応可能性を目的としなければならない」[6]。臨床ケアでは新たな状況が定期的に発生する。異なる状況で必要とされる様々な役割を取り入れるために医師，看護師，その他の医療関係者でクロストレーニングを行うことや，役割を変更可能な形にしておき，新たな学習により修正や拡大ができるようにすることにより，ケア参加者は共通の目標を持って彼らのスキルを患者と家族へのサービスにおいてさらに十分に利用できるだろう。マイクロシステムは単に**能力**（通常の状態でそれぞれのスタッフが何を知り何ができるのか）を向上させるだけでなく，もっと重要なことに**潜在能力**，すなわち Fraser と Greenhalgh が言うところの「個人（およびグループ）が変化に適合し，新たな知識を生み出し，パフォーマンスを改善し続けることができる範囲[6]」を向上させる。

患者および家族ならではの役割

　マイクロシステムの参加者それぞれの役割を考える際に，患者と家族の役割を無視してはならない。予防，慢性期，緩和の状況では，患者の行動と明確な優先事項が全体的ケアの構成要素であることはおそらくより明白である。急性期ケアにおける**病人**[7]は，従来は自分の権限を手放し，能動的な医療システムが行うどのような治療でも受動的に受入れるものであるかのように考えられている。しかし，ここでは患者と家族は積極的な役割を担う。

　最も基本的なレベルで言えば，救急医療を必要とする人はまず医療システムへのアクセスを決定する。この決定は決して当然の結論ではない。**図 7.3** が示すように，いくつかの横断的研究によれば，発症したり傷害を負ったり人のほとんどは，通常の医療システムを受診しないことが明らかになっている[8,9]。患者はまず，たとえ気が進まなくても，その症状が具体的な治療が必要なものであるという結論を出さなければならない。その後，ケアを望む場合でさえ，どのような形の援助を求めるかを明らかにするため，さらに熟考を要する。右コラムのようなことを一度に，または何時間，何日，何週間，あるいは何ヵ月もの間，考え続けるのである。

> 私の腰痛は病気なのかそれとも単なるつらさなのか。この不快感とともに生活していけるか，それとも何かすべきだろうか。もし何かすると決めた場合，既に持ち合わせている知識を使って自分で対処できるだろうか，それとも自由に利用できるいくつかのリソースのどれかを使おうか。これらのリソースのうちどれが最も適切か，家族，友人，インターネット，地域の理学療法士，代替医療の治療師，プライマリーケア医，緊急治療部…。

　この熟考の最後の最後にようやく臨床マイクロシステムが登場する。その頃には多くの質問を自分に問いかけ，それに対する曖昧あるいは明確な決定がなされている。この次から次に行わ

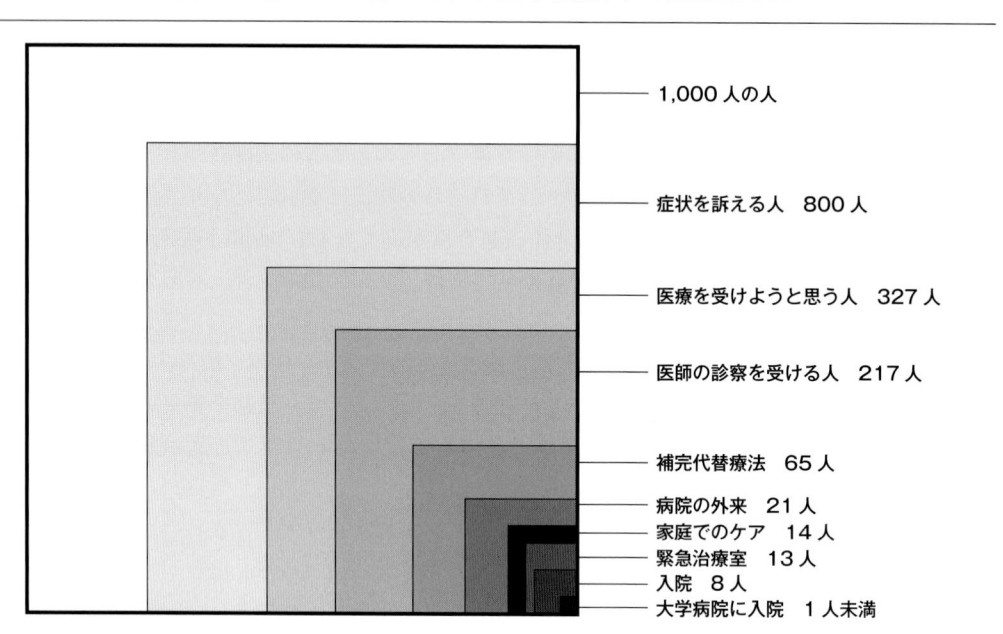

図 7.3　誰がどこでケアを求めるか．医療ケアの生態 2001．

- 1,000 人の人
- 症状を訴える人　800 人
- 医療を受けようと思う人　327 人
- 医師の診察を受ける人　217 人
- 補完代替療法　65 人
- 病院の外来　21 人
- 家庭でのケア　14 人
- 緊急治療室　13 人
- 入院　8 人
- 大学病院に入院　1 人未満

出典：L. A. Green et al. The ecology of medcal care revisited.（医療ケアの生態を見直す）*New England Journal of Medicine*. 2001, 344, 2021-2025.

れる決定には，経験している症状の強さだけでなくその人の個人的な心情や優先事項，教育や家庭的背景，社会的および金銭的リソース，文化的期待，過去に受けた医療行為の記憶などが影響を与える[10]．この複合的なプロセスには患者と家族の積極的な関与が必要である．

　自身のケア開始における患者のこの本質的な最初の役割（治療優先順位の協議，共有された意思決定への参加，治療勧告の実施など，後になってからの患者の役割は言うまでもなく）を理解してこそ，臨床マイクロシステムはクリニックや病院の壁を越えて広がる効果的な急性期ケア介入をデザインすることができる．Langley の**変更概念**の考えを使うと，マイクロシステムにおける質が高く効率的なケア提供のために効率性の高いプロセス変更について広く考えることができる[11]．**図 7.4** は，臨床マイクロシステムがプロセス中のステップを組み合わせることによって，あるいはステップを整理しなおす，あるいは削除さえすることによってケアを改善できることを示している．また，ケアはステップ間の引継ぎの失敗をなくすことによっても（本章の「先進的アクセスと効果的なケアの移行」のセクションを参照），あるいはあるステップをより価値の高いまったく新しいものと置き換えることによっても改善できる．こうした考慮を行う際に見逃されがちなのが，臨床プロセス自体に対する**認識を修正する**可能性[12]だ．しかしこれこそが，プロセス中で患者と家族の役割を活用できる場所だ．

　特に，サービスを最大限有効に使用できるよう患者を支援するために，臨床マイクロシステムは必要性のある患者のための意思決定支援リソースとなる積極的な教育戦略を作成できる．こうしてマイクロシステムと患者は一体となり，医療の場の外側にある健康戦略や急性疾患に対する介入を通じ，それ以降の予期しないケアに対する認識を修正する．たとえば，慢性の反応性気道疾患のある小児は，症状の緊急性のレベルに厳密に基づいて自己ケアとシステムケアの選択肢が

図7.4 変更の概念

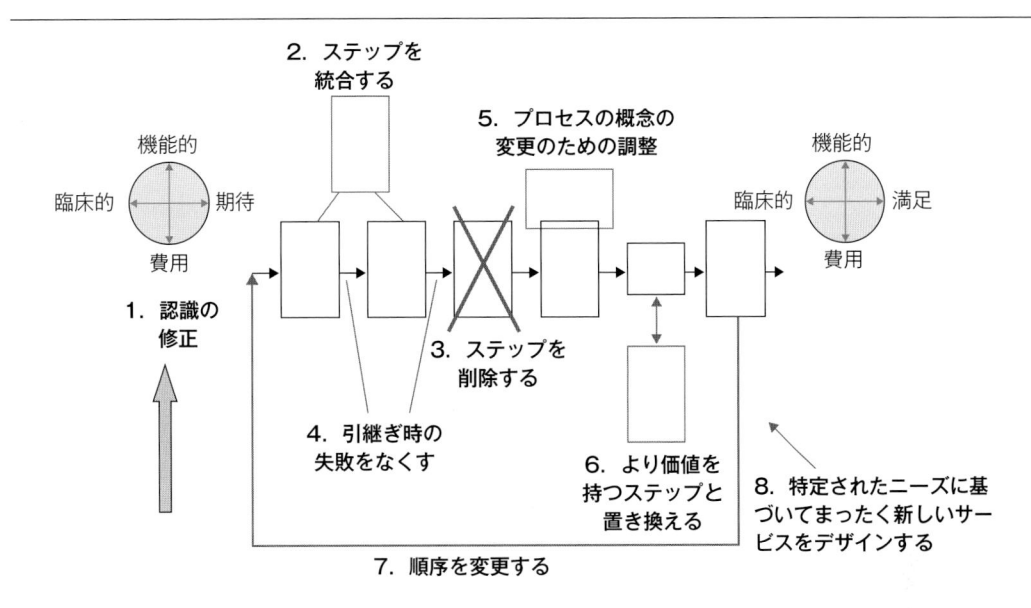

1. 認識の修正
2. ステップを統合する
3. ステップを削除する
4. 引継ぎ時の失敗をなくす
5. プロセスの概念の変更のための調整
6. より価値を持つステップと置き換える
7. 順序を変更する
8. 特定されたニーズに基づいてまったく新しいサービスをデザインする

(左右の円:機能的／臨床的／期待／満足／費用)

具体的に示された喘息アクションプランを受け取る（**図7.5** 参照）。このモデルでは，上部の「進め」ゾーンの症状は臨床的に安定していて介入が必要のないことを意味している。真ん中の「注意」ゾーンの症状は，患者と家族が家庭で開始する具体的な自己ケア行動を促している。このような介入が功を奏して患者が再び上部の「進め」ゾーンに戻れば，クリニックや緊急診療部に来る必要はない。システムのムダが削減され，自信を持った患者は元気になり，依然として直接医師に診察を受けなければならない次の患者のためのシステムへのアクセスが改善される。喘息患者が下部の「危険」ゾーンの症状を経験している場合にのみ，患者は直接医療システムに接触しなければならず，その場合にはより積極的な治療が当然，選択される。単にシステムに基づいてプロセスに対する認識を修正するだけで，システム**全体**が，適切な時に適切な患者に**適切な**レベルのケアをより効果的に実現できるようになる。

予測される突然の出来事に対する計画をする

これまでにも述べたように，臨床マイクロシステムは，ある患者がいつ新たな健康機能の障害を急に経験するか正確に予測することはできないが，そのような混乱が時に起きるだろうということをより一般的に予測することはできる。システムのリソースとデザインの構成要素にはエビデンスに基づくアルゴリズム，意思決定構造，役割の最適化，インプットの修正などがあり，それらによりマイクロシステムは急な患者ニーズに対する対応を調整して行うことができる。実際にシステムのリソースとデザインの要素を統合するあと2つの不可欠な活動は，実際に急な事象が生じる**前**に行う介入戦略の思慮深い予行演習と，急な事象の**後**に行う注意深い省察とマイクロシステムの対応に関する結果報告である。

エビデンスに基づくアルゴリズムに補強され，臨床マイクロシステムは妥当な緊急シナリオを予行演習する体制を整える。理想的にはこの作業には，二次救命処置プログラムの教育者により

図 7.5　喘息アクションプラン

名前	日付
医師	カルテ番号
医師連絡先　日中	夜間／週末
緊急時連絡先	
医師署名	

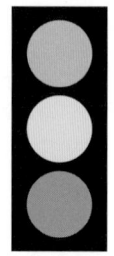

信号の色に応じて，喘息の薬を選択してください。

青信号は「進め」　予防薬を使ってください。

黄信号は「注意」　即効薬を使ってください。

赤信号は「危険」　医師の助けを求めてください。

あなたの最適ピークフロー

進め

あなたは次のすべてに該当します。
- 呼吸は問題ありません
- 咳や喘鳴はありません
- 夜はよく眠れます
- 仕事や遊びが可能です

ピークフローは_____から_____

これらの日常的予防抗炎症薬を使ってください。

薬剤名	量	頻度／いつ使うか

運動に伴う喘息では次のものを使用：

注意

次の中に該当するものがあります。
- 風邪のひき始めの症状
- 喘息の誘因となるものに接した
- 軽度の喘鳴　・咳
- 胸が苦しい　・夜間の咳

ピークフローは_____から_____

青信号の時の薬を使い続けるとともに，以下の薬を追加してください。

薬剤名	量	頻度／いつ使うか

プライマリーケア医に連絡してください。

危険

あなたの喘息は急速に悪化しています。
- 薬はもう役に立ちません
- 呼吸が困難で早くなっています
- 鼻孔が大きく開いています
- 肋骨が浮き出ています
- あまりしゃべれません

ピークフローは_____から_____

これらの薬剤を使用のうえ，直ちに医師に連絡をしてください。

薬剤名	量	頻度／いつ使うか

直ちに医師の助けを求めてください！　騒ぎになってもかまいません。医師はすぐにあなたを診察したいと思っています。これは重要なことです！　担当の医師に連絡が取れない場合は，直接救急診察部に行ってください。じっとしていてはダメです。
救急診察部に行った場合や入院の場合は 2 日以内にプライマリーケア医の予約を取ってください。

出典：www.health.state.ny.us/diseases/asthma/pdf/4850.pdf より

行われる模擬緊急事態を想定した，現実的な予見できるイベントの予行演習が含まれる。正式なシミュレーションセンターが増えてきて，安全な環境で様々な急性のシナリオの予行演習ができるようになっている。これらの場では，参加者の特別な学習ニーズに合わせて，個別のロールプレイのシナリオを採用することができる。しかし特別なリソースがない場合でも，マイクロシステムの参加者は急性期ケアプロセスの重要なステップの予行演習を行うことができる。物理的に

施設中を文字通り歩き回る，会議の場で引継ぎの予行演習を想像する，シミュレーションしたケアに潜むギャップや落とし穴を参加者とともに特定するなどである（第3章アクションガイド参照）．

　緊急事態になってから，緊急事態の準備を始めるのは最悪であるという話も既にした．同様に，そのような緊急事態の後の状況で最悪なのは（もちろん患者に対する有害転帰を除いてだが），その事象の振り返り学習を怠ることである．効果的なマイクロシステムは当たり前のように毎日，毎週，毎月の通常業務に，積極的な振り返りのための時間を組み込んでいる．前もって予定されているスタッフ会議同様，正式な死亡症例検討会も場合によってはこの機能を果たす．しかしこれらの機会は実際に急性期ケアが提供された時からは時間が経っていて，学習の機会が失われることがある．このため，臨床マイクロシステムでは経験を整理しすべてのスタッフとともに学ぶ，ちょっとした**打ち合わせ**を毎日行うことを推奨する．打ち合わせは各臨床セッションやシフトの開始時や終了時，あるいは急性の事象の直後などいつ行ってもよい．このような点検では，事象の詳細な報告を含めてもよいし，次のような3つの基本的な質問にとどめてもよい．「今日の患者ケアでうまくいったことは何だろう．」「もっとうまくできたことは何だろう．」「明日の仕事を円滑に進めるために，今日の経験から具体的な変更点はあるだろうか．」細菌性肺炎で死にかけたJoanneの例のように，並外れた感情の動きを伴う臨床的な急性事象に関しては，チームメンバーの感情を探るのも妥当である．技術的アルゴリズムやエビデンスに基づくガイドラインは，大きな利害を伴う臨床状況において客観性と信頼性を維持するのに役立つが，このような場では人間的な反応が不可欠である．臨床マイクロシステムの指導者は報告会の中で，患者およびケア提供スタッフの安全性もサポートする感情的余地を作り出すこともできるのである．結局は，効果的かつ支援的に専門家の反応を整理することにより，マイクロシステム内に信頼と強さが築かれ，チームメンバーが最高品質のケアを提供する能力が高まる．

先進的アクセスと効果的なケアの移行

　これまで話してきたように，ケアへのタイムリーなアクセスは，特に健康や機能の障害が出現しているあるいは悪化しつつあるという急性の状況では，患者と家族にとって非常に重要なニーズとなる．しかしこのニーズを常に満たすことが，現場マイクロシステムにとっては困難な課題である場合がある．これらのマイクロシステムはたいてい過去の経験からの知識に基づきリソース（人材を含む）の配分を計画している．予測できないような形で昨日や今日とはもちろん異なる**明日**のニーズに対して計画を立てる時に，私たちはこの経験をどのように使うのだろう．臨床処理能力を（ムダを生むほど）高め過ぎず，低め過ぎず，ちょうどよくするにはどうしたらよいだろう．そして再度，予測できないものを予測して組織を作りリソースを適用するにはどうしたらよいだろう．

　MurrayとTantau[13]は，アクセス問題への医療機関の従来のアプローチは，医療に対する需要はとどまるところを知らないと仮定しているので，システムが圧倒されないよう守るための障壁を作らなければならない（複合的なスケジュール組みのモデル，複数の予約タイプ，複雑なトリアージアルゴリズムなど）と述べた．しかし実際にはそのような欠陥のある解決法は，それを改善するどころかタイムリーなアクセスを損なうことが多い．これはもちろん患者のニーズが急で

ある時には特に問題である。このような状況でのアクセスに対する障壁は，効率性や有効性に対する障壁でもある。満足度が低下し，患者の安全性が脅かされるかもしれない。

第5章で説明したように，最善のアクセスのためには，積極的に需要と供給のバランスを取り臨床ニーズに臨床リソースを適合させるという，多面的なデザイン上の課題として臨床需要を概念化しなおす必要がある[14]。近年の先進的アクセスのモデルにおける目標は，既存の需要を秩序だった（しかし時間を浪費する）待ち行列に押し込めるのではなく，品質や価値を損なう遅延をなくすためにこれらの行列を排除することである。MurrayとBerwick[15]は患者のフローを改善し，長く存在してきたタイムリーなケアに対する障壁を解体しながら臨床対応能力を増やしていく，先進的アクセスの再デザインのための6つの要素を次のように提唱している。

- 需要と供給のバランスを取る。これにはまず5Pによるマイクロシステムの自己評価を通して，地域の需要と供給を理解することが必要である。
- 予約を待つ患者の列を捌いていくことにより，また従来型の対面式の診察関係に対する代替を生み出すことにより待ち患者を減らす。
- 多様な予約の種類を減らし，予約の長さを標準化する。
- 多様なスキルを持つ柔軟性のあるスタッフを育成することにより，稀な状況に対する非常事態への対応計画を作成する。
- 予約時に行える活動を最大化し，ケアへの患者の参加を最適化することにより，需要のプロフィールを調整するよう努力する。
- 制約を管理しケアチームの効率性を最適化することにより，ボトルネックとなっているリソースの供給力を増す。

私たちはケアチームの効率を最適化するためのこの勧告の中に，アクセスを特に改善することとマイクロシステムの効率をより一般的に改善することの間に，明確なつながりを認めることができる。そのため新たなモデルは使いやすい。先進的アクセスのためのデザインは結局，役割の最適化，プロトコルの標準化，打ち合わせの実施，需要と供給の予測，効率的ワークフローに対する障壁の撤廃に関するものとなる。

効果的なケアの移行

アクセスを構築するうえでの課題を，臨床リソースの供給とこれらのリソースに対する需要との間のバランスを（システムの再デザインを通して）積極的に管理することへの誘因として捉えたなら，私たちは臨床における引継ぎとケアの移行などのより広い見方を先進的アクセスの特別な形としていつでも受け入れられる。進行中の大葉性肺炎を患っているJoanneの急性期ケアの必要性について思い出してみよう。彼女の医療行程には**受け入れマイクロシステム**（プライマリーケア医のクリニック）ばかりではなく，**その後に続く一連のマイクロシステム**（救急搬送チーム，緊急診療部，入院集中治療室）への円滑かつタイムリーなアクセスが必要であり，そのそれぞれがJoanneと彼女の臨床情報を高い信頼性をもって受け取る準備をしなければならない。

したがってこの見方をすると，臨床的引継ぎのデザインは先進的アクセスのデザインの特別な

サブセットとなる。これは外来にも入院病棟にも当てはまる。それぞれの臨床マイクロシステムは，正確な時に正確な移行プロトコルで正確に新たなニーズを満たして患者を受け入れることを下流にある次の臨床マイクロシステムに依存している[16,17]。急性疾患の間，Joanne はいくつかの臨床マイクロシステムの間を移動するが，そのそれぞれが（適切な情報に関して）前および（安全かつ効果的な患者フローと効率的なリソース管理に関して）後ろの臨床マイクロシステムに依存している。第7章アクションガイドの**移行と引継ぎ**ワークシートでは，その臨床マイクロシステムへの移行の量とタイプ，その他の臨床マイクロシステムへの引継ぎの量とタイプを評価するのに役立つツールを提供する。さらに，移行と引継ぎを見直せば，移行と引継ぎにおけるプロセスをより深く評価でき，安全かつ信頼性の高い患者フローを確実にするための改善の機会が特定できる。第5章に記載した特別な引継ぎプロトコル（「SBAR」や「I PASS the BATON」などの略号を含む）は，実は臨床マイクロシステム内および臨床マイクロシステム間同士のアクセスとコミュニケーションを最適化するための様式化されたツールである[18,19]。このようにケア移行時のコミュニケーションを効果的に行うと，**アクセス可能性**という優先事項を，安全，効率，有用性などの品質的な重要事項に結びつけることができる[13]。

結 論

　私たちは，急性疾患は緊急性，不安，不確かさ，混乱などの独特の感情を患者と家族に生み出し，これらの感情が多少なりとも臨床マイクロシステムのメンバーに反映されることがあることをみてきた。そのような強い反応と同時に，科学的エビデンスに根ざす臨床的優秀さに対する期待，迅速なアクセスに対する需要，信頼性の高い引継ぎや調整に対するニーズ，反応のよいタイムリーなケアの必要条件を含む，急性期ケアのより技術的な課題もある。

　これらの課題への対処は，臨床サービスの慎重な事前計画，患者とケア提供者の役割を認識すること，エビデンスに基づくアルゴリズムの予行演習，および，先進的なアクセス戦略と効果的引継ぎのデザインと実施を通して行われる。急性期ケアの特性は，付加価値の付いた実際の臨床プロセスをリアルタイムで省察することにより継続的に改善される。実際，予防，慢性期，緩和の各介入も，プロセスの構成要素は違うが，同様に分析できる（これらは第6章，第8章，第9章で考察している）。急性期ケアの相互作用は特にプロセス分析に適しているかもしれない。また，予防，慢性期，緩和の状況よりも，患者の急性疾患の経験（そしてその疾患に対するマイクロシステムの緊急の対応）には，明瞭な始まりと終わりがある。そのケアは本質的にアルゴリズムに沿っていることが多く，全体像を把握しやすい。そのため具体的な変更点を臨床ケアの改善可能な構成要素に当てはめるのに役立つ。

　図7.4の理想のフローチャートを再度考え，それぞれのボックスが特定の急性期ケア介入のそれぞれのステップを表していると想像してほしい。Langleyの変更概念のいくつかもこの図の中に同様に描かれており，具体的なマイクロシステムのケアプロセスのデザインと改善に対するその関連性を一目で理解できる[11,12]。（受診前の患者への指示とケア計画の形での）認識修正の概念が，適切な時に適切な患者に適切な程度のケアを指示することで，臨床ケアを改善できることは既に述べた。同様に，従来型のプロセス概念を先進的アクセスに変更するための調整が，ニーズのあるそれぞれの患者（その緊急の症状に対して迅速に診察がされる）だけでなく，システム全

体にとっても，そのリソースと処理能力がより効果的に再編成されて配分され，価値を増すこともみてきた．繰り返しになるが，前もって定めたケア移行アルゴリズムを通してステップ間の引継ぎにおける失敗を排除することにより，患者とケア提供者の双方がよりシステムの安全性と効率性を享受する．

アルゴリズムのそれぞれのステップで変更概念を適用することにより，さらにマイクロシステムの改善が推進されることが容易に想像できる．たとえば，もし臨床マイクロシステムがLangleyの変更概念の中のステップの結合や削除を適用した場合，患者トリアージにはどのような価値が付け加えられるだろうか．参加者が順序をつけ直し，順序全体の概念を変えることまでも探り，新たな順序そして同じ緊急のニーズに対応するためのまったく新たなサービス（たとえばクリニックでの治療に代わって，遠隔治療やインターネット治療など）を生み出したらどうだろう．変更の検証を支援する省察プロセスは力強く安定しているが，可能性は非常に大きい．

そのようなプロセスは，もはや臨床改善を学ぶ学生にはおなじみになっているだろう．臨床マイクロシステムのメンバーは共同で現在のケアパターンを分析し，様々な方法でプロセスを改善するであろう個別の介入を特定するために変更概念を適用する．そのような介入の1つを予備調査のために選んでみよう．具体的な役割を定義し，変更を検証する小規模な試験を実施する．その特定の介入の成功（あるいは失敗）を示す十分なデータが得られ，すべての参加者の集合的学習に基づいて臨床ケアが大なり小なり継続的に改善される．このプロセスをよく観察することにより急性期ケアに不可欠な，予期できないことに対する計画が支援される．臨床マイクロシステムは，元来予測不可能な健康事象を患者をより予測可能な（タイムリーで，効果的，信頼性が高く，価値の高い）臨床行程に置く，調整された臨床サービスに結び付けることができる．

まとめ

- 急性疾患は緊急で予測不可能であるため，臨床マイクロシステムは患者のニーズを予測し，密に調整された臨床対応を予行演習しておかなければならない．
- 急性の状況における信頼性は，タイムリーでアクセスが容易なサービス，ケア提供者間の効果的な引継ぎ，およびエビデンスに基づく技術的に健全なケアに依存する．
- アルゴリズムに基づくケア，組織的な意思決定プロセス，明確に定義された（しかし柔軟な）役割などのデザインの具体的な特徴は，マイクロシステムが最も価値の高い急性期ケアを提供することを促す．

重要用語

アクションプラン	エビデンスに基づく臨床アルゴリズム
急性疾患	打ち合わせ
変更概念	もし…したらの形式
急変	アルゴリズムに基づくケア
能力	トリアージプロトコル

復習問題

1. 急性期ケアにおける臨床マイクロシステムの役割は何か。スタッフおよび患者と家族の視点を考えること。
2. 臨床マイクロシステムにおける急性期ケアに対する基本的デザイン要件は何か。
3. 医療への患者のアクセスは急性期ケアや臨床マイクロシステムのプロセスにどのような影響を与えるか。
4. マイクロシステム間の理想的な引継ぎのためにはどのような重要要素が必要か。

討論課題

1. あなたが研究している臨床マイクロシステムについて考えなさい。そのマイクロシステムが急性期ケアに対してどのように計画し，準備をしているか，患者およびマイクロシステムスタッフの両方の視点で説明しなさい。
2. 急性のニーズがあった時に，患者と家族にとってあなたのマイクロシステムへのアクセスはどのくらい容易か。予約，入院ベッド，情報，検査結果，処方箋の発行へのアクセスなど様々なアクセスへのニーズはどのようなものか。
3. 次の質問に答えることのできる，急性期ケアに対するデザイン要件について考えなさい。
    a. 患者とチームメンバーの双方からみた，あなたのマイクロシステムにおける具体的なタイミングに関するニーズはどのようなものがあるか（例，患者からは迅速なサービス，チームメンバーからは注意深く練り上げられたプロセスの順番など）。
    b. エビデンスに基づく業務，アルゴリズム，プロトコルはどのように臨床マイクロシステムに埋め込まれているか。どのようにそれらが標準化され，適切な人が適切な時に毎回正しく完了できるようになっているかを説明しなさい。
    c. 変化するニーズに対応するための柔軟性を持ちながら，業務に喜びを感じられ，適切な人が適切な時に適切なことを行えるようにするための，集学的な役割最適化のためにはどのような機会が存在しているか。
    d. あなたのマイクロシステムでは，患者と家族はどのように作業に関与しているか。ケアのデザインや革新に患者と家族が参加するような機会はあるか。例を挙げなさい。
4. あなたのマイクロシステムは現在，予期できないことに対してどのような計画をしているかを検討しなさい。予測可能な反応や行動につながる改善された急性期ケアプロセスをデザインするためにあなたは何をするか。

参考文献

1. Institute of Medicine Committee on Quality Health Care in America. Crossing the quality chasm : A new health system for the 21st century. Washington, DC : National Academies Press, 2001.
2. Godfrey, M., Nelson, E. C., Wasson, J. H., Johnson, J. K., & Batalden, P. B. Planning patient - centered services. In E. Nelson, P. B. Batalden, & M. M. Godfrey（Eds.）, Quality by design : A clinical microsys-

tems approach. San Francisco : Jossey - Bass, 2007.
3. Institute for Clinical Systems Improvement. Retrieved February 10, 2010, from www.icsi.org/guidelines_and_more
4. Glouberman, S., & Zimmerman, B. Complicated and complex systems : What would successful reform of Medicare look like? Ottawa : Commission on the Future of Health Care in Canada, 2002.
5. Liu, S., Homa, K., Butterly, J. R., Kirkland, K. B., & Batalden, P. B. Improving the simple, complicated and complex realities of community - acquired pneumonia. Quality and Safety in Health Care, 2009, 18, 93–98.
6. Fraser, S., & Greenhalgh, T. Coping with complexity : Educating for capability. British Medical Journal, 2001, 323, p. 799.
7. Parsons, T. The social system. Glencoe, IL : The Free Press, 1951.
8. Green, L., Fryer Jr., G. E., Yawn, B. P., Lanier, D., & Dovey, S. M. The ecology of medical care revisited. New England Journal of Medicine, 2001, 344, 2021–2025.
9. White, K., Williams, T. F., & Greenberg, B. G. The ecology of medical care. New England Journal of Medicine, 1961, 265, 885–892.
10. O'Connor, B. Healing traditions : Alternative medicine and the health professions. Philadelphia : University of Pennsylvania Press, 1995.
11. Langley et al. The improvement guide : A practical approach to enhancing organizational performance. San Francisco : Jossey - Bass, 1996.
12. Batalden, P., Johnson, J. K., Nelson, E. C., Plume, S. K., & Lazar, J. S. (2007). Building on change : Concepts for improving any clinical process. In E. Nelson, P. B. Batalden, & J. L. Lazar (Eds.), Practice - based learning and improvement : A clinical improvement action guide. Oakbrook, IL : Joint Commission Resources.
13. Advanced clinic access : prepared for VHA by the Institute for Healthcare Improvement, Boston 2001.
14. Murray, M., Bodenheimer, T., Rittenhouse, D., & Grumbach, K. Improving timely access to primary care : Case studies of the advanced access model. Journal of the American Medical Association, 2003, 289(8), 1042–1046.
15. Murray, M., & Berwick, D. M. Advanced access : Reducing waiting and delays in primary care. Journal of the American Medical Association, 2003, 289(8), 1035–1040.
16. Friesen, M., White, S. V., & Byers, J. F. Handoffs : Implications for nurses. Retrieved December 2, 2009, from www.ncbi.nlm.nih.gov/bookshelf/br.fcgi?book=nursehb & part=ch34
17. Greiner, A. White space or black hole : What can we do to improve care transitions? Philadelphia : ABIM Foundation and SUTTP Alliance, 2007.
18. Agency for Healthcare Research and Quality. TeamSTEPPS : National implementation. Retrieved December 1, 2009, from http://teamstepps.ahrq.gov
19. Haig, K., Sutton, S., & Whittington, J. SBAR : A shared mental model for improving communication between clinicians. Joint Commission Journal on Quality and Patient Safety, 2006, 32(3), 167–175.

第7章 アクションガイド

　第7章でわかったように，急性期ケアではケアの行程中に多くの引継ぎと移行がある。この空白部分で患者は，患者の独特のニーズやケア計画に関する具体的な情報が不完全，不正確，あるいは欠如した状態で移行されるリスクに直面している。外来から，訓練を受けたスタッフのいる救急車，そして緊急診療部といった緊急診療システムへの移行には，優れたコミュニケーションと引継ぎプロセスの事前計画が必要である。

　第5章では「SBAR」や「I PASS the BATON」など，ユニット間のコミュニケーションや引継ぎを支援する標準的なツールを紹介している。

　図 **AG7.1** は臨床マイクロシステムが能動的あるいは受動的に参加した引継ぎの数と種類を見直す際に利用できるようにデザインされたものである。臨床マイクロシステムのすべての役割を代表する集学的グループとともに，患者の移行と引継ぎを検討する会議での議題が含まれている。

　このグループは次の質問に答えるべきである。

- その臨床マイクロシステムでは毎日何回の引継ぎがあるのか。
- シフト，曜日，季節によりその数に変動があるか。
- あなたの臨床マイクロシステムへは，いくつの臨床マイクロシステムから患者が引き継がれるか。1日あるいは1週間に何回か。ケアやサービスの責任をスムーズに引き継げるような患者に関する情報やデータはすべて持っているか。
- あなたの病棟から患者を引き継ぐ先の臨床マイクロシステムはいくつあるか。その引継ぎにパターンはあるか。引継ぎ先のマイクロシステムは，その患者のケアを請け負うのに必要な情報をすべて持っているか。
- コミュニケーションと移行のプロセスはどうなっているか。どのように改善可能か。
- 移行の際に，安全かつ信頼性の高いケアを患者に提供するための互いのニーズを知るため，引継ぎ先と引継ぎ元の臨床マイクロシステムと引継ぎプロセスについての検討を行ったか。

　あなたの臨床マイクロシステムの引継ぎまたは引渡しの量とパターンに関する現在のデータを収集し，その中から大量かつ高頻度の引継ぎを1つ選択すること。引継ぎ元の臨床マイクロシステムをあなたの臨床マイクロシステムに招待し，改善の機会を特定するため，現在の移行プロセスを評価すること。

図 AG7.1　マイクロシステムの移行と引継ぎ

マイクロシステム名：＿＿＿＿＿＿＿＿＿＿＿＿＿＿＿＿＿＿＿＿＿　　　日付：＿＿＿＿＿＿＿＿＿＿

患者受け入れ			→ マイクロシステム →	患者送り出し		
場所	方法	24 時間の頻度		場所	方法	24 時間の頻度

最多	
患者受け入れ	
患者送り出し	
改善できる機会	

第 8 章

ENGAGING COMPLEXITY IN CHRONIC ILLNESS CARE
慢性疾患ケアの複合性に取り組む

Joel S. Lazar
Paul B. Batalden
Eugene C. Nelson
Marjorie M. Godfrey

学習の目的

- 長期的に経験する慢性疾患ケアの本質的特性を調べ，臨床マイクロシステム，患者，家族のためにこれらの特性にどのような特別の配慮が必要かを説明する。
- 慢性疾患ケアの3つの本質的目標と，これらが予防，急性期，緩和ケアの活動とどのように相互作用するかを特定する。
- 慢性疾患ケアとの関連で，単純，複雑，複合的な枠組みを検討する。
- 慢性疾患モデルを調査し，臨床マイクロシステムが特別な慢性期ケアサービスをデザイン，提供，改善する中でのその実現化を探る。

全米国人の半数近くが慢性疾患を抱えて生活しており，個人と家族，医療システム，さらに大きくは社会に対して多大な影響を与えている。慢性疾患患者のニーズを効果的に満たすために，臨床マイクロシステムは，単純，複雑，そして複合的な性質を持つケアのニーズに具体的に適切な介入をしていかなければならない。長期性，不確実性，人間関係への依存などは特に際立った慢性疾患ケアの特性であり，このため，マイクロシステムは創造的でありながらも厳格に複合性の原則を適用することが求められる。**慢性期ケアモデル**は患者と協力し，リソースを調整し，臨床的価値を最大化する意味のある介入をデザインするための枠組みとなる。本章ではこのモデルを探究し，慢性疾患患者への現場でのケアに複合性理論を具体的に適用することにつなげる。

複合性への誘い

慢性期ケアのデザイン，その提供および改善から，臨床マイクロシステムのメンバーだけでなく自分の健康管理を行う患者と協力する家族にそれぞれの課題が生まれ，改善の機会となる。慢性疾患は医療システムにおいても，社会にとっても多大な負担となる。実際私たちの3分の2は慢性疾患で死亡し，半数は少なくとも1つの慢性疾患を抱えて（機能を果たしているかどうかは別にして）**暮らしている**[1,2]。米国での臨床診療の大半は，急性疾患のケアよりも長期的な疾患のケアに向けられており，医療費1ドルのうちの75セントが長期ケアに当てられている[3,4]。しかしこれほど大きなニーズがあり，リソースが費やされているにもかかわらず，また才能と誠意があり良質な訓練を受けた臨床医，看護師，技術者，経営スタッフがいるにも関わらず，慢性疾患患者の大半はエビデンスに基づく質的目標を明らかに満たさないケアしか受けていない[5]。なぜその目標はそれほど達成し難いのだろう。私たちは慢性疾患の人々のニーズと経験を適切に思い描いただろうか。私たちは注意を要する臨床およびデザイン上の問題を適切に取り上げただろうか。最終分析で，臨床マイクロシステムは提供するケアの価値をどのように向上させることができるだろうか。

これらの質問も解決法も単純なものではなく，またそれらは（GloubermanとZimmermanの鋭いフレーズを借りれば）「単に複雑」でさえもない[6]。実際，本章で考察していくように，私たちは**真に複合的**な問題の領域に入ったのであり，私たちの難しい質問に対する新たな答えを提案するのは，まさにこの複合性の認識である。患者，家族，臨床マイクロシステムに対する慢性疾患ケアに固有の要求を考えると，新たな概念的パラダイムと新たな介入の形が必要であることはすぐにわかる。慢性疾患は単なる急性疾患の拡大型や延長型ではない。急性と慢性の違いは質的なものであり（量的なものではなく），これらの違いから様々なことがわかる。

ZimmermanとPlsekの研究から発展させた**表8.1**の急性疾患と慢性疾患の比較を考えてみよう[7]。**急性疾患**はたいてい突然始まり進行し（はっきりしたそして多くの場合有効な治療法により）明確な時点で終わり，完全かつ予測可能な形で患者の通常の健康が取り戻されるのが常である。これとは対照的に**慢性疾患**は徐々に始まり，継続することになる（治療は疾患を管理はしても通常治癒に至ることはない）。すなわち，はっきりとした終わりはなく，その代わり，一生にわたり時々，予期しない**再燃**が起きるという懸念が残る。急性疾患の管理は，多くの場合，クリニックか病院で行われ，集学的チームが知識と活動を主導する。それに対して慢性疾患の管理は**クリニックと連係**して行われることもあるが，大部分は家庭やコミュニティーで，患者，家族，支援

表 8.1　急性疾患と慢性疾患の比較

	急性疾患	慢性疾患
発症	・通常は突然	・時間をかけて徐々に
経過	・明確な終点があり，正常な健康状態に回復する	・継続的，不安定な再燃がある
特異的治療法，技術的介入	・利用可能で効果的であることが多い	・治癒の方法はない，不明確な技術，有害な治療法
予測可能性	・高いことが多い	・低いことが多い
自律性，管理，知識	・患者よりも専門家のほうがより多くの知識を保有	・相互に知識のある者がケアに参加
ケアの場	・クリニックあるいは病院	・クリニック
全体的なニーズ	・信頼性，タイムリーさ	・粘り強さ，関連性

出典：Zimmerman, B. および Plsek, P. *Microsystems as complex adaptive systems : Ideas for Improvement*（複合的な適応システムとしてのマイクロシステム：改善へのアイデア）より改変。www.clinicalmicrosystem.org より 2010 年 2 月 10 日に取得。

　システムによりすべての参加者が積極的に協力する中，お互いの知識と権限に基づいて行われる。さらにより一般的に次のように言うこともできるかもしれない。急性疾患は**時間に間に合うように確実にケアを提供**することが必要であり，慢性疾患の場合には**長期間にわたり関係性を中心とした粘り強いケア**が必要である。

　慢性疾患ケアのデザインと提供に関する課題と機会を浮き彫りにするのは，まさにこの長期性，継続的ケア，そして人々と支援システムの相互依存関係である。既に述べた通り，大半の米国人は慢性疾患で**命を失う**のだが，それに先立つ何年も何十年も慢性疾患とともに**暮らしている**。この疾患は，この疾患を患いながら生きる命と同様，単なる静的な事象ではなく必ずや（そして常に）変化を経験する。その管理には，長期的に動的かつ反復的な話し合いが必要である。この話し合いは体調の悪いその個人の内なるものでもあり，また人生の何年あるいは何十年にわたりその人の自己ケアを支援する臨床システムにも関与する。予測することは不可能なため，状況に順応することが必要となり，どちらか一方が権限を持つのではなく，互いに粘り強く生産的な関係を築くことが重要になる。慢性疾患の単純な面は，よく予行演習されたトリアージ戦略で対応可能で，複雑な構成要素は標準化された臨床アルゴリズム（第 7 章の急性期ケアの状況で説明した通り）による恩恵を受けるかもしれない。しかしこれらの戦略はもはや完全には十分なものだとは言えない。ケア提供の環境全体はより複合的であり，臨床マイクロシステムはこの複合性に取り組む能力を自らの中に組み込まなければならない。

　このため，慢性疾患の過程では，臨床マイクロシステムのケアの内容と，このケアがデザインされ提供されるためのプロセスの両者を追求し拡大するよう私たちを促す。**長期的ケアには患者と家族の新たなニーズと能力に対応する臨床マイクロシステムの新たな役割が求められる**ことがわかるだろう。転帰が予測し難くなり，意思決定の権限が必然的に移動し共有されるようになり，患者の疾患と生命との境界があいまいになるにつれ，私たちは共有の臨床目的を達成するためには，協力と相互関係が本質的に重要であることを認識する[8,9]。**表 8.2** に示すように，患者と家族は，進行中の疾患の自己管理に対する長期的な粘り強さと支援に対するニーズを新たに持つようになる。臨床マイクロシステムがこのニーズを認識するには，技術的厳密さや正式な分析プロセスを

表8.2　患者および家族のケアに対する主なニーズ

予防ケア	健康リスクの事前評価および軽減
急性期ケア	新たなあるいは新たに悪化している健康や機能の失調に対するタイムリーな対処
慢性期ケア	長期的耐久力と，継続疾患の自己管理支援
緩和ケア	基礎疾患が進行する中での癒しと尊厳

切り捨てる必要はない。むしろ長期的関係性を中心としたケアの新たな複合性に取り組みつつ，これらの中核的属性を拡大していくことが必要になる。

本章ではまず慢性疾患のケアについて患者の視点から詳しくみていく。マイクロシステムのケアを受ける人たちのニーズを十分に予測するため，理解を徹底的に深めたいと思う。それぞれの慢性疾患にはそれぞれ独特な課題があるが，私たちは様々な診断に共通して現れる経験的テーマを観察する[10]。この共通項を，慢性疾患に対する患者および臨床マイクロシステムの取り組みに役立てることができる。そのため，私たちは本質的管理目標と具体的なチーム戦略について研究し，それらの実現を図る。特にWagnerらが開発した説得力のある**慢性疾患ケアモデル**を見直す[11,12,13,14]。これは現場での慢性疾患ケアの計画，提供，改善のための概念的枠組みであり作戦計画である。最後に，患者とケア提供側の**視点が一致する領域**に特に注目する。この領域こそが，**長期にわたるケア**の舞台であり，パートナーシップ，マイクロシステムの協調，そして患者の自己管理戦略が必要とされるからである。また，この患者とケア提供者の視点が一致する領域における複合科学の原則についても考察する。慢性期ケアのデザインと改善に対するマイクロシステムのアプローチは，この複合科学の原則から多くを学べるからである。

慢性疾患の経験

表8.3に示すように慢性疾患はどこにでもみられ，言葉どおり身体のどの器官の機能不全によってでも生じる。生物医学的疾患は病態生理学的起源（心臓，肺，腸など）によってその器官に特有の性質を示すかもしれないが，すべての疾患で共通して必ず辿る経路は1人の人間としての経験であり，家族的，文化的，職業的，金銭的背景に深く関係している。慢性疾患ケアのデザインと提供を効果的に行うためには，まずこの人間としての経験と背景をよく理解することが必要である。マイクロシステムの介入は実際の患者とその生活に変化をもたらさなければならないからである。

そこで，ある人の慢性疾患の実際の経過を考えてみよう。次の事例研究で，医学的，心理的，社会的，経済的問題すべてがどのように相互作用して，それら個別のものの集合体よりも複合的でより管理の難しい臨床的全体物を作り上げるのかをみることとなる。

事例研究：慢性疾患の経過

Carl Davisは66歳の高校教師であり，孫のいるアマチュアのジャズギタリストだ。以前彼は仕事，音楽，そして特に孫と遊ぶのがとても楽しかったのだが，最近はこれらやその他の活動がそれほど楽しくなくなった。彼が集中できず疲れやすいのは，いくつかの慢性疾患の個々の症状と複数の症状が組み合わさって発症

しているためである。そのため時間，エネルギー，そして感情的・金銭的リソースが消費される。Carl 自身からみて最も大きな問題は，過去 10 年間患っている 2 型糖尿病だ。医師の忠告に従い，糖尿病をよりよく管理するために体重を減らそうとしたものの，それほど成功しなかった。代わりに，高い血糖値が続くため，1 種類またもう 1 種類と血糖降下薬を服用し始めることが必要になった。この 2 つ目の薬が腹部膨満感と間欠的な下痢を引き起こし，社会生活における困難が一度ならずあった。しかし Carl は，薬をやめると状況がさらに悪くなるだろうと恐れ，医師の指示に従うよう努力している。実際 Carl のヘモグロビン A1c 値は持続的に 9.0（正常値は 6.0 未満）に上昇しており，このことから血糖値が慢性的に大幅に上昇していることが示され，目と腎臓疾患（過剰な糖により徐々に生じる毒性のため）に対する現在進行形のリスクが示されている。ある時彼は，高血糖に伴うものでもある糖尿病性神経血管変性による急性の足感染症により入院した。感染は解消したが，将来の感染リスクは相変わらず高い。現在では彼は家で行うことのできる指先穿刺で血糖値のモニターを行っているが，医師の勧めよりは頻度は少ない。彼は常に血糖値が不良であることで挫折感を味わっており，それにより改善に失敗していることを毎日思い出し自分の死の可能性についても気付かされる。彼は挫折感を感じているために，自己モニタリングを回避する理由を見つける。別の慢性疾患のケアなど日常やらなければならないことに没頭するあまり，本当に忘れてしまうことも時々ある。

　米国の相当な数の高齢者と同様，Carl は 1 つではなく複数の慢性疾患を抱えて生きている。中でも問題なのは，高血圧と高コレステロール値であり，これらは（糖尿病との組み合わせで）心疾患か脳卒中による早期死亡リスクを大幅に引き上げる。Carl は不本意ながらこれらのリスクを認識している。彼はこれらの健康状態を管理するため毎日薬を服用するとともに，彼の運動能力や健康改善能力を低下させる疾患である喘息と変形性関節症の治療も受けている。

　臨床医や家族が彼に具合を尋ねると，Carl は「大丈夫」と答えるのが常である。彼は不平家ではなく，いくつも健康上の問題を抱えていることを恥じている。そのため自分が何度も経験している感覚や感情を実際よりも控えめに話す。ほとんど毎日彼は全身の疲労感と限局的な疼痛を感じている。職場では集中力がなく（そしてクリニックに通うために休暇を取ることが頻繁にあるため）困難さを感じている。クリニックで支払う患者負担分の医療費と高額な薬代が彼の月収の中で占める割合は増してきており，彼は自分の懐具合を不安に思っている。彼の妻は彼が家でイライラしているのを見ており，これが反応性うつ病によるもので医療チームがその診断を見逃しているのではないかと心配している。

　糖尿病歴 10 年になり（他にもっと長く付き合っている疾患もいくつかあるが），増え続けている薬にさらに 9 種類目の薬が追加され（その副作用も追加された），数ポンド体重を落としたのにまた元に戻り，ジャズギターを弾かず孫との時間も減らした Carl は，失望して，悲しくなり，無力感でいっぱいだ。彼のケアの単純な要素（血糖検査など）と複雑な要素（薬物併用アルゴリズム）の重要性は変わらないが，むしろ複合的な彼の現実的状況には対処できないのだ。たとえ彼が 1 つか 2 つの問題に同時にうまく集中できている時でさえ，対処していない他の問題が顕在化してきて，集中できなくなる。「先生，もう限界です」と最近彼は内分泌科の医師にこぼした。「気を付けることが多過ぎて…」

慢性疾患の負担

　Carl の話が示すように，慢性疾患の管理には実際「あまりに気を付けることが多い」。これはそれぞれの患者にとっても，現場の臨床マイクロシステムにとっても，国の医療システム全体にとっても当てはまる。既にみてきたように，3 人に 2 人の米国人が慢性疾患で命を落とす。主要な死因は，心疾患，癌，脳卒中，肺気腫，糖尿病，アルツハイマー病である[15]。さらに米国人のほぼ半数，すなわち 1 億 2,500 万人が慢性疾患とともに生活し，さらに数百万人が毎年新たに慢性疾患の診断を受けている。65 歳を超える人々（米国の人口で最も増加している年齢層）のうち，80％が 1 つ以上の慢性疾患を抱えており，この年齢群の 63％は複数の慢性疾患を抱え，25％（この事例研究の Carl も含まれる）は 4 つ以上の慢性疾患を抱えている[13]。

　死亡率ばかりでなく，疾患を抱えて暮らしている率も認識すると，驚くべきことがわかる。脳

表 8.3 米国で一般的によくみられる慢性疾患表

心臓	血液
冠動脈疾患	慢性貧血
心不全	鎌状赤血球症
高血圧	
神経（脳）	**胃腸**
脳血管疾患，脳卒中	慢性肝炎
てんかん	肝硬変
アルツハイマー病	炎症性腸疾患（クローン病，潰瘍性大腸炎）
パーキンソン病	過敏性腸症候群
内分泌	**慢性疼痛症候群**
糖尿病	変性関節疾患（骨関節症）
甲状腺疾患	線維筋痛症
癌	**骨**
肺癌，乳癌，大腸癌，前立腺癌，卵巣癌，子宮癌，白血病，リンパ腫	骨粗鬆症
肺	**炎症性**
COPD（肺気腫，慢性気管支炎）	リウマチ性関節炎
喘息	紅斑性狼瘡
皮膚	**精神および行動**
乾癬	うつ
湿疹	不安症
痤瘡	注意欠陥障害
	薬物乱用

卒中は米国成人の3番目に多い死因であるが，それよりさらに多くの人々が一命を取り留めたものの，脳卒中の後遺症として，軽度もしくは非常に重度の機能不全を抱え常に治療ニーズを抱えて生活している。米国人で，脳卒中後に障害を持って暮らしている人は100万人ほどである。毎年喘息で亡くなる人は（増えつつあるが）それよりもはるかに少ないが，それでも年間40万～50万人が入院し，延べ1,400万日間にわたり学校を欠席し，延べ1億日間活動が制限される。それに比較し関節炎は命を落とすことはほとんどなく，入院に至ることも稀である（関節置換術のための外科的な入院は除く）が，3人に1人の成人が罹患し，米国の身体障害の最大の原因となっている[2]。

　もちろん慢性疾患がこれほど多くの患者の個人生活に影響を与えているのと同程度，臨床医，看護師，技術者，経営者そしてその他臨床マイクロシステムの集学的メンバーの専門家の生活にも影響が及ぶ。これらの専門家は，慢性疾患患者のケアに直接あるいは間接的に彼らの仕事時間のほとんどを捧げていることをよく認識している。来院する患者のほとんどが糖尿病，高血圧，心臓病，うつ[16]などを患っているプライマリーケアの場や，リウマチ科，心臓科，呼吸器科，腫瘍科のように部門的にほとんど長患いの性質を持つ慢性疾患を取り扱う特科的な下位専門分野の診療科においては，これが特に当てはまる。あまり明確ではないがとても重要なこととして，入院のほとんども，心不全や慢性閉塞性肺疾患（COPD）などそれまで安定していた慢性疾患の再発や代償不全，あるいは治療に用いられていた薬物の悪影響によるものである。外科チームも同様に影響を受ける。手術で確実に最善の転帰が得られるようにするためには，慢性的薬物治療，

表 8.4　メディケア受給者 1 人が患う慢性疾患の数

疾患数	受給者割合	支出割合
0	18	1
1	19	4
2	21	11
3	18	18
4	12	21
5	7	18
6	3	13
7 個以上	2	14

出典：Improving chronic illness care.（慢性疾患ケアを改善する）Chronic care model.（慢性疾患モデル）www.improvingchroniccare.org/index.php?p=The_Chronic_Care_Model&s=2 より 2010 年 2 月 28 日抜粋

障害，疾患により誘発される脆弱性を厳密に考慮しそのための計画を立てることが不可欠である。

　このようにリソースが集中的に使用されているため，米国における医療費のうちそれほど莫大な部分が慢性疾患のために使われていることは驚くにあたらない。2001 年の米国の総医療費支出は 1.4 兆ドルであり，平均すると米国人 1 人当たり 5,000 ドル以上かかったことになる。このコストの約 75％，すなわち 1 兆ドルが慢性疾患の管理に費やされた。この経済的負担は高齢者の多いコミュニティーや，彼らのケアを財政的に支援するメディケアシステムに特に影響を与えている。表 8.4 に示すように，65 歳以上の全人口の半数以上が何らかの慢性疾患を抱えており，彼らのケアがメディケアの支出全体の 95％を占めている。そして 4 つ以上の慢性疾患を抱える高齢者の 4 人に 1 人へメディケアの資金のまるまる 3 分の 2 が費やされている[13]。

　しかもこれらは直接の費用だけである。慢性疾患は長期にわたるので，障害や生産性低下による間接的な費用もかさんでくる。10 人に 1 人の米国人が慢性疾患による大幅な活動の制限を経験しており，生産性低下による喪失金額は直接医療費にあてられた額に匹敵するか，あるいはそれを超える額となることが多い。2003 年には心循環器系疾患，癌，脳卒中は，1 兆ドルの生産性低下の 4 分の 1 の原因となっている。そして影響を受けるのは患者たちだけではない。家族も生産性低下を経験する。喘息の子供たちは年間延べ 1,400 万日学校を欠席するが，看護する多くの親たちも同じだけの日数，仕事を休む可能性が高い[2]。

　慢性疾患は患者の明確なニーズの大半であるとともに，臨床マイクロシステムの労働時間の大部分を占め，米国医療費の大半を消費する。しかしそれでも私たちはまだこの重大な課題に，それに見合った必要な品質レベルで対処できていない。いくつかの大規模調査では，それぞれの個人が慢性期ケアに必要な推奨される介入の半分しか受けていないことが確認されている[5]。この不足は一般的な総論でも病気ごとの評価でも同様に明らかである。たとえばコミュニティーの場や大学病院などでは，（本章の事例研究の Carl を含む）糖尿病患者のうち，血糖値，血圧，コレステロール値のいずれかが現在目標レベルに達しているのは 50％未満であり[17,18]，これら 3 つの基本的目標をすべて満たしているのは 10％以下である[19]。

　Carl が不満を漏らしたように，「あまりに気を付けることが多い」慢性疾患のケアでは，本人ばかりでなく本人が接したいくつかの臨床マイクロシステムも，その課題に圧倒される思いがし

ているだろう。そこで視野を広げ患者のニーズをより効果的かつ効率的に満たす方法を探ってみよう。本章の残りのセクションではまず，慢性疾患ケアの一般的および具体的目標を，パートナーシップと介入のための現実的な道筋を示す言葉で明確にする。次にこれらの介入をもっと精密に組み立てる概念的モデルについて，特に Glouberman と Zimmerman の**複合性のパラダイム**や Wagner の慢性疾患ケアモデルに注目しながら探究する。最後に，慢性期ケアプロセスのデザイン，提供，改善が最終的になされる現場の臨床マイクロシステムにおける，これらのモデルの具体的意味合いと適用について検証することでこの章をまとめる。

慢性期ケアの目標

第6章と第7章で，予防，急性期，慢性期，緩和ケアの概念的領域の境界は実際には曖昧だと述べた。ケアをこれらの領域に分類すると，個別のケア要素の評価と計画を効果的に行うことができるようになり，それが臨床マイクロシステムモデル全体の大きな強みである。とはいうものの，このような分類は時に患者の実際の健康と病気の経験よりも医療システムのサービス組織を反映することがあることは常に認識しなければならない。マイクロシステムによっては患者が一度に複数のニーズを持ち込み，それらが予防，急性期，慢性期，緩和ケアの領域にまたがることがある。

特に慢性期ケアを考える時には，予防，急性期，緩和ケアのその他の要素は重なり合うだけではない。それらは慢性疾患管理の本質的な側面である。慢性疾患は長期にわたってよくなったり悪くなったりするので，症状は患者によって異なり，1人の患者でも生涯で多くの変動があるだろう。予防的配慮は慢性疾患の経験の本質的要素である。急性の再燃や緩和のニーズも同様に取り扱われなければならない。患者中心の慢性疾患ケアモデルはこのようなニーズを予測し，臨床マイクロシステムの集学的メンバーが患者と協力し，そのニーズを満たすための戦略を特定しなければならない。

本章の最初のセクション（表8.2に記載）で提案したように，慢性疾患における基本的臨床ニーズは，継続疾患の自己管理における長期的粘り強さと支援である。この**慢性的ニーズ**は，予防，急性期，緩和および慢性期ケアの互いにつながった領域の中でどのように現れるだろうか。注意深くこの問題を考えることで，慢性疾患ケアの3つの本質的目標は実際に何であるのかが特定される（**表 8.5** 参照）。

1. **予防ケア**の領域では，慢性疾患患者は疾患後期の後遺症に関連した罹患率と死亡率を（予防を通して）低下させるための支援を臨床マイクロシステムに求めている。このため，たとえば将来を見越したカウンセリング，スクリーニング，（第6章で検討した種類の）治療的介入が，糖尿病患者の将来の腎不全，心筋梗塞，四肢切断のリスクを軽減するのに役立つだろう。
2. **急性期ケア**の領域では，慢性疾患患者は短期的症状再燃の影響を最小限に抑えるための支援を臨床マイクロシステムに求めている。慢性疾患で緊急性が現れる一般的な（第7章で述べた通り）例としては，喘息の悪化で緊急診療部に行く，うっ血性心不全で入院する，糖尿病の人が致命的なケトアシドーシスを示すなどがある。

表 8.5 慢性疾患ケアの 3 つの本質的目標

本質的目標	他の領域との接合面	例，備考
1. 疾患後期の後遺症に関連した罹患率と死亡率の低下	予防ケア	・四肢切断 ・腎不全 ・心筋梗塞（糖尿病患者の場合）
2. 短期的症状再燃の影響を最小限に抑制	急性期ケア	・喘息の悪化 ・心不全による再入院 ・関節炎での疼痛の再燃 ・糖尿病でのケトアシドーシス
3. 生活の質（QOL），機能，関係性，自信，喜びの最適化	緩和ケア	・目標 1 や 2 に達するための方法ではなく，それ自体が目的

3. 慢性期と緩和の領域の境界では（第 9 章で掘り下げる），慢性疾患患者は生活の質（QOL），身体機能，関係性，自信，喜びを最適化するための支援を臨床マイクロシステムに求めている。幸福の質にこのように注目することは，より量的な目標である上記の 1 （罹患率や死亡率を下げる）や 2 （短期的症状再燃の影響を最小化）を達成する方法となるばかりでなく，むしろそれ自体が 1 つの最終目標となる。ほとんどの人は死ぬまで慢性疾患と付き合っていくわけであり，**長期的なケア**は，長期的な身体機能や主観的幸福感の最適化など，生きていくことの質的価値にしっかり配慮することを意味する。

ある種の疾患特異的症状は，ある慢性疾患あるいはそれに隣接する疾患（喘息の喘鳴あるいは肺気腫，糖尿病の代謝失調など）に関連付けられるが，慢性疾患の多くの経験的特性は様々な疾患に共通しており，マイクロシステムの計画と介入に反応しうる一般的かつ予測可能な一連の機能的問題となっている[10]。事例研究の Carl は，血糖とコレステロールのコントロールはさておき，診察が必要な継続的疼痛と疲労感があった。次のリストに慢性疾患とともに生活する人たちの共通の特性を示す。

- 疲労
- 労作性疲労
- 疼痛
- 性的機能障害
- 睡眠機能障害
- 職業的機能障害および財政的苦境
- 薬物副作用と多剤投与管理
- うつ，疎外感，自己効力感が持てない

とても重要なこととして，もう 1 つ非常に多くの慢性疾患で共通する症状は，臨床的あるいは潜在性うつである。私たちの事例研究で Carl が経験したように，慢性疾患のまさにその性質が患者の自主性を脅かし，恥辱感や疎外感をもたらし，しばしば実際のあるいは患者が認識する自己効力感を低下させる。これらの経験はそれ自体がネガティブなものであり，治療への関与忌避，

自己否定，疾患の悪化という悪循環が続く可能性がある。この後すぐに検討するように，慢性期ケアにおける臨床マイクロシステムの本質的役割は，患者の自己効力感と自己管理を積極的に推進することである[9]。それを強調することにより量的な生物医学的転帰の改善が進むばかりでなく，臨床性うつとして現れることのある無力感が防止される（あるいはそこから回復させるのに役立つ）。これがうまく使いこなせればそれ自体が報酬となる。

慢性期ケアにおける臨床的複合性

　私たちは，慢性疾患の特性のいくつかは疾患に特異的であるものの，経験される特性の多くは様々な疾患に共通であることをみてきた。私たちはこれらのニーズが幅広くまた奥深く，量的，質的，双方の性質を持つ臨床的優先事項を網羅することもみてきた。今度はこれらのニーズに対処する役割を持つ臨床マイクロシステムに目を向けると，ここでも複数の疾患に共通するシステム上の課題やそれに対応する優れたデザイン特性が多くみられる。最も重要なこととして，これらのデザイン上の特性は個別の問題だけではなく，ケアを受けに来たその人全体に対処するものでなければならない。このため臨床マイクロシステムは，患者の多様かつ変化するニーズの幅と深さに合致する多様な介入を採用しなければならない。Parchmanはたとえば糖尿病患者の診察にかかる平均時間17分の間に，17のトピック，質問，症状が取り扱われていると述べた[20]。そのような多様かつ数多くの慢性期ケアニーズを満たすために，臨床マイクロシステムはその（人的および技術的）リソースをどのように組織し始めることができるだろうか。

　私たちがこの大きな課題に取り組むうえで，臨床という背景に適合する複合性モデルが役に立つ。GloubermanとZimmerman[6]そしてその後ZimmermanとPlsek[7]は，マイクロシステムが臨床ケアをデザインし改善する際のガイドとなる，**単純，複雑，複合的問題**の枠組みを提案した。著者らは，（臨床的なものに限らず）すべての種類の問題は一般的にその性質上，単純，複雑あるいは複合的に分類することができると述べた。これらのカテゴリーは実質的な重要性，そして私たちがこれから紹介するように，臨床サービスのデザインにおける具体的な意味合いを持つ。

　表8.6に示したように**単純な問題**は，状況の再現性および予測可能性が高い。GloubermanとZimmermanは，レシピに従うことは典型的な単純な問題としている。すべての材料が既知で決まっており，その作業を成し遂げるのに特別な専門知識は必要ない（とはいえ料理の経験は成功率を上げるかもしれないが）。レシピは標準的な製品を生み出すためにデザインされており，最上級のレシピがあれば変動は最小限に抑えられるため毎回良好な結果が得られる。

　複雑な問題も，安定的で最終的には予測可能な要素から成るが，これらの要素を意味のある統一体としてうまく組み合わせるために，高レベルの技術的専門知識が必要である。**月にロケットを送り込む**という任務を考えてほしい。複雑な問題の解決には，単純なレシピでなく技術的な公式が必要である。構成要素一式はすぐにはわからないかもしれないが，適切な訓練を積んだ専門家であればそのような要素が本質的に**わかる**のである。これらの構成要素はそれ自体も他との関連性でも安定している。たとえばエンジンブースターを加熱コイルにしたりできない。さらに複雑問題には技術的なアプローチが可能であることから，その結果については高い確実性がある。ロケットは本質的にどれも類似しており，1つのロケットを月に送り込むことは容易ではないが，1回成功すればその後の成功の可能性は高まる。

表 8.6　3種類の活動：単純，複雑，複合的

単純	複雑	複合的
レシピに従う	ロケットを作る	子供を育てる
専門知識は不必要	特別な領域では専門知識が必要	専門知識は役に立つがすべての課題に対処するのに十分ではない
後の試みでの再現性を確実にするためにレシピを検証	一度ロケットを打ち上げると次回に成功する可能性が高まる	子供を1人育てても次の子供をうまく育てられる保証はない
部品と量が明確に定義されている	部品を別々にし，その後統合する	全体から部品を分けることはできない
結果の確実性は高い	技術的専門知識の適用により結果が確実になる	結果はもともと不確実

出典：Glouberman, S. および Zimmerman, B. *Complicated and complex systems*（複雑なシステムと複合的システム）: *What would successful reform of Medicare look like?*（メディケアのうまい改革とはどのようなものか）Ottawa: Commission on the Future of Health Care in Canada, 2002.

　ここで単純や単に複雑なだけ[6]（Glouberman と Zimmerman の言葉）の問題を複合的な問題と比較してみよう。複合的な問題では構成要素の安定性と結果の予測可能性がいずれも低下する。この不確実性は，より複雑な技術を適用しなければならないからではなく，インプットとアウトプット（そしてインプットとアウトプットの関係性）の性質すべてを厳密に知ることが本質的に不可能であるために生じる。

　子供を育てることは複合的問題の象徴である。レシピにある材料やロケットの部品とは違い，どの子も個性豊かで，単純化せずに1人ひとりを理解する必要がある。公式はほとんど使えず，実際にはよい結果を出すには有害である場合もある。ロケットにはないことだが，子供は時とともに変化し，子育てに関わる親も変化する（1つにはその子供との相互関係のため）。1人の子供をうまく育てれば経験が得られるかもしれないが，だからと言って他の子供もうまくいくかどうかはわからない。技術的専門知識は最も意味のある課題を満たすうえで必要でもなく十分でもない。このため複合的問題は，量的というよりも質的であるというところで複雑な問題とは異なる。急性疾患と比較した時の慢性疾患のように，慢性疾患は急性疾患と似ていないだけでなく，両者のカテゴリーは根本的に異なる。

問題と実践的解決法を対応させて複合性に対処する

　臨床的状況の中では，すべての急性期ケアの問題は単に複雑なだけで，すべての慢性期ケアの問題は複合的であると言ってしまうのは単純化しすぎである。私たちはこの後すぐに，慢性期ケアが具体的には，単純，複雑，そして複合的な性質をしばしば持つ様々な課題を引き起こすのをみる。しかし確かに Zimmerman と Plsek が言った[7]ように，複雑と複合的の区別は，急性期ケアと慢性期ケアにおける異なる問題と業務に貴重な洞察を与える。図 8.1 に示すようにこれらの臨床領域間の区別について再度見直してみよう。特に，慢性疾患管理においては複合性（Glouberman と Zimmerman がこの言葉を使っている意味合いで）が何度も示されることに留意すること。予測可能性は低く，技術は決定的ではなく，治療効果は長期的な有害な影響と天秤にかけなければならず，集中管理ではなく自主性を共有する。私たちは新たな潜在的に厄介な領域に入っ

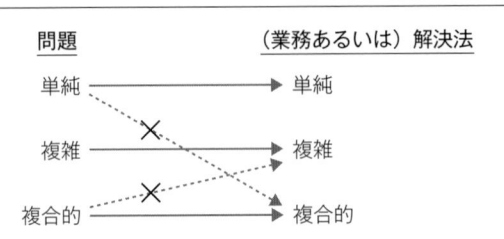

図 8.1　問題と業務のレベルを一致させる

```
問題                    （業務あるいは）解決法
単純  ─────────────→  単純
           ×
複雑  ─────────────→  複雑
           ×
複合的 ─────────────→  複合的
```

ており，慢性疾患に対する介入の少なくとも一部はこの複合性に直接対処しなければならない。

なぜこのような分類が問題となるのだろうか。この分類がどれほど知的に魅力的であったとしても，問題を単純，複雑，複合的に分類することによりどのような機能的価値が得られるのだろうか。私たちは臨床マイクロシステムがこのような方法で問題を慎重に分類することにより，同様の性質（単純，複雑，あるいは複合的）の実践的解決法を当てることができることを示す[21]。うまくデザインされうまく実施されている臨床介入は，臨床的問題と実践的解決法の分類上のレベルを事前に合わせることによって，課題とそれに対する対応をマッチさせるという特性がある。レベルが合っていないと品質の予測可能性に問題が生じる。これらの関係は図 8.1 に描かれている。

これから検討するように，単純な問題は単純な解決法に最もうまく反応する一方，複合的な問題は同様に複合的な解決法を必要とする。不整合，合っていない場合の具体的な結果を考えてみよう。慢性疾患ケアにおける単純な問題として，（糖尿病，喘息，肺気腫などのハイリスクの患者の）毎年のインフルエンザ予防接種の管理と接種がある。この問題は同じように単純な作業で解決されるだろう。患者がクリニックに来た時に，准看護師が患者のカルテに書かれている予防接種リストを見直し，それに従って（標準的順序で）そのまま，患者の同意があると仮定してだが，ワクチンを投与する。逆に適切ではないやり方として，この単純な問題が，複雑あるいは複合的でさえある作業を通して誤った管理をされるかもしれない。医師自身が忙しい診療時間の中，整理されていないカルテの詳細を見直し，一番最近の予防接種日を見つけ出し，次に近くで手の空いているスタッフを探し，今度は 2 人の手の空いている看護師のうちどちらのほうが注射を打つ時間的余裕があるかを交渉する。このシナリオでは問題と解決法のレベルが一致していないため，不整合の結果はよくて専門家と患者の不必要な時間の浪費，悪ければ重要な臨床的作業やエビデンスに基づく業務を完了できないということになる。

あるいは複合的な問題が単に複雑な解決法で対処されるという，よくあるが潜在的にはより危険な出来事を想像してみよう。私たちの患者の Carl は，彼の医学的問題，機能的制限，心理的懸念事項のためますます落ち込んでいる。そのために彼は服薬が疎かになり，血糖値はさらに悪化し，悪循環が続いている。医師は彼の血糖値情報に対して，薬の量を増やし続け（高度な解決法），食事を改善して体重を減らすよう一般的な忠告をすることで対応している。この一連の単に複雑な解決法では，気分の落ち込みという Carl の本当の（本当に複合的な）問題には対処が行われていないことから，糖尿病の治療は効果がないままである。

それでは臨床マイクロシステムはどのようにしたら，問題と業務のレベルを適切に合致させられるのだろう。**表 8.7** は具体的な形の（慢性疾患ケアにおける）臨床的課題と，それと同レベル

表 8.7 単純，複雑，複合的な活動を適切な解決法に一致させる

	単純	複雑	複合的
問題の例	レシピに従う	ロケットを作る	子供を育てる
プロトタイプの解決法	yes か no で管理できる	もし…なら，のアルゴリズムを使う	関係性を活用する
臨床業務における解決法の例	・任務の自動化 ・安全性を日常業務化する（チェックリスト，強制機能） ・コントロールのモニタリング	・ケアアルゴリズムを使う ・治療を漸増して調節する ・教育と治療を規格化する	・関係性を築く ・目標を協議する ・不確実性を管理する ・変化を喚起する
全体的目標	信頼性を確保する	信頼性を確保する	粘り強さを確保する

の治療的介入を結び付けるテンプレートである。単純，複雑，複合的の領域がすべて示されていることに留意すること。適切な介入をデザインする際のマイクロシステムの任務は，どのレベルの課題がそれぞれの臨床的状況の中に示されているかを認識し，この問題を同レベルの解決業務にマッチさせることである。

このため表8.7に示したように，医療における**単純な問題**（臨床においてレシピに相当するもの）は，通常yesかnoで管理できる解決法に対応する。たとえば，肺気腫の患者が肺炎を発症している場合には，必ず酸素飽和度のチェックが行われる（このアプローチの応用例についてはLiuらの論文[21]を参照）。さらに一般的に慢性期ケアにおける**単純な解決業務**には，作業の自動化，コントロールのモニタリング，機能やチェックリストを強制することによる安全性の組み込みなどがある。これらの例すべてにおいてマイクロシステムは，プロセスを分析し，明確に定義された役割での具体的に規定された任務に関して患者と専門家に自信を与える。このような編成から予測される結果は，サービスの**信頼性**の向上である。

複雑な問題にも信頼性は求められるが，ここではその機能は不測の事態への対応あるいはもし…ならば，という性質を持っている。そのような問題には意思決定の各ポイントを順序立ててデザインすること，すなわちアルゴリズムが有効である。ロケットの製造あるいは臨床でそれに相当することを行う場合，そのような意思決定ポイントは明確であり，科学的エビデンスや技術的専門知識により導き出される。たとえば，運動や健康的な食事を試した後でCarlの血圧が高いままであったのなら（複雑な問題），ACE阻害薬を追加する。2ヵ月経ってもまだ血圧が高いままであったのなら，用量を2倍にする。慢性疾患ケアにおける複雑な解決業務には（そしてそれは数多くあるのだが），ケアアルゴリズムの実施，治療の漸増による調整，科学文献からのエビデンスに基づく患者教育の規格化などがある。

既に検討したように，複合的な問題は慢性疾患ケアでは特に多く見られ，解決法の機能性はもはやアルゴリズム的ではなく**関係**に基づくものとなる。子供を育てることに相当するものに臨床で関わる場合，絶対的確実性はあり得ない。より妥当で達成可能な結果は，関係の**粘り強さ**，長期間にわたりケアの波を乗り越えていくために患者と医療チームで（力を携えて）培った能力である。この領域における本質的な価値は，自律性，自信付け，そして協力などである。複合的な問題解決には，関係性を構築し，目標を協議し，不確実性を管理し，患者の行動変化を喚起するなどがある。

この複合的な問題解決法の最後のリストは，チェックリストやケアのアルゴリズムといった見

慣れた風景から少し離れたところにある。関係性を構築し不確実性を管理するというのは一見実際的というよりも魔法のように聞こえるが，実際これらの行動は，単純な介入や単に複雑な介入を特徴付けるものと同じように，確実かつ具体的な一連のスキルやマイクロシステムのデザイン特性に関連している。これらの特性を，その実際的および機能的性質を具体的に示す言葉で表現することはできるだろうか。その答えははっきりと「できる」だ。本章の残りのセクションをこの目的に費やそうと思う。しかしその検討の状況を構築するには，さらにもう1つ複合性に関する視点が必要である。

複合適応システムの性質

複合性に対する私たちの観念は，分子生物学，生態学，進化論，組織心理学，経済学，システム理論などのような多岐にわたる分野における豊かな研究という歴史的背景を持つ[22,23,24,25,26,27,28]。過去20～30年にわたる論考から，新たに複合科学という分野が現れた。この枠組みこそ，私たちがここで検討していることに対して知的かつ実際的な根拠を与えるものである。Zimmermanらが定義した**複合科学**[28]は，集学的な複合適応システム（complex adaptive systems）に関する学問であり，「常に予測することができるわけではない方法で活動する自由を持ち，ある主体の活動が他の主体の状況を変化させるように互いの行動が相互連結している」個々の主体の集まりである[29]。そのようなシステムの注目すべき点は，中央管理ではなく分散型であること，結果と影響の関連性が直線的でも単一でもないこと，継続的フィードバックに基づいて自発的自己管理的な学習と適応が可能であることである[28]。

これらのダイナミクスには今となっては聞き覚えがあるだろう。複合性理論の初期の書物では，免疫系，昆虫のコロニー，金融市場，企業組織[29]などの古典的な複合適応システムの例が特定されたが，この本の読者は慢性疾患とともに生きている個々の患者，患者の家族，コミュニティー，そのような患者にケアを提供する臨床マイクロシステムなどがすべてそれらに勝るとも劣らず複合的な適応システムを成していることをすぐに認識することだろう。

そこで私たちは慢性疾患ケアに関する今後の議論を，複合適応システムの探索という枠組みで行うことができる。慢性期ケアの場における臨床マイクロシステムの計画，デザイン，実施の本当に複合的な面を理解しようとする時，複合適応システムのどのような具体的特性が，私たちの研究の基礎となるのだろうか。**表8.8**はそのような特性の一部を，慢性期ケアにおける具体的な意味合いと適用とともにリストにしたものである。これから患者とケア提供チームの（複合適応的な）相互作用の場における臨床マイクロシステムの具体的デザイン特性について調べていくが，その際，読者にはこのリストを注意深く考えてみてほしい。

慢性期ケアモデル

表8.8に示したように，複合適応システムの本質的特性の1つは，観察される結果が互いに相互依存的な複数の原因から生じているということである。臨床マイクロシステムが複合的な慢性疾患を持つ複合的な患者を効果的に支援するためには，集学的チームメンバーは相互作用する複数のインプットを明確に計画して，ケアシステムをデザインしなければならない。臨床ニーズの

表8.8 複合適応システム特性，デザインにおける意味合い，およびその例

複合システムの特性	慢性疾患ケアのデザインのための意味合い	例
観察する結果は互いに相互依存的な複数の原因から生じている	相互作用する複数のインプットを明確に計画してシステムをデザインする	慢性期ケアモデル
各主体の行動が，同じシステム中の他の主体による行動の状況を変化させる	引継ぎ，移行，ケア調節に密に参加する	ケア調節作業
主体は完全に予測可能ではない方法で自由に行動することができる	臨床ケアにおける障害ではなく資産としての自立性を特性とする介入をデザインする	自己管理の支援
境界は厳密ではなく不明瞭である	影響因子，予期できないリソース，コミュニティーの資産について広く考える	コミュニティーリソースへのリンク
正確な介入によって正確な結果が常に生じるわけではない	それぞれの相互作用の中に人間関係のコミュニケーションの良好な原則を作り込む	効果的なチームコミュニケーション

多次元性は，解決業務の多次元性と適合させなければならない。第2章で紹介したWagnerが作成した慢性疾患ケアモデルは，そのような解決法をデザインし実施するための強力な枠組みとなる[12,14,30]。

慢性疾患ケアモデルはその構造と相互関連性において複合的であるが，その概念的基礎（図8.2に視覚的に描いた通り）は美しくも単純である。Wagnerが患者と診療チームとの間の**生産的相互作用**と呼ぶものを通して，機能的転帰と臨床転帰の改善が達成される。患者と診療チームは，それぞれマイクロシステムとマクロシステムの両レベルにおける一連の支援リソースと計画活動によって（情報を与えられ，活性化され，準備ができ），いつでもこの協力関係に入れるようになる。もちろんこの直接的でほとんど直観的な枠組みの実施は困難である。そこで私たちは，現場ケアに関わる臨床マイクロシステムにとってのデザインの意味を深く理解するため，個別の構成要素に注目する。

最後のステップから始め，臨床ケアモデルの経路を逆に辿っていくことで，私たちは慢性疾患ケアの究極の目標は転帰を改善することであることを十分に理解する。既に検討したように，慢性疾患における期待は通常，疾患の根治や治癒ではなく，進行中の疾患を抱えながら最善の生活をすることである。この最善の生活の中には，その疾患に関連した疾患や死亡を減らすこと，短期間での症状の再燃を最小限に抑えること，仕事や人間関係において十分な機能を達成できることが含まれる。表8.5は慢性疾患ケアにおけるこれらの本質的な目標を，詳細にわたってまとめたものである。

臨床バリューコンパスモデル（**図8.3**参照）に慣れている読者なら，このツールの品質の領域と私たちが説明した慢性疾患の本質的目標との間の直接的なつながりを認識するだろう。Nelsonらにとって，**価値**とは臨床状態，機能とリスク状態，患者ニーズに対する患者や家族の満足感を高めることを意味し，いずれも直接費用と間接費用の削減に関連する（価値＝品質／費用）[31]。これらは，慢性疾患の目標についての私たちの現在の討論における私たちの認識や，改善された転帰に関するWagnerの理解と同じ優先事項である。

慢性期ケアモデルが示すようにこれらの転帰は必ず，**情報を得て活性化された患者**と**準備のできた前向きな診療チーム**との間の生産的相互作用を通して達成される。活性化された患者は，健康に関する決定を効果的に行い，健康管理に必要な，動機，情報，スキル，自信を持つようにな

図8.2 慢性期ケアモデル

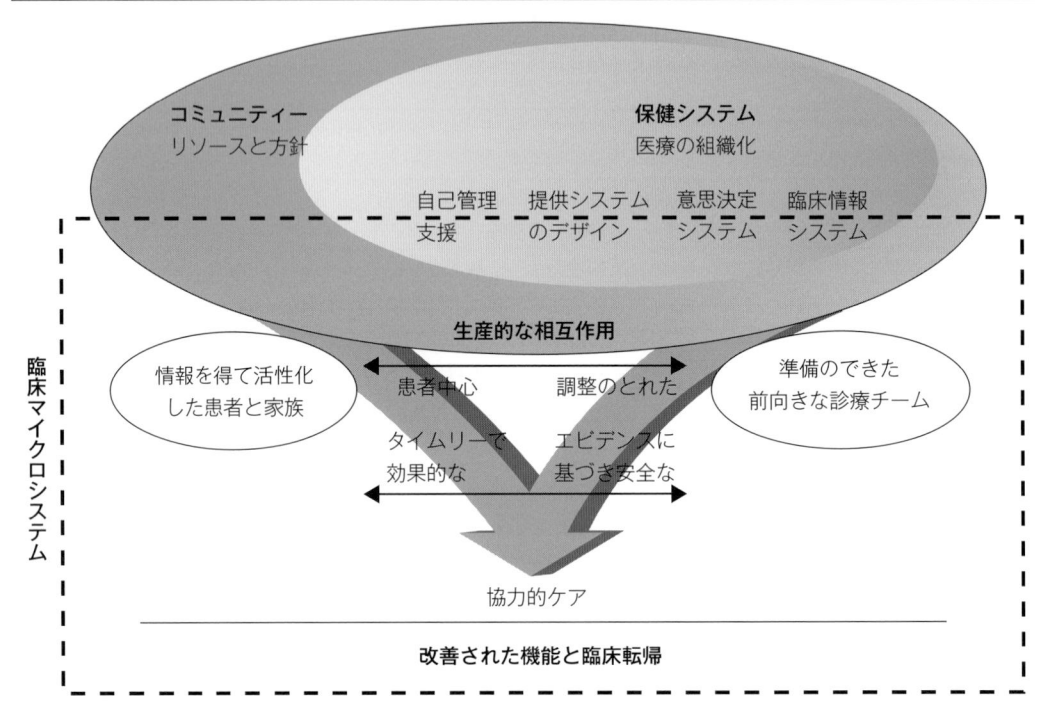

出典：Wagner, E. H. Chronic disease management（慢性疾患の管理）：What will it take to improve care for chronic illness? *Effective Clinical Practice*（慢性疾患のためのケアを改善するには何が必要か。効果的な臨床診療）, August 1998, 1(1), 22-24.

る[13,30]。一方，準備のできた前向きな診療チームは，彼らが高品質ケアを提供するのに役立つ，患者の情報，意思決定支援，そして熟練したスタッフによって補強される。本章のこの後のセクションでは，患者と診療チーム（あるいは臨床マイクロシステム）が効果的なパートナーシップを形成し自信を持つための準備と実施のいくつかの型について調べる。

具体的なリソースは患者の活性化とスタッフの準備を促進する。慢性疾患が個人や家族，ローカルのマイクロシステム，より大きなマクロシステム，そしてさらに大きなコミュニティー（**図8.4**参照）という入れ子状の構造の中で経験されるのとちょうど同じように，支援リソースも個人の自己管理やマイクロシステムのデザインから，マクロシステムの組織やコミュニティーの方針に至る各レベルに対応している。本章では私たちは臨床マイクロシステムに注目しているが，ここで簡単にマクロシステムやコミュニティーの貢献の重要な役割を確認しておこう。**医療組織（マクロシステム）**は，マイクロシステムのケアの現場での品質改善を支援するリーダーシップ，展望，物質的リソースを提供する。（たとえば，組織のリーダーが臨床品質の優先を明言する，意思決定支援リソースと臨床情報システムを適切に統合するなど。）**前向きなコミュニティー**は健康を増進する環境，教育リソースへのアクセス，社会福祉機関へのつながりを提供する。（たとえば，皆が利用できる公園によって，住民は定期的に運動を行うことができ，教育プログラムやコミュニティーサービスは効果的な自己ケアを推進することができる。）これらの制度的およびコミュニティーのリソースはともに，それぞれの臨床マイクロシステムの作業を補完し支援する。

図 8.3　臨床バリューコンパス

- 身体的
- 精神的
- 社会的活動と社会的役割
- リスクの状態
- 認識される幸福

機能およびリスクの状態

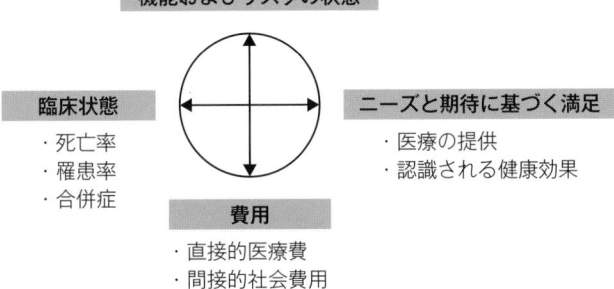

臨床状態
- 死亡率
- 罹患率
- 合併症

ニーズと期待に基づく満足
- 医療の提供
- 認識される健康効果

費用
- 直接的医療費
- 間接的社会費用

図 8.4　システムの内包構造

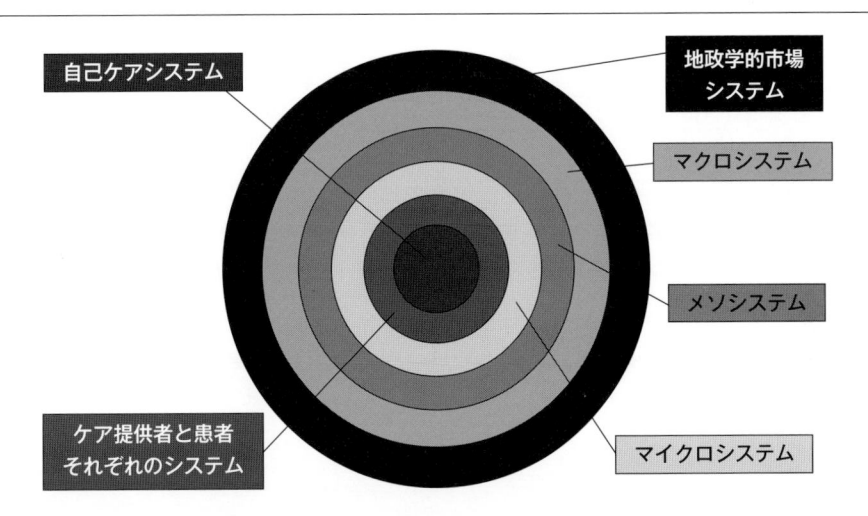

- 自己ケアシステム
- 地政学的市場システム
- マクロシステム
- メソシステム
- マイクロシステム
- ケア提供者と患者それぞれのシステム

　本章の残りで注目する臨床マイクロシステムのレベルでは，慢性期ケアモデルにより4つの本質的かつ相互作用するデザイン構成要素が認識される．すなわち自己管理支援，提供システムデザイン，意思決定支援，臨床情報システムである．

自己管理支援

　これまで述べてきたように，個人と家族は長年にわたり慢性疾患とともに生活し，彼らの複合的な生活の中でその疾患を管理することを学習しなければならない．典型的な安定した患者ならば臨床ケア提供者のクリニックで1年に4時間を過ごし，残りの8,756時間は仕事，家庭，コミュニティー活動など他の場所で過ごすかもしれない．最終的にケアの優先事項を決定し，家庭で血糖値や体重などの生理学的パラメータをモニターし，薬物を服用および調節し，健康なライフス

タイルを（運動や食事を通して）維持するのは（臨床ケア提供者ではなく）患者である。このため臨床マイクロシステムの役割は，個別カウンセリングや教育，専門家や患者仲間によるグループプログラム，その他の適切な自己管理リソースへのアクセスを通して，積極的に患者の自己効力感を支えることである[8,9,10]。

ケア提供システムのデザイン

Ostbyeらは，ガイドラインで推奨される慢性疾患ケア（スクリーニング，カウンセリング，投薬管理を含む）のすべてを典型的なプライマリーケア医の抱える2,500名の患者に提供する場合，1日当たり10時間以上（1年間の各開業日）の時間が必要だと計算した[32]。従来型のケアのモデルが，そのような需要を満たすのにふさわしくないのは明らかである。しかし，ケアプロセスやマイクロシステム内のすべての専門家の具体的能力に目を向けてサービス提供を将来に向けてデザインすれば（第1章で議論した5Pのモデルを再度参照），提供するケアの効率性と有効性を大幅に高めることができる。

臨床マイクロシステムは異なる参加者に具体的な役割を定義することができ（そしてしなければならない），計画されたケアのための受診は個別の介入の順序や実施を特定することができる。それらは直接行われるかもしれないし，電話やセキュリティのかかった電子メール，あるいはインターネットを介して非同期的に行われるかもしれない。つまり，クリニックの事務員は一般的なオーダーシートを使ってすべての糖尿病患者に関して網膜スクリーニング検査のスケジュールを入れ，看護助手は患者の家庭での血圧測定結果を見直し，施設の栄養士や行動保健学専門家は生活習慣の変更に関して患者のカウンセリングを行い，ナースプラクティショナーや医師はエビデンスに基づくガイドラインに従って投薬の調節を行い，正看護師は前回の介入に対する反応を評価するために診察から2週間後に患者に電話をかけるなどするかもしれない。最終的に複合的な長期的ニーズを持つ患者が心理社会的あるいはその他の要素によって大きなリスクに曝された場合には，ケアマネジャーかヘルスコーチが個人的な行動カウンセリングなどを通して患者の支援を行うかもしれない。

意思決定支援

優れた慢性疾患ケアには，最善の科学的エビデンスに関する深い知識が必要である。しかし第6章のBataldenとDavidoffの臨床改善の式[33]の見直しで示されるように，エビデンスに基づくガイドラインの知識は必要ではあるが，最善のケア提供を保証するには十分ではない。むしろ科学的エビデンスはこの臨床マイクロシステムの現場診療に埋め込まれた信頼性の高い行動に結び付けられていなければならない。それぞれの患者あるいは患者受診に関連付けられた紙上あるいは電子的な作業リストは，この作業を推進し慢性疾患ケアの単純および複雑な構成要素の信頼性を向上させるだろう。それぞれの作業は科学的エビデンスによる情報を盛り込んでおり，その実施は集学的チームの中の事前に特定されたメンバーに割り当てられており，そのメンバーは業務が完了したら記入用紙にサインをする。ガイドラインはワークフローの中に組み込まれ，紙あるいは電子的リマインダーによりそれを利用することが促される。

臨床情報システム

　第4章で説明したように，効率的かつ効果的なケアを行うためには，個々の患者および診療を受ける人たち全体の双方についてよい情報にアクセスすることが必要である。これは慢性疾患ケアの場合に特に当てはまる。慢性疾患ケアでは多くのケア測定値に注目する必要があり，そのようなモニタリングが**その時点**（今日の血糖値と血圧など）だけでなく**長期的**（年ごとのコレステロール値の変動や次回の網膜検査の推奨日など）にも意味を持つからである。電子的あるいは紙による登録はそれぞれのケアの計画を促進でき，患者や臨床チームにとっては具体的なエビデンスに基づくケアがしやすくなる。さらに第4章で検討したように，臨床情報システムを利用すれば最近のパフォーマンスについてケアチームはモニタリングし，フィードバックを受け取ることが可能となる。そのようなシステムでは，たとえば何名の心不全患者が心機能を維持するための適切な薬を処方されたか，何名の肺気腫患者が毎年のインフルエンザ予防接種を受けそびれたか，などの統計的情報にすぐにアクセスできる[30]。

　病院情報システムがますます利用されるようになり，今後数年にわたって慢性疾患管理が改善されるであろうが，たとえ最善の技術的革新であっても臨床ケアの改善を保証するわけではないことを私たちは覚えておかなければならない。Crossonらは50ヵ所の家庭医療施設において糖尿病管理の品質を評価した。これらのうち13ヵ所では病院情報システムが使われておりその他では使われていなかった。著者らは糖尿病ケアの全体的品質（プロセス，治療，中間的転帰に関して）は，病院情報システムを使っている医療施設で有意に**低い**ことを発見した[34]。この知見の理由はいくつかあるだろうが，可能性の高い要因の1つは，本章で先に述べたように，問題と解決法で複合性の度合いが異なっているということだ。どれほど価値のあるものだとしても，病院情報システムは，本来は複合的な性質を持つかもしれない問題を，**単に複雑に**解決しようとしているだけである。問題が慢性疾患患者特有なものであろうとスタッフ間処理に特有なものであろうと，いかに解決技術を現場に統合するかを決めるのは患者またはスタッフ間処理なのである。

　私たちは臨床マイクロシステムを強化するため，ますます電子的リソースに依存するようになっているが，コンピュータと臨床ケアを提供する人間との間にはいくつかの接点が依然として必要である。学生や品質改善を行うケア提供者には，**人間の頭脳［ウェットウェア（wetware）］がソフトウェアやハードウェアよりも重要**だと忠告する。ケアを支援する技術（ソフトウェアとハードウェア）を最大限活用する前に，ケアの現場における人間のパターンや人間関係のプロセス（これを**ウェットウェア**と呼ぶ）を効果的に調整しなければならない。大野耐一が，臨床組織ではないが価値に基づく別の組織について書いたように，「トヨタ生産方式では，作業の順序を決めることと作業の標準化が最初に来る…。もし装置の改善が最初に来たならば，作業プロセスは決して改善されないであろう[35]」。

臨床ケアモデルは有効か

　マイクロシステムとマクロシステムの両レベルで，多様な慢性疾患（心不全，喘息，糖尿病，うつなど）において複数の品質指標を向上させるのに，このモデルが有効だとする説得力のある裏付けがある。とりわけ，慢性期ケアモデルの個別のデザイン構成要素（自己管理，ケア提供システムのデザイン変更，意思決定支援，臨床情報システム）のそれぞれが明らかな効果を生み出

すが，複数の介入が組み合わされると追加的な効果がある[13]。糖尿病ケアにおける改善を評価した39の研究を見直した総説では，32の研究でプロセスあるいは転帰に効果が示された。さらに，4つのデザイン構成要素すべてを忠実に守ったクリニックを調査した5つの研究では，いずれも肯定的な結果が示された[12]。おそらく当然のことではあるが，ケア改善に最も一貫して関わっていたのは自己管理支援であった（慢性疾患ケアに関する啓発的なリソースと総括に関してはwww.improvingchroniccare.orgを参照のこと）。

　このモデルは個別の患者にとってはどのようなものであるのだろうか。相互作用するいくつかの慢性疾患が「気を付けることが多過ぎて（実際に多かった）」という状態になったCarlの例を思い出してみよう。彼の最近のケアでは，慢性期ケアモデルのいくつかの構成要素が実施され有益な効果が得られていた。一連の集団教育セッション（**自己管理支援**）で，より効果的に食事を改善すること，自分で血糖値をモニターすること，血糖値に基づいて自分でインスリンを調整することを学んだ。ケアマネジャーの正看護師（**ケア提供システムのデザイン変更**）が所定の間隔で彼に電話をかけ，進捗を評価し潜在的な問題に対処する。彼のプライマリーケア医と内分泌専門医（**意思決定支援**）が，現在は3ヵ月ごとの予定された診察の際（**ケア提供システムのデザイン変更**）に彼の強化薬物投与計画を共同で管理している。最後に病院情報システム（**臨床情報システム**）が，ケアを喚起し害を及ぼす可能性のある薬の交差反応についての警告を出す。これらの様々な介入（そしておそらくそれらすべての組み合わせ）の結果，Carlの血糖値と血圧は昨年中に明らかに改善した。服薬計画をより一貫して順守し，日常生活により大きな喜びを感じていると彼は報告している。彼と彼の臨床マイクロシステムは，慢性疾患ケアの複合性に力を合わせて取り組んでおり，それにより効果が出ていた。

ケアの調整と移行

　再度表8.8を参照すると，複合適応システムの2番目に重要な特性に気付く。それぞれの主体の行動は，同じシステムにいる別の主体による動作の状況を変える。慢性疾患ケアやそのケアのデザインや改善においては確かにそうである。この臨床の複合性という構成要素に取り組むためには，マイクロシステムは引継ぎ，移行，ケアの調整に十分注意を向けなければならない。

　そのような必要性により，私たちは再び慢性期ケアモデルとそれが重視するケア提供システムのデザインと背景に目を向ける。引継ぎとケアの移行は慢性疾患の管理においては一般的であるが，よく省察してみるとこれらの機能に第7章の急性期ケアで述べたものとは異なる形と意味合いがあることがわかる。第7章で検討したJoanne Wrightのことを思い出してみよう。彼女の両側の大葉性肺炎での恐ろしい経験が，図7.1の展開フローチャートに示されている。この例において行われたうまく協調のとれた引継ぎは，急性期ケアで一般的にみられるように直線的で一方向的なものであった。Joanneは彼女の行程の中で看護師からプライマリーケア医，そして救急隊，緊急診療部，集中治療室へと順に移動した。移行は複雑で，高度に技術的で緻密に調整されていたが，それらは本当の意味で**複合的**ではなかった（GloubermanとZimmermanがその言葉を使った意味合いで言うと）。マイクロシステムの急な一過性の混乱が収まると，蘇生，ケアの移行，投薬管理のための正式なアルゴリズムによってその事象に心強い予測可能性がもたらされる。

　今度は慢性疾患におけるケアの移行の形態を考えてみよう。**図8.5**に示すように，引継ぎとコ

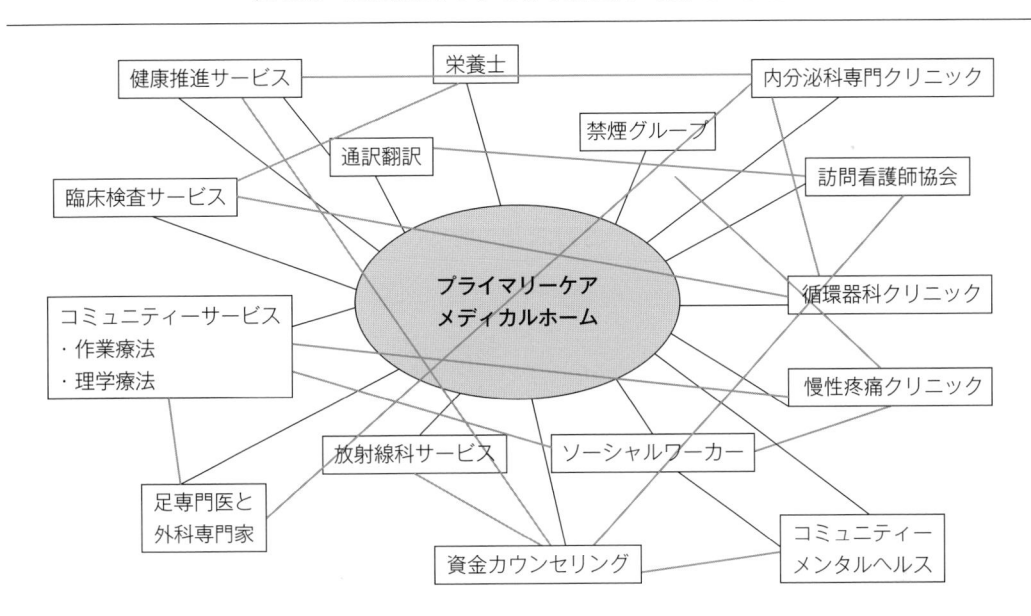

図8.5 慢性疾患ケアにおける放射状の引継ぎと移行

ミュニケーションはほとんどの部分において直線的ではなく**放射状**の性質を持つ。中央のマイクロシステムが患者と患者情報を様々な臨床マイクロシステムに送り，各マイクロシステムがサービスを提供して患者を更新した情報とともにハブである中央マイクロシステムに戻すという形でケアの調整が行われる。これらの引継ぎは順に行われるのでも一方向的に行われるのでもないことに留意すること。患者は同時に複数のマイクロシステムに接することもあり，情報は単に次に手渡されるのではなく**交換**される。さらに図8.5が示すように，いくつかの臨床マイクロシステムが相互に交流するのは中央のハブだけに限る必要はない。複合的なシステムでは一般的に見られるように，こうした半自律的なノードは自由に相互作用し，患者によい効果をもたらす場合もあるが，（慎重に調整しなければ）有害な結果をもたらす場合もある。慢性疾患ケアにおける臨床マイクロシステムの本質的な（複合的）機能は，このため患者と患者情報の数多くの多方向的な引継ぎを**長期的**（急性期ケアの際には時間に**間に合う**引継ぎだったのとは対照的）に調整することであり，そのためこれらの努力が集合的に患者の最大の利益に寄与する。

　この調整機能はプライマリーケアメディカルホームで頻繁に実施されるが，これは常に当てはまるわけではない。たとえばダートマス-ヒッチコック脊椎センターは，外科，内科，放射線科，麻酔科，理学療法，心理学的サービスの様々な組み合わせを必要とするかもしれない慢性背部痛のある患者にとっての中央ハブとして機能している。腎臓病診療所では末期腎疾患で透析中の患者のケアを調整し，腫瘍学チームは同様に多くの治療的および支持的介入を必要とする癌患者のための複合的なケアの移行を管理している。

　これらの例に共通するテーマは**ケアの調整**であり，共通の機能は慢性疾患ケアの本質的目標を支援するように情報を管理し移動させることである。非常に効果的な臨床マイクロシステムは，第1章で検討した5Pの自己評価による情報をもとに，それ自身のコミュニケーションのプロセスとパターンに，そしてその情報を共有し保護するうえでの患者と専門スタッフの役割に関心を向けている。ケア提供システムのデザインと（慢性期ケアモデルの用語を再度使うと）再デザイ

ンにより，調整機能が適切に割り当てられるようになる。放射線状の引継ぎの送り手や受け手として医師が最も適当だという状況もあるが，多くの状況では特別な訓練を受けた正看護師やソーシャルワーカーがこの役割を十分に果たす。臨床情報システム（慢性期ケアモデルのもう1つの構成要素）は，確かに情報の移動を促すが，情報の移動は本質的に相関的で，単純あるいは**単に複雑な**通信アルゴリズムだけでなく複合的な協議や明確化にも依存しており，それらをすべてプロトコル化することはできない。第8章のアクションガイドでは，マイクロシステム間により強固な関係性を築くための具体的な行動やSTAR創造的ツールを紹介する。

患者の自己管理

複合適応システムのある特性は慢性疾患の管理に特に関連している。検討してきた通り（そして表8.8で明確にしている通り），複合的システムの中の主体は完全に予測可能ではない方法で自由に活動することができる。この現実は，医療専門スタッフ（一般的に慢性よりも急性疾患の管理の訓練を受けている）が予測可能性とコントロールを最大化し疾患を根治しようとすることが多い臨床的状況において不安をもたらす。しかし慢性疾患に内在する不確定性と複合性に取り組むためには，臨床マイクロシステムは障壁としてよりも資産として，臨床ケアの患者の自主性を特性とする介入をデザインしなければならない。

実際，慢性疾患を経験する過程では，患者の自主性と権限があることは当然で，また必要でもある。患者の臨床チームよりも，むしろ患者自身で血圧や体重などの生理学的パラメータを家庭でモニターすることが多いだろう。患者は薬を服用および調節し，健康なライフスタイル（運動，適切な食事，禁煙）を維持するだろう。最終的にはケアの優先順位を決定するのは患者であり，臨床マイクロシステムは，これらの優先順位が効果的に対処されるよう，専門的知識，訓練，そしてサポートを提供する。本章の最初のセクションで示したように，慢性疾患ケアでは予測可能性と一方向性の権限が，順応性やパートナーシップ，そして粘り強く生産的な関係に取って代わられている。

慢性期ケアモデルがうまく実施されるかどうかは，健康に関する決定と自己ケアを行う情報を得て主体的になった患者次第である。この主体化には患者が知識，動機，スキル，自信を持つことが必要である。**患者の自己効力感**は，行動を修正し具体的な目標を達成したいという患者の希望を越えて広がり，そのような目標に向けた変更をするために必要なスキルに対する**自信**などを含むが，これを刺激するための多くのツールや手法が開発されている。自己効力感はより健康な行動に結び付き，慢性疾患とともにうまく生活している人々に不可欠な特性である[9,10]。

自己効力感を支持する手法を簡単に見直す（業務デザインと実施に留意しつつ）際には，これらの介入の目標は健康的行動や自己管理に関して患者を**教育する**ことと，既に存在している自己知識と能力を**引き出し**磨きをかけることの両方であることを忘れてはならない。カウンセラーやヘルスコーチの役割は，患者が個人的な健康の優先順位を実際の健康行動にもっと完全に合致させられるよう，患者が自分の専門知識を発見するのを支援することである[36]。

Glasgowら[37,38]は5Aアプローチと呼ばれる広く応用可能な協力的自己管理支援モデルについて記述した。このモデルは当初禁煙をする患者のカウンセリング用に開発されたが，最近になって慢性疾患における自己管理など，様々な臨床的状況において患者中心のコーチングのための一

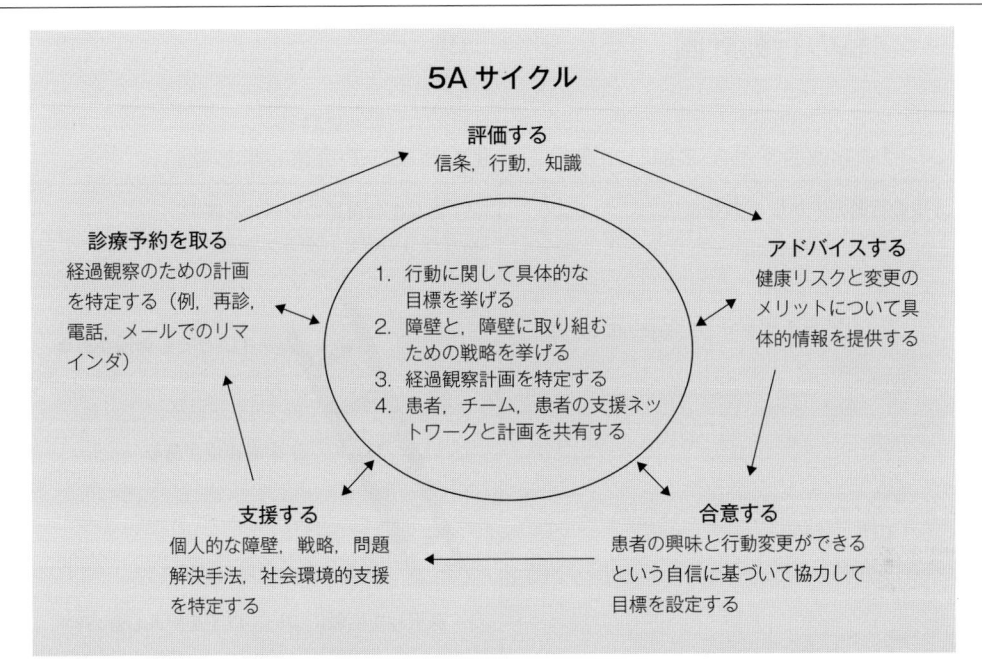

図 8.6　自己管理支援における 5A のサイクル

5A サイクル

- **評価する**
  信条，行動，知識
- **アドバイスする**
  健康リスクと変更のメリットについて具体的情報を提供する
- **合意する**
  患者の興味と行動変更ができるという自信に基づいて協力して目標を設定する
- **支援する**
  個人的な障壁，戦略，問題解決手法，社会環境的支援を特定する
- **診療予約を取る**
  経過観察のための計画を特定する（例，再診，電話，メールでのリマインダ）

中央：
1. 行動に関して具体的な目標を挙げる
2. 障壁と，障壁に取り組むための戦略を挙げる
3. 経過観察計画を特定する
4. 患者，チーム，患者の支援ネットワークと計画を共有する

出典：World Health Organization（世界保健機関）*Self-management support for chronic conditions using 5 As.*（5A を用いた慢性疾患のための自己管理支援）Geneva, Switzerland：World Health Organization, 2004, p. 4. www.who.int/diabetesactiononline/about/WHO%205A%20ppt.pdf より取得

般的枠組みを提供するために，米国予防医療特別委員会（U.S. Preventative Services Task Force）がこれを採用した。**図8.6**に描かれているようにGlasgowの5Aアプローチとは，**評価する**（Assess）（あるいは質問する（Ask）），**アドバイスする**（Advise），**合意する**（Agree），**支援する**（Assist），**診療予約を取る**（Arrange）である。自己管理の問題と解決法の（単に複雑であるよりむしろ）複合的な性質にふさわしく，この一連の介入は実際一連の**交流**である。Wesleyらは，複合的なシステムでは「私たちの介入は常に交流である[39]」と述べた。

　臨床医あるいはスタッフにより始められる計画された診察（あるいは受診前スクリーニング質問票に取り込まれてさえいる）では，臨床マイクロシステムはまず患者が積極的に健康推進行動を行う気持ちがあるかどうかを見極める。慢性疾患とともに生活している人にとって，そのような行動には，運動やダイエットに対する新たな関心，禁煙，ストレス軽減，服薬遵守，その他多くの**患者主導**の可能性が含まれるだろう。図8.7の行動計画に説明されているように，臨床マイクロシステムは具体的な健康行動を特定しやる気にさせるために具体的なツールを使うことができる（またそうすべきである）が，実際行動を選択するのは常に患者である（この情報もオンラインで www.familymedicine.medschool.ucsf.edu/research/research_programs/actionPlan.aspx にて入手可能である。）

　変更に対する準備は時間とともに変化する複合的な状態である。研究者と**動機付け面接**（健康推進のための変化をもたらすための特に強力な対話的手法）を行う者は，この準備が**変更に向けた動機**（「あなたの食事から砂糖を削減することはあなたにとってどのくらい重要ですか。1 か

図 8.7　私の行動計画

| 私の行動計画 | 日付：_____ |

私_____ と _____
　　　　　（氏名）　　　　　　　　　　　　（医師名）
は私の健康を改善するために私が次のことをすることで合意しました。

1. 次の行動の中から1つを選択
   - ☐ 私を悩ませている何かに取り組む
     _____
   - ☐ 身体的にもっと活発でいる
   - ☐ 薬を服用する
   - ☐ 食べ物の選択を改善する
   - ☐ ストレスを減らす
   - ☐ たばこを減らす

2. あなたの自信のレベルを選択
   私が自分の行動計画を実施できるかについての自信

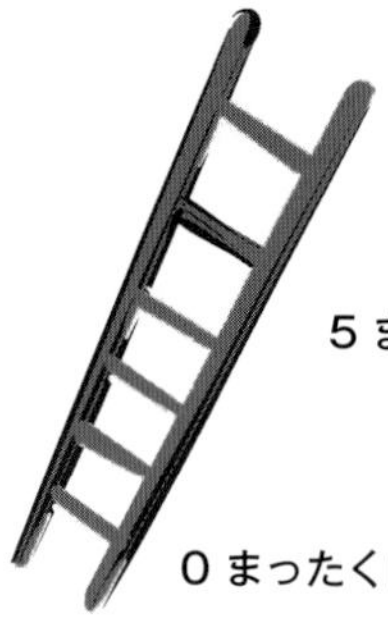

   10　とても自信がある
   5　まあ自信がある
   0　まったく自信がない

3. 選択した活動について以下を記入しなさい

   何：_____

   どのくらい：_____
   いつ：_____

   どのくらいの頻度で：_____

   _____
   （署名）

   _____
   （医師の署名）

出典：www.familymedicine.medschool.ucsf.edu/research/research_programs/actionPlan.aspx.

ら10までの尺度で答えてください」）や変化が可能だという**自信**（これからの1週間で食事の変更をすることができる自信はどれくらいありますか。1から10までの尺度で答えてください[36]））の両者により影響を受けると述べてきた。カウンセリングは，どちらの要素（動機か自信）が健康推進行動に対する最大の障壁になっているかによって異なってくるという性質を持つため，これら別々の面をそれぞれ見極めなければならない。ここでも図8.7にあるような紙あるいは電子的行動計画がこの具体的な見極めを推進することができる。自己管理支援プロセスのその後に続くステップにおいて，臨床医や他の教育者は，患者が特定した行動に関連する健康リスクとメリッ

図 8.8　臨床マイクロシステムにおける 5A モデルの実施

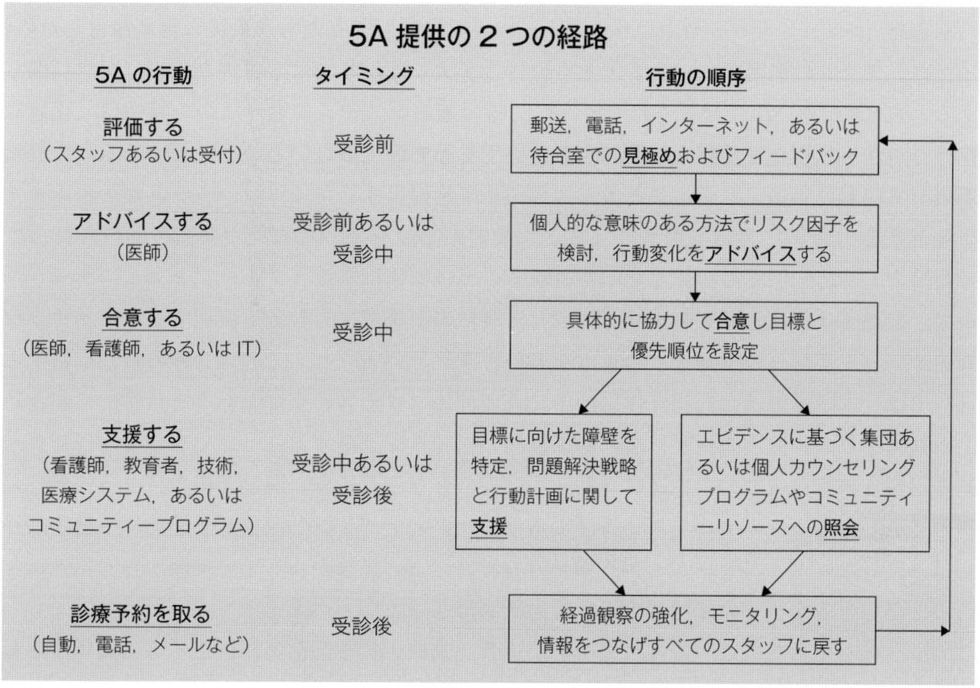

5A 提供の 2 つの経路

5A の行動	タイミング	行動の順序
評価する（スタッフあるいは受付）	受診前	郵送，電話，インターネット，あるいは待合室での見極めおよびフィードバック
アドバイスする（医師）	受診前あるいは受診中	個人的な意味のある方法でリスク因子を検討，行動変化をアドバイスする
合意する（医師，看護師，あるいは IT）	受診中	具体的に協力して合意し目標と優先順位を設定
支援する（看護師，教育者，技術，医療システム，あるいはコミュニティープログラム）	受診中あるいは受診後	目標に向けた障壁を特定，問題解決戦略と行動計画に関して支援 / エビデンスに基づく集団あるいは個人カウンセリングプログラムやコミュニティーリソースへの照会
診療予約を取る（自動，電話，メールなど）	受診後	経過観察の強化，モニタリング，情報をつなげすべてのスタッフに戻す

出典：World Health Organization（世界保健機関）. *Self-management support for chronic conditions using 5 As.*（5A を用いた慢性疾患のための自己管理支援）Geneva, Switzerland：World Health Organization, 2004, p. 12. www.who.int/diabetesactiononline/about/WHO%205A%20ppt.pdf. より入手

トについて患者にアドバイスをする。見極めと共有した情報に基づき，患者とカウンセラーは次に協力し，協議し，最終的に特定の行動目標と優先順位について合意する。臨床マイクロシステムのメンバーは，それから患者が個人的な障壁，戦略，合意した目標に関連する問題解決手法を特定するのを支援する。これらの手法は自己ケア，同じマイクロシステム内の他の熟練したケア提供者への照会，コミュニティーの自己管理訓練プログラムなどの外部支援サービスへの照会などを含む場合もある。患者と集学的ケア提供チームはともに，再診，電話での手続き，メールによるリマインダーなどを含む具体的な経過観察計画を調整する。看護師による経過観察の電話は，慢性疾患ケアの前回診察時に話し合われた服薬に関する指示を確認することができ，あるいは疼痛レベルのモニタリング，運動継続，家庭での血糖値チェックを推進することができる。

　このモデルが健康推進相互作用にしっかり組み込んでいる十分に患者を中心とした方向付け以外にも，この 5A アプローチは本質的にマイクロシステムの計画とデザインにつながる。図 8.8 は個別の相互作用ステップを臨床チームの具体的な集学的メンバーに結び付け，それぞれ分析や焦点を絞った改善を受け入れる，互いに連結された一連の活動として全体的プロセスを定義する。ここでもこの提案された一連の流れにおいて，各自重要な作業があることに留意すること。他のケアプロセス同様，成功するかどうかは，役割の注意深い定義と割り当て，参加者間の慎重な調整とコミュニケーション，各ステップでの患者や家族との互いを尊重した協力にかかっている。

結論

　役割定義，コミュニケーション，パートナーシップに対して私たちが最後に再度注目したのは，マイクロシステムの患者ケア（患者とともに行うケア）ばかりではなく内なる自己ケアに関してである。表8.8が思い出させてくれたように，複合適応システムのもう1つの特性は，**正確な介入を行ったからと言って正確な結果が必ず付いてくるものではない**ということである。慢性疾患患者のケアにおいて当てはまることは，複合的ケアを提供するマイクロシステムがチームをまとめようとする力関係においても当てはまる。最善の意図を持った人々が共通の動機を持って集まった場合でさえ，個々の意見と認識が異なることは頻繁にある。グループコミュニケーションの中で，参加者はしばしば不確実性を経験し，突然の出来事にも数多く直面する。マイクロシステムのメンバーが自分の役割をどのようなものと考えていようと，この複合性の特性に対する反応としては，すべての社会的相互作用の中に人間関係プロセスの良好な原則を日常的に組み込むことが推奨される。個別の相互作用の結果は高い信頼性で予測することはできないが，これらの相互作用が起きるシステム全体はより粘り強いものとなるだろう。調整と協力によって慢性期ケア提供，そして臨床マイクロシステムによるそのケアのデザインと改善が長期的に成功するかどうかは，良好なコミュニケーション，相互の力付け，よい経験からも悪い経験からも迅速に学び取ることのできるすべての参加者の適応能力次第である。

　このようにして私たちは，慢性疾患ケアが患者，家族，集学的ケア提供チームに提供する複合的な課題と機会の範囲を認識する。これらの参加者たちは，最終的に彼らが一緒に定義する目標を達成するために，新たな創造的方法で力を合わせて働かなければならない。彼らは頭，心，手を同時に使う臨床的複合性を受け入れることができるだろう。それはエビデンスに基づいた疾患管理の知識を長期的に経験した疾患に関する感情についての知識と一体化させるとともに，これら両方の知識の領域を介入（相互作用）に関する知識と結び付けることにより，知識を実際の人々の生活で実現されるケアへと変換する。

まとめ

- 慢性疾患は患者の明確なニーズの大半を構成し，臨床マイクロシステムの業務時間のほとんどを占め，米国の医療費の大半を消費している。同時に慢性疾患ケアの品質は最善に至らないままである。
- 慢性疾患ケアの目標は長期的な疾患の後遺症を減らし，慢性疾患の再発の影響を最小限に抑え，機能や関係性，全体的な生活の質を長期的に最適化することなどである。
- 臨床的問題を単純，複雑，複合的へと分類することにより，患者のニーズを適切な診察介入に効果的に合致させることができる。
- 慢性期ケアモデルは患者や家族のニーズを満たすために，複合性の原則を実際の介入に結び付ける
- 慢性疾患ケアの主要構成要素には，自己管理支援，効果的な意思決定支援リソース，前向きなケア提供システムデザインなどがある。

重要用語

長期的ケア	複合性のパラダイム
慢性期ケアモデル	患者の自己効力感
複合的問題	放射状の引継ぎと移行
複合科学	変化に対する準備
複雑な問題	単純な問題
自信（変更が可能だという）	慢性疾患ケアの3つの本質的目標
変更への動機	人間の頭脳（ウェットウェア）

復習問題

1. あなたのマイクロシステムでは慢性期ケアはどのように評価されているか。慢性疾患ケアを支援する具体的デザインやプロセスとしては，現在どのようなものが存在しているか。それらはどのように改善されるか。
2. 慢性疾患ケアの患者，臨床マイクロシステム，家族に対する長期的影響はどのようなものか。
3. 慢性期ケアの3つの本質的目標とは何か。
4. 5Aアプローチはどのように患者の自己管理を進歩させるか。

討論課題

1. あなたのマイクロシステムの慢性疾患患者集団を特定し，ある患者の行程を詳細に調べなさい。（「事例研究：慢性疾患の経験」のCarlの行程を例として使用すること。）あなたの臨床マイクロシステムでは何がうまくいっているか。何が改善されうるか。あなたの臨床情報システムは，提供される慢性疾患ケアをどのように支援しているか。
2. 「気を付けることが多過ぎて…」というフレーズは，慢性期ケアの状況の中で何を意味しているか検討しなさい。次にあなたのマイクロシステムは，長期的な行程中の患者と家族を支援するうえで何をすることができるかを検討しなさい。
3. あなたの臨床マイクロシステムにおいて，慢性疾患ケアに特異的な集学的な役割を特定しなさい。次に，これらの役割が患者と家族のニーズを効果的に満たす理想的プロセスに適合するかどうかを判断しなさい。そしてあなたの判断について説明しなさい。
4. あなたの臨床マイクロシステムにおいて，慢性期ケアをサポートするいくつかの臨床マイクロシステムを特定しなさい。第8章アクションガイドのSTAR創造的ツールを用いて，患者と家族のニーズをよりうまく満たすために関係性を豊かにする機会について検討しなさい。

参考文献

1. Centers for Disease Control and Prevention. Chronic disease prevention and health promotion. Retrieved July 25, 2010, from www.cdc.gov/chronicdisease/overview/index.htm

2. U.S. Department of Health and Human Services. The power of prevention : Steps to a healthier US. Report issued 2003. Retrieved February 15, 2010, from www.healthierus.gov/STEPS/summit/prevportfolio/power/index.html
3. Hoffman, C., Rice, D., & Sung, H. Y. Persons with chronic conditions : Their prevalence and costs. Journal of the American Medical Association, 1996, 276, 1473–1479.
4. Wagner, E. Meeting the needs of chronically ill people. British Medical Journal, 2001, 323, 945–946.
5. McGlynn et al. The quality of health care delivered to adults in the United States. New England Journal of Medicine, 2003, 348 (26), 2635–2645.
6. Glouberman, S., & Zimmerman, B. Complicated and complex systems : What would successful reform of Medicare look like? Ottawa : Commission on the Future of Health Care in Canada, 2002.
7. Zimmerman, B., & Plsek, P. Microsystems as complex adaptive systems : Ideas for improvement. Retrieved February 10, 2010, from www.clinicalmicrosystem.org
8. Institute for Family - Centered Care. FAQ. Retrieved February 15, 2010, from www.familycenteredcare.org/faq.html
9. Lorig, K., Bodenheimer, T., Holman, H., & Grumbach, K. Patient self - management of chronic disease in primary care. Journal of the American Medical Association, 2002, 288(19), 2469–2475.
10. Lorig, K., Sobel, D., Gonzalez, V., & Minor, M. Living a healthy life with chronic conditions. Boulder, CO : Bull Publishing, 2006.
11. Bodenheimer, T., Wagner, E. H., & Grumbach, K. Improving primary care for patients with chronic illness. Journal of the American Medical Association, 2002, 288 (14), 1775–1779.
12. Bodenheimer, T., Wagner, E. H., & Grumbach, K. Improving primary care for patients with chronic illness, Part 2. Journal of the American Medical Association, 2002, 288 (15), 1909–1914.
13. Improving chronic illness care. Chronic care model. Retrieved February 28, 2010, from www.improvingchroniccare.org/index.php?p=The_Chronic_Care_Model & s=2
14. Wagner, E., Austin, B. T., & Von Korf, F. M. Organizing care for patients with chronic illness. Milbank Quarterly, 1996, 74, 511–544.
15. Centers for Disease Control and Prevention. Deaths and mortality statistics for US. Retrieved February 10, 2010, from http://www.cdc.gov/nchs/FASTATS.deaths.htm
16. Cherry, D., Hing E., Woodwell D. A., & Rechsteiner, E. A. National ambulatory care survey : 2006 summary. National health statistics reports. Retrieved July 25, 2010, from www.Cdc.Gov/nchs/fastats/docvisit.htm
17. Grant, R., Buse, J. B., & Meigs, J. B. Quality of diabetes care in U.S. academic medical centers : Low rates of medical regimen change. Diabetes Care, 2005, 28, 337–342.
18. Saadine, J., Engelau, M. M., Beckles, G. L., Gregg, E. W., & Thompson, T. J. A diabetes report card for the United States : Quality of care in the 1990s. Annals of Internal Medicine, 2002, 136(8), 565–574.
19. Saydah, S., Fradkin, J., & Cowie, C. C. Poor control of risk factors for vascular disease among adults with previously diagnosed diabetes. Journal of the American Medical Association, 2004, 291, 335–342.
20. Parchman, M., Romero, R. L., & Pugh, J. A. Encounters by patients with type 2 diabetes – complex and demanding : An observational study. Annals of Family Medicine, 2006, 4, 40–45.
21. Liu, S., Homa, K., Butterly, J. R., Kirkland, K. B., & Batalden, P. B. Improving the simple, complicated and complex realities of community - acquired pneumonia. Quality and Safety in Health Care, 2009, 18, 93–98.

22. von Bertalanffy, L. General system theory : Foundations, development, applications. New York : George Braziller, 1968.
23. Deming, W. The new economics for industry, government, education. (2nd ed.) Cambridge : Massachusetts Institutes of Technology, Center for Advanced Educational Services, 1994.
24. Homans, G. The human group. New York : Harcourt, Brace, and World, 1950.
25. Kauffman, S. At home in the universe. The search for the laws of self - organization and complexity. New York : Oxford University Press, 1995.
26. Senge, P. The fifth discipline : The art and practice of the learning organization. New York : Doubleday/Currency, 1990.
27. Stacey, R. Complexity and creativity in organizations. San Francisco : Berrett - Koehler, 1996.
28. Zimmerman, B., Lindberg, C., & Plsek, P. Edgeware : Insights from complexity science for health care leaders. Irving, TX : VHA, 1998, p. 625.
29. Plsek, P., & Greenhalgh, T. The challenge of complexity in health care. British Medical Journal, 2001, 3, 625-628.
30. Bodenheimer, T. & Grumbach, K. Improving primary care : Strategies and tools for a better practice. New York : McGraw - Hill, 2006.
31. Nelson, G., Batalden, P. B., & Lazar, J. S. Practice - based learning and improvement : A clinical improvement action guide. (2nd ed.) Oak Brook, IL : Joint Commission Resources, 2007.
32. Ostbye et al. Is there time for management of patients with chronic disease in primary care? Annals of Family Medicine, 2005, 3, 209-214.
33. Batalden, P., & Davidoff, F. What is quality improvement and how can it transform health care? Quality and Safety in Health Care, 2007, 16, 2-3.
34. Crosson et al. Electronic medical records and diabetes quality of care : Results from a sample of family medicine practices. Annals of Family Medicine, 2007, 5, 209-215.
35. Ohno, T. Toyota production system : Beyond large scale production. New York : Productivity Press, 1988, p. 130.
36. Miller, W., & Rolnick, S. Motivational interviewing : Preparing people for change. (2nd ed.) NY : Guilford Press, 2002.
37. Glasgow et al. Self - management aspects of the improving chronic illness care breakthrough series : Implementation with diabetes and heart failure teams. Annals of Behavioral Medicine, 2002, 24, 80-87.
38. Whitlock, E., Orleans, T., Pender, N., & Allan, J. Evaluating primary care behavioral counseling interventions : An evidence - based approach. American Journal of Preventive Medicine, 2002, 22(4), 267-284.
39. Westley, F., Zimmerman, B., & Patton, M. Getting to maybe : How the world is changed. Toronto : Random House, 2007.

第8章 アクションガイド

　第8章アクションガイドは，信頼性の高い慢性期ケアシステムを構築するためのリソースを追加するためにデザインされている。STAR創造的関係性ツールは，臨床マイクロシステムと連結した臨床マイクロシステムや支援マイクロシステムとの間の慢性期ケア提供に特異的な関係性を評価し研究することを支援し奨励することを目的としている。意図を持った研究と改善あるいは関係性の強化は，患者，家族，すべての臨床および支援マイクロシステムが恩恵を受けることのできる，より創造的関係をもたらす可能性がある。

　第8章で指摘したように，慢性期ケアは患者と家族にとって多くの臨床の場の間の引継ぎと移行をしばしば数多く含んでいる。慢性期ケアの行程の中で引継ぎや移行が起きる様々な連結したマイクロシステムを示し，より信頼性の高い慢性期ケアシステムを最終的に作り上げるためにあなたが関係性の強化と改善を望む潜在的に連結したマイクロシステムを特定するためには，第1章の外部マッピングツールを見直すことが役立つ。タイムリーなプロセスと情報共有を通してケアシステム全体が強化されるような理想的な慢性期ケアシステムをデザインするとともに，ある患者に関する知識と情報の共有を進めるために臨床マイクロシステム間の関係性を強めることが，長期的管理が行われる慢性期ケアの複合性に役立つ。システムの中の次のマイクロシステムが患者と家族のニーズを最大に満たせるような継ぎ目のない情報移行とフィードフォワードシステムを通して，より高い価値を持つケアをデザインすることができる。ケアの技術的側面は臨床マイクロシステム間の人間関係を通して強化推進することができる。そしてこの人間関係の育成と強化は関係性の現状を評価することから始められる。

STAR創造的関係性

　慢性期ケアの行程を支援する連結マイクロシステムを特定したならば，臨床および支援マイクロシステム間の関係性の評価を導くSTAR創造的関係性ツールを使うといい。マイクロシステム間の創造的関係性を推進し，発展させ，強化する機会を探してほしい。創造的関係は，複合的なシステムの一部同士の間の相互作用が，そのどの部分も元来単独では持っていない，価値のある，新たな，予測できない可能性を生み出す時に生じる[1]。複合的なシステム（臨床マイクロシステムと医療など）における創造的関係性は，創造性と革新のための大きな可能性を提供する。

　創造的関係性の2つの主要構成要素は次の通りである。
1. 関係性は，その関係を構成する1つの要素だけでは生み出すことのできないものを生み出す。
2. 価値の源（新たな製品やサービス）がマイクロシステム間の相互作用によって創造される。

表 AG8.1　STAR の頭字語の定義

S	個別性（Separateness）	状況によって事実の解釈が異なる。すなわち，関係しているマイクロシステムや個人は視点や考え方を変えることができる。
T	調整（Tuning）	話すことと耳を傾けることから，現状や暗黙的な前提を打破する機会が生まれる。2つのマイクロシステムのメンバーは，どのくらいの頻度でリアルタイムにケアプロセスについて見直し検討する時間を取るか。2つの臨床マイクロシステムの中および間での患者ケアの品質と安全性について話し合うための定期的な会議はあるか。
A	行動（Action）	行動につながる，または新しいものの創造に役立つ可能性のある機会を特定する。複数の臨床マイクロシステムは協力して改善活動に取り組んでいるか。ケアの新たなデザインやモデルは開発されているか，または引継ぎ改善の PDSA サイクルは定期的に行われているか。
R	協力する理由（Reason to Work Together）	患者，家族，スタッフが相互的利益のために協力するには理由がある。マイクロシステムは患者ケアに関する展望を共有し，すばらしい品質のケアとサービスを提供するためには協力が有益であると理解しているか。

　STAR のモデルにより，マイクロシステム間そして個人間の関係性でさえ探求できる。STAR という頭字語については**表 AG8.1** で概要を示す。

　図 AG8.1 に示したような STAR の関係性の例では，星形のそれぞれの頂点までの距離により，最終的に関係性を改善する創造的行動の種類が説明される。

　STAR 創造的マッピングワークシートは患者ケアの改善に役立つ。調整の改善と意図的協力に基づく，境界面での作業関係性改善の機会を特定するからである。集学的専門スタッフには，患者移行のストレスが建設的会話や理想的な移行プロセスに影を投げかける状況の例を挙げられる人が多い。引継ぎと移行のプロセスを見直す定期的な時間を計画に入れれば，コミュニケーション（話して耳を傾ける）とシステムデザインの改善につながり，ひいてはこれが患者のフローの改善につながっていく。Wagner の慢性疾患ケアモデルは，患者や家族と創造的な交流を図るために，診療チームは準備を整え将来を見越した姿勢でいなければならないことを強調する。診療チームが準備を整え将来を見越すためには，STAR 創造的マッピングワークシートを通した創造的関係性の最適化が役立つ。**図 AG8.2** は STAR 創造的マッピングワークシートの最初のページであり，それぞれの星の頂点の定義とともに創造的関係性評価を作成するための指示がある。別の臨床マイクロシステムとの現在の関係性を，個別性，調整，行動，協力の理由の4つの項目に関して，それぞれを示す星の頂点までの適切な長さとしてこの図に書き込むと，現在の関係性における問題の原因やその改善方法についてのアイデアを臨床マイクロシステム内でよく考えて討議できることがしばしばある。様々な種類の創造的関係性の例を**図 AG8.3** に示す。

　あなたの臨床マイクロシステムとの関係性を相手がどうみているのかを考えるため，別の臨床マイクロシステムに参加してもらえば，両マイクロシステム間での話し合いにつながることもあるだろう。そこでは互いの関係性に対する展望を話し合い，またマイクロシステム間の患者フローを改善する目的で定期会合を計画するなど，改善する機会を検討してもよい。場合によっては，2つの臨床マイクロシステムが両者間の引継ぎと移行を改善するという目標で初めて会合を行う際に，STAR 創造的マッピングワークシートを使ってそれぞれの展望を表わし，その後そこから導かれる関係性改善活動の計画をそれぞれ比較検討してもよい。

図 AG8.1　創造的 STAR 1.

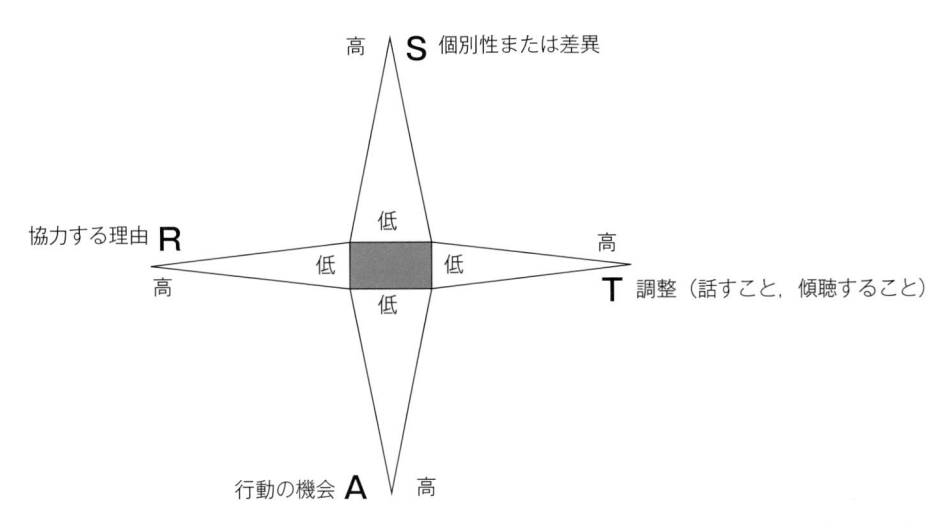

創造的関係性の STAR

- S　個別性または差異（高／低）
- R　協力する理由（高／低）
- T　調整（話すこと，傾聴すること）（高／低）
- A　行動の機会（高／低）

出典：Zimmerman, B. J. および Hayday, B. C. A board's journey into complexity science.（複合科学への旅）*Group Decision Making and Negotiation*（グループの意思決定と協議），1999, 8, 281–303

参考文献

1. Zimmerman, B. J., & Hayday, B. C. A board's journey into complexity science. Group Decision Making and Negotiation, 1999, 8, 281–303.

VALUE BY DESIGN

図 AG8.2 創造的 STAR ワークシートの第 1 ページ

臨床マイクロシステム間の境界を越えて動くための STAR マッピングワークシート

目的：関係を改善するために可能な次のステップを特定するため、現在のステップの関連性についての認識を高める。

指示：
- 考慮中の臨床マイクロシステムを2つ特定する
- ワークシートをすべて記入し、STAR の各ポイントを評価する
- それぞれの「頂点」と、あなたがどのような行動ステップを取る可能性があるかを熟考する

臨床マイクロシステム A：
臨床マイクロシステム B：

S 個別性または差異：関係者の背景、スキル、物事の見方。訓練には差がある必要がある。もしすべての関係者が同様であったら、白熱した討論を楽しむこともなかっただろう。議論の両側が根拠にするものに触れることもできないだろう。疑問を提示されない前提とすることはできない。違いがあればパートナーやグループは物事を異なる視点から見ることができる。「事実」を「解釈」としてみてみることが許容される。区別を大切にして尊重すること。

T 調整（話すこと、傾聴すること）：現状、神聖な領域。状況に関する暗黙の了解に挑むことを認められ、互いに話し合い耳を傾ける本当の機会が必要である。複合的な状況における概念の変更を深遠なものにするためには、熟考する機会により参加者は成長し学習することができる。

A 行動の契機：話をするのは素晴らしい。しかし話し合ったことに対する行動が伴わないと、新たな価値の源泉は生まれない。参加者は何か新しいことを共同で想像するためにも行動することができなければならない。

R 協力する理由：参加者は短期間であってもリソースやアイデアを共有し、仲間として活動する理由がなければならない。あるプロジェクトで提携するためには、何らかの互いにメリットがなければならない。一緒に働くことに価値を見出さず、1つの仕事に関して仲間というよりも敵として相手を見るのであれば、大きな価値のあるものを共同で創造できる可能性は非常に低い。話し合いや互いについて学ぶことはできるかもしれないが、新しいものを作り出す仕事は単独で行うことになる。

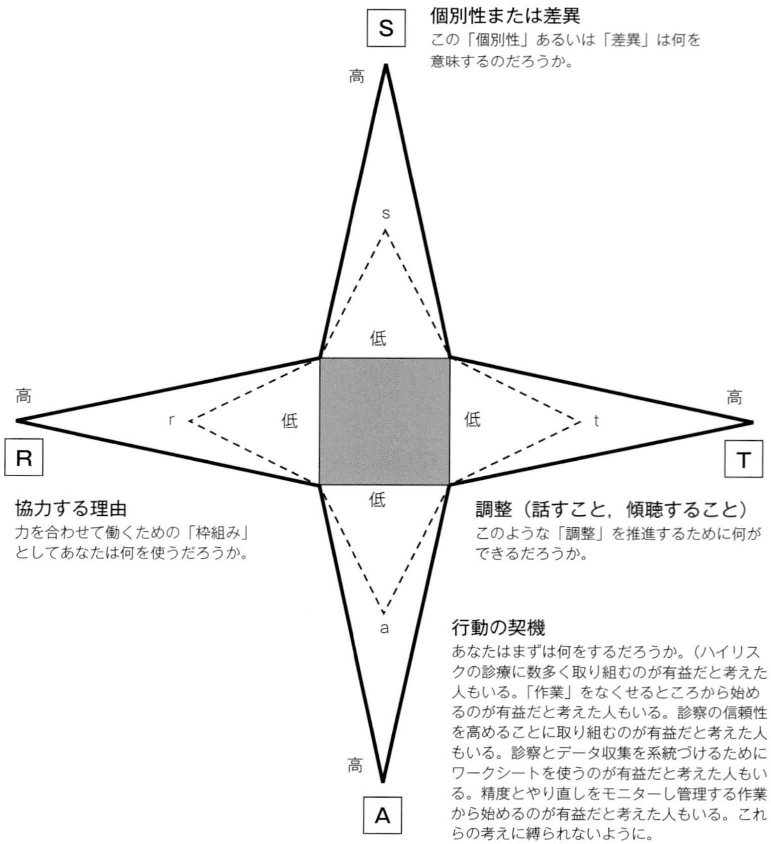

S 個別性または差異
この「個別性」あるいは「差異」は何を意味するのだろうか。

T 調整（話すこと、傾聴すること）
このような「調整」を推進するためにあなたは何をできるだろうか。

A 行動の契機
あなたはまず何をするだろうか。（ハイリスクの診療に数多く取り組むのが有益だと考えた人もいる。「作業」をなくすことから始めるのが有益だと考えた人もいる。診療の信頼性を高めることに取り組むのが有益だと考えた人もいる。診療からデータ収集を系統づけるためにワークシートをやり直しをモニターしていく作業を、有益だと考えた人もいる。精度などから始めるのが有益だと考えた人もいる。これらの考えに縛られないように。

R 協力する理由
力を合わせて働くための「枠組み」としてあなたは何を使うだろうか。

出典：Zimmerman, B. J. および Hayday, B. C. A board's journey into complexity science.（複合科学への旅）*Group Decision Making and Negotiation*, 1999, 8, 281–303. より改変

図 AG8.3 創造的 STAR ワークシート第 2 ページ

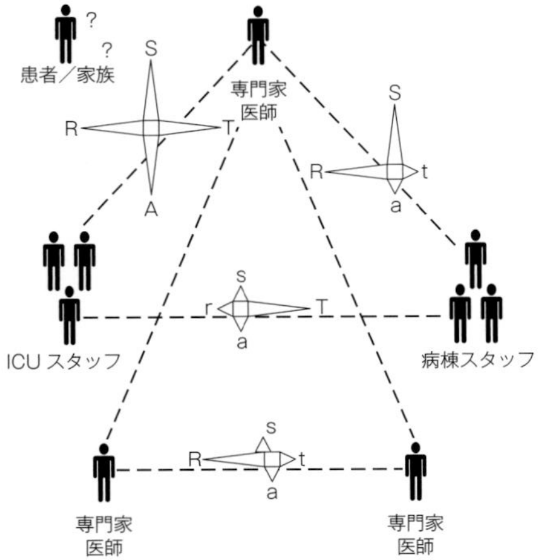

システム関係性マップ
臨床マイクロシステムから臨床マイクロシステムへ

指示：あなたが関わっている 1 つの臨床マイクロシステムとの関係について考えること。創造的 STAR の図を作成すること。

重要ポイント：関係性マップはプロセスマップとフローチャートを補完し、複合的システムの全体像をより完全に表す。

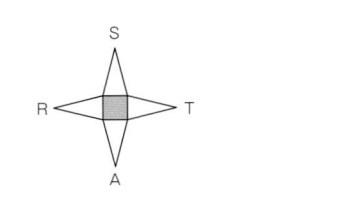

マップの例
Paul Plsek
www.directedcreativity.com
より

いくつかの例：
- **STaR**：行為する機会が限定的な関係性。何が行動機会を妨げているのか。官僚的な承認プロセスか。それとも行動のために監督者の承認が必要なのか。
- **sTAR**：個別性や差異の欠落。新たな洞察、製品、サービスを生み出す能力を高めるためには、関係性の中に新たな視点を持ち込む必要があるかもしれない。そのためには隠された仮定を露わにするため、新たな参加者あるいははからなくとも体系外的な創造性訓練などが必要かもしれない。グループ内の差異を高めるには誰かは誰かに誰かは出すか。
- **STaR**：話すばかりで行動が伴わない。この関係で行動しないのは何のせいか。この状況を変えられないか。
- **stAR**：起きている概念変化を熟考するための実験への旅のリソースを拡大するだろう。パターンの変化を認識できないかもしれず、そのため実験から学習できず実験へのリソースを拡大するだろう。

出典：Zimmerman, E. J. および Hayday, B. C. A board's journey into complexity science (複合科学への旅) *Group Decision Making and Negotiation* (グループの意思決定と協議) 1999, 8, 281-303. より改変

第 9 章

SUPPORTING PATIENTS AND FAMILIES THROUGH PALLIATIVE CARE
緩和ケアを通して患者と家族を支援する

Frances C. Brokaw
Joel S. Lazar
Eliza Philippa Shulman
Eugene C. Nelson
Marjorie M. Godfrey
Paul B. Batalden

学習の目的

- 患者，家族，医療専門家の視点から緩和ケアを定義する。
- ダートマス・アトラスを使用して終末期ケアの国による違いを説明する。
- 緩和ケアはそのケアの行程の中でどのように予防，急性期，慢性期ケアプロセスを考慮することが必要かを説明する。
- 緩和ケアを導く全人的原則を挙げる。
- 共有された意思決定が生命を脅かす疾患のための計画と支援において果たす役割を検討する。
- 臨床マイクロシステムの中の専門家にとっての緩和ケアの意味を検討する。

緩和ケアは，進行性疾患または生命を脅かす疾患という状況の中で，患者と家族の安らぎと尊厳に対するニーズに取り組む。本章ではこれらの患者と家族に固有の医療ニーズを取り上げる。まず，多くの人の生命の最終段階を延長し，個人，家族，社会にとって慢性疾患の医学的，感情的，経済的負担を増してきた，疫学的および社会人口学的変化について考える。この終末期の延長が，緩和ケアサービスに対するニーズの急増をもたらしている。本章では様々な状況におけるこのようなケアの原則と実践の両方について検討する。（緩和ケアチームとホスピスにより提供される）終末期ケアだけに焦点を絞ったプログラムを調べ，外来と入院病棟でのより一般的な緩和ケアアプローチの採用について考える。

現代の米国における緩和ケアに対するニーズ

　米国人の大半にとって，人生の最期の数ヵ月や死を迎えた時に体験することは1世紀前とはまったく異なるものとなっている。公衆衛生の実践や予防医学が進歩したおかげで，またその他主要な健康決定因子の好ましい方向への変化のおかげで，今では米国人は1900年と比べて平均寿命は30年も長くなった。しかしこの大きな社会人口学的変化は新たな保健ニーズと人生の終末期における課題を生み出し，そのため以前にはまったく存在しなかった新たなケア提供システムが登場した。表9.1が示すように，今日米国人の大半は慢性疾患を持ちながら70歳代以上まで生き，人生最期の数年間は身体障害（そしてかなりの金銭的費用）を伴う可能性がある。そして，かつて死は家族と場合によっては一般医のケアを受けながら，たいていの場合，家庭で迎えられていた（死を突然迎えることも多かった）が，今日では病院や介護施設で，長期間の身体機能低下状態の後に多くの医師や医療専門家に付き添われて死ぬ可能性が高い[1]。一般に，死を迎える前の数ヵ月あるいは数年間に，肉体的，機能的，人間関係の喪失を経験し，これらの喪失に対する臨床的対応は，熟考してうまく調整されているだけではなく，それぞれの患者や家族の多様なニーズを満たすために十分柔軟であることが必要となる。

　避けることのできない疾患の進行という状況の中で，患者と家族のニーズが生物医学的コントロールや治癒から個人的または人間関係の安らぎや尊厳にシフトするに従い，臨床マイクロシステムは特に緩和的なサービスを提供する能力を高めなくてはならない。**緩和ケア**（*palliative care*）（ラテン語の*pallium*，マント，覆い隠すに由来する）は疾患よりもむしろ人間志向であり，基礎疾患の治療の有無に関わらず症状を緩和することに重点を置く。私たちは緩和ケアを次のように表現することができる。すなわち明確な形の臨床サービス（たとえば多くの大学病院ではこのサービスの提供に特化した**緩和ケアチーム**が作られている），あるいは，多様なデザインや実

表9.1　1900年と2000年の死の状況の比較

	1900年	2000年
寿命	47歳	75歳
通常死を迎える場所	家庭	病院
費用	家族が支払う	第3者による支払い
死の前の身体障害	多くはない	平均2年間

出典：Lynne, J. *Sick to death and not going to take it anymore! Reforming health care for the last years of life.* （病気から死へそしてそこまで！　人生最期の数年間のための医療改革）Berkeley : University of California Press, 2004.

表 9.2　患者と家族のケアに対する主なニーズ

予防ケア	健康リスクの事前評価および軽減
急性期ケア	新たなあるいは新たに悪化している健康や機能の失調に対するタイムリーな対処
慢性期ケア	長期的回復力と，継続疾患の自己管理支援
緩和ケア	基礎疾患が進行する中での癒しと尊厳

施が考えられる，より包括的な患者ケアへのアプローチである。前者のサービスに特化したモデルについては本章の後半で調べるとして，まずはより包括的な**ケアへのアプローチ**に注目する。このアプローチは多様な種類のマイクロシステムの介入を導く。そしてこのアプローチは世界保健機関（WHO）の緩和ケアの定義である「生命を脅かす疾患による問題に直面している患者とその家族に対して，痛みやその他の身体的問題，心理社会的問題，スピリチュアルな問題を早期に発見し，的確なアセスメントと対処（治療・処置）を行うことによって，苦しみを予防し，和らげることで，生活の質（QOL）を改善するアプローチ[2]」に一致する。

表 9.2 は緩和ケアをこれまでの章でみてきた臨床的連続体に関連付け，臨床的介入を計画する際にマイクロシステムの本質的な第一の機能が，患者と家族のニーズを慎重に考慮することだということを再認識させるものである。緩和ケアにおける包括的ニーズは，重篤な基礎疾患を背景として安らぎと尊厳を求めるものである。これまでの予防，急性期，慢性期ケアに関する検討同様，この緩和ケアのニーズは，臨床マイクロシステムがその日常業務プロセスに取り入れなければならない，具体的なサービスデザイン特性と計画活動を示す。本章ではこの作業プロセスについて詳細に調べる。まずは，具体的サービスのデザインを導くことのできる主要原則に注目しながら，緩和ケアの枠組みをより徹底的に特徴付ける。次にデザイン自体について検討し，次の問題を提起する。

- 臨床サービスの現場での緩和ケアとは何か。
- どのような患者と家族のニーズが最も顕著か。
- そのようなニーズをうまく満たすためには，マイクロシステムはどのような構造やプロセスを実装しなければならないか。

これらのデザイン特性を調べた後，最後に臨床マイクロシステム自身のケアに焦点を絞りたいと思う。終末期の問題は（患者と家族だけではなく）すべての参加者の感情の中核に触れる問題なので，緩和ケアに関わるマイクロシステムはチームメンバーの心の平安を支える機能も構築しなければならない。このような支援があれば，ケア提供者たちは仕事の厳しさに疲弊するよりも，継続的に心が豊かになっていくと感じることができるだろう。

過去と現在の終末期の経験

米国人の大半にとって，人生最期の数ヵ月間の過ごし方とその時に体験することは近年大きく変わった。現代の事例を過去の例と比較すると，その生と死の体験がなおいっそう説得力を増す。ではまず67歳で突然死をする数日前まで活力と継続的な活動を楽しんでいた19世紀初期の農夫，

図9.1　20世紀以前の死亡前健康状態の典型的軌跡

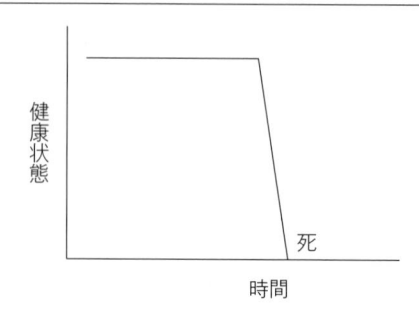

注：今日では突然死（突然心臓死や外傷など）の割合は10％未満

　Henry Cookの例を考えてみよう。Henryは呼吸困難の原因となった喉の感染症である化膿性扁桃炎で亡くなる数日前まで，健康状態はまったく問題なかった。ところが，死の3日前に外で薪を割っている時に熱を出した。容態は急速に悪化し，たった1日床に就いただけで家族に囲まれる中，家で亡くなった。Henryの人生は，今日なら治療も可能な思いがけない原因で突然に終わりを迎えた。この死の軌跡を図9.1に描く。今日でも突然の疾患で亡くなる人はいるが，現代の臨床医学が生まれる以前の世紀にはより一般的であった。

　さて今度は新聞社を退職して85歳で亡くなったCarl Bloomについて考えてみよう。亡くなる前の2年間で彼の生活の質はどんどん低下していったが，これは現代ではより一般的である。80歳代前半に活動的で精力的な生活を送った後，人生の最後の2年間は危機的な症状と疾患の発現の繰り返しばかりであった。慢性閉塞性肺疾患とうっ血性心不全の両方が断続的に再燃した。以前はプライマリーケア医や専門ケアチームとの協力（第8章の慢性疾患管理の原則と実践を参照）で慢性的症状をうまく管理していたが，再燃のたびにだんだんと回復が遅くなり，回復しても機能の基底値はどんどん悪化した。同じような（どんどん悪化していたが）サイクルを3回繰り返し，（妻と2人で暮らしていた）マンションから緊急治療部，病院の集中治療室，回復とリハビリのための30日間の療養施設，そして（健康，機能状態，自己ケア能力などが低下し続け）家庭健康サービスによる支援を受けながらマンションに戻って暮らすという経過を辿った。

　Carlは，身体的な面ばかりでなく人間関係や精神的な喪失感により落ち込むようになった。もはや孫たちとキャッチボールをすることもできず，人生の意義をなくして絶望した。妻は彼の基本的なニーズに献身的に応えたが，徐々に（彼の衰弱が進行したため），歩行，着替え，入浴などは外部支援を受けるようになった。彼女はCarlの継続的ケアの必要から彼女自身もまた共感疲労を覚えた。最後の2週間に，終末期ケアに関する希望を明確にする正式な事前指示書のないまま，Carlは最後の呼吸困難を再燃し再び集中治療室に入った。人工呼吸器を付け，薬物と栄養を供給するための2本の静脈ラインを付けて数日間生命は維持された。最終的に妻と集学的臨床チームの合意のもとにこれらのハイテク治療を止め，その後すぐ彼は妻に付き添われて亡くなった。

　Carlの事例はその展開を聞いて悲しいだけでなく，（現代においてあまりに典型的であるからこそ）警告的な意味合いがある。第8章で検討したように，高齢の米国人の大半は慢性疾患を1つは抱えておりそして複数の場合も多い，ほとんどはその疾患で亡くなる。多くの場合，薬物治

図9.2 慢性疾患で緩やかな低下と断続的な危機がある，死亡前健康状態の典型的軌跡

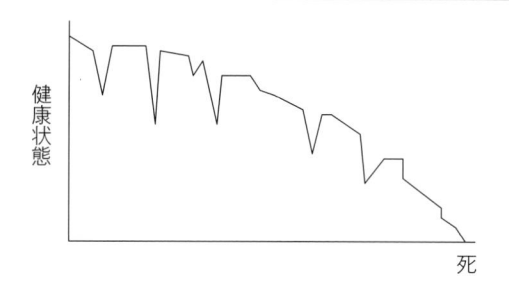

図9.3 慢性疾患が徐々に悪化し，終末期が短い死亡前健康状態の典型的軌跡

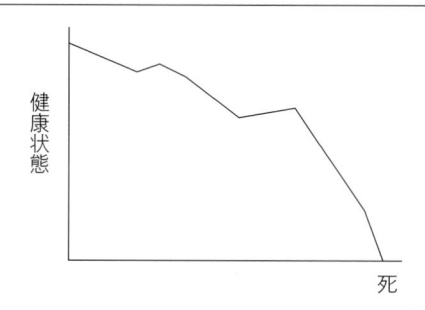

療などで延命はできるので（治癒はしないが），死の過程も長引く。実際米国人の90％は次の2つの軌跡のいずれかを経てから終末期を迎える。(1) 再燃のたびに基底値が低下する悪化が周期的に起きる，ゆっくりだが安定しない末期（**図9.2参照**）（心不全や肺気腫などの場合）あるいは(2) 比較的短く，より予測可能な安定した末期（**図9.3参照**）（転移癌やアルツハイマー病など）。いずれの場合にも死の長い過程は患者と家族に新たなニーズを生み出し，それらのニーズを満たそうとする臨床マイクロシステムによる新たな形態の対応を必要とする。

緩和ケアの原則

　これまでの章で，マイクロシステムのケアを個別の臨床領域（予防，急性期，慢性期，緩和）に分けることにより，ケアの各構成要素の評価と計画が効果的に行えることを提案してきた。またこれらの構成要素の境界はあいまいで，患者ニーズとシステム介入はいずれも複数の臨床領域にまたがる場合があることにも言及した。価値の高い緩和ケアの場合も確かに同じである。終末期に近付いていても，患者は，たとえば家庭内での悲惨な転倒リスクを（リフォームなどによって）最低限に抑える**予防ケア**を必要とする。事前指示の明確化も，将来のニーズを予測して将来のケアの必要性に予めリソースを配分することであるため，本質的には予防活動である。同時に，緩和ケアと急性期ケアの共通項として，緊急症状に対する迅速な対応にみて取れるタイムリーさと緊密な調整がある。Carlの最後の呼吸不全の再燃，あるいは癌患者の骨痛の急な増悪に対して，直接の緊急診療の必要性も含め，臨床マイクロシステムがどのように対応すれば効果的なのだろうか。

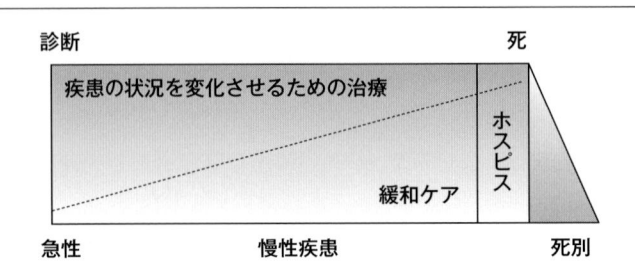

図9.4　緩和ケアに関するケアモデル連続体

（図：診断から死までの連続体。疾患の状況を変化させるための治療、緩和ケア、ホスピス。急性、慢性疾患、死別）

　重要なことは，緩和ケアが**慢性期ケア**の直接かつ継続的な延長でもあることだ。患者のニーズと優先事項が，臨床医学的な安定化と管理から，個人的な安らぎや尊厳へと時とともに徐々にシフトするからである。**図9.4**は慢性期ケアから緩和ケアへのこの連続を示しており，緩和ケアでは重点や治療を時とともに徐々にシフトさせながら，延命を行いながら生活の質を改善することができる。第8章で示したように，機能，幸福感，自信の最適化は（しばしば無視されることもあるが）慢性疾患ケアの本質的目標であり，これらの目標はケアがだんだんと緩和的になるにつれその重要性を増すばかりである。また図9.4において，緩和的介入が患者の死で終わらず，患者が慢性疾患で亡くなった後の家族や友人の死別に対する支援も含んでいることにも留意すること。

　Carlの事例が明らかにしているように，重篤な疾患を抱えた患者は特定の臓器のみに対する脅威ではなく，全人性に対する脅威に曝されている。医師であるEric Cassellは「身体が苦しむのではなく人間が苦しんでいる[3]」と述べている。安らぎと尊厳（表9.1で特定している緩和ケアの本質的ニーズ）は，痛みや息苦しさなどの具体的症状に影響されるが，究極的にはこれらの身体症状と自制心，知識，対人関係などの統合された経験との交差により決まる。この全人的な姿が緩和ケアに関わる集学的チームに特に重要である。Cassellは彼の独創的な研究「**苦痛の本質と医学の目標**（The Nature of Suffering and the Goals of Medicine）」において苦痛と関係性について書いている。人は物質，出来事，関係性の世界で失ったものによって苦しむ。そのような苦しみは，人間としての全人性，一貫性，完全性が，身体の完全性だけでなく自己と他者との細かな関係の完全性にも由来するために生じる[3]。

　Cassellは「基本原則は，人間の全人性や完全性を回復しなければならないということだ[3]」と結論付ける。死が不可避なものであっても，全人性や完全性の**回復**は緩和ケアにおいて重要な癒し（治癒ではない）源となる。ここで，癒し（healing）と完全性（wholeness）は共通の言語学的ルーツは，インド・ヨーロッパ語系で全体あるいは無傷を意味する**kailo-**であることに触れておく。

　この精神に基づき，WHOは緩和ケア提供の手引きとなる全人的原則を次のようにまとめた[2]。

- 生命を肯定し，死を自然な過程であると認める
- 死を早めることも引き延ばすこともしない
- 痛みやその他の苦痛な症状から解放する
- 心理的ケアや精神的ケアを統合する

- 死を迎えるまで患者が人生をできる限り積極的に生きていけるように支える。生活の質（QOL）を最大限に高める。
- 患者の家族が，患者の闘病中また死後の生活に適応できるように支援する
- 患者と家族のニーズを満たすため集学的チームを利用する
- 疾患行程の初期と末期の両方の段階で緩和ケアを適用する。

これらの全人的原則に則り，臨床マイクロシステムメンバーは緩和ケアのプロセスをデザインし，実施し，改善することができる。しかし原則だけではケアを決定づけることはできない。次に，原則が実際の高品質サービスの中にどのように活かされているかをみていこう。

終末期ケアにおける差異を減らす

　ここ数十年間に人生最期の数ヵ月にかかる財政的負担が急増していることは当然と言える。人口が高齢化し，慢性疾患の負担が大幅に増加し，高額な技術がますます利用できるようになったことから，2001～2005年の間に慢性疾患患者が人生の最後の2年間に費やした総額は2,890億ドルにも達した[4]。それより驚くべきことは，今私たちが行っている研究に深く関わることだが，国内でも地域によって負担に大きな差異があり，これは死亡前1年に提供されたサービスの量と質の両方の差異を反映している。ダートマス・アトラス調査によると図9.5が示すように，同等の状態の患者の最後の6年間のメディケア負担費用には，高支出地域と低支出地域間で，なんと2.5倍の差があったことが報告された[4]。この差異は単に基礎疾患の重症度の差を反映しているのではない。ダートマス・アトラスでは患者集団は，人生の終末までの期間により定義されているからである。また，ある地域で明らかに負担が大きくても，その地域で正当な結果として死亡率が低下しているわけでもない。死亡率にも集団間の差はないからである。2.5倍の差異はむしろ，転帰の改善を伴わない，すなわちケアにおける不当な差（と費用の差）を示すエビデンスとなっている。不必要な（そしてしばしば望まれない）終末期臨床サービスに注目し，より低価格な（そしておそらくローテクの）介入をより活用することで，ケアの品質とコストの両者を改善できると結論付けられるかもしれない。

　2004年には質の高い緩和ケアのための全米コンセンサスプロジェクトが，質の高い緩和ケアサービスの提供に関する一般的ガイドラインを発表した[5]。この報告書の目標は次の通りである。(1) 新たなおよび既存のプログラムの品質を向上させ，好ましくないあるいは不必要な差異を削減するための具体的提案をする，(2)多様な場にわたる一連のケアプロセスを構築し奨励する，(3) 緩和ケアプログラム，コミュニティーのホスピス，そして様々な医療提供の場の間の協力的提携関係を推進する。これらのガイドラインは次の7つの領域を取り扱っている。

1. **ケアの構造とプロセス**——患者と家族のニーズを包括的に評価することにより，価値を特定し明らかにし，その価値に基づいてケア計画を作成する。専門家のサポートによる共有された意思決定，目標とケア計画の一致，集学的チームによる継続的な評価を推進する。
2. **ケアの身体的側面**——疼痛などの症状，副作用に対し，熟練と思いやりをもって治療にあたる。治療は利用可能な最善のエビデンスに依拠する。

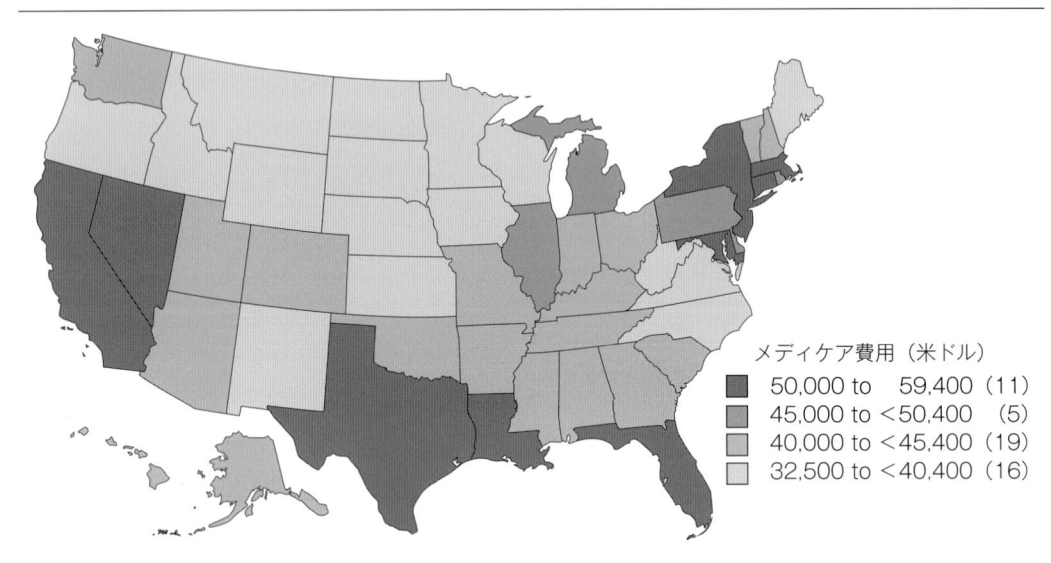

図9.5　慢性疾患患者の死亡前2年間のメディケア総コスト州別
（2001から2005年の死亡例に関して）

メディケア費用（米ドル）
50,000 to 59,400 (11)
45,000 to <50,400 (5)
40,000 to <45,400 (19)
32,500 to <40,400 (16)

出典：The Dartmouth Atlas of Health Care.

3. **ケアの心理的側面**——心理的問題に関しては，カウンセリングやコミュニケーションの訓練を受けた専門家を含むチームが，利用可能な最善のエビデンスを用いて評価し取り組む。家族に対し死別のリスク評価とフォローアップを提供する。

4. **ケアの社会的側面**——包括的で集学的な評価により患者と家族の社会的ニーズを特定し，これらのニーズにできるだけ効果的に対応するケア計画を作成する。文化的問題についても評価し対処する。懸念に対処し，ケアの目標を特定し，心理療法，財政，教育，雇用，交通手段などの適切な支援サービスを照会するため，患者，家族と定期的な話し合いの場を持つ。

5. **ケアのスピリチュアルな，宗教的，実存的側面**——スピリチュアルな評価によって患者や家族の宗教的，スピリチュアル，実存的背景や希望，関連する信条，儀式，慣習などを特定する。継続的な再評価を行い，実存的恐怖や懸念を文化に細心の注意を払いながら対処する。

6. **ケアの文化的側面**——患者と家族の文化的背景，懸念，ニーズを記録し，集学的チームが作成するケア計画で文化的な事柄を考慮する。患者と家族とのコミュニケーションでは，情報公開，真情の吐露，意思決定において，彼らの文化的背景を尊重する。

7. **臨終を迎える患者のケア**——臨終の徴候や症状を認め，それを伝え，この段階での適切なケアを患者と家族に提供する。臨終の場についての望みを聞き，記録する。ホスピスのサービスをこれまで利用したことのない人に対しては，ホスピスについての照会を検討する。家族には死が近づいている徴候や症状について，発達的および文化的にふさわしい方法で教える。

読者はこれらのガイドラインの中に隠れているもう1つの原則に気付いただろう。緩和ケアはその方向付けにおいて基本的に患者と家族を中心にしており，予防，急性期，慢性期ケアよりもその度合いが強い。ケアの標準化のガイドラインである「全米コンセンサスプロジェクト」の中では一般的に，具体的な臨床目標は，安らぎ，幸福，尊厳に対する患者自身の優先事項によって

専ら決められる。この患者に関しては疼痛緩和と潜在的薬物副作用のバランスはどのようなものが最も望ましいのか。この家族の文化と宗教体系では，死の経験にはどのような儀式や意味があるのだろうか。そこでケアにおける（患者，家族，臨床マイクロシステム間の）パートナーシップの（第2章と第8章で検討した）主要原則に立ち返る。しかしここでは患者はパートナー以上の存在である。利用できるマイクロシステムとコミュニティーのリソースの制約内で，緩和ケアの（治療の追加や中止を含む）内容は患者や家族の価値観によって決まる。

　権威，優先事項の設定，活動の振り分けは，ほとんど常に臨床ケアにおける協議のもとで決められる。具体的なニーズや状況によっては，コントロールの場は臨床チームのメンバーから患者と家族までの間の連続体に沿って適切にシフトするだろう。この連続体は適切な行為をもたらすのに必要な種類の知識とスキルによってある程度特徴付けられる。

　患者のニーズが技術的である場合が多い急性期ケアの場では，臨床チームがリソースと経験を持っており，そのため当然臨床チームが主導して優先事項を定義し積極的役割を果たす。ケアが予防，慢性期，そして最後に緩和の問題へと，最も適切な形の知識やスキルが技術的なものから人間関係や人間の内面的な性質のものへと変わるにつれ，権威，優先事項設定，ケア提供活動は自然と患者と家族へとシフトする。対話では，新たな治療法の考慮ばかりではなく，患者と家族の発展していくニーズにはもはや合わなくなった治療法を取りやめることも徐々に含まれるようになってくる（第8章の複雑な臨床問題と複合的な臨床問題の検討を参照）。

　もちろんこの連続体では現場のケアの実際のダイナミクスが一般化され過ぎている。診療時には必ず（予防，急性期，慢性期，緩和のどれであろうと），臨床チーム，患者，家族の間の協議は**共有された意思決定**の原則により特徴付けられなければならない。第2章で検討したように，すべての参加者が固有の知識とスキルを診療時あるいは診療支援の計画やデザインに持ち寄る。効果的な協力は，オープンなコミュニケーション，柔軟性，互いの尊重により促進される。緩和ケアではそのような品質が特にうまく統合されていなければならない。緩和ケアのプロセスの実施と改善は，進展していく作業の各ステージにおける意思決定に患者と家族の参加を求めることを意味する。

緩和ケアの中核プロセス

　緩和ケアは生命を脅かす疾患の早期に開始しても後期に開始してもよく，家族や友人が死別を経験する期間を含んで患者の死後にまで続く。これまで述べたようにマイクロシステムは患者の安らぎ，尊厳，機能に対するニーズに目を向けている。中核臨床プロセスには，緩和サービスを**見極め，計画し，提供する**ことが含まれる（実は，これはまさに2004年の全米コンセンサスプロジェクトのガイドラインで既に述べられているプロセスである）。ここではこれら3つのケアプロセスについて詳細に検討する。

全体的な健康状態および患者と家族の幸福についての評価

　臨床マイクロシステムは，集学的チームの様々なメンバーに具体的な情報収集活動を割り当てる。医師，看護師，付添人，ソーシャルワーカー，その他のケア提供者らの意見で評価がされる。

疼痛スケールやPHQ-9（うつ病スクリーニング），VF-12（機能状態リスト）を初回およびフォローアップのケアに取り入れてもよい。関連する具体的なパラメータは次の通りである。

- 疼痛と苦痛
- 身体的，精神的，社会的，スピリチュアルな幸福感
- 具体的な疾患症状
- 薬剤や治療の副作用
- 基本的日常生活動作（入浴，排泄），手段的動作（食事の準備），移動などを含む機能的能力
- 家族の支援と一時休息の必要性

患者と家族のための計画

　患者の価値観や優先事項をどのように現在のケアに取り込むか，今後の病状の変化（終末期の進行など）がどのように予測されているかを考えるのは重要なことである。また尊厳や安らぎに対する患者のニーズが最も確実に提供される場（家庭，ホスピス，施設）を選択すること，そして病状の変化がこのような場の適切さにどう影響するかを知ることも大切である。このため特に次の計画活動を考慮すること。(1) ケアの事前計画と事前指示書の完成，(2) 在宅ケアのための配置計画，(3) 介護施設やホスピスへの移行計画

患者と家族へのサービスの提供

　全人的ケアの多くの領域（身体的，心理的，社会的，スピリチュアル，文化的領域）では，マイクロシステムによる予測的かつ継続的配慮が必要である。これらの領域のそれぞれが，一般的特性としては標準化されているものの，それぞれの患者と家族の固有のニーズに合わせて具体的な介入を行う必要がある。そのような介入の例を次に示す。

- 疼痛と症状の緩和
- ケア目標の明確化と状況が変化した場合の目標の更新
- 価値観や希望に合わせた意思決定支援
- 変化していく患者のニーズや希望に一致しなくなった介入の中止
- 危機予防と早期危機管理
- 生命および重要な関係の終了についてのカウンセリング
- 予後，予測的ガイダンス，疾患への適応についてのカウンセリング
- スピリチュアルな事柄についてのカウンセリング
- 患者家族へのサポートとカウンセリングを紹介

　読者はこれらの活動が，実際には全米コンセンサスプロジェクト2004の質の高い緩和ケアに追加された指定項目であることに気付くだろう[5]。これらの領域においてうまくこれらを実行するためには，私たちがケアの構造とプロセスに関心を向け，患者と家族の身体的ニーズばかりで

なく心理的，社会的，スピリチュアル，そして文化的ニーズにも対処できるように現場の臨床マイクロシステムをデザインすることが必要である。これらすべてが終末期の安らぎと尊厳に影響を与えるからである。それでは次に緩和ケアの具体的なデザインの特徴について詳細に調べてみよう。

終末期近くにおけるケアの調整

第8章で検討したように，急性期ケアの状況における引き継ぎと移行は一般的に直線的な性質を持つ（患者と情報がマイクロシステムAからB，そしてCへとタイムリーに移動する）が，患者の慢性疾患の長期的ケアの調整は複合的であり，放射状のパターンを示すことも多い。通常中心となる臨床マイクロシステムが，患者の広範な臨床ニーズに対処するための多様な（そしてしばしば継続的な）サービスを提供できる支援マイクロシステムを巻き込みながらケアの調整を行う。この調整パターンは緩和ケアでも顕著であり，特に（臨床チームとの提携において）患者と家族を中心とすることがさらに重要となる。臨床マイクロシステムは，患者と家族が終末期に臨床医による調整を望んでいると仮定すべきではない。多くの家族はこの有意義な活動を彼ら自身の方法で自己管理する能力を持ち，そうすることを望んでいる。

図9.6に示した外部リソースマップ（第1章でも検討した）は，緩和ケアに関与する可能性のある調整関係を多数示したものである。主要マイクロシステム（正式な緩和ケアチーム，ホスピスチーム，患者のプライマリーケア医，あるいは家族自身など）が患者の複数の臨床ニーズを満たすよう，サービスを調整することに留意すること。また，これらのサービスの広がりは，以前に認めた患者のニーズの多様性に対応していることにも留意すること。安らぎ，機能，尊厳の最適化が目標である場合，疼痛管理専門家，薬剤師，看護スタッフ，心理学者，ソーシャルワーカー，理学療法士，聖職者，代替療法の治療師，その他がコンサルタントとして含まれるかもしれない。

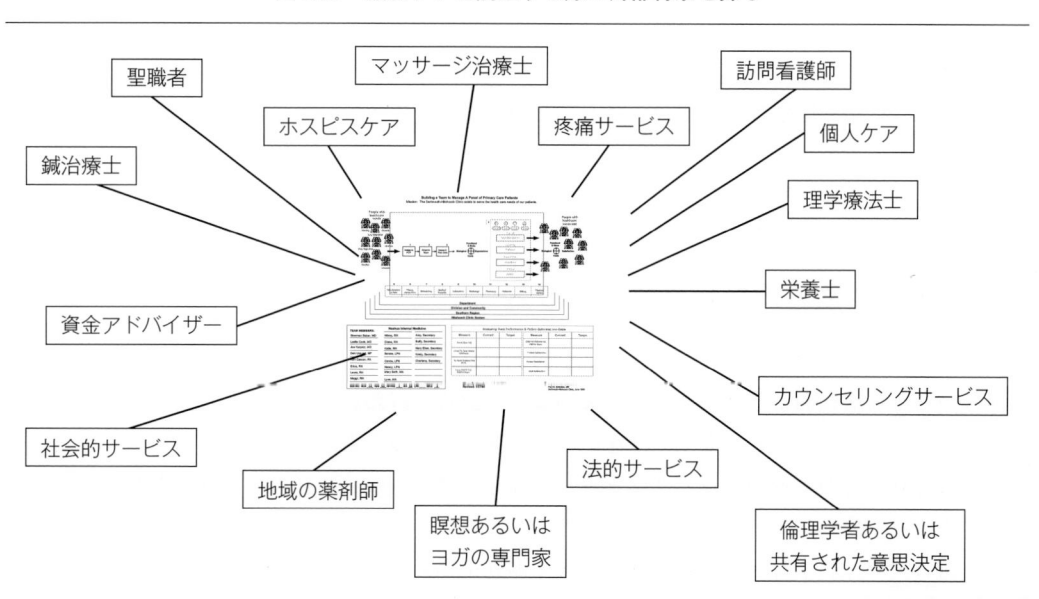

図9.6　緩和ケアを調整する際の外部背景を探る

図9.7 緩和ケアチーム

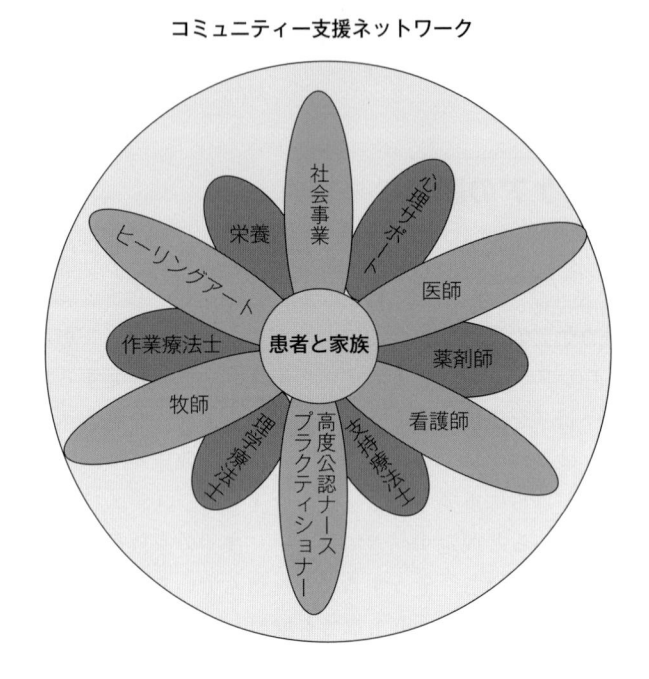

コミュニティー支援ネットワーク

（図：患者と家族を中心に、社会事業、栄養、ヒーリングアート、作業療法士、牧師、精神保健福祉士、放射線療法士、高度公認ナースプラクティショナー、看護師、薬剤師、医師、心理サポートの花弁状配置）

　患者と家族を含む実際に中心となるマイクロシステムは、これらの多様な臨床ケア提供者やコミュニティーのリソースと柔軟で活発な関係を築かなければならない。ケア活動の調整をする能力は、（医師、ナースプラクティショナー、ソーシャルワーカー、その他の熟練したスタッフを介して）マイクロシステムの中核構造に備わっていなければならない。

　図9.7は複数の支援関係の交わりをさらに強調している。ここでは緩和ケアプロセスにおいて特に患者と家族が中心にいることに注目したい。ケアの優先事項（身体的、心理的、社会的、精神的、文化的）は患者と家族から引き出され、これらの優先事項を尊重して患者と家族は複数の臨床マイクロシステムにおいてケアを受ける。この関係性ネットワーク全体が、非臨床コミュニティーサポートのさらに大きなネットワークの中に組み込まれていることにも留意すること。人生の終末期は近年、医学の分野で扱われることが多くなってきているのは確かだが、私たちが避けては通れないこの経験は単なる臨床の領域を越え、従来の医療の境界の外側にある、人間関係、文化的、スピリチュアルな関係により深く満たされる。

正式な緩和療法とホスピスプログラム

　現在ますます多くの場で、全人的かつ集学的ケアをデザインの中に取り込んだ特別プログラムにより、多様な緩和および終末期サービスの調整と改善が行われている。質の高い緩和ケアチームが多くの大学病院に現れ、大学ではない**ホスピスプログラム**もたいていのコミュニティーに存在する。これら2つの形のサービスはまったく同じではないが、同様のケア哲学を共有する。いずれも患者と家族のニーズをサービス計画の中心に据えており、いずれもケア対象者をケアの計画と実施に含め、いずれも臨床医たちが厳しく調査を行い、患者のニーズや希望に合わなくなっ

図 9.8　症状改善ケア，緩和ケア，ホスピスケア

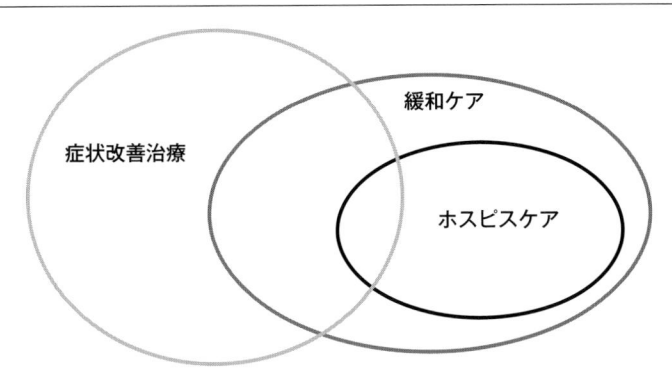

注：ホスピスは緩和ケアの一部である。緩和ケアは1つの学問領域である。それに対してホスピスは死にゆくことを認めた患者とその家族への緩和ケア提供の1つの方法である。米国ではホスピスケアは家庭で行われる。

た時には既に開始されている介入を中止できることが必要とされている。さらに，緩和およびホスピスのケアプログラムは，いずれも進行性の重篤な疾患に対する全人的ケアの**見極め，計画，提供**を行い，いずれも全領域にわたるサービスの提供を集学的なマイクロシステムに依存している。

　詳細な役割の定義や境界はコミュニティーによって異なるが，一般的には緩和ケアは**生命に関わる可能性のある**疾患を持つすべての患者を対象とするが，ホスピスケアは生命が明らかに終わりに近づいている人々に向けられたものであることが指摘できる（**図 9.8** 参照）。図 9.4 に示したように，終末期における患者のケア全体は連続体として考えるとよく理解できる。すなわち時間の経過に従って，疾患を改善する治療，緩和ケア，そしてホスピスケアを含む可能性がある。あるいは，緩和ケアに関する WHO の定義である「生命を脅かす疾患による問題に直面している患者とその家族に対して，痛みやその他の身体的問題，心理社会的問題，スピリチュアルな問題を早期に発見し，的確なアセスメントと対処（治療・処置）を行うことによって，苦しみを予防し，和らげることで，生活の質（QOL）を改善するアプローチ[2]」を再度考えるのであれば，ホスピスケアは一般的な緩和医療の中で，人生の終わりに近づきつつある個人に特に向けられている部分として認識される。

　ある短い事例が，正式な緩和ケアとホスピスケアの臨床マイクロシステムの重なり合う機能のよい例となるだろう（**図 9.9** の主なプロセスステップのフローチャートを参照）。Kathy Turner は（死の3年前に）膵臓癌の診断を受けた54歳の女性であった。初期の腫瘍管理の時期に，メディカルセンターの緩和ケアチームは癌治療による症状の管理に積極的に参加した。Kathy は外科的切除術の前に，放射線療法と化学療法を同時に受けた。緩和ケアチームは積極的に彼女の術後の吐き気，切開部分と腹部の疼痛の問題を管理した。さらに，チームは彼女が元のコミュニティーにスムーズに戻るための社会事業リソースを手配し，この困難な時に家族の感情の変化を支えるためのカウンセリングを提供した。結局 Kathy はうまく仕事に戻り，診断から2年間は疾患の再発もなかった。しかし3年目に再発が起き，Kathy は症状の負担を減らすための緩和的化学療法（治癒の期待はない）を選択した。緩和ケアチームは症状管理と実存的な問題に関して支援を行い，病状の悪化に伴って生じた家族の意見の対立に対処するのを手伝った。Kathy 本人の希望

図9.9 緩和ケアとホスピスケアの重なり

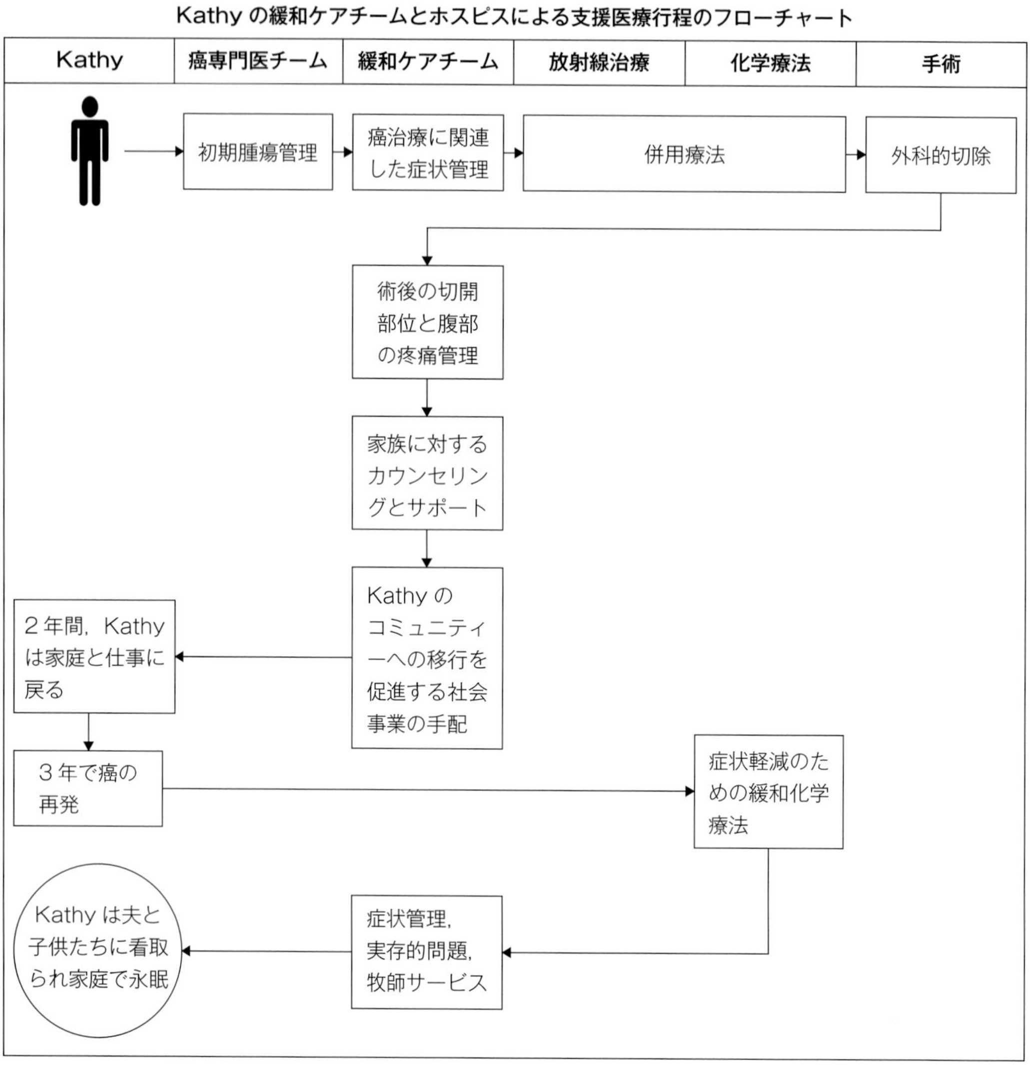

Kathyの緩和ケアチームとホスピスによる支援医療行程のフローチャート

Kathy	癌専門医チーム	緩和ケアチーム	放射線治療	化学療法	手術

(初期腫瘍管理 → 癌治療に関連した症状管理 → 併用療法 → 外科的切除 → 術後の切開部位と腹部の疼痛管理 → 家族に対するカウンセリングとサポート → Kathyのコミュニティーへの移行を促進する社会事業の手配 → 2年間, Kathyは家庭と仕事に戻る → 3年で癌の再発 → 症状軽減のための緩和化学療法 → 症状管理, 実存的問題, 牧師サービス → Kathyは夫と子供たちに看取られ家庭で永眠)

に従い, 家族は在宅ケアを選択し, 彼女はホスピスケアを3ヵ月間受けた (疼痛および吐き気の管理およびコミュニティーの牧師のサービスにつなげることを含む)。彼女は自宅のベッドで夫と子供たちに見守られ, 安らかに永眠した。

事前指示書で生と死を計画する

　もちろん臨床マイクロシステムは, 正式な緩和ケアやホスピスのチームがなくても患者の安らぎや尊厳を支えるプロセスを積極的にデザインすることができる。多くのコミュニティーでは, 緩和ケアの問題を専門的に扱う正式な専門家のプログラムを作るだけのリソースが不足している。専門家の専門知識は有益であることが多いが, 緩和ケアを効果的に見極め, 計画し, 実施するための中核となる必要条件は, 省察による自己評価 (第1章の5Pを再度参照), 集学的チーム,

実践に基づく品質改善に全力を傾けている多くの非専門家マイクロシステムによって実現可能である。

　マイクロシステムを省察するという作業に関連する緩和ケアの1つの側面は，患者の**事前指示書**の導入である。これまで検討してきたように，患者の現在と将来のケアの希望をはっきりと見極め，これらの希望を意識的に尊重して計画を作成することが緩和ケアの中核的臨床プロセスである。残念ながら，この仕事の価値にもかかわらず，多くの善意の臨床マイクロシステムは，臨床チーム全体に有益になるような方法で，事前指示書のための質問をしてこれらを文書化するための具体的役割や関係性に基づくプロトコルをまだ規定していない。本章の初めで紹介した新聞社で働いていた85歳のCarlの事例を思い出してみよう。彼の心不全の予後が思わしくないことは彼にも臨床チームメンバーにも明らかであったが，人生最期の数ヵ月におけるケアに関する彼の希望を引き出すための検討は行われなかった。さらに彼の望む死を迎える方法についても明確な質問はされなかった。集中治療室のハイテク環境の中と家庭の安らかな中とどちらがよかっただろうか。そのような話し合いがないままに，Carlは家から病院，介護施設でのリハビリと何度も巡回を重ね，最後の気管内挿管，点滴，強い抗生物質の投与を受けた後，集中治療室で亡くなった。

　Carlの話を，明らかにより肯定的な結果となった次の最後の事例研究と比較してみよう。治癒には至らなかったが，関与した臨床マイクロシステムは，尊厳ある死のためだけでなく，死の前の何ヵ月にもおよぶ**生**を尊厳を持って全うするためにも，患者のケアに対する希望を見極め尊重する新たな方法を開発するための行程に乗り出した。70歳のIrene Belsonは（Carl Bloomと同じく）末期の慢性閉塞性肺疾患（COPD）を患っていた。前年に彼女は自然気胸（肺の虚脱）で3回入院し，将来同じことが起きるリスクを最小限に抑えるため何回かの侵襲的外科処置に耐えた。それでも彼女は，とても痛くて恐ろしい経験である肺の虚脱が再発することを考えると大変な不安を感じた。彼女のCOPDは時とともに進行し，現在では1日24時間酸素吸入が必要であり，安静にしていても息切れがした。

　彼女の人生（最後の数年ではあったが）を変えることになったある朝，Ireneはプライマリーケア医のクリニックに着いた時，明らかに疲労困憊し，息切れし，涙ぐんでいた。クリニックに来る準備をするのにどれだけの時間とエネルギーが必要か，この短いが非常につらい往復は，この後の数日間で回復するまで彼女の身体機能にどれだけ堪えるかを説明した。医師はこの虚弱な女性にクリニックまで肺のチェックと投薬確認のためだけに来させていたことを申し訳なく感じた。医療チームはIreneと相談して，彼女の特別なニーズを考慮したうえで家庭での緩和ケアが彼女にとってのよりよいアプローチであろうと結論付けた。そのコミュニティーには優れたホスピスプログラムがあり，訪問看護師協会（visiting nurses association；VNA）と提携もしていたが，正式な相談のための地域緩和医療チームはなかったのだ。

　Ireneと彼女のような患者に対応して，このプライマリーケアマイクロシステムは，終末期ケアの行程を調査するため**集学的品質改善チーム**を結成した。このチームの主な参加者は，レジデント，老人病学の主治医，老人病学専門看護師，医療助手そして医療記録部のメンバーなどであった。このチームは情報やアイデアを共有するための会合を隔週で開き，終末期には配慮しなければならない事柄はたくさんあるが，まず事前指示書に取り組む必要があるとすぐに判断した。チームは基本データを収集し，その結果，彼らの医療施設では虚弱な高齢者のうちカルテの中に事前

指示書があるのは30％に満たないことが明らかになった。さらに臨床医の知識，態度，診療についての調査を行ったところ，事前指示書，用語，終末期ケアの理解に大きなばらつきが確認された。ケア提供者は様々なケアの場所で共有することのできる共通カルテを望み，症状管理やケア計画など終末期に関する教育が直ちに必要だと伝えた。最後に，集学的チームのメンバーが虚弱な高齢患者の受診の際その全体に付き添い，ケア提供の（理想ではなく）実際のステップを追跡するためのプロセスマップを作成した。

これらの様々な調査から，品質改善グループ（患者代表者との相談で）が3つの主な機能を持つダイナミックな電子カルテ（EMR）のテンプレートをデザインした。この3つの機能により，事前指示書の役割が広がり，重要な情報を取り込むだけでなく，その情報（最も番特筆すべきは患者の終末期の希望）をケアチームのすべてのメンバーと簡単に**共有**でき，実際のサービスを患者のためになるよう向上させることもできるようになる。事前指示書は徐々に作成され，日常的ケアの中で随時更新される。3つの機能的構成要素は次の通りである。

1. 法的な情報と目標設定のための，患者や家族との会話を記録する信頼できる場であり標準化された枠組み。テンプレートは終末期の計画のための直接チェックリストを含み，事前指示書に関する具体的希望を引き出す。
2. 行いにくい会話を行うための臨床医のためのガイド。EMRにある特定プロンプトがバーモント倫理ネットワーク（Vermont Ethics Network）の価値観アンケートの改変版を表示[6]。
3. 定期受診時にリアルタイムでアクセスできる情報リソース。非常に重篤な患者の症状管理のガイドとなる意思決定支援ツールなどを含む。

Ireneはカルテの中にこの拡大事前指示書を作成した，臨床マイクロシステムで最初の患者たちの1人であった。先ほど説明した人生を変えた受診の際，将来は病院に来ることを（症状軽減のために絶対的に必要な時を除き）最小限にして，代わりに残りの時間を自宅で夫や大人になった子供たちと過ごしたいという強い希望を表明した。彼女はまた不安や息苦しさの症状をもっと効果的に管理してほしいという希望も訴えた。受診時には，彼女の生前遺言と永続的委任状が見直され，EMRの中で参照できるようになった。そして医師はインターネットで彼女の息切れを治療する支援について調べた。ホスピスの基準も見直され，Ireneと夫は，（クリニックではなく）在宅ケアに移行するうえでの次のステップとして，地域の訪問看護協会との面接に同意した。

この意義深い受診後すぐに，Ireneは症状の再発（胸痛と息切れの悪化）を感じ，地域の緊急診療部を訪れることとなった。病院のチームはすぐに，彼女の状態，現在の症状管理計画，夫と家で過ごしたいという彼女の希望についての詳細が記載されている拡大事前指示書にアクセスした。症状が全体的に安定した後，症状管理計画の強化に必要とされたのは，わずか短期間の経過観察入院だけであった。彼女と夫はホスピスに登録する時が来たことに同意した。彼女のケアと快適さの目標はEMRテンプレートに明確に記載されており，彼女は退院し自宅へ戻った。

ここからは彼女のプライマリーケアチーム（訪問看護婦と同様に時々彼女を訪問する）との対話だが，Ireneは必要な症状軽減薬を調整する自己ケア戦略に安心している。その後は入院することもなく自宅での生活で1年間を楽しんでいる。最近，全体的状態が安定したため，正式なホスピスプログラムを終了さえした。彼女は自分のプライマリーケアチームに感謝している。現在

彼らとは困難な事柄でも気持ちよく話し合うことができる。また残り時間を家族と密接に過ごすことができることにも感謝している。彼女は臨床的予後に関して幻想を抱いてはいないが，人生のこの最後の段階で尊厳を感じることができ，家庭での死にも同様の尊厳を期待している。

　Ireneの事例は特別なものではない。彼女が参加したマイクロシステムの改革は，このプライマリーケアの実践に現在ではしっかりと結びついている。このプログラムが導入されてから6ヵ月の間に，医療センターの虚弱な高齢者たちの90％以上が何らかの形で事前指示書を彼らのカルテ内に組み入れるようになった。その半数以上は現在，終末期における患者の価値観と望みを具体的に表明し，それを支援する拡大指示書を使っている。優れたチームによるケア，ともに優先事項を引き出し話し合う尽力，優先事項に沿って行動するための事前計画が一体となって，患者の生命だけでなく尊厳ある死をも改善する新たな臨床マイクロシステムの仕組みとプロセスを推進したのである。

結　論

　第6章から第9章まで，多様な患者ニーズと経験について解説した。これらの具体的なマイクロシステムリソース，プロセス，そしてデザインの原則を関連付けるように努めてきた。第6章では，健康リスクの事前評価と緩和に対する患者ニーズが，マイクロシステムによる具体的な予防ケア計画を生み出すことをみた。同様に第7章と第8章では，（予測外の健康問題に対する）タイムリーな応答と（長期的な自己管理に関する）柔軟なコーチングと支援に対する患者のニーズが，マイクロシステムによる急性および慢性期ケアのデザインと改善を促すことに言及した。最後にこの章では，重篤な疾患の進行における安らぎと尊厳に対する患者のニーズに対し，マイクロシステムは終末期アプローチ（すなわち繊細で敬意を持った緩和ケア）を考慮する必要があることを述べた。

　私たちはこれまでの章で，各臨床領域における切実なニーズが，同時に臨床マイクロシステム自体の学習ニーズにつながっていることも示した。ケアチームのメンバーが（たとえば）**予防衛生**やリスク緩和に注目すると，臨床および経営プロセスの安全性も積極的に調べなければならなくなる。医原性障害対策は，臨床マイクロシステム自体の予防ケアと同義である。同様に，臨床マイクロシステムが患者の**急性期ケア**において健康や機能の問題の発生あるいは悪化に対処すると，マイクロシステム自体の大小の機能の混乱に効果的に対応するための計画も立てなければならなくなる（例，患者が急性の代謝不全で急に受診する場合，予期せぬスタッフ配置の必要性が生じる，患者の待ち時間が長くなる，など）。マイクロシステムが**慢性疾患**における患者の自己効力感を支援する人間関係の処理管理能力を高めると，同時に人間関係におけるチームプロセスの向上（良好なコミュニケーション，参加者の自信付け，柔軟性，適応能力など）の契機となり，品質が向上する。

　緩和ケアも，予防，急性期，慢性期の疾患ケアと同様に，臨床マイクロシステムを省察と学習に駆り立てるという観点を提示してこの章を締めくくる。ただし，緩和ケアにおいては，臨床的内容の感情的強さを重視して，思慮深い対応が必要となる。本章の最初のセクションで示したように，終末期の問題はケアを受ける患者や家族ばかりでなく，このケアを提供する側においても感情の根幹に触れる。このため緩和ケアに取り組む臨床マイクロシステムは，チームメンバーの

表9.3 燃え尽きを防ぐのに役立つ活動

活動の種類	提案される行動
働かない	次のことのための時間を取る ・気付きの瞑想 ・内省的な書き物 ・自己ケア活動の練習。たとえば運動，ヨガ，ガーデニング，健康的な食事
職場の構造	経営陣は次のものを提供する ・適切な監督と指導 ・持続可能な仕事量 ・チームのためのマインドフルネスに基づくストレス軽減のための機会 ・研究に参加する機会 ・チームのための意義を中心に考えた介入（個人の価値観と組織の優先事項を合致させるなど）
職場の価値観	経営陣は次のことを推進する ・選択とコントロールの感覚 ・適切な表彰や褒賞 ・支援的な労働コミュニティー ・職場における公正さと公平さ
職場の教育	組織は次のことに関する訓練など，継続的教育活動を提供する ・コミュニケーションスキル ・自己認識スキルの開発

出典：Kearney, M., Weininger, R., Vachon, M., Harrison, R., & Mount, B. Self‐care of physicians caring for patients at the end of life："Being connected... a key to my survival."（終末期の患者を診る医師の自己ケア「つながっていること…それが私の生きることへのカギ)*Journal of the American Medical Association*, 2009, 301(11), 1155 — 1164.

やりがいを支援する機能を仕事の中に組み込み，ケア提供者たちが，この魅力はあるが厳しい仕事に疲弊するのではなく，常に心が豊かになっていくと感じられるようにしなければならない。

Kearneyら[7]は，最も献身的に打ち込んでいる臨床医たちさえ能力を損なってしまうような，燃え尽きや共感疲労のリスクについて述べた。この点に関しては緩和ケアが特に危険であることを理解しているマイクロシステムメンバーもいるかもしれない。しかしその課題は臨床業務，事務的支援，あるいはその継続的再デザインや改善に関わっているすべての人々にも当てはまる。臨床マイクロシステムはこのリスクを予測して，予防ケアにおいては安全な臨床プロセスを，急性期ケアでは突然の混乱の管理を，そして慢性期ケアにおいては複合的な需要（そして報酬）に対して計画をするのとちょうど同じように，このリスクの軽減のため計画を立てることはできるだろうか。私たちはその答えは必ずや朗々と響く「yes（できる）」であると信じている。

表9.3の自己ケアの提言は，緩和ケアなど終末期の状況で働くスタッフのためにKearneyが提案したものである[7]。しかし私たちはこれらの考え方は緩和ケア提供者だけでなくすべての臨床領域でケアのデザイン，提供，改善に参加しているすべての人に採用されうると考える。持続可能な仕事量，自己認識スキルの開発[8]，個人および集団の自信づけ，マインドフルネスに基づくストレス軽減などの介入はすべて，第1プロセス（直接の患者ケア）が計画されるのと同様に，マイクロシステム全体によって計画することのできる（そしてすべき）第2のプロセスである。患者ケアの実作業を行う時に，集学的チームメンバーの幸福に配慮するのは贅沢なことではない。むしろそれは実作業の一部であり，彼らがケアプロセスの中にいる時に患者と家族に提供する本当の価値の一部である。最善の臨床ケア（予防，急性期，慢性期，あるいは緩和）には常に力を

十分に発揮できる，有能なケア提供者が必要なのだ．

まとめ

- 緩和ケアは終末期に集中しがちであるが，予防，急性期，慢性期ケアも含むケアの連続体の一部である．
- 人々がより長く生き，終末期が引き延ばされ，より長い期間慢性疾患を負うことになったため，緩和ケアに対するニーズが急激に増加している．
- 緩和ケアの第１のニーズは，基礎疾患進行の中での安らぎと尊厳である．
- 緩和ケアの原則は，特に患者中心かつ包括的であり，身体的，心理的，社会的，スピリチュアル，そして文化的ニーズに対処することである．
- 終末期のケア調整は，緩和ケアの困難かつ重要な側面である．
- 事前指示書は，生命を脅かす疾患に直面した時に，自分が望み必要とするようなケアを受けられるようにする．
- 専門の緩和ケアサービス（緩和ケアチームやホスピスプログラムなど）と計画的緩和ケアサービス（通常の外来や入院ケアの場に組み込まれたもの）は，いずれも緩和や終末期ケアに対する患者や家族のニーズを満たすために必要とされる．

重要用語

急性期ケア	緩和ケア
事前指示書	緩和ケアチーム
ケアへのアプローチ	PHQ-9（うつ病スクリーニング）
ケアの調整	予防衛生
ホスピスプログラム	共有された意思決定
推論の梯子	VF-12（機能状態リスト）
メンタルモデル	世界保健機関の全人的原則
疼痛スケール	

復習問題

1. 緩和ケアに対する患者，家族，医療専門家の態度と期待はどのようなものかと考えられる．
2. 医療ケアに関するダートマス・アトラスでの終末期ケアの差異をあなたの地域についてみた時，どのような疑問が生じたか．あなたの地域に関するデータは www.dartmouthatlas.org でアクセス可能である．
3. 緩和ケアの原則は予防，急性期，慢性期ケアの臨床領域にどのように取り入れられているか．
4. 全米コンセンサスプロジェクトの質の高い緩和ケアの７つの領域とは何か．
5. 共有された意思決定はいつ緩和ケアプロセスに入ってくるか．
6. どのように自己ケアを臨床マイクロシステムメンバーに適用するか．

討論課題

1. あなたのマイクロシステムにおける予防，急性期，慢性期，および緩和ケアの領域を調べ，それらがどのように連結されているかを検討しなさい。
2. あなたの臨床マイクロシステムにおける現在の緩和ケアプロセスを，全米コンセンサスプロジェクトの質の高い緩和ケアガイドラインを用いて評価しなさい。何が一般的プロセスか。特定された緩和ケアチームはあるか。あるいは緩和ケアはあなたのマイクロシステムに組み込まれているか。
3. あなたの現在の緩和ケアプロセスにおいて，どのように共有された意思決定が行われているかを特定しなさい。事前指示書はプロセスの一部になっているか。緩和ケアのプロセスは，どのような事態によって開始となるか。
4. 第9章アクションガイドにある推論の梯子を用いて，様々なメンタルモデルや成果的考え方，行動，信条に関する洞察を得るための，緩和ケアのメンバーの視点を調査し検討しなさい。

参考文献

1. Lynne, J. Sick to death and not going to take it anymore! Reforming health care for the last years of life. Berkeley : University of California Press, 2004.
2. World Health Organization. World health organization definition of palliative care. (p.2) Retrieved February 16, 2010, from www.who.int/cancer/palliative/definition/en
3. Cassell, E. The nature of suffering and the goals of medicine. New York : Oxford University Press, 1991, p. v, p.38, p.287.
4. Dartmouth atlas of health care. Retrieved February 16, 2010, from www.dartmouthatlas.org
5. National Consensus Project for Quality Palliative Care. Clinical practice guidelines for quality palliative care. (2nd ed.) Retrieved February 16, 2010, from www.nationalconsensusproject.org
6. Vermont Ethics Network. Worksheets 1 and 2. Retrieved February 16, 2010, from www.vtethicsnetwork.org/PDFFiles/Worksheet12.pdf
7. Kearney, M., Weininger, R., Vachon, M., Harrison, R., & Mount, B. Self - care of physicians caring for patients at the end of life : "Being connected... a key to my survival." Journal of the American Medical Association, 2009, 301(11), 1155-1164.
8. Byock, M., Twohi, J.S., Merriman, M., & Collins, K. A report on innovative models of palliative care. Journal of Palliative Medicine, 2006, 9(1), 137-146.

第9章　アクションガイド

　第9章アクションガイドでは，私たちが働く世界を解釈するのに役立つ視点と結論を述べる。推論の梯子は個人的経験とその結果としてのメンタルモデルについて知るために有用なツールである。

メンタルモデル

　メンタルモデルは，私たちが生活し働いている複合的環境の中を導いてくれる認知的地図と言える。メンタルモデルは私たちが，自分自身，他者，施設，そして人生の中の経験の様々な側面について心に描くイメージ，仮定，物語である。すべてのメンタルモデルはある意味で不完全である。2人の人が同じ出来事を観察しても，その説明が異なるのはメンタルモデルが違うからである。各人は自分の経験に基づいて，異なる詳細部分に注意を払う。メンタルモデルも人の行動を形作る。たとえば，他人を基本的に信頼するに足ると信じている人は，信頼できないと信じている人より，他人に話しかけ知人となることが多いだろう。メンタルモデルは通常潜在的なもので認識レベルの下に存在している。普通それは，私たちが見ようとするまで見えない。メンタルモデルは検証も審査もされていないことが多い。メンタルモデルがどのように私たちの思考を形作るのかをよりよく理解するために，次の方法で意識を高め，新たな視点を考察してみよう。

1. **省察**：思考プロセスのスピードを落とし，それを検討することで，自分のメンタルモデルをどのように形成しているかについてもっと意識するようにする。
2. **質問**：会話に参加して意見を公開して共有し，人がどのような仮定を持っているか理解する。

メンタルモデルを調べるために推論の梯子を使う

　理論家 Chris Argyris が作成し，Peter Senge[1] の第五の規律において有名になった**推論の梯子**は，人間の行動の根底にある理由づけや態度を探ること，そして状況，人，導かれる結果についてより効果的に学習することを目的としている（**図 AG9.1** 参照）

　推論の梯子は，私たちが心の中の階段を素早く駆け上るように，中間的な思考プロセスを飛ばしていかに素早く反射的に結論に飛び付くかを示している。省察的思考の訓練を受けていない人は，他人が実際に言っていることを聞いて理解するのが困難である。他人が言うだろうと期待していることを聞いていて，事象を様々に解釈することができず，自分の解釈だけを信じることが多い。彼らのメンタルモデルはどんどん概念的な方向に進むことが多く，さらに誤った信念につ

図 AG9.1 推論の梯子

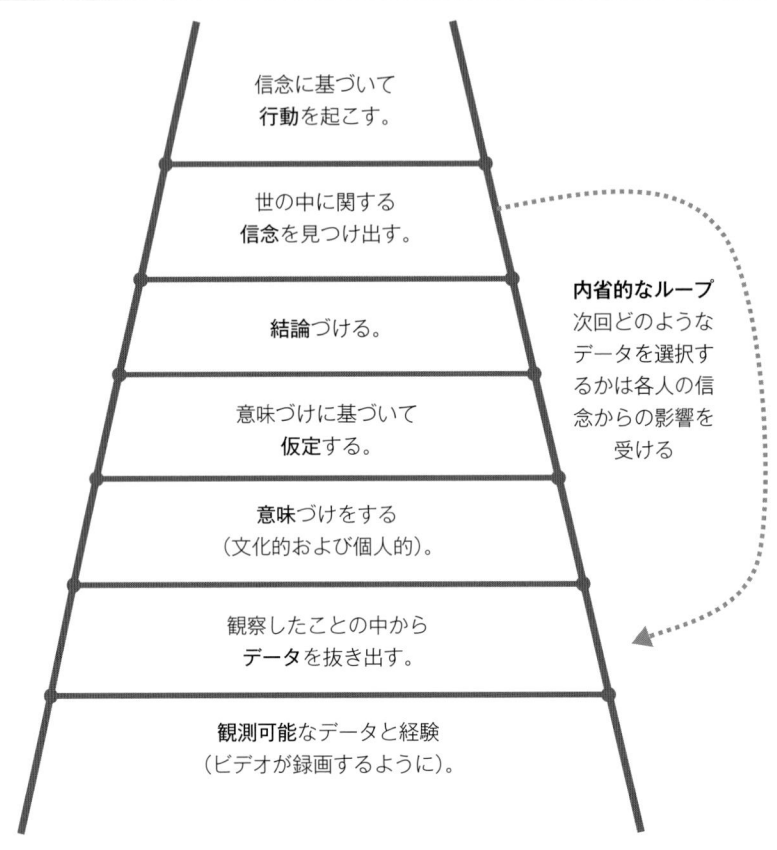

```
信念に基づいて
行動を起こす。

世の中に関する
信念を見つけ出す。

結論づける。                    内省的なループ
                              次回どのような
意味づけに基づいて              データを選択す
仮定する。                      るかは各人の信
                              念からの影響を
意味づけをする                  受ける
（文化的および個人的）。

観察したことの中から
データを抜き出す。

観測可能なデータと経験
（ビデオが録画するように）。
```

出典：Scholtes, P., Joiner, B., & Streibel, B. The TEAM ® Handbook, Second Edition. Madison, WI : Oriel, 2000. より改変。

ながっていく。チームやグループで，最低限の質問能力を身に付けていない人なら，自分の考えを何時間も議論することがあるだろう。

推論の梯子には次のような長所がある。

1. 思考と推論を通してコミュニケーションを改善する（省察）
2. データから何らかの概念的仮定が導かれる行程を理解するのに役立つ（省察）
3. 思考とその理由を他人から見えやすくする（主張）
4. 他者の思考とその理由を探究する（質問）
5. 各発言の裏にある観察可能なデータを示す

図 AG9.2 に示した推論の梯子は，臨床マイクロシステムのメンバーに主張と質問のプロセスにどう取り組むかを思い出させるのに役立つツールを提供してくれる。

推論の梯子ワークシート（**図 AG9.3** 参照）は，臨床マイクロシステムのメンバーが彼ら自身および他者のメンタルモデルを明らかにする練習をするうえでの役立つツールである。

図 AG9.2　主張と質問に関する推論の梯子

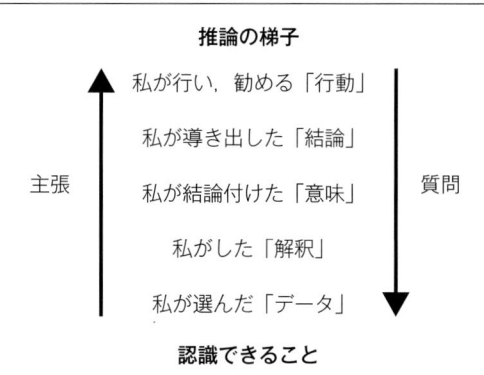

推論の梯子

- 私が行い，勧める「行動」
- 私が導き出した「結論」
- 私が結論付けた「意味」
- 私がした「解釈」
- 私が選んだ「データ」

主張 ↑　質問 ↓

認識できること

出典：Scholtes, P., Joiner, B., & Streibel, B. The TEAM ® Handbook, Second Edition. Madison, WI：Oriel, 2000. より改変。

　Carl Bloom が病院に行った際の経験を推論の梯子に当てはめてみよう。記憶にあるように，Carl は慢性閉塞性肺疾患とうっ血性心不全の両方の診断を受け，全体的な健康の質が進行的に低下していた。

　Carl はケアとサポートを求めて自分のアパートから緊急診療部（ED）に行った時，スタッフが彼の不安を減らそうと気遣い，親切にしてくれていることに気付いた。しかしある1人のスタッフは例外だった。Carl はある看護師が自分と距離を置いているのに気付き，その看護師が同僚にささやいているのを小耳にはさんだ。「どうして彼が…ここに来たのか理解できないわ。スタッフの人数も足りないし，私たちは緊急のケアを必要としている人たち…の世話をしなければならないのよ…。」そして彼女の声は聞こえなくなった。

　ささやきを聞いて Carl は**表 AG9.1** のように自分の梯子を上ってしまい，悲しくなった。

　ある状況に対して人がどのようにすぐに自分の人生のフィルターを通して，正しいとは限らない意味づけ，仮定，結論，信念に辿り着いてしまうかが簡単にわかるだろう。

　Carl の状況で，彼が聞いた会話は不完全なものであり，それに基づいて彼は自分の結論を出してしまった。ささやいていた看護師は，実はスタッフの配置を監督していた ED の主任看護師であった。彼女の言葉全体は次のようなものであった。

　私はどうして彼がプライマリーケア医からの事前連絡もなくここに来たのか理解できないわ。事前連絡があれば彼のケア計画が理解できて，彼や奥さんをサポートできるのに。スタッフの人数も足りないし，私たちは緊急のケアを必要としている人や Carl のような患者さんの世話をしなければならないのよ。彼のケアをどうしたらいいか，ICU への入院計画がどうなっているかが事前にわかっていれば，Carl がつらい時によりうまくリソースや行動の計画ができたのに。

　ここでみたように，私たちはしばしば観察したデータに基づき自分の頭の中で短絡的に結論を導いてしまうことがある。患者，家族，あるいは医療専門家として，私たちはより深い理解とより効果的なコミュニケーションを推進するために，日常業務の中に省察，主張，質問のプロセス

図 AG9.3　推論の梯子ワークシート

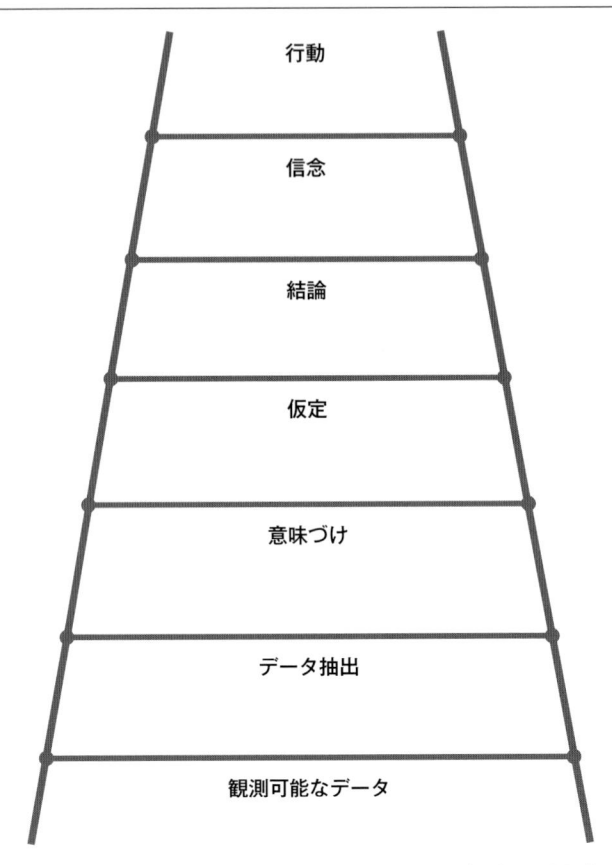

- 行動
- 信念
- 結論
- 仮定
- 意味づけ
- データ抽出
- 観測可能なデータ

出典：Scholtes, P., Joiner, B., & Streibel, B. The TEAM ® Handbook, Second Edition. Madison, WI : Oriel, 2000. より改変

表 AG9.1　Carl の推論の梯子

観測可能なデータ	・スタッフは親切で配慮があるが，遠くに立ってささやいている看護師だけは違う
選択したデータ	・看護師が「私はどうして彼が…ここに来たかわからないわ。スタッフの人数も足りないし，私たちは緊急のケアを必要としている人たち…の世話をしなければならないのよ…。」とささやいた。Carl はこの発言を最後まで聞いていない。
意味の追加	・私は死に瀕しているから，あの看護婦は世話をしたくないのだな。
仮定	・あの看護婦は無神経で思いやりがない。
結論	・あの無神経で思いやりのない看護師は，死に瀕している患者の世話をしたくないのだ。
信念	・ED の看護師全員とも，私のような死に瀕している患者の世話はしたくない。
行動	・Carl はとても悲しくなり，落ち込み，ED に来るべきではなかったと妻に言う。

を築くよう心に留めておくべきである。

参考文献

1. Senge, P. The fifth discipline. The art and practice of the learning organization. New York : Doubleday/Currency, 1990.

第 10 章

DESIGNING HEALTH SYSTEMS TO IMPROVE VALUE
価値改善に向けた医療システムのデザイン

Eugene C. Nelson
Tina C. Foster
Paul B. Batalden
Marjorie M. Godfrey

学習の目的

- 医療価値を定義しバリューチェーン，バリューショップ，バリューネットワークについて検討する。
- 統合型高価値医療システムの4つの側面を挙げる。
- 責任あるケア機関（ACO）について説明する。
- 21世紀の医療リーダーたちが有能であるために備えるべき知識の本質を探る。
- 価値の高い医療システムをデザインおよび改善する方法を知る。

この最後の章では，品質と価値の概念に関する簡単な検討から始め，すべての医療システムがもっと効率的に健康を改善する方法を開発することが明らかに必要であるという事実を述べる。次に，価値を改善し，価値に基づく競争を促進し，すべての形のムダを絶えず削減し，代替的なビジネスモデルを採用し，ACO を立ち上げ，アカデミックな人材を動員するために採用することのできる補完的アプローチについて検討する。これらは医療リーダーたちがより低いコストでよりよい結果を生み出すために必要とするものである。その後，戦略的目標を達成するための実行のトライアングルを紹介し，変更を導き変更の文化を生み出すための方法について検討する。最後に，ある医療システムにおける組織変革に関する事例研究と，価値の高い医療を推進する 7 つの指針をまとめる。

部分から全体へ

本書で私たちは今日の医療システムの課題と機会の両方について探ってきた。医療に対して莫大な時間，エネルギー，金，創造力が投資されてきたこと，また品質と価値が劇的に改善されなければならないことは明らかである。データからは国が医療に投資をし過ぎ，かつその投資の見返りとして得られた健康という結果があまりに少ないことが示唆されている[1,2,3,4,5,6,7]。本書の前半では**臨床マイクロシステム**（品質が作られ，コストが生まれるまさにその末端の場所）の概念と，それが医療システム全体の基本的な構成要素としてどのように役立ってきたか（第 1 章）について注目した。次にマイクロシステムの 3 つの側面について考察した。すなわち患者が健康増進と疾患管理のためにどのようにケア提供者と提携するか（第 2 章），どのように安全で信頼性の高いケアが提供されるか（第 3 章），そして転帰とシステムパフォーマンスの管理と改善のために測定とモニタリングをどのように用いることができるか（第 4 章）である。本書の後半では着眼点を変え，多様な疾患や健康の状態において患者や家族の経験やニーズに注目した。患者がどのように臨床マイクロシステムに入り，方向付けられるのか（第 5 章），どのように予防ケアのニーズが取り扱われ，健康が推進されるのか（第 6 章），急性疾患にどのようにして時間内に対処するのか（第 7 章），慢性疾患をどのように長期的に管理するか（第 8 章），そして緩和ケアとサービスがどのように患者と家族の尊厳を守り，その意思決定を尊重するか（第 9 章）を述べた。

しかし単に臨床マイクロシステムを理解し改善するだけで十分なのだろうか。臨床改善の式から明確にされているように，科学的知見とその知見が応用される状況の理解は必要であるが，それだけでは十分でない。現在進行形の改善と改革を育む変化を計画し実施するには，マイクロシステム内およびマイクロシステム間，そしてそれらの状況を統合することが必要になる。ある意味，臨床マイクロシステムを切り離して解剖した後，今度はそれを全体に戻さなければならない。単純化し過ぎのリスクを冒すならば，品質はある時点のローカルのシステムで作られる一方，価

表 10.1　患者および家族のケアに対する主なニーズ

予防ケア	健康リスクの事前評価および軽減
急性期ケア	健康や機能の失調の発現もしくは新たな悪化に対するタイムリーな対処
慢性期ケア	継続疾患における長期回復力と自己管理の支援
緩和ケア	基礎疾患が進行する中での癒しと尊厳

値はシステム全体により長期的に創造されると言い切ることができるかもしれない。

　この考えをさらにもう少し説明するために，STEEEPという頭字語を使って思い出すことのできる米国医学研究所の品質に関する定義を考えてみよう。高品質ケアは安全で，タイムリー，効果的，効率的，公正，そして患者中心でなければならない。これら6つの品質特性は臨床マイクロシステム内で実現することができるが，システム全体のレベルで高品質を達成するためには，マイクロシステム間およびケアの支援マイクロシステムおよびメソシステム内で引継ぎが起きる際にもこの特性を実現しなければならない。ケアとサービスの連係は最終的に価値という観点から評価することができる（すなわち，転帰の良好さと，累積コストに対して患者と家族が経験したケアの優秀さ）。

　この意味で，価値とはある個人または集団にとってのある時間枠における費用対結果を要約するものと言える。医療マイクロシステムを通過する患者の行程は，主要な結果（生存率，健康に関連した生活の質，ケア提供者たちから世話をよくしてもらえたという認識，介入により達成できた健康上の恩恵に関する認識）をアウトプットとする**バリューチェーン**[8]としてみることができる。マイクロシステムはせいぜいSTEEEPの品質（6つの品質特性をすべて満たすケア）を，サービスごと，マイクロシステムごと，患者ごとに作るだけであるが，行程が進むにつれ患者が通過し触れ合い最終的には複数のマイクロシステムの集合体が価値を生み出すことになる。さらに，マイクロシステムのバリューチェーンあるいはバリューネットワークは，マイクロシステムのメンバーに対して革新的で力強くかつ創造的な職場を作り出す。これは特に意図的な活動によりマイクロシステム同士の間の関係が強化され，距離があり異論の多い関係から，患者や家族に焦点を絞った創造的な関係へと変化していく際に特に当てはまる[9]。マイクロシステムとその周囲のメソシステムやマクロシステムとの統合は，リーダーシップにとっての本質的課題である。ヨンショーピング保健福祉改善アカデミーのJohan Thor所長は，「医療に最も必要な改革は，リーダーシップと経営側にある。私たちリーダーが患者のニーズを満たすために毎日できることについて，もっと何に尽力すればよいのか見定めなければならない[10]」と語る

　この最後の章では，本当のヘルスケアの価値を生み出すためにどうやって変化を導くのかについて，概念的枠組みと実例を紹介する。一般的にここではリーダーという言葉を広義の意味で使う。私たちの大半は最高経営責任者（CEO）にはならない，しかし安全性科学とトヨタ生産方式がいずれも明確にしているように，医療従事者は全員，広範にわたりリーダーシップを取ることもあるし，狭い範囲ではほとんどいつもそうしている。行動を患者のニーズに合致させることにおいて，日々ローカルな改善の実施において，すべてのマイクロシステムで働くケア提供者の支援において，日常作業方法の改善に役立つ最新の改善科学の採用において，リーダーシップを取ることができる。このため本書の最終章では，短期的に品質を達成し，長期的に価値を最大化するという目標のための**調整**と**実行**について述べる。最高のパフォーマンスと最大の価値を達成するために，マイクロシステムをメソシステムとマクロシステムに再統合する方法を解説する。

価値の高い統合システムを生み出すための新たな展望

　良好な健康状態や価値の高い医療に対する国の要求を満たすために，まず個別の患者と集団の両方のニーズを創造的かつ効率的に満たす統合的医療システムに関する新たな展望が必要であ

る。この新たなシステムの要件は次の通りである。

- 健康増進，疾患管理，機能最大化を支援するために，情報を認識して参加している患者のニーズと望みにすぐに対応できなければならない。
- ダートマス-ヒッチコックのミッションとビジョンを現実に応用し，誰にでも最善のケアを適所適時に常に提供し，それによりできる限り健康な集団を実現するため努力する。
- 医療の質改善研究所（IHI）の３つの目標，（1）最善の転帰，（2）患者にとっての最高の経験，（3）患者とコミュニティーにとっての最低総コストを提供するよう目指す。
- Kerr White の概念を用い，公的医療サービスと個人の医療提供との分断を修復しなければならない[11]。

　この統合された価値の高い医療システムなら，患者と家族を常にその中心に置き，患者が必要とするものを必ず適時に提供する本質的マイクロシステムを患者の周りに動的に構成することができ，対象とする集団のニーズを満たすために予防的対策を取ることができる。必要なマイクロシステム群が統合的メソシステムに加わる様子を描いた Geisinger 医療システムが作成した図を図10.1 に示す[12]。医師，病院，介護施設，リハビリの提供者などの個別の主体に対して縦割りの支払いをするのではなく，1 つの疾患全体をカバーする包括支払い方式に向かう動向と同じく，新たなモデルであるプライマリーケアメディカルホームに向かう動きは，メソシステムレベルの改革の 1 つの表れである。

　患者が遭遇する様々なマイクロシステムの連携を取る方法の開発に加え，人生のすべてのステージにおける健康と疾患の課題に集団レベルで対処するために，既存のマイクロ，メソ，およびマクロシステムを結合する新たな**メタシステム**を求めるニーズがある。これは多集団に価値の高いサービスを提供する統合システムを開発することに注目した ACO の開発という形で表れている。こうしたメタシステムは予防サービスから病院や介護施設でのケアまで，患者のケアプロセスの全体を効果的に管理することができるだろう[13]。最善のマイクロシステムでも，相互協力がなければ最適かつ革新的なケアを提供することができないのとちょうど同じように，メソおよびマクロシステムも，もし結果をみて大きな規模で集団全体およびそのメンバーのニーズに対応するケアをデザインすることができなければ，本当の価値を生み出すことはできないだろう。

　統合医療システムという新たな展望で，システム内およびシステム間の統合が必要となるのであれば，当然次には，どのようにしたらこの展望を現実のものにすることができるかという問題が提起される。

　評論家，医療政策アナリスト，学者そして政治家がみな議論に参加してきた。以下，「破綻した医療システムを修復するために何ができるだろうか」という質問に対する，思慮深い医療専門家からの知的な回答をいくつか簡単に紹介する。

価値に基づく競争を作り出す

　世界的に著名な現代ビジネス戦略のリーダーである Michael Porter とハーバードビジネススクールの同僚たちは，価値創造に重点を置いた医療システムを再構築する仕事を率いてきた。

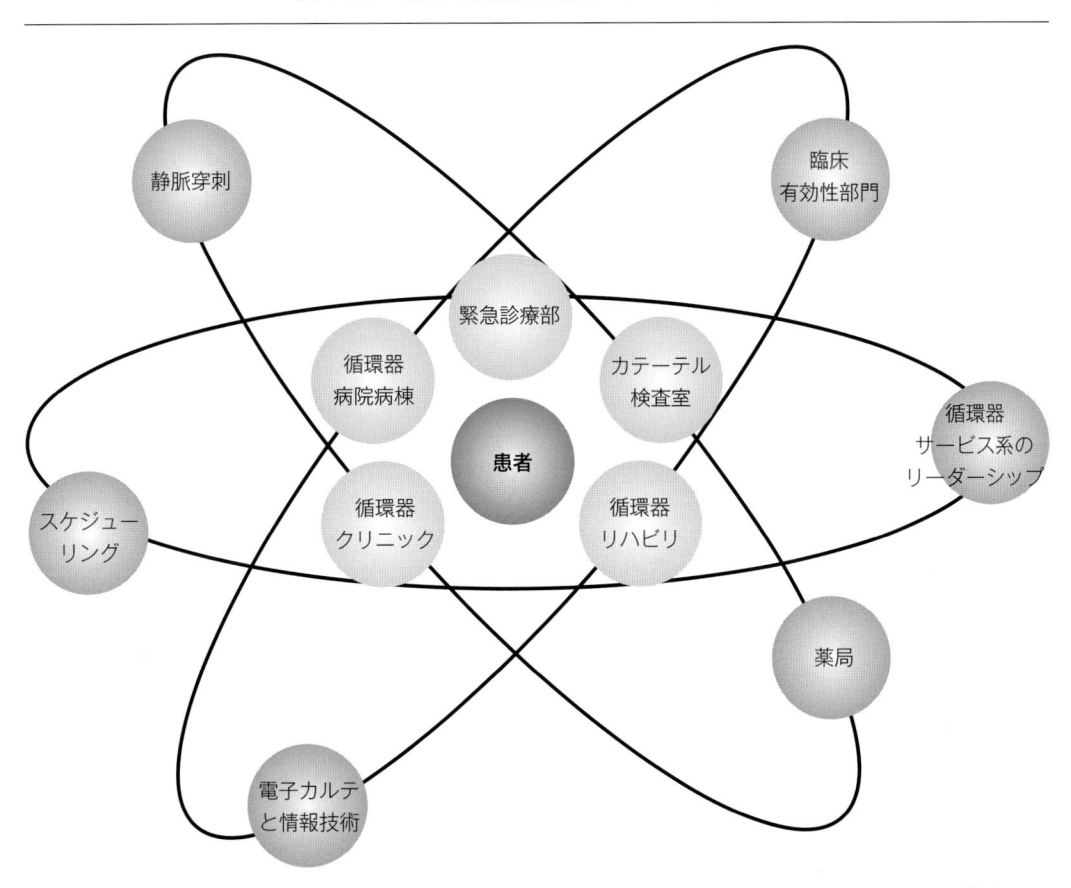

図 10.1　新たな経皮冠動脈インターベンション

出典：McKinley et al. Clinical microsystem, part 4. Building innovative population - specific mesosystems.（臨床マイクロシステム　パート 4　集団に特異的な革新的メソシステムを作る。）*Joint Commission Journal on Quality and Patient Safety*, 2008, 34（11）, 659.
注：多くのマイクロシステムおよび支援病院サービスからの専門家が，常に患者の周りを回っている。これらの様々なマイクロシステムやサービスからの専門家は，ある入院期間中は患者の近くで行ったり来たりする。時にこれらは患者がケアを受けるマイクロシステムに非常に近くなったりその中で起きたりする。そして時には患者のために行われる業務は，患者との直接の相互作用なしで発生する。患者の周りを回っているマイクロシステム，病院サービス，専門家の間の相互作用をすべて合わせたものが，Geisinger で新たに形成されるメソシステムである。

Porter は数多くの論文や事例研究を著しており，Elizabeth Teisberg とともに独創性に富んだ著書，『**医療戦略の本質**（Redefining Health Care : Creating Value -Based Competition on Results）』（日経 BP 社）を発表した。本書は現在の医療システムに関する彼らの観察と，将来の価値の高いシステムに関する彼らの考えをまとめたものである[8]。Porter と Teisberg によれば，医療の価値は個人にとって実現できた転帰とかかった医療関連累計コストとの関数である。価値は単にコストの最小化に基づくのではなく，具体的な健康ニーズを持つ人々の**長期的な**結果の最大化とコストの最小化に基づいて決まる。個人が実現する転帰は二者択一的（生か死か）ではなく多面的である。一般的に転帰あるいは健康状態は 3 つの主なカテゴリーのいずれかに入る。(1) 健康リスクのある状態，(2) 罹患状態，(3) 機能的に健康な状態（身体的，精神的，社会的領域）。個人や支払い者が払う金額は手術，入院，通院などの 1 回の事象に限られず，ある特定の健康問題や疾

患に関してPorterとTeisbergが「ケアサイクル」と名付けた期間全体で使われたサービス一式のコストを含む。PorterとTeisbergが強調するのは，価値は（腰痛，糖尿病，乳癌，妊娠のような）具体的な健康上のニーズを持つ個人に対して，ケアを提供する現場の統合診察ユニットによって生み出されるということだ。また彼らは価値の測定のためには，ケアサイクルの間，所定の健康状態の個人および集団の主な多面的転帰を追跡すると同時に，これらの個人あるいはその代理人が支払った金額を追跡することが必要だとも強調している。彼らが言及している状況的問題の1つは，米国（そしてその他の場所でも）における現在の支払い方式が価値の高い提供者に報いるものでないということである。このため，医療システムの変革に向けて，彼らは価値に基づく競争環境を医療の中に築くことを中心とした勧告をしている。価値に基づく競争を生み出すための中核的原則は次のようなものである。

- コストを下げることだけでなく，患者にとっての価値に明確に焦点を絞る。
- ケアの中の個別の事象ではなく，完全なケアサイクルの成果を反映する結果に関しての競争に基づくようにする。
- 競争が地域的なものではなく，地方的そして全国的なものになるようにする。
- 価値に基づく競争を裏付ける，結果に関する情報（転帰に関するデータ，ケアを受けている患者の経験，ケアのコストなど）を広く入手可能にする。
- 価値を高めるような革新に褒賞を与える。
- 結果の改善とコスト削減に関連するケアプロセスを特定し，それに基づいて研究を行い結果を改善する臨床学習システムを作り出すために，必ずケア提供者が測定した経験（健康状態レベルで）を基に価値を決定する。

統合システムという新たな展望をみていくと，PorterやTeisbergらの広範囲な研究により，私たちのビジョンを実現するための目標と方法がより明確になってくる。

トヨタに学び，絶えずムダを削減し継続的に価値を増す

不必要に行動を繰り返さなければならない時，不必要な遅延を繰り返し経験した時，そして「ムダ骨を折っている」とか自分の行動に価値がないように思えると感じる時，私たちは自分の時間とエネルギーが浪費されたと感じる。ムダの削減による価値の向上はトヨタ生産方式の基礎である。トヨタという会社の誕生の地，名古屋には，将軍の時代にまでさかのぼり，ムダを恥ずべき不名誉と考える文化的な価値観がある。私たちは浪費を恥じるという感覚を医療分野にはまだ発達させていない。トヨタ生産方式の生みの親である大野耐一は，私たちが医療の分野でも認識することのできる7つのムダの兆候について挙げている14。

1. **作り過ぎのムダ**——医療に関するダートマス・アトラスには，地理的な場所によるサービス，処置，検査の量の膨大な差異や医療サービスの過少利用や過剰利用に関する情報が溢れている。あまりに早過ぎたり頻繁過ぎる診察も，よくみられるムダの1つの形である。私たちはまた医療の管理部門で，書類の余分なコピー，書類の電子的コピーと紙のコピーの両方が作

られることもムダと考える。
2. **手持ちのムダ（待ち時間）**——外来の診療には待ち時間がつきものなことは有名な話だ。患者は予約時間に到着しても，待合室で座って待つように言われる。医療施設の建築デザインは，待つ必要があるという認識に注目しなければ完全ではない。もう1つ待たなければならない状況が，会議開始の遅れである。参加者が開始予定時間に遅れるからだ。
3. **運搬のムダ**——私たちの固定観念の奥深くに，患者のほうが医療提供者側に来るものだという考えがある。画像検査のような必要不可欠な業務も同じ概念でデザインされており，その結果，多くの病院が2種類の集団を抱える状況になっている。動かない集団と常に移動させられる人たちの集団である。チェックリストがなければ，1ヵ所の作業場や消耗品置き場で必要な作業を完了できないということは，その作業には移動が必要であるということになる。
4. **加工そのもののムダ**——情報がすぐ入手できないため患者に同じことを何度も聞く。最初から正しく処理しやすいようデザインされていないため，何度も確認検査をする。前回の検査結果を失ったためにまた臨床検査を繰り返す。これらはみな私たちの作業デザインの固定観念に付随する代表的なムダである。
5. **在庫のムダ（手持ち在庫）**——通常の需要を満たすケア提供システムをデザインするのではなく，いつか必要とするかもしれない事象のための備品（薬品を含む）を蓄えることがよくある。必要以上に資料を印刷し，他の用途に使えるかもしれないスペースに保管する。
6. **動作のムダ**——動線にムダがあったり，わざわざ備品・薬物を取りに行かなければならないようなワークフローをデザインする。デザインの前提を再考すると避けられる。
7. **不良品を作るムダ**——患者のポジショニングや線量が不適切な状態で画像検査を繰り返す。情報伝送メディアの不備のため，最初の検査結果を利用できずに再検査する。パフォーマンスの理論的上限の達成を目指さないで，標準的な速さで作業を反復する。

わかりづらいのは，情報ギャップと，科学的エビデンスより主観に基づいた行動である。より優れた科学的に裏付けられた代替案を再デザインするよりも，慣れた作業パターンを使い続けることが多いものだ。

医療の価値を改善するために様々なビジネスモデルを使ったChristensen

さらに可視化が難しいのは，私たちがますます好むようになっているビジネスモデルに埋め込まれているムダである。ビジネスモデルは私たちの思考やデザインを制約する。James Thompsonは3つの形態の作業テクノロジーを特定した。長い連結（Long-linked），集約的（intensive）そして仲介（mediating）である。これらのテクノロジーはサービスと製品製造作業に関連している[15]。さらに最近ではCharles StabelとØystein Fjelstadが同じ類型論で，組織レベルの業務を理解し，分析し，デザインするための3つの個別のモデルについて述べている[16]。StabelとFjelstadは価値を創造するため様々な試みの設定を探ること，意図した業務デザインに各モデルの論法を慎重に当てはめることが重要であると示唆している。StabelとFjelstadが述べたモデルには(1) バリューチェーン，(2) バリューショップ，(3) バリューネットワークが含まれている。

医療の将来に関する刺激的な新刊本で，Christensen, GrossmanそしてHwangは同じ考えを

医療システムの改革に適用した[17]。彼らは，医療に入り込み，これら３つのビジネスモデルを活用して従来の価値を破壊する，いわゆる破壊的イノベーションに注目している。バリューチェーンはサービスを生み出すのに必要なプロセスにリンクしている。それらは（1）常にうまく機能する信頼性の高い方法に関連付けられ，(2)科学とエビデンスを直接生産プロセスに取り込み，(3)プロセスに従う準備が十分に整った専門家により操作され（ムダなコストにつながるほど準備し過ぎではなく），そして（4）顧客のニーズを満たすためにタイムリーにサービスを生産しなければならない。他にもっとコストが低く，失敗が起きにくいものがあるのであれば，誰が何をどのようにするかの仮定の検証は明確になる。情報技術により，確実に行わなければならないニーズの実施，治療アルゴリズムに適合しない例外の発見，このフィードフォワード情報ループにより患者が恩恵を受けられるような有効性評価を促進すべきである。医療におけるバリューチェーンモデルの例としては，アルゴリズムに基づいて限られた治療を行う臨床医が詰めている小売店内のクリニックや，ヘルニアの治療だけに特化したカナダ，トロント市のShouldice病院などが挙げられる。

バリュー（あるいはソリューション）ショップは特定のニーズを満たすためにカスタマイズされた知識を集約的に適用するパターンである。ここではニーズを理解し，正しく特定しなければならない。特定したら，それに対処するのに必要な方法をみつけなければならず，適切な行動を計画しなければならない。このオーダーメイド作業には情報技術が有用で，関連する科学的なソースを効率的に検索しながら複数のオプションが利用可能な状態に維持される。医療専門家は一般的に，行うことすべてがこの基準を満たすようにデザインされていなければならないと仮定していることが多い。この誤りについてRene Amalbertiは，複合的でダイナミックな条件下で同じ技を確実に使える熟練した専門家，すなわち同等行動主体（アクター）を生み出すことの困難さを指摘する際に言及している[18]。

バリューネットワークは，技術によって相互的に助け合える互いに関連する受益者により構成されている。これらのネットワークの創造と維持は，多様なソーシャルネットワークシステムが利用できる今，新たな時代に入った。これらのネットワークを推進する情報技術は，このようなリンクを（時間とリソースの面で）最低コストで作ることができ，メンバーの目的と意図する社会的相互作用の保護を推進するものでなければならない。医療の改善（IHIブレークスループログラムなど）や医療ニーズの自己管理（PatientsLikeMe[19]やeDiabetes[20]など）における共同ネットワークは，この技術がうまく機能している例である。

医療業界に関するChristensenの分析（および世界中の他の業界に関する思慮深い研究）は，1つではなく複数のバリューモデルが医療にもっとよく適合する可能性があり，より少ないムダと高い効率性で健康ニーズを満たすために，革新者たちが斬新なアプローチをデザインするだろうということを示している。

価値の高いケアを提供する，ACOの創設に関するFisherの研究

Elliott Fisherらは医療システムの価値改善と革新のための大きな機会を認識したが，PorterとChristensenはそれを具体化した。すなわちACOを創設するための実用的勧告を作成したのであった。ACOはより低コストでより品質の高いケアとより良好な患者転帰を提供するようデザ

インされた医療システムである[21,22,23]。2009年にFisherは右コラムに示すように彼のACO提案をまとめた。

ACOの考え方の特徴は，一連のケアプロセスの様々な場面において，医師，病院，その他のケア提供者の地域あるいは地方におけるネットワークが患者がサービスを受けることについて長期的に責任を負うとするものである。ACOは患者と集団に対する付加価値ケアとサービスを密に結び付け，仕事に対する支払いを品質とコストパフォーマンスの測定に基づいて受ける。ShortellとCasalinoは責任あるケアを提供するための新たなシステムを開始するために，次のようなガイドラインを発表した。

私たちは，パフォーマンスの測定と支払い改革である「共有された節約（shared saving）」を通して，品質とコストに対する責任を地域組織に浸透させることにより，より統合的かつ効率的なケアの実現に役立つ新たなアプローチを提案する。このアプローチは実践的で実現可能である。ケア提供者側にとっては自発的なものであり，現在の照会パターンに基づいており，受益者にとっては恩恵に変化はなく，総コストは抑制されてもケア提供者の収入は維持される可能性がある[22]。

- 患者のACO加入は奨励されるが必ずしもそうしなくてもよい。
- 医師はACOに加入しなくてもよい。
- ACOに加入している医師，病院，その他の医療組織は品質改善とコスト削減というメリットがあるが，より大きい潜在的リスクにも曝される可能性がある。
- 患者が入手できるデータに基づいて最高付加価値ACOを選択できるよう段階的インセンティブを創出できる。

ACOモデルは医療政策の主導者によって，夢を持って（転帰の改善，患者経験の改善，コスト削減）そして同時に現実的（自発的，実行可能，変更可能，再現可能）に創出された。ACOの考えは，医療における価値をどう再定義するか，価値に基づく競争を通してバリューチェーンをどう革新するかについて，Porterの考えに適合している。ACOの考えはまたChristensenの価値の高いケアを提供する完全に新しいシステムを作り出すための新たなビジネスモデルに支えられる斬新的革新という処方箋にも適合している。

知らなければならないことを学ぶ

Porter，Christensen，そしてFisherの，破綻した医療システムの変革提案は，医療に価値を創造することをとても重視している。いずれの提案でも医療プロセス，結果，デザインについて新たな考え方が必要となる。医療価値改善に取り組んでいる今日のよく教育されたリーダーたちは，多様な基礎知識を熟知していなければならない。リーダーが知っておくべき新たな中核知識として私たちは次の4つの分野を挙げる。(1) リーンなデザインと生産，(2) 安全性と信頼性，(3) 結果とパフォーマンスの測定，(4) 患者中心のデザイン。

リーン理論，原則，方法

リーンという言葉はパラダイムを破壊した『リーン生産方式が，世界の自動車産業をこう変え

る（The Machine That Changed the World）[24]』（経済界）というタイトルの本により世に広められた。本書では，主に自動車産業の念入りかつ大がかりな比較研究である国際自動車研究プログラム（International Motor Vehicle Program）に基づき，高パフォーマンス組織のための新理論を提案している。MITの研究チームは，トヨタと多くの人が現在**トヨタ生産方式**と呼ぶものが，デザイン，製造，製品とサービスの流通において他の競合システムよりも優れていることを自ら実証していることを見出した。リーンという言葉の背後にある理論全体（そしてリーンの原則，方法，技術）は，自動車産業に関するこの経験的観察研究から生まれた。この研究は，品質，効率，生産性を向上させる方法についてのDemingとその教義に基づくトヨタの自動車製造方式が，実際の自動車産業界で勝ち続けていることを示したものである。

この本の発行から数年の間に，トヨタ生産方式とリーン理論の原則と方法が，医療を含む世界中のあらゆる種類の製造およびサービスにうまく応用できることが示された[25]。リーン理論は，多様な企業に適用されてくるにつれ，現代の改善に関する知識をまとめた今日最高の概論であることがわかってきた。この改善に関する知識，改善科学は静的なものではない。様々な知識基盤やスキルを持ち，様々な訓練を受けた多様な組織や多様な人々がこれを実際に数え切れない場所に適用するにつれ，検証され，採用され，磨き上げられてきた。リーンという用語そのものは将来人気を失うかもしれないが，その基礎にある改善や革新の科学は，あらゆる種類の組織がパフォーマンス向上に努力する限り成長と発展を続けることは確実である。

安全科学と人的要因のデザイン

安全科学と人的要因を厳密かつ一貫して適用し，システムの全レベルで作業プロセスのデザイン，実施，評価，改善の方法を変更すれば，航空母艦の操縦室，原子力施設，外洋の石油掘削施設などの高リスク環境でも，比較的低リスクの環境にすることが可能であることが明らかになっている。患者がケアを受けている間に起きる多くの苦痛が回避可能であることが認識され，また患者にメリットの少ないケアではなく，入手可能な最良の医学的エビデンスに基づき必要なケアだけが提供されているとはあまり思えないため，安全科学と人的要因に向けての動きが加速している[26,27]。

パフォーマンス測定の原則と方法

パフォーマンスを測定せず，改善したり改善を維持したりすることは，不可能とは言わないまでも困難である[28]。変更を導き，実行し，維持するためには，具体的な測定を常に十分な精度でタイムリーに行う必要がある。このため，便利な測定システムのデザインと実施のための，そして結果の表示と伝達のための原則と方法は，医療の質と価値を改善したいと考えるリーダーや医療専門家にとって不可欠な基盤である。患者中心の測定を定型的に実施しようとする動向を推進するのは，消費者動向，医療における透明化の要求，ケアに対する価値に基づく支払いに向けた医療改革などである[29]。これらの推進力はいずれも，医療の受益者として患者に強く注目するため，患者，家族，医療の消費者に理解できる形で患者の転帰，医療を受ける際の患者経験，患者の医療費を測定，モニタリングすることを重視する傾向がある。

患者中心のデザインと経験に基づく共同デザイン

患者中心のデザインは，リーン，安全性，測定の3つの中核知識領域ほど医療の主流に入り込

んでいるわけではなく，その表面に到達した程度なのは明らかである。有効な患者認識調査を用いて医療に対する患者や家族の声を取り上げることが広がりつつあるが，比較的最近のことである[30]。患者と家族のメンバーが医療のデザインと再デザインに関する作業グループに含まれるのは稀である。患者と家族中心のケア研究所[31]などの組織は出版物，教育，コンサルティングなどを通して優れたガイダンスを提供しているが，本当に患者中心のデザインと改善をサービス推進の通常のパターンに取り込んでいる医療組織はほとんどない。しかし，商品とサービスのデザインに関する深く広い研究領域は医療以外では応用されてきており，医療にもそれを積極的に取り入れる必要がある。Bateの卓越した著作は将来に向けた道を示している。その理論はデザイン科学に基づくもので，その特徴は，患者と家族の**経験**に基づきケアをデザイン・再デザインする，すなわち患者と家族が医療専門家と協力する優れた共同デザインの原則により，サービスを改善するということである[32]。顧客ロイヤリティと**ブランド認知**の確立に向けたケア提供者間の競合トレンドや，患者認識を主要な品質指標として測定するトレンドにより，患者中心のデザインへのニーズが高まっている。さらに本書で既に強調したように，患者の役割は，積極的かつダイナミックであると考えるべきであり，個人の疾患や傷害を正しく自己管理することや，該当する時は健康な生活習慣を採用しての健康を増進しようとする個人的努力も役割に含まれる。

　これら4つの知識（リーン，安全性，測定，患者中心デザイン）が，ケアの価値を高めようと願う医療リーダーたちにとって新たな必修科目の基礎となるだろうと考えるが，この領域の広さと深さを認識し，各中核領域の知的基盤をさらに研究することが有益になるということを心に留めておくべきである。学問分野（心理学，社会学，経済学など）からも応用分野（医学，看護学，疫学，生物統計学，経営工学，システム力学など）からも学ぶことは多くある。最も重要なことは，知的な境界を越えて展望し，人間の仕事とシステムの複合性に関する広範な学問分野を探求し，そこから学び続けようとする意欲である。

実行のトライアングル

　これまで医療における**価値**を理解するためのいくつかのアプローチについて説明し，価値の高いケアの創出に関心を持つ人たちにいくつかの重要な基礎的な知識領域を提言してきた。しかし知識だけでは十分ではない。医療システムに対する新たな展望を糧に，今度はその展望の実行における本質的な問題を考える。組織変革のための効果的なアプローチには次のようなものがある。

- Demingの品質と生産性のためのシステムとして組織する方法[28]
- Baldrigeの卓越性を達成するためのプロセス[33]
- Collinsの『ビジョナリー・カンパニー』（日経BP社）の概念と方法[34]
- Kotterの『企業変革力（Leading Change）』（日経BP社）と『ジョン・コッターの企業変革ノート（The Heart of Change）』[35]（日経BP社）に出てくる方法
- Quinnの『Intelligent Enterprise（知的企業）』[36]
- BossidyとCharanの実行の枠組み[37]
- トヨタ生産方式

これらの方法は現実世界で使われて，多大な成果を上げており共通項も多い。ここでは，Nolan による IHI の実行の枠組みを取り上げる[38]。これは特に医療組織の変革のために作られたものである。Nolan のモデルは成功しているビジネスや医療システムが非凡なレベルのパフォーマンス達成のために行うべきことを基礎要素としている。それは医療システムの全レベルに変化を起こすことの重要性を認識し，多くの医療組織で採用され成果を上げている。Nolan の研究により明らかになった共通要素のいくつかを次に挙げる。

1. 目標を調整する：企業全体の目標とすべてのビジネス単位の目標を設定する。
2. 投資を行い，重視する：限られた数の目標に対して改善のためのリソースを投資する。
3. 再現する：よいアイデアや方法を周囲に広げる。標準化が必要である。
4. 監督を行う：毎月あるいは四半期ごとに相談，調整，学習，説明責任のための正式な見直しを行う。
5. 透明性を持たせる：すべての人に目標に向けた進捗がみえるようにする。
6. プロジェクトのポートフォリオを作成する：組織全体にわたり調整したプロジェクトを配置する。
7. フルタイムのプロジェクトリーダーを任命する：フルタイムのプロジェクトリーダーとともに作業する（プロジェクトリーダーは産業界では一般的だが，医療分野ではそうでない。）

図 10.2 は実行のトライアングルを示したものである。三角形の上の頂点は目的，すなわちミッションやビジョンを進める戦略的目標である。下の 2 角は主要推進因子，すなわち組織の全員を実行に参加させることと，マイクロシステムレベルでのローカルな改善を管理すること，たとえば患者満足度を高め，生産性を改善し，エビデンスに基づく医学の利用を増やすことを表す。

三角形の右側の包括的なテーマは品質と価値を改善するために戦略的変化を導くことである。そのため，戦略的目標を設定し組織の関連する全部分で戦略的目標に合わせた改善プロジェクトを展開し，経時的に進捗を追跡し学習ループを作り，達成した結果の説明責任を負うスタッフを（システムのすべてのレベルで）維持するための，効果的なメカニズムを確立することを上級リーダーに要求している。これは次のことを含む基本的にトップダウンの仕事である。

1. 画期的なパフォーマンス目標を設定し，システムの様々なレベルで進捗を計測する測定システムを確立する。
2. 画期的なパフォーマンス目標をサポートするためのプロジェクトのポートフォリオを作成する。
3. 目的にふさわしいプロジェクトにリソースを配置する。
4. 意図する結果が生み出される可能性を高めるための監督と学習システムを確立する。

三角形の左側の包括的テーマは文化を変えることである。これは現場の実際の状況に注目する。ボトムアップの改善はローカルのマイクロシステムレベルの文化に根ざしており，真に全体的で実際に維持される変化をもたらすにはボトムアップの改善が必要である。それには次のような行動が求められる。

第10章 価値改善に向けた医療システムのデザイン

図10.2 実行のための枠組み

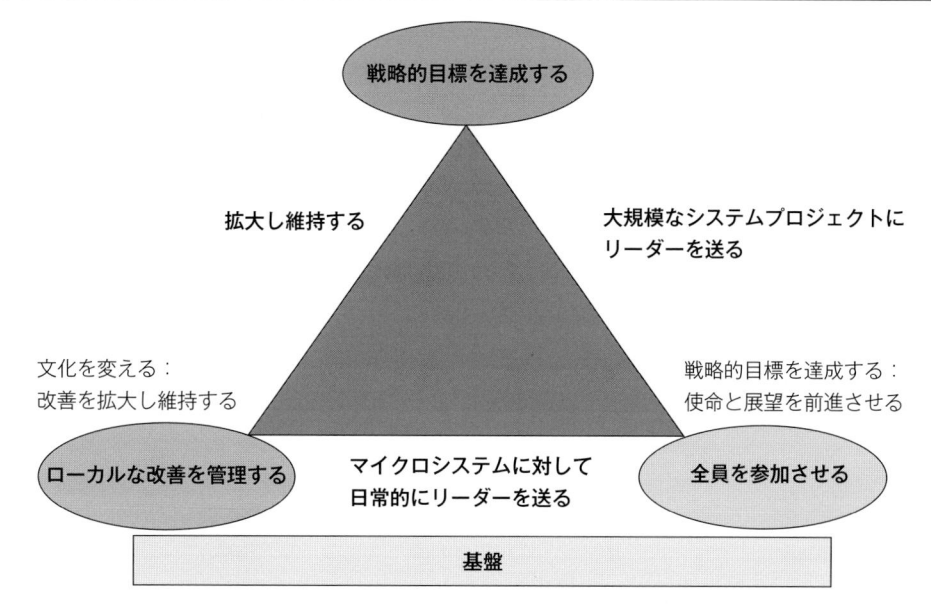

```
                    戦略的目標を達成する
                         ／＼
                        ／  ＼
         拡大し維持する ／    ＼ 大規模なシステムプロジェクトに
                   ／      ＼ リーダーを送る
                  ／        ＼
  文化を変える：／          ＼戦略的目標を達成する：
  改善を拡大し維持する         使命と展望を前進させる
              ／              ＼
   ローカルな改善を管理する  全員を参加させる
        マイクロシステムに対して
        日常的にリーダーを送る
              基盤
```

出典：Nolan, T. IHI innovation series white paper. *Execution of strategic improvement initiatives to produce system - level results*（システムレベルの結果を生み出すための戦略的改善イニシアティブの実施）. Cambridge, MA: Institute for Healthcare Improvement, 2007. より改変。

1. それ自身の独自性を持つマイクロシステムとして，臨床，支援，経営的作業単位を認識する。
2. ボトムアップのローカルの改善を生み出すマイクロシステムのニーズと，マクロシステムが求めるトップダウンの戦略的指示との間のバランスを取ることのできる改善優先事項を選択する。
3. マイクロシステムレベルで変化を推進し，検証し，実行する。
4. 組織の全レベルにおいて改善と革新に全員を参加させる
5. 効率を改善しつつ患者のためになるような組織内の顧客とサプライヤー関係および相互依存関係を認識することにより，マイクロシステム内およびマイクロシステム間の協力を育成する。
6. バリューストリームの上流や下流にある同等のマイクロシステムと仕事を調和させるようなパフォーマンスの高いマイクロシステムとなるよう，すべての作業単位の成長を促す。

　右コラムにNolanの全員の力を借りることと改善能力を高めることの利点についての言葉を引用する。

　実行のトライアングルの底辺には，実質的かつ直接的な付加価値作業を行うその組織のマイクロシステムがくる。これらのマイクロシステムでケアが提供され作業が支援される。現場ユニットは変化する環境の中で成長していきたいのであれ

　マイクロシステムの中に浸透した改善能力を意図的に育成した組織は，システムレベルの改善の加速と維持において戦略的利点を持つ。これらの組織には戦略的計画運動を達成するために全員を参加させる効率的かつ有効な方法がある[38]。

ば，改善と革新の方法を日常的にみつけなければならない。ここで，組織の変化の推進力と文化の変革が実際に出会う。導くこと，変化を起こすこと，活動から学ぶこと，変化を維持することは新たなパターンの考え方，行動，信念を形成し，時間とともに文化の変革をもたらす。本章ではここからシンシナティ小児病院医療センター（CCHMC）の事例研究を使って，実行の枠組みの様々な側面を説明する。

すべてのレベルで変化を導く

既に述べたように，実行のトライアングルの右側は変化を導くことを強調している。これを習得するためには，変化を導き影響力のあるリーダーとなるためのプロセスについて，いくらかの知識を得なければならない。このテーマは広範であるとともに重要であることから，いくつかを選んで簡潔に解説する。

導くプロセス

導くプロセスというのは次の3つの構成要素があると考えることができる。

1. 知識を構築する
2. 行動する
3. 見直し省察する

リーダーが現在の状態を観察し，（これまでの経験，観察，解釈に基づいて）行動を取り，再度時間を取って何があり，何が行われ，行った新たな行動の結果はどうであったかを見直し省察すると，上記のそれぞれの構成要素は次の要素に流れ込み自己循環するサイクルとなる[39]。医療における持続的改善には患者と集団のより良好な健康，より良好なシステムパフォーマンス，医療専門家のより良好な成長と育成が必要であることを思い出してほしい。リーダーはこれら改善要素の3つすべてを，業務の最前面に常に置かなければならない。言い換えれば，リーダーは人とシステムの両方を巧みに活用しなければならないのだ。次に私たちは，変化の成功を導くために持つべき知識とスキルを明確化した数名の著名な思想家の研究を紹介する。

Warren Bennis[40] の研究については本書でも既に引用したが，彼は導くということは複合的なプロセスであるとしている。影響力のあるリーダーは現在の現実と需要，個々の要素の複合的なネットワークを考慮に入れ，（組織の経験という状況で）人々が共有している経験と感情を，そうした経験と感情に対する解釈として総括し，時間とともに進化していく組織の意味に関する意識を組織の誰もが共有できるようにする。組織の意味に関する共有意識を生み出すのに必要な能力は次の通りである。

- 適合能力：たくましさ，油断のなさ，素早く学習する能力，創造性，機会が生じると同時に進んでそれを利用しようとする意志
- 他人を参加させる能力：意義を共有し，反対意見や対話を奨励し，共感し，効果的なコミュニ

ケーションの進行を引き込む
- **声**：断固たる，自覚を持った，自信を持った意見
- **完全性**：健全なモラルコンパスの助けを借りて熱意と能力のバランスを取る

　Dee Hock は新たな産業（個人用総合クレジットカード）の創始者であり，クレジットカード市場の主要企業（Visa）の代表者であったが，リーダーは組織のメンバーたちとの間に深くかつ広範な合意を得なければならないと考える。彼は企業のメンバーが業務の基本事項や進行中の仕事に関して合意することが，基本的に必要であることについてを書いている（右上コラム参照）。

> 　組織の最も簡潔な定義は単に合意であると言うことはできるだろうか。（組織は）常に動的で不完全で影響を受けやすい…進行中のプロセス…特に確実性や永続性を認めることはなく…忍耐力，信頼，お互いの配慮を示すことであると[41]」（いうことができるだろうか）

　Parker Palmer は教師の中の教師，リーダーの中のリーダーであり，効果的に導くことについて力強く洞察力のある多くの認識を持っている。右下コラムでは彼の挑発的な考え方を引用する。

　Ronald Heifetz はハーバード・ケネディー・スクールの近代リーダーシップの最高の教師であり，リーダーとはダンスフロアにいるとともにダンスフロアを見下ろすバルコニーにもいることができなければならないと学生たちに教えた[43,44]。ダンスフロアにいる時には，リーダーは感情を感じ，動きを覚え，そこで行われている社会的交流に加わることができる。バルコニーからはリーダーはパターンをみて，大きな流れを観察して，全体像を感覚としてつかみ，将来の予測方法を全景から学ぶことができる。

> 　リーダーとは世界のある場所そしてそこに住む人の生活に影と光を投げかける力を持つ人である。リーダーは，他者がその中に生きなければならないエートス，天国のように光に満ちたあるいは地獄のように薄暗いエートスを形作る。優れたリーダーは，リーダーシップの行為が利益以上に害をもたらすことがないように，内なる影と光の相互作用を強く認識している[42]。

　Karl Weick は学者であり近代的組織の指導者でもあるが，複合的な社会組織にずっと注目してきた。特に高信頼性組織，その中でも特に危険をはらむ作業を伴う航空，原子力，医療などに注目してきた[45]。彼は**つながり**（活動や人をどうやってつなぎ合わせるか）の重要性について述べている。組み立てラインの作業員間あるいはコーラスラインのダンサー間の関係性を観察するなら，ある人の活動がライン上でその人の隣にいる人の活動に**密につながっている**ことがわかる。一方，即興ジャズバンドのミュージシャンや緩和ケアチームのメンバーの活動は**緩くつながっている**ことが多い。共通の目的に向かって仕事をしているにも関わらず，1人の動きが必ずしも直接または予見可能な形で他の人の動きに影響を与えない。これらの例が示しているような，つながりは必ずしも密あるいは緩くなければならないわけではないということを留意することが重要である。むしろ基礎となっている活動の性質により，密あるいは緩いつながりの適切なバランスが示されるだろう。重要なことは，**表10.2** に示すように，リーダーはシステムが密につながっているのか緩くつながっているのかによって，行動を変える必要があるということである。

表10.2　密および緩いつながり：特性，特性の特徴，改善のための行動

特性	つながりのタイプ	特性の特徴	改善を推進するリーダーの行動
自律性	緩い	部分は半自律的行動を取ることができる	論理，目的，社会化
	密	部分は条件付きの依存的な行動を取ることができる	部分を変える
リーダーシップ	緩い	システムに多くの責任者がいる	影響，許可証，データ
	密	システムには1人あるいは2，3人の責任者がいる	リーダーの意識を変えるあるいはリーダーを変える
グループ	緩い	個人やサブグループはまとまったり離れたりする	オリエンテーション，役割
	密	個人やサブグループは安定的にまとまっている	良く選ぶ
調整	緩い	調整や管理は問題が多い	データ，一緒に振り返る
	密	調整や管理は象徴的である	説明責任明確化
境界	緩い	システムの境界ははっきりしないことが多い	目的
	密	システムの境界はかなり明確である	次のシステム，異なる状況
割り当て	緩い	組織や環境に対する行為者や行為の割り当ては任意であるようにみえる	効果に注目
	密	組織や環境に対する行為者や行為の割り当てには合理性がある	役割と論理的根拠のつなぎ合わせ
焦点	緩い	構造からプロセスへのシフトをみる	相互作用の経路に焦点を合わせる
	密	構造を完全なものにし，全体的結果に貢献する相互依存を理解するためにプロセスを利用することに焦点を合わせる	構造あるいは機能

ローカルの文化を変える

　実行のトライアングルの右側は医療システム内で変化を導くことに焦点が当てられているが，左側は医療システムの文化を変えることの基本的性質を表している。継続的改善と画期的革新は，ローカルな現場の文化の根本的変化がない場合，ほとんどの組織において根付かず成長しない。チーム文化とは何かを考えてみよう。

　文化とはあるグループ（社会，コミュニティー，家族，組織，作業グループ）のメンバーになることによって，個人が学習するすべての知識，信条，習慣，スキルなどである。文化は包括的で包み込むような言葉である。文化の目的は，グループの健全性，継続性，生存を維持するために，生活し，働き，遊び，変化する周囲に適合する機能を完全に果たすことである。文化は個人の中にもあるし，グループメンバーが共有するものでもある。文化は言語，習慣，伝統，規範，支持する価値観，哲学，暗黙の規則，感情，スキル，メンタルモデル，共有の意義，物語，工芸品，道具，物理的な配置など多様な側面を持つ。組織文化の第一人者であるScheinは，グループの文化を右コラムのように定義している。

　Scheinの組織文化の定義は，医療システムにおける文化の変革について考える時に考慮すべ

> グループが外部への順応性と内部の統合の問題を解決するにつれて学習する，共有の基本的前提の一形態。妥当であると考えられるほどよく機能してきたため，そのような問題を知覚したり，考察したり，感じたりする際に正しい方法であると新たなメンバーに教えるもの[46]。

きいくつかの重要点を浮き彫りにしている。まず，文化は発展し，新たなメンバーに受け継がれる。なぜなら過去に機能しており，ある状況で有効であることが証明されているからである。第二に文化は多層的である。自然に起こる作業グループ（マイクロシステム）のレベルでも，ある種の患者のケアに貢献する作業グループの集まり（メソシステム）やマクロシステムのレベルでも，個人に影響を与えることができる。最も強力な文化は，一般的に個人に一番近いところにあることからマイクロシステムである。第三に，文化を変えたいのであれば，変化は組織のマイクロ，メソ，マクロのレベルで起きなければならず，それにより認識し，考え，感じ，働き，活動し，患者，家族，同僚と交流する新しく正しい方法ができる。この変化がいかに根本的で大きなものであるかを考えると，なぜたいていの状況で「文化は毎日昼食に戦略を食べる[47]」と言われてきたのかがよくわかるだろう。文化の変革は深い変化である。話したり表現したりするのは簡単だが，現実世界で成し遂げるのは困難な根本的な変化なのである。文化変革への2つのアプローチを次に説明する。

組織文化を変えることに関するEdgar Scheinの見方

現代組織の文化変化に関する第一人者であるScheinは，（家族，チーム，作業グループなどどれであろうと）人間のすべてのグループには1つ共通なことがあると考えた。それはグループが「平衡状態を維持し環境に対して自律性を最大化」しようと努めていることである[46]。これは，グループはどこであろうと，自分たちの周りの世界で起きていることには関わらず，自分たちがやってきたことを継続しようとするという意味である。そのためには現状を維持するためのダイナミックな行動が求められる。人々は，安定性，独自性，意味に対する基本的ニーズを満たすため変化に抵抗する。

しかし時に生存のために環境がグループに変化を強いる時がある。そのような場合には文化における変化は，それが緩徐で進化的なものであっても迅速で革新的なものであっても，そのグループが自らの「完全性と自律性を維持し環境や他のグループと自己を差別化し，それ自身に独自性を与えようとする」方法なのである[46]。Scheinは文化の変革に3つの段階があるとした。解凍，認知的再構築，再凍結である。

1. **解凍**：古い文化を維持することが不可能になる場合に起きる。これは，人々が脅威を認識しグループの中心価値や理想に一致する脅威の回避方法がみえてくるにつれ，変化に向けての本当の動機付けを生み出す。
2. **認知的再構築**：新たな方法で考えて行動すること。新たな方法を試行して新たな信条や行動のパターンを採用する場合もある。新たなパターンはこれまでのレパートリーにはないが，意味と独自性を与え，変化する環境の中でグループが成長する見込みを高める。試行錯誤と省察と適合が長期間にわたって行われ，うまくいくと思われれば，新たな思考と行動の方法が古い方法に替わって採用される。
3. **再凍結**：考え，認識し，行動する上での新たな方法に慣れてくること。時間が経つにつれ，また状況が改善するにつれ，新たな方法は新しくてぎこちないものではなくなり，新たな脅威によりグループの平衡が乱されて同じサイクルが繰り返されるようになるまでは，実証済みと考えられるようになる。

組織での文化の変革を導く際に、Scheinはリーダーたちに文化を変えようと直接働きかけたり、文化変革運動を公言して着手したりするのを避けるようアドバイスする。彼は、文化の変革をうまく触媒できるようなリーダーは、人に組織や組織の理想に対する脅威に注目させ、変化は必要不可欠と理解させ、達成しなければならないこと、そして将来の成長のためにどのような行動や活動が必要かを強調することによって変化を導くと考えている。このようにすると、変化してもグループが大事にしてきた価値観を実質的に維持できることが明白になる。文化的知識が豊かなリーダーは組織文化の進化ステージ（創成期、初期成長期、中期、継続成長期、成熟期、衰退期）を認識し、ステージにあった文化の変革メカニズムを使うだろう。たとえば早期成長期なら、漸進的変化や進化的変化そして組織の中にハイブリッド化を推進することも意味がある。一方中期にある組織なら、プロジェクトを通じてあるいは組織の学習インフラを利用した計画的変化によく反応するだろう。成熟した組織には、部外者を送り込んだり立て直しを利用したり、あるいは定説を覆す真実を話すなどの解凍が必要である。

　リーダーは認知的再構築に影響を与える助力者を参加させるという選択もできる。助力の役割はローカルでのリーダーシップ、推進者、コンサルタント、コーチなど多様な形で現れうる。Thorは「推進者は、改善作業に関連するきつい仕事の責任を負うことにより、また洞察したことを組織に伝えることにより、組織の変化管理に役立つことができる」と論じている[48]。医療における助力者の役割は現場スタッフの育成に直接影響を与えることがあり、特に認知的再構築の間に文化に影響を与える。医療以外の多くの企業や産業は、思考、アイデアの検証、省察、適応の新たな方法を支援するために、職場内に推進者や助力者を日常的に配置している。医療組織は、使命、展望、戦略的計画を職場に持ち込むのに助力者の役割を次第に使うようになってきている。Scheinは関係性を支援するダイナミクスを調べ、助力の役割を「何かを成し遂げるために他者を意図的に助けようとすることと[47]」と識別している。

　ダートマス研究所のマイクロシステム・アカデミーは、コーチングがどのように医療変革に貢献するかを探り、開発し、研究してきた。医療改善コーチングの技法と科学（The Art and Science of Coaching Health Care Improvement）は医療改革を支援することを目指している人たちのための教育プログラムである。このプログラムの卒業生はコーチングのネットワークを形成しており、彼らの取り組みの効果は、解凍、認知的再構築、そして再凍結のプロセスを通して働くことでパフォーマンスを改善するリーダーの能力の向上により示されている（コーチングについての詳細は、www.clinicalmicrosystem.org を参照）。

医療に変革をもたらす変化を組織することに関するBateの研究

　Scheinの研究はあらゆる種類の組織において文化を変革させる試みについての数十年にわたる（成功例も失敗例も含めた）研究を網羅しているが、Bateらは最近、自己変革に努める欧州と米国の9つの主要医療システムについて研究を行った[32,49]。医療に変革をもたらす文化の変革に関するBateの研究は質的データに基づいており（施設訪問、観察、面談など）、質や効率などの測定項目に関する組織のパフォーマンスついての数的データを公に報告した。彼の研究の課題は、持続的で測定可能な質的改善を「組織が成し遂げられるようにするプロセス」について解明することに集中していた[49]。この研究の特徴は、それぞれの組織をマイクロシステムのレベルとマクロシステムのレベルで調べたことであった。研究者たちは広範かつ深いレベルで文化変革は

表 10.3　高品質医療のための組織化を望む医療システムが直面する 6 つの普遍的課題

課題	説明
構造的	品質とサービス向上の取り組みを構成し，計画し，調整する。改善を組織の網目の中に組み込む
政治的	利害関係者の賛同と関与を確保し，対立と反対意見に対処し，変革の関連性を構築し，改善のための共通議題に同意し注力するなど改善プロセスを深く埋め込み維持することに関連した変更の政治学（駆け引き）について協議する
文化的	共通の理解，強い関与，改善プロセスの周りのコミュニティーを構築する
教育的	正式および非正式な助言，指導，教育，訓練や関連知識，スキル，専門知識の習得など，品質とサービスを改善する事柄に関連した継続的学習プロセスを組み込み育成する
感情的	スタッフとその他の利害関係者が自らの意志で改善の取り組みに参加したいと思うように活力を与え，動員し，力を与え，個人および集団の動機づけ，熱意，運動を通してその勢いを維持する
物理的・技術的	サービスの品質とケアの経験を改善する物理的，情報的，技術的インフラをデザインし用いる

出典：Bate, P., Mendel, P., および Robert, G. *Organizing for quality : The improvement journeys of hospitals in Europe and the United States.*（品質のための組織化：欧州と米国の病院における改善行程）Abingdon, UK : Radcliffe Publishing, 2008, pp. 177-185 より改変。

成功すること，そして現場（マイクロシステム）と本部（マクロシステム）レベルの両方で組織を研究することによって，変革の成功をもたらす土台を提供するプロセスを理解することが必要だと認識した。

9 つの組織は頂上に到達するのに異なるルートをたどった（そしてそれゆえ継続中の品質改善を達成するための変革を維持するのにも異なるルートをたどった）が，いずれも構造的，政治的，文化的，教育的，感情的，物理的・技術的という 6 つの普遍的な課題に対処するためのプロセスを整える必要があった。**表 10.3** はそれぞれの課題に関する詳細である。Bate の研究は，9 つの非常に異なる医療システムにより行われた品質改善行程に深い洞察を与え，6 つの課題のそれぞれに関する組織の立ち位置から組織を評価するための実践的指針も提供している[49]。

この後に示す事例研究は，この章で網羅した考え方やテーマの多くを反映している。私たちは CCHMC が，実行のトライアングルが「機能する」よう賢明な行動を取り，そのパフォーマンスをどうやって急速に改善できたのかがわかる。このセンターは，そのミッションとビジョンを前進させるため最新の改善に関する知識を応用することにより，子供の健康を向上させるために組織の全レベルの職員を関わらせて，組織変革を行っている。

事例研究：CCHMC での変革の導入

2000 年に CCHMC は「子供の健康改善におけるリーダー」となるという展望のもと，組織変革をするための戦略的計画を立てた[50]。2001 年には Robert Wood Johnson 財団が，IHI により組織された革新的プログラムである Pursuing Perfection（完全性の追求）（P2）に，患者ケアと管理システムを変革しようとして非常に成功している医療組織を特定する目的で資金を提供した。CCHMC は 13 の P2 施設の 1 つとして選ばれた。CCHMC は全体的変革のニーズを強調し，臨床リーダーたちの注目を集め，彼らの展望を支援するリソースを調整するため，漸進的な改善ではなく完全性を追求することに決定した。医師のリーダーたちは CEO と評議員会会長に，医師の深い関心を得たいのであれば，第一の焦点は，財政的効率性よりも患者満足などの主要な臨床的結果に向けるべきだと助言した。

事例研究：CCHMC での変革の導入（続き）

　首脳部はこの組織は品質改善方法に関して限られた経験しか持っていないことを認識していた。初期のスローガンは「準備する前に始めよう」であり，2つの初期戦略チームが彼らの知識を拡大し初年度末にはさらに5つの戦略チームのために道を開いた。その次の2年間に，組織のすべてを巻き込むという目標をもち，さらに戦略チームが追加された。立ち上げの段階で，変革に関して評議員会の深い関与は必要不可欠であり，次の重要な洞察がすぐに得られた。

- **品質のための投資対効果検討書**。最高財務責任者は，戦略的改善チームの院内感染防止の仕事により達成できた節約額を調べるよう複数のアナリストを参加させた。別のアナリストは，この組織では3次，4次ケアの需要が大幅に増加していることから，不必要な入院を避けることによる恩恵を示した。この分析は，評議員などのリーダーに，品質への投資はよいビジネス戦略だという自信を持たせた。
- **透明性に対するニーズ**。経営幹部が初期の品質改善の取り組みを支援し，失敗を予期し学習の一環として容認することが不可欠であった。最初の2つの戦略的チームの1つがその臨床的結果が（他の施設と比較して）平均的と知った時，経営幹部は，透明性がよいものでありよりよい結果を推進すると信じて，これらの芳しくない結果を現場リーダーたちが患者や家族と共有することを支援した。
- **改善を行う能力に対するニーズ**。最初の2つの戦略的チームが仕事を始めた時，非常に基本的な改善インフラしかなく，改善科学を理解していたリーダーはほんの2，3名であった。その後の3年間に24人の上級リーダーは Intermountain Healthcare により資金援助されている上級トレーニングプログラムに参加した。CCHMC のリーダーたちは本質的な改善インフラを構築するために多大な投資が必要であろうこと，さらに外部医療ケアから品質とデータに関する専門家を特定し，戦略的チームの支援のために採用することが必要であることを認識した。

　3年目（2004年）までに，変革には戦略的イニシアティブ以上のものが必要であることが明らかになった。CCHMC のリーダーたちが，スウェーデンのヨンショーピング県での P2 チームの経験から臨床マイクロシステムの考え方について学習したのはこの時である。このチームはマイクロ，メソ，マクロシステムのレベルで戦略と改善の取り組みを結び付ける戦略的計画に導かれ，ケアへのアクセス，患者中心の医療，臨床的結果における改善を示した。高機能マイクロシステムが変換された組織の基本的構成要素であるとの信念に導かれ，CCHMC のリーダーたちはマイクロシステムの能力開発を支援する戦略のデザインに焦点を絞り，その後ダートマスの教授陣の支援を受け，6つの入院ケア病棟のための，マイクロシステムの行動学習共同研究を立ち上げた。18ヵ月間にわたり（2004年12月～2006年5月），各マイクロシステムの医師・看護師共同リーダーたちと集学的メンバーが，改善科学とチームワーク技術を使う高パフォーマンスマイクロシステムの特性を採用しようとすることにより，具体的な結果改善のための作業を行った。

　マイクロシステムのリーダーたちがリアルタイムのユニットレベルのデータで測定された戦略的目標の達成における彼らの役割をよく理解したように，メソシステムやマクロシステムレベルの戦略的イニシアティブのリーダーたちは，それぞれの臨床マイクロシステムが現場スタッフに負担をかけ過ぎずに変化を検証，結果を維持し，複数の戦略的目標を実行する必要を理解し始めた。

　ユニットリーダーたちは改善の専門知識を積み重ね，スケジュール通りに目標に達するための規律を作ることの重要性を理解し，結果を達成するための順序立てた計画を協議した。マイクロシステムのリーダーたちと現場スタッフは，これが単なる一連のイニシアティブやプロジェクト以上のものであり，継続的にケアを改善しながら提供する新たな方法であることを理解し始めた。現場のリーダーたちが継続的改善は彼らの役割の重要な一部であると言うのをよく聞くようになり，そして彼らと上級リーダーたちとの会話は yes と no のやり取りから，いつどのようにという会話へと変わった。

　CCHMC では戦略的変化が整っており，マイクロシステムとそのリーダーたちを次のメカニズムを通して支援するために発展し続けている。

- 12日間のセミナーでの継続的改善トレーニングと，6ヵ月にわたる中間改善科学シリーズ（Intermediate Improvement Science Series：I2S2）。このセミナーでは講義形式の教育やツールとセッション間の実習や応用が組み合わされている。CCHMC のマイクロ，メソ，マクロシステムのリーダーたちは全員，順次 I2S2 を受講する。

・臨床マイクロシステムの共同リーダーとして働いている医師に対する財政的支援。
・臨床の現場で学術的な追求を改善作業と連携させることをさらに強調。
・組織のイントラネットを介した，ユニットレベルのパフォーマンスデータへのアクセス。
・すべてのユニットの入り口に設置した結果掲示板を通して，転帰データを家族と共有。

　毎年の戦略的計画と優先順位付けは進化している。トップダウンでもボトムアップでもない。目標と計画は，マイクロ，メソ，マクロシステムのリーダーたちの間で協議を繰り返して作成される。この反復的プロセスは毎年改善されており，ケアとサービスが提供される現場そして組織の戦略的計画にもつながる意味のある改善目標につながっている。

CCHMCのすべてのレベルで変化を主導する
　この事例研究で紹介したCCHMCの例では，評議員会会長から現場マイクロシステムまでのリーダー間のつながりが見られるが，このリーダーシップの鎖を築くことは一晩でできることではなかった。CCHMCでの変化を導く話には開始点が複数あるが，最新の改善について知り理解し品質に関してコミュニティーの役員たちと直接作業をした新生児専門医のDr. Uma Kotagalにより大事な口火が切られた。後に，役員会の会長で非医療組織の元CEOで著名な市民団体指導者であったJim AndersonがCCHMCのCEOになった。彼がその任を退いた後その席についたのは，Uma KotagalやJim Andersonの最新の改善に対する知識と熱意を共有したもう1人のコミュニティーリーダーであった。これら3人の上級リーダーが指導的なユニットとなり，そこに最高執行責任者，最高看護責任者，最高財務責任者なども含まれるようになった。この指導的チームが協力し，IHI P2プログラムの支援のもと，一連の全システム戦略的成功評価基準，理路整然とした改善戦略，優先順位の高い改善ターゲット，そして関連する戦略的プロジェクトを作成した。その後彼らは，現場臨床マイクロシステムと直接仕事ができる非常に重要なミドルレベルの複数のリーダーを特定した。その1人が品質に情熱を持つ医師，Dr. Steve Muethingであった。彼の最初の仕事は，魅力的で関心をかき立てるような形で持続的にマクロシステムの戦略的プロジェクトを現場臨床マイクロシステムに展開することであった（**図10.3**参照）。

　Dr. Muethingは個別のマイクロシステムリーダーたちやスタッフとともに働き，最新の改善の概念と方法，そしてプロジェクトにそれらをどう適用するかについて教育した。参加者は彼らの改善作業から学び，望ましい結果を生み出すことに責任を負った。徐々に現場入院病棟の既存のリーダーシップチームは，変化を導く上でさらに有能になっていった。この作業を踏まえ，Dr. Michael Vossmeyerと看護部門長のKaren Tuckerは，革新と改善結果，効率性，安全性のモデルである，CCHMCで最初の高信頼性部門を作った。ビジョンがここで現実となった。1つのグループが，子供たちや家族に品質と価値を提供するために，評議員会からケアの現場に至る変革を導いたのだ。2008年，CCMHCは米国の品質リーダーとして名誉ある米国病院協会のMcKesson賞を受賞した。

価値の高い医療システム構築に向けた道筋

　医療システムが直面している問題は手強い。しかし解決法のだいたいの輪郭はみえてきている。そのカギは，品質あるいはコストだけでなく，ある期間にわたるコストとの関係の結果，すなわち価値を中心に考えることである。本書では，マイクロシステムについてどれほど深い知識が築かれ，その知識をマイクロシステムのデザインと仕事に活用し，すべての人が参加する継続的改善のための環境を創出してきたかを述べた。

私たちがしなければならないこと
　本章では，マイクロシステムが機能的なメソおよびマクロシステムの内側にあることを確認す

364 VALUE BY DESIGN

図 10.3 CCHMCのマイクロシステム改善を組織戦略計画に連携させる

目的：組織変革

戦略の調整

Macro

CCHMC戦略計画
アクセス / フロー / 患者安全 / 臨床的卓越性 / 煩わしさの削減 / チームの幸福

入院改善計画
1. 患者安全を改善する
2. フローを改善する
3. エビデンスに基づくケア（臨床的卓越性）を改善する
4. チーム機能を改善する（チームの幸福）

Meso

個別ユニット別の改善計画

A6C	A4C	A7
A6N	B4	A5C
A6S	B6E	A5N
B5E	A3S	A5S
B5W	A3N	B6W

Micro

キャッチボール

患者安全、フロー、エビデンスに基づくケア
・誰がCVC安全性プロジェクトを導くことができるのか。
・誰がフローのための次のSPREADユニットになりたいか。
A6Nは、もしスタートが1月まで遅れた場合、他のプロジェクトを導いてくれるか。

チーム機能
私たちはあなた方に次のことをしてもらわなければならない。
・患者と家族のためにさらに良い結果を得る。
・品質を日常業務の一部にする。改善作業のためにあなたの時間を使う。
・全てのスタッフをカウントし、品質とパフォーマンスの改善に参加してもらう
・能力を構築する。もっとうまく改善を行えるようになる。

キャッチボール

患者安全、フロー、エビデンスに基づくケア
・B6WはCVC安全性プロジェクトを導きたい。
・私たちがデータ収集を手伝うリソースをいくらか得られれば、A3Sはフローのための次のSPREADユニットになるか。
・明日の改善会議の後にあなた方に改めて連絡できるか。

チーム機能
私たちは：
・毎日の打ち合わせと毎週の改善会議を行う。
・掲示板を使う。
・改善科学101のスキルを練習する。
・成功を示すシナリオやPDSA/SDSAの絵コンテを作る。

測定と責任の調整

CCHMCのスコアカード

入院病棟のダッシュボード
Cincinnati Children's Hospital Medical Center
CVC - Associated LCBI
July 2004 - June 2005

個別ユニット別のダッシュボード

A6C	A4C	A7
A6N	B4	A5C
A6S	B6E	A5N
B5E	A3S	A5S
B5W	A3N	B6W

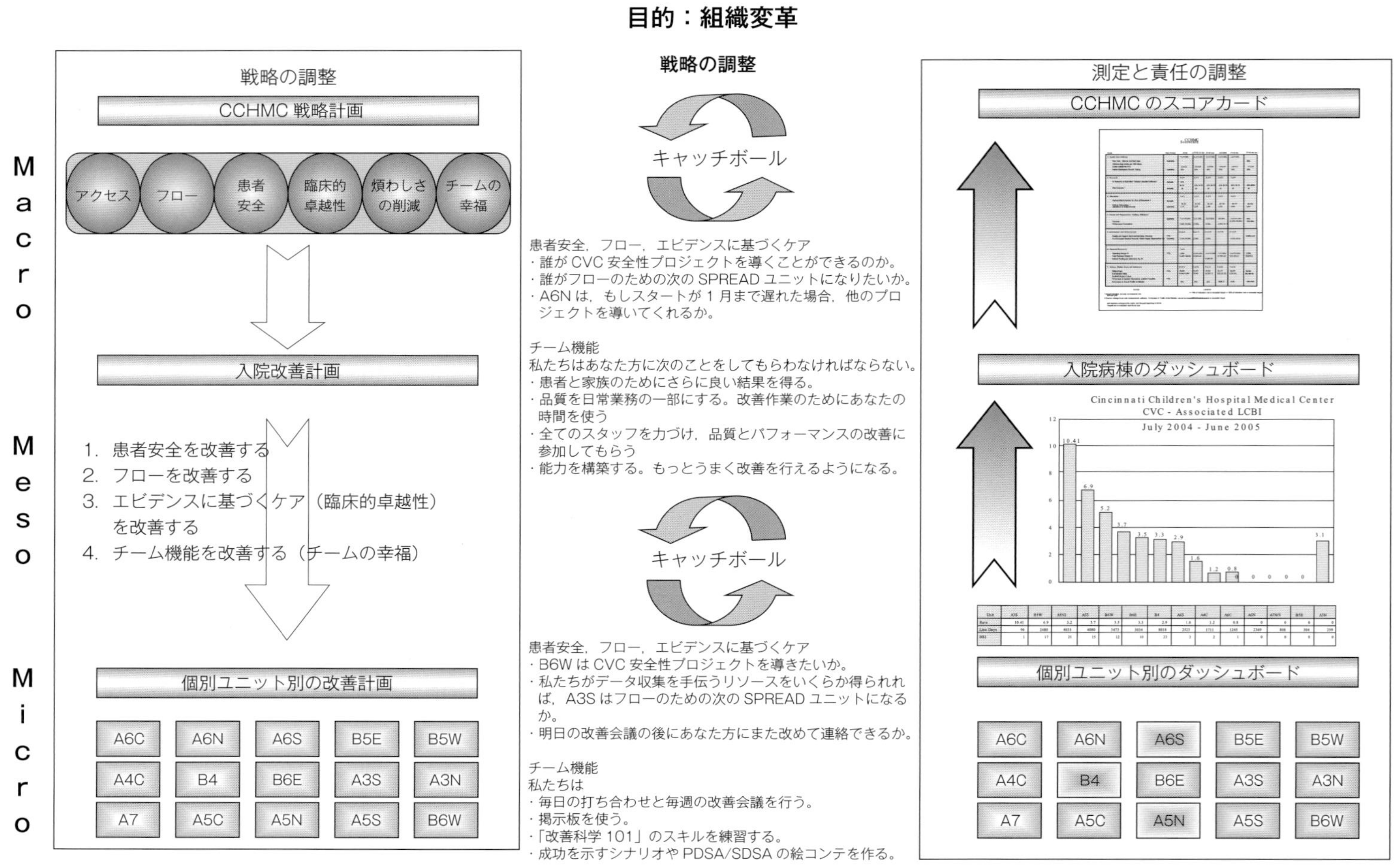

るための事例を採り，ケア現場の品質が徐々に価値に移行できるのは，高機能マイクロシステムが全体に再統合される場合に限られる理由を示した。価値の高いケアを生み出すモデルを見直し，そのようなシステムを現実のものとするのに必要な基礎知識について検討した。トップダウンからボトムアップまですべてのレベルの医療で変化を導く重要な側面について探ってきた（トップダウンとボトムアップのインフラ戦略の手引きとして役立てるには第10章アクションガイド参照）。さて，ここからどこへ向かうのか。この作業を支えることのできるシステムを構築するために，どのように前進するのだろうか。ここでいくつかの指針となる原則を提案する。

1. **責任ある高パフォーマンス医療システムをデザインする**：対象とする集団のライフステージにわたり，予防，急性期，慢性期，緩和ケアの価値を提供（そして継続的に革新と改善）できる高パフォーマンス医療システムを形成する。
2. **分断を修復する**：すべての健康決定因子に協調的な効果を与えるために，公衆衛生推進と個人医療サービス提供の連携を取って統合する。
3. **個人の健康活性化を推進する**：健康増進，疾患や傷害の防止，医療専門家との協力による健康問題の自己管理のための知識，態度，慣行（個人，家族，学校，職場，コミュニティーで）を育成する。
4. **価値を推進するインフラに投資する**：健康情報と知識の管理システムや患者中心の集団ベースの価値の高い医療サービスを生み出すことのできるその他のインフラに直接資金を向ける。
5. **組織で最も貴重なリソース，人材を育成する**：医療の提供と改善において，集学的医療専門家の頭，手，意識による関与を支えるためのプログラムとリソースを意図的に開発する。患者，家族，そして彼らの時間をそこでの労働に費やすスタッフを通して，それぞれのマイクロシステムを活性化する。それぞれのスタッフメンバーの継続的な成長と育成のためのインフラを整備する。医療改善の技術，デザイン，測定，手法的側面をすべて検討した後，違いを生むのは人間である。
6. **価値の測定を透明にする**：医療プロセス（何が行われたか）と患者，共通の疾患を抱えた集団，コミュニティーの人全体に関する結果（転帰と費用の結果）を追跡する。支払い，改善，評価，研究には測定された結果を使う。
7. **支払いシステムを変更する**：医療の支払いを，価値の提供と改善に責任を持つ高パフォーマンス医療システムに報いるように，また健康増進，疾患予防，疾患や傷害の賢い自己管理を行っている人々にインセンティブを与えるように修正する。

　本書はマイクロシステム，患者と複数分野にまたがる医療専門家が出会う現場に焦点を当てている。ケアに対する集団ベースのアプローチと個人ベースのアプローチの間の分断については簡単に述べただけで，支払いシステムがどのように変化を推進しうるかについては触れただけである。しかし，すべての人がケアにアクセスでき健康を生み出すことに意味のある注目が集まる未来を私たちが期待する時に，これらすべての領域が重要性を帯びる。問題は手強く，危機の可能性は現実のものとなっているが，解決法は力強く，医療システムのすべてのレベルですべての参加者が賢明な行動を取ることによって実行される。成功のためには，医療システムの内側から賢

明な行動を取るのに必要な知識を持った医療専門家や医療リーダーがシステムの各レベルに必要である。

有意義なケアの改善は，現場の人間全体（医療提供者，スタッフ，患者と家族）の深い関与なしには起こせないという信念を，私たちは現在も強く持っている。よりよい患者転帰を生み出し，システムのパフォーマンスを改善し，専門家として成長と発展を続ける機会をすべての人に与えることによってのみ，私たちは医療システムとそれが提供するケアに変革を起こすことができる。

まとめ

- データから米国は医療に多大な額を投資しながら，その投資に対する見返りがあまりに少ないことが示されている。
- 品質はある時点でローカルなシステムによって作られるが，一方，価値は長期間にわたりシステム全体で作り出される。
- 製品とサービスを生産するための3つのビジネスモデルは，バリューチェーン，バリューショップ，バリューネットワークである。
- ACOのアプローチはケアの価値を改善する可能性がある。
- 価値を改善するには最新の改善科学の知識，安全性，測定，および患者中心のデザインが必要となる。
- 変革を起こすための実行のトライアングルは，マイクロシステムの能力を構築することを介して戦略的目的を前進させ，ローカルの文化を変える説得力ある方法を提供する。
- 改善するというプロセスは常に知識を構築し，行動を起こし，省察することを含んでいる。
- 変化を導き文化を変えることは，結果と価値を改善するという目的のために医療を変革するために欠かせない。
- 価値改善には医療システムのすべてのレベルで全員（すなわち，リーダー，臨床医やスタッフ，患者と家族）の知的参加が必要である。

重要用語

責任あるケア機関（ACO）	STEEEP
連携を取る	在庫のムダ
認知的再構築	密につながった
リーン	手待ちのムダ
緩くつながった	トヨタ生産方式
メタシステム	解凍
ムダ	価値に基づく競争
作り過ぎのムダ	バリューチェーン
加工そのもののムダ	バリューネットワーク
再凍結	バリューショップ
6つの品質特性	

復習問題

1. 医療の価値はどのように定義されるか。
2. バリューチェーン，バリューショップ，バリューネットワークとは何か。
3. あなたならどのように責任ある ACO をデザインするか。
4. 医療のリーダーが最も影響力を持ち成功するためには，どのような新たな知識の中核的領域が必要か。

討論課題

1. 医療分野で価値に基づく競争を生み出すために最も重要な Porter と Teisberg の原則を考えなさい。原則の例を述べなさい。
2. 医療におけるムダの削減について検討しなさい。ムダの削減のためにマイクロシステムはどのように行動を取るだろうか。
3. 医療組織変革のために IHI の実行の枠組みを見直しなさい。実行の枠組みの要素を1つか2つ選び，変革の計画を実施するためにリーダーがこれらの要素をどのように使うかを検討しなさい。
4. 変化を導くことに関する著名な思想家を1人選び，その思想と勧告をあなたが働いている組織に当てはめなさい。
5. どのようにローカルな文化を変えたらよいか検討しなさい。
6. 価値の高い医療システムを生み出す要素を特定し，組織が高いパフォーマンスを達成するのに役立つ指針となる原則を定義しなさい。

参考文献

1. Wennberg, J. E., Fisher, E. S., Goodman, D. C., et. al. Tracking the care of patients with severe chronic illness : The Dartmouth Atlas of Health Care 2008. Lebanon, NH : The Dartmouth Institute for Health Policy and Clinical Practice, 2008.
2. Chassin, M., & Gelvin, R. W. The urgent need to improve health care quality. Institute of Medicine National Roundtable on Health Care Quality. Journal of the American Medical Association, 1998, 280 (11), 1000-1005.
3. Agency for Healthcare Research and Quality (AHRQ). National healthcare quality report. Retrieved February 15, 2010, from www.ahrq.gov/qual/qrdr07.htm#nhqr
4. Institute of Medicine. Unequal treatment : Confronting racial and ethnic disparities in health care. Washington, DC : National Academies Press, 2002.
5. The Commonwealth Fund Commission on a High Performance Health System. Why not the best? Results from the national scorecard on U.S. health system performance, 2008. New York : The Commonwealth Fund.
6. Centers for Disease Control. National Center for Chronic Disease Prevention and Health Promotion. Retrieved February 23, 2010, from www.cdc.gov/chronicdisease/index.htm

7. Cunningham, P. Trade - offs getting tougher : Problems paying medical bills increase for U.S. Families, 2003–2007. Retrieved January 15, 2010, from www.hschange.com/content.1017/#ib5
8. Porter, M., & Teisberg, E. O. Redefining health care : Creating value - based competition on results. Boston : Harvard Business School Press, 2006.
9. Zimmerman, B., Lindberg, C., & Plsek, P. Edgeware: Insights from complexity science for health care leaders. Irving, TX : VHA, 1998.
10. Producer, Anders Lennberg and Max Rangner, and Director, Helena Hvitfeldt. Medical Management Center, Karolinska Institute. Medical moves. [video]. Unit for Bioentrepreneurship, Stockholm, Sweden, 2009.
11. White, K. Healing the schism: Epidemiology, medicine, and the public's health. New York : Springer - Verlag, 1991.
12. McKinley et al. Clinical microsystem, part 4. Building innovative population - specific mesosystems. Joint Commission Journal on Quality and Patient Safety, 2008, 34(11).
13. Reforming provider payment : Moving toward accountability for quality and value. Issue brief. Accountable care organizations. Washington, DC : Englebert Center for Health Care Reform at Brookings and The Dartmouth Institute for Health Policy and Clinical Practice, March 2009. Retrieved July 25, 2010, from www.brookings.edu/events/2009/0311_aco.aspx
14. Ohno, T. Toyota production system : Beyond large production. Tokyo : Diamond, 1988.
15. Thompson, J. Organizations in action: Social sciences bases of administrative theory. New Brunswick, NJ : Transaction Publishers, 1967.
16. Stabell, C., & Fjeldstad, Ø. D. Configuring value for competitive advantage : On chains, shops, and networks. Strategic Management Journal, 1998, 19, 413–437.
17. Christensen, C., Grossman, J. H., & Hwang, J. The innovator's prescription : A disruptive solution for health care. New York : McGraw - Hill Books, 2009.
18. Amalberti, R., Auroy, Y., Berwick, D., & Barach, P. Five system barriers to achieving ultrasafe health care. Annals of Internal Medicine, 2005, 142(9), 756–764.
19. PatientsLikeMe. Find patients just like you. Retrieved February 24, 2010, from www.patientslikeme.com
20. Wikipedia. Ediabetes. Retrieved February 24, 2010, from http://en.androidwiki.com/wiki/EDiabetes
21. Fisher, E., Staiger, D. O., Bynum, J. P., & Gottlieb, D. J. Creating accountable care organizations. Health Affairs, 2006, 26(1), w44–w45.
22. Fisher et al. Fostering accountable health care : Moving forward in Medicare. Retrieved July 25, 2010, from http://content.healthaffairs.org/cgi/content/abstract/hlthaff.28.2.w219v1
23. Shortell, S., & Casalino, L. P. Health care reform requires accountable care systems. Journal of the American Medical Association, 2008, 300(1), 95–97.
24. Womack, J., Jones, D., & Roos, D. The machine that changed the world : The story of lean production. New York : Harper Perennial, 1991.
25. Womack, J., & Jones, D. Lean thinking : Banish waste and create wealth in your corporation. New York : Simon and Schuster, 1996.
26. Leap e, L., & Berwick, D. M. Five years after to err is human. What have we learned? Journal of the American Medical Association, 2005, 293, 2384–2390.
27. Orszag, P., & Ellis, P. The challenge of rising health care costs – a view from the Congressional Budget Office. New England Journal of Medicine, 2007, 357(18), 1793–1795.

28. Deming, W. E. Out of crisis. Cambridge : Massachusetts Institute of Technology, Center for Advanced Engineering Study, 1989.
29. Institute of Medicine. Performance measurement : Accelerating improvement. Washington, DC : National Academies Press, 2006.
30. Sitzia, J., & Wood, N. Patient satisfaction : A review of issues and concepts. Social Science & Medicine, 1997, 45(12), 1829-1843.
31. Institute for Family - Centered Care. Retrieved February 24, 2010, from http://www.familycenteredcare.org
32. Bate, P., & Robert, G. Bringing user experience to healthcare improvement: The concepts, methods and practices of experience - based design. Oxon, UK : Radcliffe Publishing, 2007.
33. Baldrige Program. Criteria for performance excellence. Retrieved July 25, 2010, from www.nist.gov/baldrige/publications/criteria.cfm
34. Collins, J. Good to great. Why some companies make the leap and others don't. New York : Harper Business, 2001.
35. Kotter, J., Dan, S., & Cohen, D. S. The heart of change : Real - life stories of how people change their organizations. Boston : Harvard Business School Press, 2002.
36. Quinn, J. B. Intelligent enterprise : A knowledge and service based paradigm for enterprise. New York : Free Press, 1992.
37. Bossidy, L., & Charan, R. Execution: The discipline of getting things done. New York : Crown Business, 2002.
38. Nolan, T. IHI innovation series white paper. Execution of strategic improvement initiatives to produce system - level results. Cambridge, MA : Institute for Healthcare Improvement, 2007.
39. Nelson, E., Batalden, P., & Godfrey, M. Quality by design. San Francisco : Jossey - Bass, 2007.
40. Bennis, W. On becoming a leader. Cambridge, MA : Perseus Books, 2003.
41. Hock, D. One from many. San Francisco : Berrett - Koehler, 2005.
42. Palmer, P. Let your life speak. San Francisco : Jossey - Bass, 2000.
43. Heifetz, R. Leadership without easy answers. Cambridge, MA : Harvard College, 1994.
44. Parks, S. Leadership can be taught : A bold approach for a complex world. Boston : Harvard Business School Press, 2005.
45. Weick, K. Management of organizational change among loosely coupled elements. Making sense of the organization. (chapter 17) Oxford : Blackwell, 2001.
46. Schein, E. Organizational culture and leadership. (2nd ed.) San Francisco : Jossey - Bass, 1992.
47. Schein, E. Helping : How to offer, give and receive help. San Francisco : Berrett - Koehler, 2009.
48. Thor, J. et al. Learning helpers : How they facilitated improvement and improved facilitation – lessons from a hospital - wide quality improvement initiative. Quality Management in Health Care, 2004, 1(13), 60-74.
49. Bate, P., Mendel, P., & Robert, G. Organizing for quality : The improvement journeys of hospitals in Europe and the United States. Abingdon, UK : Radcliffe Publishing, 2008.
50. Godfrey, M. M., Melin, C. N., Muething, S. E., Batalden, P. B., et al. Clinical microsystems, Part 3. Transformation of two hospitals using microsystem, mesosystem and macrosystem strategies. Joint Commission Journal on Quality and Patient Safety, 2008, 34(10).

第10章 アクションガイド

　第10章アクションガイドでは，組織を変革活動と計画に導くための促進なツールを紹介する．すなわちM3マトリクス，マイクロ，メソ，マクロシステムの枠組みである．

マイクロ，メソ，マクロシステムのマトリクス

　マイクロ，メソ，マクロシステム（M3）のマトリクスは，システム全体の変革を促進するために，医療の3つの主なレベルでリーダーが取ることのできる具体的行動を特定する．マクロシステムの行動は上級リーダー，たとえば最高経営責任者（CEO），最高看護責任者（CNO），最高情報責任者（CIO），最高執行責任者（COO）など事業全体のパフォーマンスに責任を持つ者が取る行動である．メソシステムの行動は，大規模臨床プログラム，サービス系統，臨床および経営サービスに責任を持つ中間レベルリーダー，たとえば入院外科部長，周術期部長，外科部長などによって行われる．マイクロシステムの行動は，患者のケアに直接関わり，患者ケアと相互作用する付帯的サービスや患者ケアを支援する管理サービスを提供する現場臨床システムのリーダー，たとえば術後回復室長，神経科部長，集中治療室長，皮膚科アレルギー外来の長などにより行われる．

　M3マトリクスは組織変革を導くための行動を，3つのシステムレベルだけでなく，時間枠にも従って示す．すぐに行われるもの（1〜6ヵ月以内），短期間に行われるもの（7〜12ヵ月の間），次のフェーズで行われるもの（13〜18ヵ月の間）という具合である．

　医療システムのリーダーは，組織変革に向けた行程を始めるための具体的行動計画を作成するのにM3マトリックスを使うことができる．その時系列をみると，深い文化の変更には通常数年かかるという事実が強調される．

　組織は全職員の積極的な関与なくして自らを変革することはできない．改善は全員の責任であり，組織のすべてのレベルの全リーダーはそれを伝え，それを期待する必要がある．医療システムのリーダーはM3マトリクスを採用して組織の全レベルに影響を与える，意図的かつ具体的な18〜24ヵ月の行動計画を作成することができる．

　臨床マイクロシステムレベルでの変革活動からメソおよびマクロシステムレベルにまで発展し，小さなシステムがつながって全組織の変革を推進する．

　組織のすべてのレベルのリーダーは，改善が実を結び，組織に優秀性を発揮させる条件を提供する．M3マトリクスは，すべてのスタッフを関与させてエネルギーと創造性を発揮させ，高品質で価値の高いケアとサービスの文化につなげるためにリーダーがしなければならないことを提案する．

図AG10.1 マイクロ──メソ──マクロの枠組み：M3マトリクス

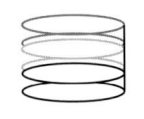

マイクロシステムの発展と組織変革の行程：ステージ

1. 作業フローを認識し，変更をもたらす能力を持つ人々の独立した集団として臨床ユニットを認識する。
2. 「困ったこと」のいくつかに対処するためのいくつかの変更を検証する。
3. 自らをケアシステムと考える。
4. 戦略的課題と勧誘に対応する。
5. パフォーマンスを測定する。
6. 患者のケアを行いながら複数の改善サイクルを統合することを学ぶ。
7. 「知られている限り最善の」世界的プロセスと結果に対する尽きることのない好奇心と追求

マイクロシステムレベル「中から外へ」	メソシステムレベル「条件を作る」	マクロシステムレベル「外から中へ」
0〜6ヵ月　事前作業：www.clinicalmicrosystem.org の Part 1,8,9 を読む／Batalden のストリーミングビデオを見る。 ・患者・家族を含む集学的リードチームを形成する。 ・ダートマス・マイクロシステム改善カリキュラム ・効果的な会議のスキルを使ってともに働くことを学ぶ。 ・スタジオコースの形式で先行演習する。 ・臨床診療で実践する。 ・日常的打ち合わせ，毎週のリードチームの会議，毎月の全スタッフ会議 ・学習会（毎月） ・電話会議（セッション間）	・戦略，作戦，そして人々をつなげる。「それを起こす」 ・メソ/マイクロシステムが省察を行い学習するための守られた時間を支援促進する。 ・情報技術やパフォーマンス測定リソースなどメソ/マイクロシステムの発展を支援するリソースを特定する。 ・マイクロシステムのパフォーマンスの測定法を開発する。 ・メソ/マイクロシステムの改善と進歩に対する障害や障壁に対処する。 ・目標/期待値を設定する。 ・改善を「エビデンス」と結び付ける。 ・マイクロシステムとマクロシステムを支持する。	・メソ/マイクロシステムのための明確な展望を作成する。 ・改善のための目標を設定する。 ・システムが行うことと行わないことの区別を明確にする。 ・メソ/マイクロシステムの管理者とリーダー的専門家の育成戦略をデザインする ・改善戦略に関して評議員会を巻き込む ・すべての上級リーダーがメソ/マイクロシステムの改善をよく理解し参加することを期待する ・すべてのスタッフが学習と改善に関わることを期待する ・メソ/マイクロシステムレベルのスタッフに定期的にフィードバックと励ましを与える ・臨床マイクロシステムの貢献やどのようにして彼らが組織の価値ある目的を前進させ事業全体の幸福を増進させるかを明確にする ・医療の規制環境と支払いメカニズム，ミクロ，メソ，マクロの全レベルの医療システムに外部からの力がどのように影響するかを評価する
6〜12ヵ月 ・リーダーシップによるスタッフ強化 ・同僚の強化 ・反復による新たな習慣の育成 ・改善科学を実施する ・さらに改善サイクルを追加する ・手順の中に測定を組み込む ・測定項目／ダッシュボード／掲示板 ・シナリオと絵コンテ ・マイクロシステムの関係性（連携） ・PDSA-SDSA による改善 ・バリューストリームマッピング／リーンデザインの原則を用いたベストプラクティス	・メソ/マイクロシステムを招集し，連携および引継ぎに取り組む ・マイクロシステム内およびマイクロシステム間の患者の行程に焦点を当てる ・ケア，情報，患者とスタッフのニーズの「フロー」に焦点を当てる ・システムの調整を促進する ・電子カルテとの連携を取る ・ビジネスイニシアティブ／戦略的計画とマイクロシステムレベルとを連携する ・伝統的に食い違いのある医療専門家から協力を引き出す ・改善の結果とメソ/マイクロシステムレベルで得られた学びを追跡し話す ・改善を通常の議題の1つに含める	・メソ/マイクロシステムに改善科学と測定した結果を期待する ・全システムの測定項目と目標を作成する ・従来の医療にある専門家差異を越えて協力を引き出す ・上級リーダーのために四半期ごとの見直しと説明責任会議をデザインする ・改善の結果とメソ/マイクロシステムレベルで得られた学びを追跡し話す ・戦略的改善を支援し展開するための予算を組む ・メソ/マイクロシステムを支援するリソースを確保する（IT など） ・学習，改善，変化が起きなければならない場所を観察するためメソ/マイクロシステムレベルでの巡視のための時間をスケジュールの中に計画する（習慣にする）
12〜18ヵ月 ・「新たなケア提供，継続的改善と協力作業」を継続する ・積極的により多くのスタッフの参加を募る ・複数の改善が起きている ・取り組みを支えるための他のマイクロシステムとのネットワーク ・コーチのネットワークと拡大 ・リーダー育成 ・1年に1回の見直し，反省，計画のための修養会 ・メソ/マイクロシステムリーダーの，四半期ごとのシステム見直しと責任のための会議	・パフォーマンス管理を日常業務と結果に関連付ける ・マイクロシステムリーダー育成の支援とコーチ ・マイクロシステム発展を支援するリソースの提供 ・マイクロシステムへのフィードバックと励ましの提供 ・「ベストプラクティス」追求の奨励と支援	・すべての専門家に対して専門家育成戦略を作成する ・マクロ/マイクロシステムで特定されたニーズに関連付けて人材選択とオリエンテーションプロセスをデザインする ・パフォーマンス管理を日常業務と結果に関連付ける ・品質，効率，柔軟性の改善および維持に関する責任を育成するために個人およびグループに対する認識，インセンティブ，報酬を調整する。 ・マイクロ/メソ/マクロのレベルで測定と責任を関連付けるシステムを作成する ・継続的支援と組織全体にわたる能力育成のために「品質大学」を作る

　マクロシステムレベルの上級リーダーは説得力のある展望，使命，測定される目標を用いて，期待値を明確に設定する必要がある。M3マトリクスはマクロシステムを「外から中へ」と表すが，これは上級リーダーが指針となる展望や期待を提供することを意味している。

　メソシステムのリーダーは「条件を整える」。最初の6ヵ月間にメソシステムのリーダーは戦略，作戦，人々をつなぎ「それが起きる」ようにすることに集中する。「それ」とは上級リーダーが定めた展望と測定される目標である。リーダーはマイクロおよびメソシステムのメンバーが，現在のパフォーマンスや改善について省察し学び取るために定期的に顔を合わせることを積極的に推進する。メソシステムのリーダーはマイクロシステムと協力し，学習のための時間と場所を確保する方法を見つける。さらに最初の6ヵ月の間に，メソシステムのリーダーは現場スタッフの育成を支援する組織内リソースを特定する。情報技術，パフォーマンス測定，組織育成からの組

織のリソースは，マイクロシステム改善活動に彼らが提供できる重要な支援を特定し明確化するために必要である。メソシステムのリーダーは，マイクロシステムの成功のための条件を整えるために障壁や障害に積極的に対処する。整える条件の中には，マイクロシステムメンバーに長期的な改善の期待や目標を思い出させることや，改善がエビデンスやベストプラクティスに関連していることを期待することが含まれる。

マクロシステムリーダーは「中から外」のスタッフ育成を支援・奨励する。メソシステムのリーダーは「外から中」の組織の視点から期待を設定する一方，マイクロシステムは「中から外」に行動を取る。最初の6ヵ月に臨床マイクロシステムは，患者と家族を含む先導改善グループを作成し，自らの評価，診断，修正を始めてもよいだろう。ダートマス・マイクロシステム改善カリキュラムは，省察と改善セッションやサイクルを通してマイクロシステムのメンバーを導くため検証済みの行程を提供している。臨床マイクロシステムの集学的な先導チームは，優れたケアを提供し，ケアとサービスを改善し続けることができるスキルと新たな習慣を育成するため毎週会合を開いている。毎日の打ち合わせは，マイクロシステムの発達行程を前進させる機会となり，また患者や家族にケアとサービスを提供する日常業務における会話と行動を推進させる。

組織のレベルは，すべてのスタッフがケアとサービスを提供し改善するための知識，スキル，能力を獲得するにつれ変化し始める。従業員は能力開発を進め，M3マトリクスの異なる時間枠に示される新たなニーズとリソースを特定する。

マイクロ，メソ，マクロシステムのリーダーとスタッフは同時に作業を行い，変革を遂げた高パフォーマンス組織になるためのビジョンと目標に近づく。変革を遂げた組織は，互いに連結した多数の小さなシステムから構成され，その各システムには自らの仕事がケアとサービスを提供し，それらを日々改善する方法を探すことだと理解している複数分野にまたがるスタッフがいる。

索引

記号・数字

「＋」の記号	61, 247
「→」の記号	61, 247
1兆ドル	287
21世紀の医療システムのための新たな10のルール	87
5Aアプローチ	302–303
5P	42–43, 67, 74–76
5Sの評価と改善ワークシート	156–157
5Sのプロセス	137, 156
5S法	137, 153–154
5つのWhy	144
6つの品質特性	345

A〜G

ACO	「責任あるケア機関」参照
BSC	「バランスト・スコアカード」参照
CAREバイタルサイン	222, 232–235
Carlの推論の梯子	340
CPM	「臨床プロセスモデル」参照
Demingのモデル	92–93
FMEA	「故障モード影響分析」を参照

H〜N

Haddonのマトリックス	165, 167
HRO	「高信頼性組織」を参照
IHI	「医療の質改善研究所」参照
I PASS the BATON	213
in situ（その場での）	143
Kanoの枠組み	90
M3マトリクス	「マイクロ，メソ，マクロシステム（M3）のマトリクス」参照
MWM	「問題事項測定」参照

O〜U

P_2I	42
PDSAサイクル	205, 207, 250
PHQ-9（うつ病スクリーニング）	326
ProvenCare（SM）	55
PVC	「患者バリューコンパス」参照
RPN	「危険優先度数」参照
SBAR	212–213, 216
SRU	「最小複製可能単位」参照
STAR創造的関係性	311
STAR創造的関係性ツール	312
STAR創造的マッピングワークシート	312
STEEEP	46, 49, 345
TeamSTEPPS	213

V〜Z

VF-12（機能状態リスト）	326
Wagnerのケアモデル	222
Wagnerの慢性疾患ケアモデル	93, 288, 312
WHO	137

あ

アクセス	203-208, 224, 232
アクセス改善バイブル	204
アクセス可能性	275
アクセスの測定基準	207-208
アクセスの測定項目	232
アドバイスする	303, 305
安全性介入	141-142
安全性手順	128, 140, 158
安全性の文化	128, 131
安全態度アンケート	144
安全風土	144
安全文化	144-145, 168
医原性危険因子	248
移行と引継ぎ	208, 210-212, 224, 275, 280
意思決定支援	298, 300
移送エントリー様式	203
一次予防	241
一般化可能な科学的エビデンス	60-61, 245-246
一般的な価値の式	182
命を失う	283
医療行程	48, 96, 217
医療システム	48, 58, 179, 345-347, 363, 365
医療戦略の本質	347
医療組織	41, 296
医療提供の原子単位	42
医療の価値	172, 196, 347, 349
医療の基本的な目的	86
医療の質	128
医療の質改善研究所（IHI）	51, 203, 346
医療ミス	128, 134-136
院内感染	53, 129, 131, 134
ウェットウェア	299
受け入れマイクロシステム	274
打ち合わせの実施	273
運搬のムダ	349
エビデンスに基づく臨床アルゴリズム	266
円滑化	141
エントリー機能	202-203
大粒の測定項目	188
オペレーションに敏感になる	144, 164
オリエンテーション	43, 224
オリエンテーションプロセス	218-219

か

解釈の単純化を嫌がる	164
改善	172
改善の式	60-61
解凍	359-360
回復に全力を注ぐ	144, 164
外部背景	49-50
外部マッピングツール	73, 78
加工そのもののムダ	349
過失	133, 167
過失有害事象	133
カスケード（滝）	141, 172, 180, 187-189
家族の関与の枠組み	122
価値	295
価値に基づく競争	346, 348
価値の高いケア	179-180, 350
葛藤	49
合併症	133
可動時間	124
環境	167
観察スキル	112, 114
患者	42
患者安全	128-131, 133-134, 139-140
患者安全シナリオ	166-167
患者安全の問題	128
患者安全マトリックス	167

患者受け入れスタッフ	213	急性期患者のニーズ	262, 267
患者および家族のケアに対する主なニーズ		急性期ケア	262-263, 265
	240, 263, 284, 344	急性疾患	282-283
患者および顧客満足度の追跡	176	急変	263
患者側の準備	211	救命救急ケア	257
患者契約	100	供給を増加させる	206
患者自己管理教育プログラム	94	共通のメンタルモデル	53
患者主導	303	業務の特徴	250
患者中心	221	共有された意思決定	100, 323, 325
患者中心のケア	86	共有された診察予約	101-102
患者と家族のニーズ	51, 263, 318-319	共有された節約	351
患者と協力する	86, 98	協力	89
患者とコミュニティー	46	協力の文化	211
患者とコミュニティーの特徴	250	極小複製可能単位	41
患者の行程	112, 115, 209, 345	切り替え	124
患者の自己効力感	302	空白部分	209-210
患者の視点	112, 218	苦痛の本質と医学の目標	322
患者のニーズ	218	クリニックと連係	282
患者バリューコンパス（PVC）		ケア提供システム	298
	171, 180-184, 186, 195, 247	ケア提供システムのデザイン変更	300
患者を動かす	205	ケアに対する満足度の向上	204
患者を含める	210	ケアの移行	213
完全主義者	146	ケアのエピソード	205
完全性	322, 357	ケアの構造とプロセス	323
完全なアクセス	205	ケアの効率化	203
幹部巡回	130	ケアの社会的側面	324
管理	172	ケアの身体的側面	323
緩和	142	ケアの心理的側面	324
緩和ケア	318	ケアのスピリチュアルな，宗教的，実存的	
緩和ケアチーム	318, 328	側面	324
危険優先度数（RPN）	140, 159-161	ケアの調整	300-301, 327
「期待される」特性	91	ケアの文化的側面	324
きつく，ゆるく，きつく	165	ケアの有効化	203
記入式調査	117-118	ケアへのアプローチ	319
機能単位	42	ケアモデル	222
救急外来	262	計画ケアモデル	93

経験則	139
結果	172, 174, 178-179
血栓溶解薬投与までの時間	176
健康コーチング	101
健康評価調査	99-100
現在の健康状態	99
原子単位	42
検出	133-134, 140-142
合意する	303
公開，謝罪，補償	145
効果的なケアの移行	273-274
効果的なケア計画	221
効果的な引継ぎ	266
口腔ケア	259
好循環	180, 185
高信頼性組織（HRO）	144, 163-164
構造要素	42
行動修正	242
声	357
顧客に関する知識を得る	113
顧客満足度モデル	90
故障モード	140
故障モード影響分析（FMEA）	140, 159-160
小粒なマイクロシステムレベル	188
コラボレーション	103

さ

サービスの信頼性	293
最高のマイクロシステム	51
在庫のムダ（手持ち在庫）	349
最上部	48
最小複製可能単位（SRU）	40-41
最初のステップ	223
再凍結	359-360
再燃	282, 288
参加	89

三次予防	241
支援する	303
支援マイクロシステムの5P	76
自己管理支援	297, 300
自己管理モデル	93-94
自己ケア戦略	251
自信	304
システムアプローチ	136
システム安全性修正	242
システム修正	242
事前指示書	330-333
持続的改善努力	53
持続的改善の三角形	59-60
下書き	227
疾患リスク	248
疾患を抱えて暮らしている率	285
実作業時間	124
失敗に注目する	163
質問する	303
自発的報告	142
自分たちの患者を知る	69
自分たちの専門スタッフを知る	69
自分たちのパターンを知る	69
死亡前健康状態の典型的軌跡	320-321
シミュレーション	143, 160-162
謝罪もどき	146
集学的品質改善チーム	331
終末期	318-321
終末期ケア	323, 331
受診の形式	239
需要と供給を一致させる	206
需要を作る	206
順応性がある	221
消化性潰瘍の予防	257
状況	212
情報処方箋	101

情報に基づく意思決定	96
情報の共有	89
初回評価とケア計画	220
職場と人的要素	130
処理時間	251
進行中の作業	124
診察の発見と取り組みを評価する	74-75
診断ミス	133, 135-136, 139
人的条件	137, 143
真に複合的な問題	282
診療予約を取る	303
推奨事項	212
スイスチーズのモデル	138
垂直的	49
水平的	49, 58
推論の梯子	337-340
スクリーニング	238-244
スタッフに責任を	210
するのが常	53
成果およびパフォーマンスの実績	52
正義の文化	138
生産的相互作用	93, 295
脆弱なシステム症候群	163
生命に関わる可能性のある疾患	329
世界一	41
責任あるケア機関（ACO）	18, 346, 350-351
セルフケア	87-89, 93-94
潜在的な安全事象	134
潜在能力	269
先進クリニックアクセス	204, 206, 232
先進的アクセス	266, 273-274
全人性や完全性の回復	322
全人的原則	322-324
喘息アクションプラン	271-272
センチネル事象	134
専門スタッフ	42

専門知識を尊重する	164
双方向の連絡	210
測定項目	188-189
測定されるパフォーマンスの改善	61, 247
組織化	50-51, 58
組織的条件	137, 143
ソフトウエア	299
ソリューション	350
尊厳と尊敬	89
損傷	167

た

代替	141
大腸癌スクリーニング	241
第二の犠牲者	147
タイミング	266
タイムリーさ	190, 266
タイムリーに診る	263
代理マーカー	252
ダッシュボード	180, 187, 189-190, 197-199
妥当性	89
他人を参加させる能力	356
短期的症状再燃の影響を最小化	289
単純な解決業務	293
単純な問題	290, 292-293
単純, 複雑, 複合的な枠組み	62-63, 290
単に複雑	291, 299, 302
知識を行動に置き換えたもの	267
注意深さ	190
長期的ケア	283
調査項目	115, 117
直接および移送アクセス様式	203
直接観察	103, 113-114
直接のエントリー様式	203
次のステップ	202
作り過ぎのムダ	348

つながり	357
データウォール（掲示板）	130, 198-199
適合能力	356
手持ちのムダ（待ち時間）	349
展開チャート	230
展開フロー	231
展開フローチャート	218, 230, 264-265
動機付け面接	100, 303
動作のムダ	349
投資収益率	241
当然獲得メンタルモデル	131
疼痛スケール	326
糖尿病患者の診察にかかる平均時間	290
投薬ミス削減改善チーム（MERIT）	129, 131
特殊ケア診療プロファイル	71
特定の状況	246
トヨタ生産方式	345, 348, 352
トリアージ戦略	283

な

内省的なループ	338
「なければならない」特性	91
ニアミス	129, 133, 142-143
二次予防	241
入院病棟プロファイル	72
人間アプローチ	136, 147
人間の頭脳	299
認識を修正する	270, 271
認知的再構築	359-360
能力	269

は

ハードウェア	299
パートナーとしての患者	105
肺炎球菌ワクチン	241
肺炎治療のアルゴリズム	267

背景	212
排除	141
ハイレベルフローチャート	228
パターン	42
バックログ（列に並んで待つ患者）	203
パフォーマンスの改善を測定する	61
バランスト・スコアカード（BSC）	184-186, 195-196, 247
バリューショップ	349
バリューストリームマッピング	104
バリューストリームマップ	123-125
バリューチェーン	92, 104, 345, 350
バリューネットワーク	350
ビジネスモデル	349-351
必須事項	59-62, 218
非付加価値	124
病院情報システム	55, 299-300
評価	172, 213
評価，診断，治療	43
評価，診断，治療ワークブック	112
評価する	303
評価とケア計画	224
品質および生産性の指標の追跡	176
品質改善	59, 122, 351
品質改善チーム	59, 331
品質の維持	53
品質の改革	53
フィードバック法	180-181
フィードフォワード法	180-181
付加価値	123-124
複合性のパラダイム	288
複合的	300
複合適応システム	294-295
複合的な問題	291
複合的な枠組み	62-63
複雑な問題	290, 293

複数の学問領域にわたる	221
プライマリーケア診療プロファイル	70
不良品を作るムダ	349
プロセスの分析	52
文化	358
米国で一般的によくみられる慢性疾患	286
変更概念	270
変更に対する準備	303
変更に向けた動機	303
弁明	146
包括的	221
報告	172
放射状の引継ぎと移行	301
ポカヨケ	142
保健システム	94, 296
ホスピスケア	329
ホスピスプログラム	328
掘り下げフローチャート	229

ま

マイクロ，メソ，マクロシステムのマトリクス（M3マトリクス）	371-372
マイクロシステム・リーダーシップ・アクション	51
マイクロシステム評価ツール（MAT）	52, 77, 80-83
マイクロシステムレンズモデル	114-115
マインドフルネス	144-145, 163
前向きなコミュニティー	296
慢性期ケアモデル	282, 294-295
慢性疾患	282-283, 284
慢性疾患ケアの3つの本質的目標	289
慢性疾患ケアモデル	93, 222
慢性的ニーズ	288
慢性閉塞性肺疾患	286
見極め，計画し，提供する	325, 329

ミス	168
蜜につながっている	357
明確で利用しやすい	222
メソシステム	58
メタシステム	346
メタ認知	139
メディカルホーム	94, 221
メディケア受給者	287
面接ワークシート	119-120
メンタルモデル	337
目的	42
目標設定	100
もし…したらの形式	267
モニタリング，評価，改善，管理，報告	172
問題事項測定（MWM）	188-191, 197-199

や

有害事象	133
ユーザーマニュアル	218
豊かな情報環境	177-180
緩くつながっている	357
容認されている標準的治療	133
予防医療	238, 243
予防医療の分類	242-243
予防衛生	333
予防可能な有害事象	133
予防ケア	238, 240, 257, 321
予防ケア活動	239
予防ケアのデザインと改善	248
予防ケアの範囲	240
予防的健康介入	238
予防不可能なもの（有害事象）	133
「喜び」の特性	91

ら

リアルタイム	190

リアルタイムのプロセスモニタリング	176
リーン理論，原則，方法	352
罹患率や死亡率を下げる	289
リハーサル	161
臨終を迎える患者のケア	324
臨床	40
臨床改善の式	245, 248
臨床介入	242
臨床ケアモデル	299
臨床情報システム	299
臨床ニーズの多次元性	295
臨床プロセスモデル（CPM）	54−55
臨床マイクロシステム	40
連携を取る	346
労働条件	137, 143
ローカルの文化	358